L'enfant et l'adolescent à l'hôpital :

règles et recommandations applicables aux mineurs

Marc DUPONT

Caroline REY-SALMON

2014

PRESSES DE L'ÉCOLE DES HAUTES ÉTUDES EN SANTÉ PUBLIQUE

ISBN : 978-2-8109-0150-0
www.presses.ehesp.fr

« À côté des progrès scientifiques et techniques qui ont permis le développement de la pédiatrie à la fin du XIXe siècle et pendant tout le XXe siècle, la place de l'enfant à l'hôpital, son environnement et le rôle même de l'hôpital ont été constamment bouleversés. La première étape a été celle du passage des enfants (orphelins ou abandonnés) accueillis (rôle social) à celui des enfants malades à soigner (rôle médical), la deuxième a été de revenir à la dimension sociale et éducative (médecine préventive, éducation sanitaire, éducation générale…), tandis que l'approche légale s'enrichissait, notamment, en mars 2002 (droits du patient, autorité parentale) et qu'enfin se multipliaient les initiatives associatives ou institutionnelles pour humaniser l'accueil de l'enfant, de l'adolescent, et de sa famille. »

Jean Navarro, professeur de pédiatrie
in *L'Hôpital et l'enfant : l'hôpital autrement*, p. 196,
Musée de l'AP-HP/Éditions ENSP, 2005.

Les textes législatifs et réglementaires sont consultables à l'adresse :
<http://www.legifrance.gouv.fr>.

Les principaux codes cités apparaissent sous les abréviations suivantes :

Code civil	C. civ.
Code pénal	C. pén.
Code de procédure pénale	CPP
Code du travail	C. trav
Code de l'action sociale et des familles	CASF
Code de la santé publique	CSP
Code de la sécurité sociale	CSS

INTRODUCTION

Des textes fondamentaux, parmi lesquels la Convention internationale relative aux droits de l'enfant de New York adoptée par l'Organisation des Nations unies le 20 novembre 1989, puis ratifiée par la France en juillet 1990, ont affirmé avec force, au cours des dernières années, les droits de l'enfant désormais reconnus dans le domaine de la santé[1]. Il a été ainsi établi que l'enfant a le droit de jouir du meilleur état de santé possible et de bénéficier des services médicaux qui lui sont nécessaires[2].

Les principes portés par ces textes constituent aujourd'hui le fondement de nombreuses règles du droit français qui s'imposent aux équipes hospitalières et à toutes les personnes qui, titulaires de l'autorité parentale, sont chargées de veiller à la santé de l'enfant.

L'attention contemporaine à l'enfance, du premier âge à l'adolescence, s'inscrit dans une évolution historique qui a été retracée par les travaux désormais classiques de Philippe Ariès[3]. L'enfant, longtemps indifférencié au sein d'une famille élargie, a été progressivement reconnu non plus comme un adulte en miniature, mais avec le statut de personne à part entière. L'émergence de la famille nucléaire, longtemps forme prédominante de la vie sociale, cimentée par l'affection que se portent ses membres, puis, plus récemment, l'éclatement et

1. L'art. 25 de la Déclaration universelle des droits de l'homme du 10 décembre 1948 avait déjà affirmé que « l'enfance a droit à une aide et à une assistance spéciales ».

2. Il est fait fréquemment référence au sein du présent ouvrage à certains textes internationaux visant les droits des enfants. Parmi ceux-ci, il convient de distinguer ceux ayant le statut de traité international conclu par la France. Selon le principe posé par l'article 55 de la Constitution, ces traités font partie de l'ordre juridique français et ont une autorité supérieure à celle de la loi. La Convention de New York de l'Organisation des Nations unies (ONU) en fait partie. Pour la Cour de cassation, les dispositions de cette convention ne peuvent cependant être invoquées devant les tribunaux, puisqu'elle ne crée des obligations qu'à la charge des États parties (Cass. Civ. 1re, 10 mars 1993 : *Bull. civ.* I, n° 103 ; D. 1993. 361). D'autres textes, telles les déclarations de l'Association médicale mondiale (notamment la Déclaration dite d'Ottawa sur la santé des enfants, adoptée par la 50e assemblée générale de l'AMM, Ottawa, Canada, octobre 1998, et modifiée par la 60e assemblée générale de l'AMM, New Delhi, Inde, octobre 2009) ou la Charte de l'enfant hospitalisé (1988, inspirée de la résolution sur une Charte européenne des droits de l'enfant hospitalisé, adoptée par le Parlement européen le 13 mai 1986) comportent la proclamation de droits et de libertés fondamentales. Ils n'ont qu'une autorité « morale », mais cette autorité est importante et ils inspirent souvent la rédaction des règles de droit ou les positions adoptées par les juridictions.

3. P. Ariès, *L'enfant et la vie familiale sous l'Ancien Régime*, Le Seuil, 1973.

parfois la recomposition de nombreuses familles, n'ont fait que renforcer ce nouveau regard sur l'enfant.

Ce dernier est aujourd'hui défini par la Convention de l'ONU comme « tout être humain âgé de moins de 18 ans, sauf si la majorité est atteinte plus tôt » (art. 1er), définition qui rejoint en France celle du mineur. Il en résulte que les âges successifs constituant l'enfance et l'adolescence — pourtant si distincts — sont réunis au plan du droit sous le régime unique de la *minorité :* l'enfant, ne pouvant vivre seul, doit nécessairement être entouré dans son développement, en principe par ses parents ; « incapable », il ne peut exercer lui-même, avant son dix-huitième anniversaire, ses droits de personne. Cependant, cette incapacité s'atténue au fur et à mesure qu'il devient adolescent.

L'accueil de l'enfant à l'hôpital a depuis longtemps été entouré de dispositions particulières : ainsi, des hôpitaux, services et unités spécifiques ont été créés avant même que la pédiatrie ne se soit constituée en spécialité médicale. Il est en effet manifeste que l'enfant ne se soigne pas comme un adulte. La naissance, les pathologies infantiles, aujourd'hui les besoins de l'adolescent, justifient leurs propres modalités de prise en charge ; l'enfant ne peut par ailleurs être laissé à lui-même dans l'unité de soins, loin de son entourage ou dépourvu de la sollicitude des personnels hospitaliers. Enfin, depuis quelques années, la notion de droits de l'enfant fait son chemin, pour reconnaître à l'enfant comme patient, mais, d'abord et surtout, comme personne, une légitimité à être accueilli et soigné dans le respect de son corps et de sa dignité, en tenant compte de son degré d'autonomie.

Progressivement, tout un corpus de règles et de recommandations s'est constitué, issu de textes nombreux, de nature différente : dispositions légales et réglementaires, circulaires, recommandations de bonne pratique professionnelle, chartes, mais aussi décisions de jurisprudence. Elles encadrent les conditions de séjour et de soins des enfants, la place et le rôle respectifs des parents et des personnels hospitaliers ; elles fixent les responsabilités qui s'imposent aux établissements qui accueillent et sont amenés à être les gardiens des enfants qui leur sont confiés.

La Haute Autorité de santé (HAS) a récemment apporté sa contribution et souligné combien cette « population spécifique » présente des besoins et des risques particuliers, relevant d'un véritable enjeu de santé publique[4]. C'est dans cette perspective qu'a été rédigé, en 2006, l'important rapport de la mission sur

4. La HAS a établi en 2011 un recueil de recommandations et de références, afin de documenter le manuel de certification V2010 et notamment son référentiel 19a. Le recueil comprend quinze thématiques essentielles en ce domaine (*Enjeux et spécificités de la prise en charge des enfants et adolescents en établissements de santé : certification V2010*, décembre 2011). L'enjeu de santé publique n'est pas dépourvu de lien avec l'importance du nombre de personnes concernées : les enfants et adolescents de moins de 18 ans représentaient, en 2011, 22 % de la population totale française, soit 14 377 578 personnes ; les 0-3 ans représentaient 4 % de la population, les 3-11 ans et les 12-17 ans 7 % ; 823 394 bébés sont nés en France cette même année, dont 792 996 en métropole. En 2005, 63 % des enfants de moins de 18 ans vivent avec un couple parental marié, mais ils sont de plus en plus nombreux à vivre avec un couple en union libre (18 %) ou en famille monoparentale (16 %) (*source :* INSEE, *Bilan démographique, 2011* ; O. Chardon, F. Daguet, « Enfants de couples, enfants de familles monoparentales », *INSEE Première,* n° 1216, janvier 2009.

l'amélioration de la santé de l'enfant et de l'adolescent conduite par la présidente de la Société française de pédiatrie, le Pr Danièle Sommelet, intitulé *L'enfant et l'adolescent : un enjeu de société, une priorité du système de santé*[5], qui a tracé le plus récent panorama sur cette question dans notre pays.

Le présent ouvrage s'adresse d'abord aux professionnels hospitaliers. Son but est de répondre aux nombreuses questions qu'ils peuvent se poser lorsqu'ils sont en charge d'un mineur.

En pratique, de multiples situations peuvent se présenter : l'âge du mineur est bien entendu un élément distinctif essentiel (le statut du nourrisson n'est pas celui de l'adolescent !), mais les raisons médicales et les circonstances qui amènent l'enfant à l'hôpital, le milieu socio-culturel jouent aussi, souvent, un rôle important ; la situation familiale influe en outre forcément sur la vie du mineur et sur les conditions dans lesquelles s'organise l'hospitalisation.

Pour autant, il a semblé possible de dégager huit grands aspects du sujet qui permettent d'en évoquer, espérons-le avec cohérence, les différents contours et qui sont traités successivement.

Il était nécessaire de préciser tout d'abord, en clés de voûte, deux questions autour desquelles s'articule la situation du mineur à l'hôpital :

– Les fondements et l'étendue de l'*autorité parentale* sont ainsi exposés en premier lieu. Les formes d'exercice de cette autorité, dévolue en principe aux parents, ont évolué progressivement : instituée dans l'intérêt exclusif de l'enfant, elle vise d'abord sa protection, étant considéré que la capacité de discernement et de décision de l'enfant se constitue au fur et à mesure de son développement, et qu'il ne peut, en principe, exercer directement, jusqu'à sa majorité, ses droits et obligations. Aussi les titulaires de l'autorité parentale ont-ils l'obligation de décider et d'agir en personnes responsables.

– L'*autonomie de l'enfant* est le pendant de cette autorité. Cette question prend à l'hôpital une importance particulière, puisqu'est en jeu la faculté du mineur d'être associé pleinement, dès qu'il en est capable, à des décisions qui touchent sa personne, son devenir et sa dignité. Le respect de cette autonomie est une obligation déontologique, mais aussi le moyen de faire participer le mineur aux soins. La demande de confidentialité qui est formulée dans certains cas par l'adolescent, et qui a donné lieu à des dispositions légales récentes, peut poser des difficultés particulières aux équipes hospitalières.

À la suite sont présentés plusieurs modes de prise en charge, différentes séquences ou situations de la vie hospitalière concernant spécifiquement les mineurs, en précisant à chaque fois l'état des réglementations et les recommandations professionnelles principales qui sont reconnues en la matière. Dans leur prolongement ont été indiquées à la fois des procédures et organisations administratives qui peuvent faciliter l'accueil des enfants, celui de leurs familles et

5. D. Sommelet (dir.), *L'enfant et l'adolescent : un enjeu de société, une priorité du système de santé*, Rapport de la mission sur l'amélioration de la santé de l'enfant et de l'adolescent, 2006, <www.ladocumentationfrancaise.fr>.

l'exécution des soins, ainsi que les précautions qui s'imposent dans telle ou telle circonstance.

Sont ainsi tour à tour abordés :

– *La naissance et l'hospitalisation du nouveau-né.* Une place importante leur est réservée : l'hôpital est en effet le lieu ordinaire de la naissance ; pratiquement aucun enfant, du moins dans notre pays, n'est dispensé de ce premier séjour hospitalier. De nombreuses dispositions s'appliquent en maternité : elles concernent la sécurité de la prise en charge médicale, mais aussi les formalités de l'état civil et certaines circonstances dans lesquelles l'accueil de l'enfant dans sa famille présente des difficultés.

– *Les actions de prévention.* À partir de la naissance, tout un suivi médical se déploie dans une perspective de santé publique. La protection maternelle et infantile, puis la médecine scolaire sont appelées à surveiller le bon développement de l'enfant. L'hôpital n'est pas extérieur à ces actions ; il y participe sous des formes diverses tout au long de l'enfance et peut à la fois apporter l'expertise de son plateau technique, constituer un lieu de dépistage privilégié et être un élément important du réseau de prise en charge. Pour les soins en effet, de nombreuses familles défavorisées s'adressent préférentiellement à l'hôpital, souvent amené de ce fait à jouer un rôle de premier recours.

– *Les organisations hospitalières* qui ont été spécifiquement réglementées pour *l'accueil des mineurs*. Ceux-ci viennent à l'hôpital pour toute une palette de soins et d'investigations, qui vont des pathologies les plus bénignes aux plus graves. Certaines activités se pratiquent sans grandes particularités. Dans d'autres cas, des dispositions spécifiques se sont imposées pour adapter l'accueil et les soins aux différents âges et pathologies de l'enfance : il en est ainsi des urgences, de la santé mentale, de la lutte contre la douleur... Comme cela l'a été indiqué, une préoccupation nouvelle s'est exprimée depuis plusieurs années pour tenir compte des besoins propres aux jeunes enfants et aux adolescents, et leur offrir des conditions d'hospitalisation appropriées à leurs modes de vie, leurs comportements et leurs aspirations.

– *Les règles du séjour du mineur à l'hôpital.* La circulaire n° 83-24 du 1er août 1983 relative à l'hospitalisation des enfants demeure sur ce sujet à la fois le document fondateur et un texte de référence. De nombreuses dispositions complémentaires sont venues depuis préciser tel ou tel aspect de l'hospitalisation des enfants, mais les principes posés par ce texte demeurent inchangés, qu'il s'agisse des précautions particulières devant entourer l'admission ou la sortie du jeune patient, du rôle et de la présence des parents, reconnus à la fois comme des partenaires essentiels pour les soins et des interlocuteurs naturels de l'équipe hospitalière, de la préférence donnée au maintien à domicile, enfin de l'« humanisation » nécessaire de la vie quotidienne à l'hôpital, dans toutes ses composantes. Les services pédiatriques doivent, au moins autant que les autres, être ouverts sur l'extérieur, favoriser les visites et les loisirs et permettre aux mineurs de poursuivre leur scolarité. Ils doivent, d'une manière générale, leur éviter d'être réduits à un statut d'enfant malade.

– L'hôpital comme acteur de la *protection de l'enfance*. L'actualité et la pratique quotidienne montrent combien les comportements de maltraitance sur les mineurs sont fréquents, avec des formes et des degrés de gravité distincts. Des dispositifs administratifs et judiciaires ont été organisés, puis précisés par de nombreux textes : si la maltraitance fait l'objet de sanctions pénales, il importe d'abord de dépister au plus tôt et de prévenir les mauvais traitements. Le séjour hospitalier, la consultation médicale peuvent permettre de révéler le danger encouru par des mineurs. Le rôle des professionnels hospitaliers est délicat, car ils doivent, sans porter de jugement, accueillir et soigner, respecter leur obligation de confidentialité, tout en assurant la protection de l'enfant, en procédant si nécessaire à la rédaction d'un signalement ou à une « information préoccupante ». Beaucoup de discernement leur est demandé dans ces circonstances, mais le dialogue dans l'équipe, le conseil pris auprès d'autres professionnels et institutions doivent permettre de prendre les décisions appropriées, fondées sur l'intérêt de l'enfant.

– Les dispositions particulières qui s'imposent lorsque l'hôpital et ses équipes sont appelés à être *les auxiliaires de la justice*. Un avis technique médical est parfois nécessaire aux autorités de justice pour fonder leur jugement sur la situation d'un mineur victime ou sur celle d'un mineur auteur présumé. L'hôpital est appelé à jouer, notamment dans l'urgence, un rôle important, en raison de sa permanence médicale et de la compétence technique de ses services spécialisés.

L'ensemble de l'ouvrage tente de rassembler et de donner cohérence à des dispositions de notre droit et à des organisations administratives, abondantes et souvent dispersées, qui reflètent des préoccupations successives des pouvoirs publics et des équipes et professionnels de l'hôpital. L'enjeu est que le mineur puisse bénéficier à l'hôpital de la protection qu'impose son âge, tout en jouissant de l'autonomie et des droits que justifie sa progressive maturité.

L'équilibre est souvent difficile à trouver, d'autant que les façons de voir ne sont pas toujours complètement consensuelles, ni immuables. La place des parents est essentielle ; elle rend bien entendu plus complexe le rapport des soignants avec le jeune patient : l'intérêt de l'enfant n'est pas toujours identique à celui de ses parents. Mais cette situation est en réalité propre à l'enfance et, bien qu'elle conduise à des dilemmes particulièrement délicats lorsque la santé de l'enfant est en jeu, l'hôpital partage des interrogations et difficultés qui sont aussi celles de la vie courante.

Enfin, au-delà du titre nécessairement général de cet ouvrage, il faut souligner que les mineurs, des jeunes âges à l'adolescence en passant par tous les « entre-deux-âges », doivent, comme patients et comme individus, être toujours considérés dans leur singularité de personne. Aucun jeune patient n'est semblable à un autre, chacun apporte à l'hôpital ses propres difficultés et justifie une approche adaptée à son âge et à ses attentes. Ces principes sont au cœur de la promotion des droits des enfants à l'hôpital.

Populations nécessitant une prise en charge particulière : les enfants et les adolescents, préconisations de la Haute Autorité de santé [1]

Les enfants et les adolescents sont une population dont les besoins sont spécifiques et évoluent avec l'âge. L'enfant est une personne en constant développement et il doit non seulement recevoir les soins adaptés à son état, mais aussi les recevoir dans des conditions et un environnement où son développement pourra se poursuivre et les conséquences psychologiques de l'hospitalisation être minimisées.

La prise en charge hospitalière des enfants et des adolescents nécessite avant tout que les professionnels et tous les intervenants soient formés aux spécialités de la prise en charge des enfants concernant l'accueil, l'information, la relation triangulaire parent-enfant-soignant, l'évaluation psychologique des conséquences de la maladie et de l'hospitalisation, la présence des proches, la prise en charge de la douleur, les besoins éducatifs et culturels. Cette prise en charge des enfants et des adolescents doit se faire dans des lieux adaptés et dédiés dont l'aménagement tient compte de la pathologie et de l'âge des enfants.

La mise en œuvre d'une prise en charge respectueuse des besoins et des droits des enfants s'appuiera sur les principes énoncés dans la Convention internationale des droits de l'enfant, la Charte de l'enfant hospitalisé et ses commentaires ainsi que sur les préconisations des circulaires relatives à la prise en charge hospitalière des enfants et des adolescents (notamment circulaire n° 83-24 du 1er août 1983 relative à l'hospitalisation des enfants et circulaire DGS/DH n° 132 du 16 mars 1988 « L'adolescent et l'hôpital, amélioration des conditions d'hospitalisation des adolescents »).

1. *Manuel de certification des établissements de santé V2010*, chap. 2, « Prise en charge du patient », critère 19.a, p. 53.

1

L'autorité parentale

- Les principes généraux
- Les attributs de l'autorité parentale
- Les titulaires de l'autorité parentale

Les principes généraux

Le contexte international

La problématique de l'autorité parentale a été profondément renouvelée au cours des dernières années par la reconnaissance des droits de l'enfant, affirmée de façon solennelle par la Convention internationale des droits de l'enfant de l'ONU.

Cette convention prévoit notamment que « les États parties s'emploient de leur mieux à assurer la reconnaissance du principe selon lequel les deux parents ont une responsabilité commune pour ce qui est d'élever l'enfant et d'assurer son développement[1] ».

Ce texte majeur porte en lui un changement de perspective : plutôt que la formulation en négatif de droits que les adultes ont sur les mineurs, les « droits de l'enfant » ainsi affirmés envisagent la situation de l'enfant du point de vue de celui-ci et, autant que possible, en tenant compte de sa volonté.

La Convention de l'ONU ainsi que les différents textes internationaux contemporains relatifs au droit de l'enfance[2] reposent sur cinq grandes idées :

– l'intérêt supérieur de l'enfant comme considération première, préalable à toute décision concernant le mineur[3] ;

– le droit de l'enfant à une famille ;

– la primauté de la famille par rapport aux autorités publiques ;

– le droit de l'enfant à être élevé par ses deux parents[4] et, en toute hypothèse, de conserver des relations avec ses deux parents ; ceci aussi bien dans la famille

---

1. Une application au sein de l'Union européenne en est la reconnaissance automatique des décisions judiciaires en matière de responsabilité parentale, établie par le règlement (CE) no 2201/2003 du Conseil du 27 novembre 2003 relatif à la compétence, la reconnaissance et l'exécution des décisions en matière matrimoniale et en matière de responsabilité parentale…, dit Bruxelles II bis, applicable depuis le 1er mars 2005.

2. E. Hirsch, P. Ferlender (dir.), Droits de l'homme et pratiques soignantes : textes de références, 1948-2001, Espace éthique AP-HP/Doin/Lamarre, 2e éd., 2001.

3. L'article 3 § 1 de la Convention des Nations unies dispose que « dans toutes les décisions concernant les enfants, qu'elles soient le fait des institutions publiques ou privées de protection sociale, des tribunaux, des autorités administratives ou des organes législatifs, l'intérêt supérieur de l'enfant doit être une considération primordiale ». L'applicabilité directe de cet article en droit français a été reconnue par le Conseil d'État (CE 22 septembre 1997, *Cinar*, JCP 1998. II. 10051, comm. A. Gouttenoire ; RTD civ. 1997. 908, obs. J. Hauser ; *Petites affiches*, 26 janvier 1998) ainsi que par la Cour de cassation (Cass. Civ. 1re 18 mai 2005).

4. L'article 9 de la même Convention dispose notamment que « Les États parties respectent le droit de l'enfant séparé de ses deux parents ou de l'un d'eux d'entretenir régulièrement des relations personnelles et des contacts directs avec ses deux parents, sauf si cela est contraire à l'intérêt de l'enfant. »

fondée sur le mariage que dans celle créée hors mariage, que le *couple parental* soit uni ou qu'il soit désuni ;

– la prise en compte des besoins d'expression et d'information de l'enfant, ce dernier devant s'il est capable de discernement avoir le droit d'exprimer librement son opinion sur toute question l'intéressant[5].

Le droit français

Au regard du droit civil français, il résulte à la fois du Code civil que « le mineur est l'individu de l'un ou l'autre sexe qui n'a point encore l'âge de dix-huit ans accomplis[6] » (art. 388) et qu'il reste sous l'autorité de ses père et mère jusqu'à sa majorité ou son émancipation (art. 371-1)[7].

Si la loi confère au mineur, en fonction de son âge, le droit de donner son avis en certaines matières[8], le mineur demeure principalement, au sens du droit des personnes, un « incapable ». Même s'il existe — nul ne le contestera — des périodes successives au cours de la minorité (de la petite enfance à la fin de l'adolescence), ces stades sont peu pris en compte par le droit, quelles que soient les réalités physiologiques, psychologiques et sociologiques, incontestables, qu'évoquent des notions telles que l'« âge de raison » (7 ans), la référence à la « communion » dans les familles catholiques ou encore celle de « grand mineur ».

Par ailleurs, faut-il le préciser, « on ne peut parler à propos de l'embryon ou du fœtus de mineur ou d'enfant, ni du reste de personne juridique[9] ».

Le mineur doit en conséquence être représenté, pour les décisions qui le concernent, notamment en matière de santé, par le ou les titulaires de l'autorité

---

5. Ce principe est notamment affirmé par l'art. 12 de la Convention. On le rapprochera de l'art. 388-1 du Code civil, qui prévoit que le mineur capable de discernement peut être entendu par le juge dans toute procédure le concernant.

6. L'âge de la majorité selon la loi française (art. 488, C. civ. : « La majorité est fixée à dix-huit ans accomplis ; à cet âge, on est capable de tous les actes de la vie civile ») est conforme aux standards internationaux. La Convention internationale des droits de l'enfant définit ainsi l'enfant « comme tout être humain âgé de moins de 18 ans, sauf si la majorité est atteinte plus tôt en raison de la législation qui lui est applicable » (art. 1er).

7. L'émancipation est l'acte juridique — une décision judiciaire — par lequel un mineur acquiert la pleine capacité d'exercice des actes de la vie civile. Un mineur peut être émancipé : soit de plein droit par son mariage mais depuis la loi n° 2006-399 du 4 avril 2006 renforçant la prévention et la répression des violences au sein du couple ou commises contre les mineurs, il n'y a plus en principe de possibilité de mariage de mineur) ; soit à 16 ans passés par décision du juge des tutelles rendue à la demande des deux parents ou de l'un d'eux (après avoir entendu l'autre parent, sauf impossibilité de celui-ci de se manifester), soit par décision du juge des tutelles à la demande de l'un des membres du conseil de famille.

8. Ainsi, toute personne âgée d'au moins 13 ans peut s'inscrire sur le registre national informatisé de refus d'un prélèvement (art. R.1232-6, CSP. S'il a plus de 13 ans, l'adopté doit consentir personnellement à son adoption plénière (art. 345, C. civ.). Tout changement de nom de l'enfant de plus de 13 ans nécessite son consentement personnel lorsque ce changement ne résulte pas de l'établissement ou d'une modification d'un lien de filiation (art. 61-3, C. civ.). Le lieu de résidence du mineur, lorsque les parents sont divorcés, tient compte de l'avis du mineur capable de discernement (art. 290, C. civ.).

9. P. Bonfils, A. Gouttenoire, *Droit des mineurs*, 2008, p. 7.

parentale[10], c'est-à-dire en principe par ses parents. L'autorité parentale doit permettre aux parents d'élever l'enfant afin qu'il puisse se développer normalement et s'assumer à l'âge adulte : ils ont à ce titre un droit et un devoir d'autorité.

Les règles relatives à l'autorité parentale ont été successivement modifiées par plusieurs réformes du droit de la famille et principalement par les lois n° 70-459 du 4 juin 1970 (elle a substitué l'autorité parentale à l'ancienne *puissance paternelle*), n° 87-570 du 22 juillet 1987, n° 93-22 du 8 janvier 1993, 4 mars 2002 et par l'ordonnance n° 2005-759 du 4 juillet 2005.

Les principes posés par la loi du 4 mars 2002 relative à l'autorité parentale

La loi du 4 mars 2002[11] a eu un impact tout particulier en matière sanitaire[12].

L'un de ses objectifs principaux a été de valoriser l'autorité parentale conjointe en réaffirmant l'importance de la fonction parentale, et en dissociant celle-ci de la situation du couple (« On est parents pour toujours »), et de rendre plus lisibles les règles en ce domaine[13].

Elle est fondée sur quatre grands principes :

– l'autorité parentale est une *fonction*, c'est-à-dire un *ensemble de droits et de devoirs corrélatifs* (art. 371-1, C. civ.)[14] : chaque droit reconnu aux père et mère n'est que l'autre face d'un devoir qui leur est imposé. Cette fonction est d'ordre public (art. 376, C. civ.). Les termes de l'article 371 du Code civil selon lesquels « l'enfant, à tout âge, doit honneur et respect à ses père et mère » soulignent toutefois que l'enfant n'a pas que des droits, mais aussi des devoirs, en premier lieu à l'égard de ses parents ;

– cette fonction est *finalisée* : elle a pour vocation *l'intérêt de l'enfant*[15], quel que puisse être l'intérêt propre des parents, et vise à le protéger, à assurer son

10. Depuis la loi du 23 décembre 1985, les deux parents sont tous deux les *représentants légaux* du mineur : ils assurent donc sur un même plan cette représentation sur différents formulaires qui mentionnent « le » représentant légal du mineur.

11. Loi n° 2002-305 du 4 mars 2002 relative à l'autorité parentale.

12. Ce texte a fait suite aux travaux menés notamment par Irène Théry (notamment *Couple, filiation et parenté aujourd'hui : le droit face aux mutations de la famille et de la vie privée*, Odile Jacob, 1998) et surtout à ceux confiés par la Garde des sceaux, Ministre de la justice à un groupe de travail présidé par Françoise Dekeuwer-Defossez, et dont a été issu un important rapport déposé en 1999 (*Rénover le droit de la famille : propositions pour un droit adapté aux réalités et aux aspirations de notre temps*, La Documentation française).

13. « C'est l'autorité parentale qui permet aux parents d'exercer leur responsabilité d'élever l'enfant. La stabilité et la force de ce lien est nécessaire à la fois pour donner aux parents les moyens de leur mission, et pour assurer à l'enfant l'équilibre et les repères dont il a besoin » (*Rénover le droit de la famille*, *op. cit.*, p. 11).

14. Plutôt que celle d'autorité parentale, les textes communautaires utilisent fréquemment la notion de « responsabilité(s) parentale(s) » (voir notamment la recommandation du Conseil de l'Europe n° R (84)4 du 24 février 1984).

15. Deux décisions de justice importantes, issues des deux ordres de juridiction, ont affirmé l'importance de la notion d'« intérêt supérieur de l'enfant » : le Conseil d'État considère qu'il agit d'un principe auquel doit être accordée une attention primordiale dans toutes les décisions

éducation et à permettre son développement (art. 371-1, C. civ. : L'autorité parentale « appartient aux père et mère [...] pour protéger (l'enfant) dans sa sécurité, sa santé et sa moralité, pour assurer son éducation et permettre son développement »). L'autorité parentale n'est pas conçue comme un pouvoir absolu ; elle s'accompagne si cela est nécessaire d'un véritable droit de regard de la société et de ses institutions sur la famille.

– elle doit être proportionnée aux capacités d'autonomie du mineur et s'exercer « dans le respect dû à sa personne » (art. 371-1, C. civ.). Les parents doivent en conséquence associer « l'enfant aux décisions qui le concernent, selon son âge et son degré de maturité » *(ibid.)* ;

– la loi a posé le principe de *l'égalité des père et mère :* égalité de droits, mais aussi égalité de devoirs : « Les parents exercent en commun l'autorité parentale » (art. 342, C. civ.) et « Tous les enfants dont la filiation est légalement établie ont les mêmes droits et les mêmes devoirs dans leurs rapports avec leur père et mère. Ils entrent dans la famille de chacun d'eux » (art. 310, C. civ.). L'autorité parentale est autant que possible fondée sur une « co-parentalité[16] ».

---

administratives concernant un enfant (22 septembre 1997, n° 161364), la Cour de cassation que cet intérêt a prééminence sur celui de ses parents (Cass. Civ. 1re 8 novembre 2005).

16. La Convention du Conseil de l'Europe sur les relations personnelles concernant les enfants du 15 mai 2003 affirme dans son article 4 qu'« un enfant et ses parents ont le droit d'entretenir des relations régulières [qui] ne peuvent être restreintes ou exclues que lorsque cela est nécessaire dans l'intérêt supérieur de l'enfant ». Sur des décisions en ce sens de la Cour européenne des droits de l'homme, *Sommerfiel et Sahin c/Allemagne*, 11 octobre 2001 ; Volesky c/République tchèque, 29 juin 2004 ; GACEDH, comm. n° 50. Cette participation égalitaire des parents à la prise en charge de l'enfant, du moins au plan juridique, constitue un élément important de l'égalité des sexes (P. Bonfils, A. Gouttenoire, *op. cit.*, p. 267). Les dispositions du Code civil relatives à l'autorité parentale sont aujourd'hui indifférentes au sexe du parent.

Les attributs de l'autorité parentale

Finalités de l'autorité parentale

Il résulte de l'article 371-1 du Code civil, comme cela a été indiqué, que l'autorité parentale « appartient aux père et mère [...] pour protéger (l'enfant) dans sa sécurité, sa santé et sa moralité, pour assurer son éducation et permettre son développement ».

L'autorité parentale, dont l'objectif est une véritable « gouvernance » de la personne du mineur, comprend ainsi à l'égard du mineur :
– un droit et un devoir de protéger sa sécurité et sa moralité ;
– un droit et un devoir d'éducation ;
– un devoir de protection de sa santé.

Elle s'applique jusqu'au terme de la minorité[17]. La notion de « grand mineur » est donc dépourvue de réalité juridique : la loi ne connaît que le mineur et le majeur. Certes, les années passant, la dépendance et la soumission à l'autorité liées au statut du mineur ont vocation à se dissoudre progressivement : l'enfant n'est d'ailleurs pas seulement un sujet passif de protection, mais aussi, au fur et à mesure qu'il grandit, acteur dans l'œuvre d'éducation menée par ses parents. Mais les grands adolescents et plus particulièrement ceux d'entre eux qui, sans être majeurs, sont en rupture avec leur famille, continuent de relever des différentes composantes de l'autorité parentale. Seuls un retrait ou une déchéance de l'autorité parentale peuvent priver les père et mère de cette fonction de parents, qu'ils vivent ou non avec l'enfant.

L'intérêt de l'enfant

L'autorité parentale donne aux parents qui en sont titulaires la charge de déterminer les actes nécessaires à la protection des intérêts de l'enfant. Ils prendront des décisions à sa place, mais dans cette perspective.

La « représentation » qu'ils exercent consiste en une véritable substitution de volonté, les titulaires de l'autorité parentale accomplissant les différents actes selon leur appréciation de l'intérêt de l'enfant, en vertu de la présomption selon laquelle l'intérêt de l'enfant correspond à celui exprimé par les parents[18].

---

17. Et même au delà : l'obligation d'entretien et d'éducation « ne cesse pas de plein droit lorsque l'enfant est majeur », (art. 371-2, C. civ.).

18. Ainsi, s'agissant des accidents médicaux, dans le cadre d'un acte ou d'une procédure où l'enfant est partie, ses parents intenteront l'action en son nom ès-qualité de représentants légaux.

Le mineur peut ainsi se voir imposer des actes qu'il ne souhaite pas par son représentant légal, ce dernier n'étant, de manière générale, pas tenu de le consulter.

Mais, en matière de santé, des dispositions particulières sont venues limiter l'application de ces principes.

■ La protection de la sécurité et de la moralité du mineur

Les termes de droit de garde et de droit de surveillance, qui sont des attributs « classiques » de l'autorité exercée par les parents, ont disparu du Code civil depuis la loi du 4 mars 2002 relative à l'autorité parentale. Ces prérogatives demeurent en filigrane, le législateur donnant l'obligation aux parents de veiller à la protection de la sécurité et de la moralité du mineur. Dans ce cadre, les parents doivent accomplir, au nom de l'enfant et dans son intérêt, l'ensemble des actes destinés à remplir cet objectif.

La sécurité du mineur doit être entendue dans ses différentes dimensions : sécurité physique contre les périls matériels qui peuvent porter atteinte au mineur ; sécurité intellectuelle et affective contre ce qui peut l'affecter au plan psychologique. Elle vise l'intégrité physique et mentale de l'enfant. Les parents doivent veiller aussi au sentiment de sécurité de l'enfant, qui constitue un élément important de son développement harmonieux.

La protection de la moralité du mineur doit permettre au mineur d'être élevé dans le respect d'autrui et de mener une vie sociale normale.

Le droit de *garde* est un corollaire de ces devoirs de protection. Il peut être défini comme le droit de fixer le lieu de résidence de l'enfant, d'exiger qu'il y demeure effectivement et plus généralement de contrôler ses déplacements.

Le Code civil prévoit ainsi que « le mineur non émancipé est domicilié chez ses père et mère » (art. 108-2) et que « l'enfant ne peut, sans permission des père et mère, quitter la maison familiale et [...] ne peut en être retiré que dans les cas de nécessité que détermine la loi » (art. 371-3).

Ces dispositions s'imposent aux tiers comme à l'enfant lui-même, et les parents peuvent agir en justice soit pour obtenir le secours de la force publique en vue de faire réintégrer par l'enfant la maison familiale, soit pour faire condamner le tiers entre les mains duquel se trouverait l'enfant à le leur remettre. Le droit pénal réprime par ailleurs les délits d'enlèvement de mineur ainsi que la non-représentation d'enfant (art. 227-5 et suiv., C. pén.).

La garde, qui assure la protection de l'enfant, est aussi un devoir. Les parents qui méconnaîtraient cette obligation encourraient le retrait de leur autorité parentale ou des mesures d'assistance éducative. En outre, ils sont responsables civilement des dommages causés par leurs enfants habitant avec eux (art. 1384, al. 4, C. civ. ; voir chap. 6, « Les règles de la vie quotidienne »).

Il résulte de l'ensemble de ces textes que l'enfant hospitalisé à la demande des parents et confié à l'hôpital ne peut le quitter sans leur accord.

Enfin, l'obligation faite aux parents de veiller à la sécurité de l'enfant leur impose d'exercer une *surveillance* de l'enfant, en aménageant et en contrôlant ses allées et venues, ses relations extérieures avec les membres de sa famille ou avec des tiers, ou encore sa correspondance[19].

Le défaut de surveillance qui mettrait l'enfant en danger, le désintérêt, le défaut de soins ou le manque de direction, pourraient conduire à des mesures d'assistance éducative, à une délégation ou à une déchéance de l'autorité parentale. Sur le plan pénal, les parents peuvent être poursuivis pour délaissement de mineur s'ils n'assurent pas les soins et la sécurité de celui-ci (art. 227-1 et suiv., C. civ.).

Ce droit de surveillance n'est toutefois pas absolu : il doit en effet être exercé dans l'intérêt de l'enfant, en tenant compte de son âge et de l'évolution des mœurs. La Convention internationale des droits de l'enfant reconnaît ainsi au mineur « le droit de ne pas faire l'objet d'immixtions arbitraires ou illégales dans sa vie privée, sa famille ou sa correspondance » (art. 16).

À l'hôpital, les parents disposent du droit de faire contrôler les relations de l'enfant en lui interdisant par exemple certaines visites ou fréquentations ou en surveillant la correspondance ou les appels téléphoniques qu'il reçoit, ses lectures et son usage d'Internet ou d'autres médias…

Le droit de surveillance ne peut être adapté à l'initiative des personnels hospitaliers. Ces derniers doivent prendre contact avec les titulaires de l'autorité parentale, chaque fois que nécessaire, pour les informer d'éventuelles difficultés.

Les relations du mineur avec des personnes autres que ses parents

Elles sont encadrées par différentes dispositions légales.

Les relations de l'enfant avec ses grands-parents

Il résulte de l'article 371-4 du Code civil que :

> « L'enfant a le droit d'entretenir des relations personnelles avec ses ascendants. Seuls des motifs graves peuvent faire obstacle à ce droit »,

et que

> « Si tel est l'intérêt de l'enfant, le juge aux affaires familiales fixe les modalités des relations entre l'enfant et un tiers, parent ou non. »

Les enfants ont ainsi le droit de bénéficier des visites de leurs grands-parents et de correspondre avec eux. Ce droit s'étend aux arrière-grands-parents.

La loi présume en effet qu'il est de l'intérêt de l'enfant d'entretenir des relations personnelles avec ses grands-parents[20]. C'est en conséquence aux père et

---

19. P. Bonfils et A. Gouttenoire évoquent un « pouvoir général de direction et de contrôle de l'enfant » (*op. cit.*, p. 335).

20. En amont de la loi du 4 mars 2002 relative à l'autorité parentale, le rapport *Rénover le droit de la famille, op. cit.*, évoquait ainsi ce point : « Les relations personnelles entre l'enfant et ses grands-parents sont un droit de l'enfant et non un droit des grands-parents qu'ils exerceraient contre les père et mère. En cas de désaccord, le juge apprécierait quel est l'intérêt de l'enfant pour se prononcer sur le principe même d'un droit de visite et d'hébergement (ou tout autre moyen permettant d'assurer des relations personnelles) et leurs aménagements » (p. 81).

mère de faire la preuve de l'existence d'un motif grave s'ils veulent s'y opposer. Ce motif est apprécié par le juge de façon très stricte et peut être retenu, par exemple, si la sécurité ou la santé physique et morale de l'enfant risquent d'être compromises (alcoolisme, violence, déficience psychologique ou matérielle particulièrement grave, grands-parents aggravant un conflit familial ou ternissant l'image des parents, etc.).

En pratique, sous les réserves ainsi exposées, les grands-parents (quel que soit l'état de dévolution de l'autorité parentale) doivent pouvoir visiter leurs petits-enfants hospitalisés, même sans le consentement du père ou de la mère. En revanche, ce droit de maintenir des relations ne signifie pas que les grands-parents peuvent s'immiscer dans les décisions prises par les parents, titulaires de l'autorité parentale[21]. Les ascendants n'ont en effet aucun pouvoir de contrôle ou de faculté d'initiative s'agissant de la façon dont les parents exercent leur autorité.

Les relations de l'enfant avec d'autres personnes

L'article 371-4 du Code civil prévoit que le juge aux affaires familiales peut fixer les modalités des relations entre l'enfant et un tiers, qu'il soit ou non lié à l'enfant par un lien de parenté.

L'enfant peut en effet souhaiter entretenir des relations avec des tiers, indépendamment de l'opinion que peuvent en avoir ses parents et des dispositions qu'ils prennent en conséquence. Lorsque les père et mère (voire les grands-parents) s'opposent à ces relations, les tiers peuvent s'adresser à la justice.

Pour que le juge puisse accéder à une telle demande, la considération à des situations exceptionnelles n'est plus retenue depuis la loi du 4 mars 2002 relative à l'autorité parentale. En revanche, la demande ne peut être accueillie favorablement que « si tel est l'intérêt de l'enfant ». Cet intérêt de l'enfant est apprécié par le juge : existence de liens affectifs particuliers unissant l'enfant aux tiers (demi-frères et demi-sœurs, parents *spirituels* — parrains et marraines ; parents « affectifs » dans le cadre des familles recomposées — compagnon de la mère, si celle-ci vient à décéder, etc.). La loi permet des relations plus larges qu'un simple droit de correspondance ou de visite.

Le droit et le devoir d'éducation

L'éducation des enfants est la raison d'être de l'autorité parentale : éduquer l'enfant, c'est l'élever et le conduire à la vie d'homme ou de femme.

Ce droit et ce devoir d'éducation revêtent plusieurs aspects. Ils concernent en premier lieu *l'éducation scolaire et professionnelle.*

Ainsi, il appartient aux père et mère de scolariser leur enfant, de choisir ses modalités d'éducation, de déterminer l'établissement public ou privé dans lequel il sera placé, de décider de ses orientations et d'opter éventuellement pour l'arrêt de ses études.

---

21. Bordeaux, 15 décembre 1993, Juris-Data n° 0506637.

Ce pouvoir s'exerce cependant dans le cadre fixé par la loi et par les règlements particulièrement nombreux en la matière.

Le droit et le devoir d'éducation s'appliquent ensuite à *l'éducation religieuse et morale* que les parents entendent dispenser à leur enfant.

Enfin, le devoir d'éducation s'étend sans aucun doute à *l'éducation sanitaire :* les parents doivent veiller à ce que l'enfant apprenne à organiser son mode de vie, ses habitudes alimentaires, son rapport aux produits dangereux (alcool, tabac, drogues) ou encore son apprentissage du traitement médical dans la perspective de son bien-être physique et moral.

La protection de la santé de l'enfant

Mise en œuvre de l'autorité parentale

La protection de la santé du mineur est une des fins de l'autorité parentale (« Chacun des parents contribue à l'entretien [...] des enfants à proportion [...] des besoins de l'enfant » ; art. 371-2, C. civ.)[22]. La loi reconnaît aux parents initiative et pouvoir de décision en la matière. Mais elle contrôle la façon dont ils exercent leur fonction.

L'obligation qui pèse sur les titulaires de l'autorité parentale d'assurer la protection de la santé du mineur[23] est sanctionnée, lorsqu'elle n'est pas respectée, par l'infraction de privation de soins, définie par l'article 227-15 du Code pénal comme « le fait, par un ascendant ou toute autre personne exerçant à son égard l'autorité parentale ou ayant autorité sur un mineur de quinze ans de priver celui-ci d'aliments ou de soins au point de compromettre sa santé ». Se rendent coupables de cette infraction les parents qui n'ont pas donné à leur enfant les soins nécessités par son état de santé et n'ont, notamment, pas eu recours à un médecin[24].

De façon générale, les soins, traitements, interventions rendus nécessaires par l'état de l'enfant, relèvent de l'autorité des père et mère.

Il en résulte le principe, rappelé par l'article 42 du Code de déontologie médicale, selon lequel

> « un médecin appelé à donner des soins à un mineur [...] doit s'efforcer de prévenir ses parents ou son représentant légal et d'obtenir leur consentement » (art. R.4127-42, CSP).

---

22. L'obligation d'entretien, qui figure à l'article 203 du Code civil, impose aux parents « l'obligation de nourrir, entretenir et élever leurs enfants ». Elle vise à ce que les parents subviennent aux besoins vitaux de l'enfant (nourriture, vêtements... et frais médicaux). La jurisprudence qui admettait que l'obligation d'entretien ne prenait pas fin à la majorité de l'enfant s'est trouvée confirmée par l'article 371-2 du Code civil issu de la loi du 4 mars 2002. La prolongation de l'obligation d'entretien pourra être justifiée par la poursuite des études notamment.

23. « Les parents ne sont pas en droit de renoncer à l'exercice de l'autorité parentale (art. 376, C. civ.) [...]. Les parents ne peuvent donc pas donner autorisation à un directeur de colonie de vacances, à un proviseur de lycée ou à un éducateur de prendre toutes les décisions relatives à la santé de l'enfant » (Circulaire DHOS/F4 n° 2009-319 du 19 octobre 2009 relative aux règles de facturation des soins dispensées dans les établissements de santé).

24. Cass. Crim. 11 mars 1975, Gaz. Pal. 1975, 2 p. 507 ; RSC 1976, p. 423, obs. Levasseur.

Le médecin ne peut donc se substituer dans un domaine de décision réservé aux parents, et qui leur donne en principe l'initiative pour décider d'une hospitalisation :

> « L'admission d'un mineur est prononcée, sauf nécessité, à la demande des père et mère, du tuteur légal ou de l'autorité judiciaire » (art. R.1112-34, CSP).

Par ailleurs, le principe du libre choix (art. L.1110-10, CSP), prérogative du patient majeur pour lui-même aussi bien que pour l'enfant dont il a la charge, a pour effet que les parents peuvent choisir librement l'établissement de santé qu'ils souhaitent pour leur enfant, dans la mesure où ce choix est médicalement conforme à l'intérêt de l'enfant.

De la même façon, le choix de la thérapeutique, lorsque plusieurs options sont possibles, doit être laissé aux parents, après que le médecin leur a donné les indications appropriées pour qu'ils puissent se déterminer.

De manière générale, les équipes hospitalières doivent s'efforcer de ne pas privilégier tel ou tel parent dans tous les domaines où l'information ou le consentement des parents sont requis[25].

Les limites de l'autorité parentale

Le pouvoir des titulaires de l'autorité parentale connaît cependant des limites :

– Certains soins sont imposés par la loi. C'est le cas des vaccinations dites « obligatoires » : vaccinations contre la diphtérie, le tétanos, la poliomyélite (art. L.3111-1 et suiv., CSP), vaccination contre la tuberculose[26] (art. L.3112-1, CSP).

Le refus d'y soumettre un mineur expose les titulaires de l'autorité parentale à des sanctions pénales qui, le plus souvent, seront le prononcé d'une amende (art. L.3116-1 à L.3116-2, CSP). De façon plus immédiate, les parents pourront se voir opposer un refus d'inscription de leur enfant en collectivité (crèche, halte-garderie…) ou dans un établissement scolaire, l'obligation légale de vaccination instituée dans l'intérêt de la protection de la santé publique primant sur l'obligation scolaire.

Seule une contre-indication médicale attestée dans un certificat peut permettre une dispense de l'obligation de vaccination.

Les prestations sociales n'étant versées que pour les enfants satisfaisant à l'obligation scolaire, ceci peut constituer un moyen indirect de contraindre les parents à faire vacciner leur enfant.

---

25. Les services de l'Éducation nationale sont appelés à une même attitude : ils sont tenus d'entretenir avec les deux parents, même séparés, des relations de même nature, leur faire parvenir les mêmes documents, convocations, bulletins scolaires et répondre pareillement à leurs demandes d'information et de rendez-vous (voir le site internet du ministère de l'éducation nationale <www.education.gouv.fr> ; note du 13 octobre 1999 de la ministre déléguée à l'enseignement scolaire relative à la transmission des résultats scolaires ; cité par P. Bonfils, A. Gouttenoire, *op. cit.*, p. 280).

26. L'article 1er du décret n° 2007-1111 du 17 juillet 2007 a toutefois partiellement suspendu cette obligation vaccinale.

Toutefois, malgré l'obligation légale de vaccination, il n'y a aucun moyen de passer outre au refus des parents, et aucun médecin ne peut vacciner l'enfant contre leur gré.

– L'accord de l'enfant ne constitue pas une condition préalable et obligatoire pour un traitement ou une intervention, mais son avis doit cependant être recueilli et le médecin doit en tenir compte dans toute la mesure du possible (voir chap. 2, « La participation aux actes médicaux ») ;

– Le libre choix des parents ne peut s'exercer que lorsque les différents traitements possibles présentent un minimum d'efficacité. Ainsi, on ne peut parler de choix lorsque le traitement choisi par les parents est manifestement inefficace, illusoire ou d'une manière générale, non sérieux ou non conforme aux données acquises de la science[27].

Pouvoir d'appréciation et d'intervention du médecin et du juge

Plusieurs cas doivent être distingués :

– *La situation dans laquelle il y a une impossibilité matérielle de solliciter le consentement des parents :* il résulte de l'article 43 du Code de déontologie médicale qu'« en cas d'urgence ou si les parents ne peuvent être joints, le médecin doit donner les soins nécessaires » (art. R.4127-43, CSP).

– *La situation dans laquelle les parents sollicitent un acte médical manifestement déraisonnable ou étranger aux missions de l'établissement.* Cette situation peut prendre des formes diverses, parmi lesquelles certaines demandes d'interventions de chirurgie esthétique, de « piercing », de circoncision, etc.

Trois principes pourront éclairer la décision médicale en ce domaine :

• l'article 40 du Code de déontologie médicale énonce que « le médecin doit s'interdire, dans les investigations et interventions qu'il pratique comme dans les thérapeutiques qu'il prescrit, de faire courir au patient un risque injustifié » (art. R.4127-40, CSP). Le médecin doit s'abstenir de tout acte de soins ne reposant sur aucune finalité médicale ;

• s'il existe une tolérance traditionnelle pour certaines atteintes à l'intégrité corporelle inspirée par des motifs religieux (il en est ainsi de la circoncision), les principes de laïcité et de neutralité du service public s'opposent en principe à ce que des praticiens hospitaliers se substituent à des établissements privés spécialisés ou aux ministres du culte pour l'accomplissement de rites religieux, ainsi qu'à la prise en charge de ces derniers par l'assurance maladie[28] ;

---

27. Cas d'un enfant victime d'un accident et « soigné » par un thaumaturge (faiseur de miracles), à la demande des parents, qui s'était borné à prier avec eux (Cass. Crim. 29 juin 1967) ; cas d'un enfant gravement malade auquel les parents avaient fait subir un traitement par « méthode naturelle » consistant en bains, cataplasmes, compresses, lavage et imposition des mains et condamnés pour avoir omis de porter secours (Cour d'appel de Grenoble, 9 avril 1954).

28. Sur le sujet de la circoncision, on notera qu'un établissement a pu voir sa responsabilité engagée pour un dommage subi par un jeune patient (CE Section 3 novembre 1997, *Centre hospitalier Joseph Imbert d'Arles*). Cette décision est bien connue des juristes comme exemple d'engagement d'une responsabilité sans faute). Citons également P. Bonfils, A. Gouttenoire (*op. cit.*, p. 345) : « Il est possible de considérer que les actes sur le corps de l'enfant qui ne sont pas justifiés par un motif thérapeutique ne devraient pas être possibles. Il pourrait en être ainsi de la circoncision pratiquée pour des motifs religieux admise dès lors qu'elle est faite avec le consentement des deux

• en vertu du principe de spécialité qui s'impose aux établissements publics de santé, seuls peuvent y être réalisés des actes médicaux qui relèvent de ses missions légales (en particulier : assurer des examens de diagnostic, la surveillance et le traitement des malades et des blessés, art. L.6111-1, CSP).

Dans ces situations souvent délicates, l'équipe hospitalière devra se déterminer au cas par cas[29], en saisissant en tant que de besoin la direction de l'hôpital et si nécessaire le procureur de la République.

– *La situation dans laquelle les parents refusent de soigner leur enfant :* le refus opposé aux soins par les titulaires de l'autorité parentale peut être motivé par la défiance, la crainte ou l'ignorance.

Dans certaines circonstances, il peut l'être pour des convictions religieuses (cas par exemple des témoins de Jéhovah s'opposant aux traitements comprenant une utilisation du sang ou de ses dérivés en se fondant sur des textes bibliques) ou la croyance en des thérapeutiques non éprouvées.

Il peut également résulter du sentiment éprouvé par les parents que les soins proposés présentent un risque démesuré ou relèvent d'un acharnement thérapeutique. Ou encore de leur inquiétude excessive, qui les « tétanise » et les empêche de prendre des décisions manifestement indispensables.

Enfin, le rejet de l'enfant par les parents peut les conduire à des comportements de délaissement (voir chap. 7, « Information préoccupante et signalement »)[30].

Il pourra, exceptionnellement,

> « dans tous les cas où l'intérêt de l'enfant le justifie, autoriser la personne, le service ou l'établissement à qui est confié l'enfant à exercer un acte relevant de l'autorité parentale en cas de refus abusif ou injustifié ou en cas de négligence des détenteurs de l'autorité parentale, à charge pour le demandeur de rapporter la preuve de la nécessité de cette mesure » (art. 375-7, C. civ.).

Ces différentes hypothèses seront abordées de façon distincte selon que les décisions médicales peuvent ou non être différées.

---

parents. Un juge des enfants de Versailles a pourtant refusé d'autoriser une circoncision sollicitée par les parents sur leur enfant confié à l'Aide sociale à l'enfance au motif que "la circoncision pratiquée comme un rite religieux porte volontairement atteinte à l'intégrité physique d'un enfant" et est contraire à l'article 34 de la Convention internationale des droits de l'enfant. »

29. Il a été ainsi jugé, en l'absence de défaillance de l'entourage familial, que le choix du recours à un traitement non conventionnel dont l'efficacité était probablement moindre que le traitement préconisé par un professeur de médecine (qui avait alerté le juge des enfants), pouvait être laissé à la famille (CA Nancy 3 décembre 1982, JCP 1983-II-20081, note G. Raymond). En revanche, la substitution d'un traitement homéopathique à un traitement prescrit par un médecin à un mineur atteint à la naissance de toxoplasmose, substitution à l'origine d'un délabrement constant de son état de santé, a été considérée comme un manquement aux obligations parentales et sanctionné pénalement (CA Grenoble, 7 juillet 1999, Juris-Data n° 044838).

30. Cette situation se rencontre notamment dans le cas d'enfants handicapés ainsi qu'en témoigne la jurisprudence : parents délaissant leur enfant trisomique (juge des enfants, Grenoble, 5 juin 1982), leur enfant prématuré et atteint de graves malformations (juge des enfants, Bordeaux, 24 août 1978) ou encore un enfant présentant une paralysie des membres supérieurs et inférieurs (juge des enfants, Rennes, 20 avril 1976).

Situations d'urgence et autres circonstances, une distinction nécessaire

– *En situation d'urgence : f*ace au refus de soins, le médecin peut invoquer l'*urgence* de la situation qu'il aura appréciée en conscience pour intervenir. L'article L.1111-4 du Code de la santé publique prévoit sur ce point que :

> « Dans le cas où le refus d'un traitement par la personne titulaire de l'autorité parentale [...] risque d'entraîner des conséquences graves pour la santé du mineur [...], le médecin délivre les soins indispensables[31]. »

Dans ce cas, le recours au juge est superfétatoire ; le médecin engage alors sa responsabilité.

A contrario, son refus d'agir peut l'exposer à des poursuites pénales pour omission de porter secours (art. 223-6, C. pén.), étant précisé que le refus par les parents de faire prodiguer à leur enfant les soins nécessaires les rend également passibles de poursuites pénales (art. 221-6 — négligence ou manquement à une obligation de sécurité ou de prudence — et 223-6, C. pén.).

L'urgence ne peut cependant justifier de procéder aux soins en ignorant les parents ou en les plaçant dans une situation humiliante. Les soins doivent donner lieu aux explications appropriées, en mettant en avant l'intérêt bien compris de l'enfant.

– *En dehors des cas d'urgence,* le médecin ne peut seul passer outre le refus des parents.

Au préalable, il lui incombe de *prendre certaines initiatives* pour protéger l'enfant lorsque cela est nécessaire.

Il résulte en effet de l'article 43 du Code de déontologie médicale que : « Le médecin doit être le défenseur de l'enfant lorsqu'il estime que l'intérêt de sa santé est mal compris ou mal préservé par son entourage » (art. R.4127-43, CSP).

Il lui faut donc, conformément à l'article 42 du même code, s'efforcer de recueillir le consentement des parents (art. R.4127-42, CSP). À défaut, il pourrait lui être reproché de n'avoir pas tenté, par des explications renouvelées et adaptées à la personnalité des parents, d'emporter leur adhésion et de les convaincre de la nécessité des soins.

Si les parents maintiennent leur opposition aux investigations ou au traitement proposés, le médecin doit respecter ce refus après les avoir informés de ses conséquences (art. 36 du Code de déontologie médicale ; art. R.4127-36, CSP).

En pratique, lorsque cela est possible, c'est-à-dire lorsque la gravité du danger n'est pas réellement établie ou que tout espoir de convaincre les parents n'est pas exclu, ces situations difficiles pourront être ainsi gérées :

– prévenir le médecin responsable de l'unité ;

– dialoguer, dans le calme, avec les parents ; examiner avec eux les fondements de leur position et tenter de les éclairer sur les conséquences qui en résultent.

---

31. Le Conseil d'État avait jugé, dès avant la loi du 4 mars 2002, que la faculté pour le médecin de pratiquer un acte médical sur un enfant sans le consentement de ses parents, lorsque l'absence de soins risquait de compromettre la santé de ce dernier n'est contraire ni à la Convention européenne des droits de l'homme, ni à la Convention internationale des droits de l'enfant (CE 3 juillet 1996, Dr. fam. 1997, comm. n° 9, note P. Murat).

En cas de refus, il peut leur être proposé une prise en charge par une autre équipe hospitalière, au sein de l'hôpital ou d'un autre établissement;

– en cas de refus persistant et si l'enfant encourt médicalement des risques, informer de la situation le directeur de l'établissement ou l'un de ses adjoints. Il interviendra alors en appui, sur la demande du responsable médical ou du cadre infirmier.

Le refus exprimé par des parents de soins dont le résultat est très hypothétique ou hors de proportion avec les souffrances ou les handicaps probables, doit en principe être respecté. L'article 37 du Code de déontologie médicale prévoit en ce sens que « Le médecin doit éviter toute obstination déraisonnable dans les investigations ou la thérapeutique » (art. R.4127-37, CSP).

Lorsque les parents refusent des soins médicalement indispensables

Une action coercitive peut se révéler nécessaire.

Initiative du médecin

L'article R.1112-35 du Code de la santé publique prévoit ainsi que:

> « Lorsque la santé ou l'intégrité corporelle du mineur risquent d'être compromises par le refus du représentant légal du mineur ou l'impossibilité de recueillir le consentement de celui-ci, le médecin responsable du service peut saisir le ministère public afin de provoquer les mesures d'assistance éducative lui permettant de donner les soins qui s'imposent. »

Cette solution (la seule prévue antérieurement à la loi du 4 mars 2002) qui consiste à saisir le procureur de la République dans le cas d'un mineur dont les parents refusent les soins, alors que la santé ou l'intégrité corporelle du mineur sont en danger, n'est pas reprise dans la partie législative du Code de la santé publique.

Si les soins sont désormais possibles en cas d'urgence sans recours à une mesure d'assistance éducative, cette procédure impliquant le Parquet peut toujours être utilisée, par exemple pour un traitement d'une certaine durée rencontrant l'hostilité des parents.

L'article 44 du Code de déontologie médicale va dans le même sens et dispose que:

> « Lorsque le médecin discerne qu'une personne auprès de laquelle il est appelé est victime de sévices ou de privations, il doit mettre en œuvre les moyens les plus adéquats pour la protéger en faisant preuve de prudence et de circonspection. S'il s'agit d'un mineur [...] il doit, sauf circonstances particulières qu'il apprécie en conscience, alerter les autorités judiciaires, médicales ou administratives » (art. R.4127-44, CSP).

Ce texte vise en effet non seulement la maltraitance et sa dénonciation en principe nécessaire — l'article 226-14 du Code pénal écartant dans ce cas les peines encourues pour violation du secret professionnel —, mais également toutes les formes de privation, y compris la privation de soins.

La saisine des autorités judiciaires (en l'occurrence le procureur de la République) permettra alors que les soins nécessaires à la santé de l'enfant lui soient effectivement prodigués[32]. Le procureur de la République fera primer l'intérêt de l'enfant préalablement à une éventuelle action contre les parents pour sanctionner leur attitude.

L'action du procureur de la République au profit de l'enfant se traduira le plus souvent par la saisine du *juge des enfants*. Conformément à l'article 375 du Code civil et, le plus souvent, après avoir fait procéder à une expertise, ce dernier pourra ordonner des mesures d'assistance éducative « si la santé, la sécurité ou la moralité d'un mineur sont en danger ou si les conditions de son éducation sont gravement compromises ».

Intervention du juge des enfants

Le Code civil offre au juge des enfants plusieurs moyens d'intervenir quand est en jeu la santé des mineurs.

Le prononcé de mesures d'assistance éducative constituera un aménagement de l'exercice de l'autorité parentale ; les parents en demeurent en effet titulaires tant qu'ils n'en ont pas été déchus.

Ainsi, l'article 375-7 du Code civil prévoit que :

> « Les père et mère dont l'enfant a donné lieu à une mesure d'assistance éducative conservent sur lui leur autorité parentale et en exercent tous les attributs qui ne sont pas inconciliables avec l'application de la mesure. »

Cependant ces mesures ont incontestablement pour effet de limiter, à des degrés divers, l'exercice d'un ou de plusieurs attributs de l'autorité parentale :

– Le juge des enfants peut décider d'ordonner une expertise médicale et/ou un suivi sanitaire (par exemple en demandant un suivi psychologique ou psychiatrique du mineur).

– Il peut prononcer des mesures dites « en milieu ouvert » — actions éducatives en milieu ouvert (AEMO) et investigations d'orientation éducative (IOE) —, celles-ci s'exerçant alors que le mineur est maintenu dans sa famille. Ce type de mesures pourra notamment être pris, entre autres hypothèses, par suite du constat d'un grave conflit du mineur avec ses parents (ayant conduit à une fugue grave par exemple, ou à une tentative de suicide) ou s'agissant d'un mineur prostitué[33].

Conformément à l'article 375-2 du Code civil, le juge désigne alors une personne qualifiée ou un service d'observation, d'éducation ou de rééducation, qui apportera aide et conseil à la famille afin de surmonter les difficultés matérielles ou morales qu'elle rencontre et qui sera chargé de suivre le développement de l'enfant.

---

32. Ainsi d'une intervention neurologique sur un mineur, sans laquelle celui-ci serait exposé à des troubles fonctionnels d'une très haute gravité (Juge des enfants, Pau, 11 février 1974).

33. Tout mineur qui se livre à la prostitution, même occasionnellement, est réputé en danger et relève de la compétence du juge des enfants au titre de l'assistance éducative (art. 13-II de la loi n° 2002-305 du 4 mars 2002 relative à l'autorité parentale).

– Le même article 375-2 du Code civil permet également au juge de décider de subordonner le maintien de l'enfant dans son milieu à des obligations particulières, telle celle de fréquenter régulièrement un établissement sanitaire.

Par sa généralité, le texte favorise une grande souplesse et l'adaptation au cas par cas, le juge pouvant par exemple, au vu d'une expertise, imposer une obligation de suivre un traitement précis ou de « faire pratiquer un examen médical dont il n'est pas allégué qu'il présente un risque quelconque[34] ».

– Si la surveillance s'avère insuffisante ou si les titulaires de l'autorité parentale ou le mineur rejettent l'action des collaborateurs du juge ou ne respectent pas ses obligations, celui-ci pourra estimer nécessaire de retirer l'enfant de son milieu et de le confier à une personne ou une institution (art. 375-3, C. civ.).

– Le juge des enfants pourra intervenir dans une situation où les parents ne s'accordent pas sur le choix entre deux thérapeutiques possibles[35].

L'admission sur décision judiciaire

Lorsque la santé de l'enfant est en péril en raison d'une inaptitude des parents face à un handicap physique ou mental ou à une maladie spécifique, le juge des enfants peut l'orienter vers une structure à caractère sanitaire.

Il peut ainsi le confier directement à un établissement de santé (art. R.1112-34, CSP : « L'admission du mineur est prononcée [...] à la demande de l'autorité judiciaire ») ou au service de l'Aide sociale à l'enfance.

La décision de placement a pour conséquence de suspendre le droit de garde des titulaires de l'autorité parentale. Ils conservent en revanche de plein droit l'ensemble des autres attributs de celle-ci, notamment le droit de regard sur les soins apportés, le droit de consentir à un acte médical...

Aussi, il peut arriver que des conflits se produisent entre le service à qui l'enfant est confié par décision judiciaire et les parents dans l'hypothèse où ceux-ci refusent de donner leur consentement à un acte médical ou chirurgical. Dans ce cas, le directeur de l'établissement ou, à défaut, le directeur général de l'agence régionale de santé[36] doivent saisir le juge des enfants, par l'intermédiaire du procureur de la République.

Conformément à l'article 375-1 du Code civil, ce dernier devra s'efforcer, après le médecin, de recueillir l'adhésion de la famille.

En cas de persistance du refus et bien que les pratiques soient diverses, il semble que, dans le silence des textes, la grande majorité des juges des enfants se reconnaissent alors la qualité d'exercer, en lieu et place des titulaires de

---

34. Cass. Civ. 13 juin 1997.

35. Sur la décision de la cour d'appel de Nancy infirmant celle d'un juge des enfants qui avait voulu imposer à une mineure la poursuite d'un traitement classique — qui s'avérait inopérant — malgré son opposition et celle de sa mère (Nancy, 3 décembre 1982, JCP G 1983. II. 2081 comm. G. Raymond. V. A. Dosner-Dolivet, comm. ss. Nancy, 3 décembre 1982, Gaz. Pal., 1984, p. 7). La Cour avait relevé en l'espèce que « la compétence du juge des enfants ne saurait être admise à défaut d'établir que par leur carence et leur défaillance, les parents investis de l'autorité parentale ont commis une faute susceptible de mettre en péril la vie de leur enfant ».

36. En pratique, la délégation territoriale de l'agence régionale de santé.

l'autorité parentale, une ou plusieurs prérogatives de celle-ci et donnent directement aux médecins leur consentement à l'acte médical nécessaire à la protection de la santé du mineur.

Autorité parentale et religion

L'éducation religieuse est un des aspects de l'éducation en général. À ce titre, elle relève de l'autorité parentale. Les parents sont donc en droit de choisir la religion de leur enfant et de veiller au suivi de ses pratiques.

Ils ont ainsi la faculté d'agir contre les personnes qui chercheraient à détourner l'enfant des pratiques de la religion ou lui imposeraient d'une façon ou d'une autre des pratiques ou des rites contraires à leurs convictions. Ceci vaut aussi bien après le décès de l'enfant.

Il en résulte que le médecin qui pratique une circoncision religieuse sans l'accord de l'autre parent, ce dernier étant placé devant le fait accompli, engagera sa responsabilité[37].

Toutefois, lorsque les choix des parents en matière religieuse mettent l'enfant en danger, le médecin devra délivrer les soins indispensables[38] ; le juge des enfants pourra pour sa part être amené à prendre les mesures nécessaires à la protection de l'enfant. Le magistrat, qui devra « tenir compte des convictions religieuses du mineur et de sa famille[39] », pourra décider du placement de l'enfant[40].

Seul le danger encouru par l'enfant permet au juge des enfants de prendre une mesure allant à l'encontre des convictions religieuses des parents. Ce sera le cas lorsque celles-ci les conduisent à s'opposer à une transfusion sanguine pour leur enfant[41].

Quant à la notion d'une « pré-majorité religieuse », elle donne lieu à des interprétations diverses[42].

---

37. Pratique d'une circoncision religieuse sans l'accord de l'autre parent : CA Paris, 1re B, 29 septembre 2000, D. 2001. 1585, obs. C. Duvert. Dans cette affaire, la responsabilité du médecin, mais également celle du parent avaient été retenues : celle du père pour avoir profité de son droit d'hébergement pour effectuer un acte sans aucune finalité médicale sur son enfant, sans l'assentiment de la mère ; celle du médecin en raison de sa légèreté blâmable pour n'avoir recueilli que le consentement du père, alors même qu'il ne s'agissait pas d'un acte usuel.

38. Art. L.1111-4, CSP.

39. Art. 1200, Nouveau code de procédure civile (NCPC).

40. Cass. Civ. 1re 7 juillet 1987

41. V. M. Huyette, *Les sectes et la protection judiciaire des mineurs*, recueil Dalloz, n° 32, 1996. 271 et suiv. ; art. R.1112-35, CSP. Ce point est parfois évoqué s'agissant du refus de transfusion affirmé par des parents « Témoins de Jéhovah ».

42. La Commission européenne des droits de l'homme (Décision 6 février 1996, *X…c/Islande*, Rec. CEDH, t. XXII, p. 33) comme la Cour de cassation se sont ainsi prononcées dans le sens d'un maintien de la religion de l'enfant dans le domaine de l'autorité parentale, déniant au mineur toute pré-majorité religieuse (Cass. Civ. 1re 11 juin 1991.521, obs. Ph. Malaurie). Pourtant, l'article 14 de la Convention européenne des droits de l'enfant prévoit un « droit de l'enfant à la liberté de pensée, de conscience et de religion ».

Les titulaires de l'autorité parentale

La famille contemporaine est une institution dont les membres ont une individualité plus grande que dans les familles antérieures. Elle est marquée par la montée progressive du divorce, des séparations conjugales, des cohabitations, la déstabilisation du mariage-institution, l'augmentation des naissances hors mariage[43]. Il en résulte que les familles monoparentales (regroupant principalement des mères célibataires, veuves et femmes divorcées qui ont des enfants) sont aujourd'hui nombreuses. De plus en plus d'enfants sont assumés au quotidien par leur mère et ne voient leur père que de façon épisodique. La situation inverse existe, mais demeure peu fréquente.

Les évolutions très contrastées des formes de la vie familiale ont forcément, comme dans tous les autres secteurs de la vie collective, des répercussions importantes sur la façon dont s'organisent les relations des équipes hospitalières avec les enfants et leurs parents. Elles rendent nécessaires une attention et des précautions nouvelles, surtout lorsque doivent être prises à l'hôpital des décisions médicales ou administratives concernant le mineur : il est alors important de s'interroger sur le statut des différents membres de l'entourage au regard de l'autorité parentale[44].

En redéfinissant cette autorité, la loi du 4 mars 2002 relative à l'autorité parentale a organisé un régime commun pour toutes les familles — « Les parents exercent en commun l'autorité parentale » (art. 372, C. civ.) —, quels que soient l'histoire du couple et son statut juridique[45]. Elle rattache désormais l'exercice de l'autorité parentale à l'établissement d'un lien de filiation.

---

43. Un peu plus de la moitié des enfants sont issus de parents non mariés, ce qui signifie que l'établissement de la filiation se répartit à parts presque égales par la reconnaissance et par l'effet de la loi (D. Thouvenin, *in* HAS, *Délivrance de l'information à la personne sur son état de santé*, 2012, p. 95). Par ailleurs, près de 135 000 divorces sont prononcés annuellement pour 240 000 mariages. On se reportera utilement sur ces questions aux travaux de F. de Singly et notamment à son ouvrage *Sociologie de la famille contemporaine*, Armand Colin, 2007.

44. Interrogation d'autant plus importante que les parents n'en mesurent pas forcément l'importance : « Bien des couples mariés ou non partagent des valeurs communes et ne perçoivent pas forcément de différence dans leur engagement réciproque (mariage ou concubinage par exemple) comme dans celui qu'ils assument envers leurs enfants » (*Rénover le droit de la famille, op. cit.*, p. 3).

45. « Tous les enfants, que leurs parents soient ensemble, séparés, divorcés, mariés, pacsés ou en union libre, tous sont désormais à égalité de droits » (S. Royal, Débats parlementaires, Ass. Nat., *Journal officiel Assemblée nationale (JOAN)*, n° 19 du 22 février 2002, p. 1702).

Il n'est ainsi plus nécessaire de distinguer les cas de l'enfant « légitime[46] » (né de personnes mariées ensemble) et de l'enfant « naturel » (né de personnes qui ne sont pas mariées entre elles), ni ceux du couple parental marié et du couple séparé[47]. Les cas de l'enfant adopté (dont la filiation résulte d'un jugement) et de la délégation de l'autorité parentale méritent cependant quelques précisions.

Des situations différentes peuvent donc se présenter. Pour les équipes hospitalières, l'identification d'interlocuteurs qualifiés et incontestables est, sauf cas d'urgence, un préalable indispensable à l'engagement des soins. Elle induit une précaution, requérant à la fois de la rigueur et du tact, qui est de s'assurer que les décisions concernant l'enfant sont bien prises avec les titulaires de l'autorité parentale.

L'exercice de l'autorité parentale

L'exercice en commun par les deux parents de l'autorité parentale découle à la fois de la présomption qu'ils sont les mieux à même d'agir selon l'intérêt de l'enfant, du principe général selon lequel il leur revient d'assurer ensemble la direction morale et matérielle de la famille et de l'obligation qui leur est faite par la loi de pourvoir à l'éducation de l'enfant et de préparer son avenir[48].

En principe, toutes les décisions doivent être prises en commun par les père et mère (à l'exclusion donc des autres membres de la famille, y compris les ascendants), notamment celles relatives aux traitements médicaux de l'enfant.

Cependant, afin de faciliter la vie courante des parents, la loi prévoit que

> « à l'égard des tiers de bonne foi, *chacun des parents est réputé agir avec l'accord de l'autre, quand il fait seul un acte usuel de l'autorité parentale relativement à la personne de l'enfant* » (art. 372-2, C. civ.).

Cela signifie qu'il existe « *à l'égard des tiers de bonne foi* » une présomption d'entente entre les parents et donc qu'un tiers (en l'occurrence l'hôpital) n'a en principe pas à s'interroger sur l'étendue exacte des pouvoirs du parent qui se présente à lui pour accomplir un acte *« usuel »*[49].

Ce principe vaut quelle que soit la situation du « couple parental », à une exception près : si l'enfant est né hors mariage, les parents de l'enfant n'exercent

46. Ce terme comme celui d'enfant « naturel » a été supprimé par l'ordonnance n° 2005-759 du 4 juillet 2005.

47. Le pacte civil de solidarité (PACS) (art. 515-1 et suiv., C. civ.) et le concubinage (art. 515-8, C. civ.) sont dépourvus d'effet direct en eux-mêmes sur l'autorité parentale.

48. Ceci vaut également pour les majeurs protégés : l'article 458 du Code civil prévoit, s'agissant d'actes dont la nature implique un consentement strictement personnel, que relèvent notamment de leur décision propre « la déclaration de naissance d'un enfant, sa reconnaissance, les actes de l'autorité parentale relatifs à la personne d'un enfant ».

49. Il revient au cas par cas à l'hôpital et à l'équipe hospitalière de procéder aux vérifications nécessaires de l'identité et du statut des accompagnants au regard de l'autorité parentale, et ceci notamment en cas de doute. Le principe étant cependant qu'« on ne demande pas de façon usuelle les cartes d'identité de ceux qui se présentent comme les parents et dont l'un par hypothèse, ne serait par exemple que "beau-père" ou "belle-mère" » (HAS, *Délivrance de l'information…*, *op. cit.*, p. 87).

en commun l'autorité parentale que si la filiation a été établie à l'égard des deux parents dans l'année de la naissance de l'enfant[50]. Lorsque la filiation est établie à l'égard de l'un des parents plus d'un an après la naissance d'un enfant dont la filiation est déjà établie à l'égard de l'autre, ce dernier reste seul investi de l'exercice de l'autorité parentale (art. 372, C. civ.)[51].

Il s'applique sans restriction lorsque les parents sont divorcés, séparés de corps[52] ou séparés de fait. Le terme de séparation employé par la loi englobe en effet désormais toutes les situations de fait ou de droit[53].

Il n'est donc plus nécessaire d'évoquer l'article 286 du Code civil énonçant que « le divorce laisse subsister les droits et devoirs des père et mère à l'égard de leur enfant » ; la loi du 4 mars 2002 relative à l'autorité parentale établit ce principe de façon plus générale :

> « La séparation des parents est sans incidence sur les règles de dévolution de l'exercice de l'autorité parentale.
>
> Chacun des père et mère doit maintenir des relations personnelles avec l'enfant et respecter les liens de celui-ci avec l'autre parent » (art. 373-2, C. civ.).

L'autorité parentale demeure en conséquence exercée en commun par les deux parents (le couple parental survit au couple conjugal), chacun d'entre eux devant par ailleurs faire en sorte de ne pas contrecarrer la possibilité pour l'autre parent de maintenir les relations découlant de son statut de père ou de mère[54] : « Chacun des père et mère doit [...] respecter les liens (de l'enfant) avec l'autre parent »

---

50. L'établissement de cette filiation rend nécessaire la reconnaissance de l'enfant par chacun des parents et l'établissement d'un acte d'état civil spécifique. On notera que la loi du 4 mars 2002 relative à l'autorité parentale a étendu expressément aux enfants nés avant le 7 mars 2002 les dispositions de l'article 372 du Code civil : contrairement aux dispositions antérieures, tous les pères et mères qui, antérieurement au 7 mars 2002, ont reconnu leur enfant dans l'année de sa naissance, exercent en commun l'autorité parentale sur cet enfant, même s'ils ne cohabitaient pas au moment de la seconde reconnaissance (dans l'hypothèse où la reconnaissance n'a pas été effectuée simultanément).

51. Un établissement tardif du lien de filiation traduit en effet, selon le législateur qui en tire les conséquences, un intérêt limité du parent envers son enfant (*Rénover le droit de la famille...*, *op. cit.*, p. 28).

52. La séparation de corps peut être prononcée à la demande de l'un des époux dans les mêmes conditions que le divorce (art. 296, art. C. civ.), mais elle ne dissout pas le mariage : elle met fin au devoir de cohabitation (art. 299, C. civ.).

53. La Convention internationale des droits de l'enfant affirme le droit de l'enfant par delà les frontières : la séparation des parents résidant dans deux pays distincts ne modifie pas en droit français les règles de l'autorité parentale. Comme cela a été indiqué (note n° 1), dans le cadre de l'Union européenne, le règlement dit Bruxelles II bis, applicable depuis le 1er mars 2005, prévoit une reconnaissance automatique des décisions judiciaires en matière de responsabilité parentale.

54. Les recommandations de la HAS (*Délivrance de l'information...*, *op. cit.*, p. 96) citent cet extrait du rapport thématique 2008 de la Défenseure des enfants (*Enfants au cœur des séparations parentales conflictuelles : plaidoyer pour mieux préserver l'intérêt des enfants*, La Documentation française, p. 74 et suiv.) : « Par exemple, un parent ne respecte pas le rôle qui revient à l'autre parent dans l'éducation de l'enfant et ce dernier peut se trouver dans une situation dans laquelle il est plus ou moins fortement dépossédé de ses droits et de ses devoirs, et empêché d'assurer la continuité de son éducation, donc de sa présence, auprès de l'enfant. »

(art. 373-2, C. civ.). Le juge peut prendre des mesures appropriées en ce sens (art. 373-2-6, C. civ.)[55].

La notion d'acte « usuel »

L'acte « usuel » est une notion cadre, une enveloppe générale dont le juge est chargé de définir le contenu au cas par cas[56]. En l'absence de liste exhaustive, les auteurs s'accordent à considérer que l'acte « usuel » est un acte de la vie quotidienne, un acte sans gravité et qui, de manière générale, n'engage pas l'avenir de l'enfant (par exemple, la demande faite par l'un des parents pour obtenir une carte d'identité, un passeport ou pour inscrire un enfant dans un établissement scolaire déjà fréquenté par l'enfant). Mais un même acte peut être ou ne pas être un acte usuel selon les circonstances.

En matière médicale, une distinction plus affinée permet de dire :

– qu'entrent *a priori* dans la catégorie des actes « usuels », les soins obligatoires (certaines vaccinations), les soins courants (blessures superficielles, infections bénignes, soins dentaires de routine…), les soins habituels chez l'enfant (traitement des maladies infantiles ordinaires) ou chez tel enfant particulier (poursuite d'un traitement[57] ou soin d'une maladie récurrente, car « usuel » n'est pas synonyme de bénin)[58] ;

– qu'indépendamment des actes médicaux devant être pratiqués, la demande d'hospitalisation en elle-même sera considérée comme un acte usuel de l'autorité parentale pour lequel l'autorisation tacite du parent qui amène l'enfant sera suffisante[59] ;

---

55. L'ambition de l'article 373-2-6 du Code civil est « de dissuader le parent cherchant à écarter l'autre parent de leur enfant, et ce par différents moyens […] : déménager à l'autre bout du pays, mal organiser les rencontres ou faire obstruction, de bien des façons, au maintien d'un lien serein avec l'autre parent » (S. Royal, Débats parlementaires, *JOAN*, n° 90 du 12 février 2002, p. 9251).

56. G. Raymond, note ss. Nancy, 3 décembre 1982, JCP 1983. II. 20081.

57. Selon P. Bonfils et A. Gouttenoire, l'orthodontie, nonobstant son caractère courant voire quasi-systématique, nécessite le consentement des deux parents, son suivi relevant ensuite de la catégorie des actes usuels (*op. cit*, p. 344).

58. Quelques décisions de jurisprudence précisent la notion de soins usuels ou courants : « l'acte de pratique courante [n'est pas médical et peut donc être qualifié de « courant » lorsqu'il] peut sans inconvénient être confié à un auxiliaire de moindre qualification (CE 26 juin 1959, *Leb*. p. 405) ; une anesthésie locale (« non réservée par l'arrêté ministériel du 6 janvier 1962 alors en vigueur à un médecin ou à des auxiliaires médicaux qualifiés agissant sous la responsabilité et la surveillance directe d'un médecin ») constituait un acte courant (CE 8 décembre 1989, *Mme Hairon-Lescure*, *Leb*., p. 251), ce qui n'est pas le cas de l'anesthésie générale ; les actes de rééducation doivent être considérés comme des actes de soins courants et de caractère bénin (CE 19 mai 1976). Il en est de même des perfusions sanguines (CE 20 juillet 1988, *CHR de Montpellier*), des injections intraveineuses (CE 23 février 1962, *Sieur Meier*, *Leb*., p. 122) ou intramusculaires (CE 22 décembre 1976, *Dame Derridj*, *Leb*., p. 576), d'une circoncision médicalement nécessaire en raison d'un phimosis (Cass. Civ. 1re 26 janvier 1994, D. 1995. 226, note C. Choain ; TGI Paris 6 novembre 1973, Gaz. Pal. 1974, 1, p. 299, note Barbier), de la perfusion d'un soluté hypertonique (CAA Nancy, 24 octobre 1989, *Mme Gawron* n° 98NC00217), d'un prélèvement sanguin destiné à une expertise sanguine ordonnée par un tribunal (CA Dijon, 19 juin 1996, Juris-Data n° 056509), ou encore d'une consultation de psychopathologie (TA Paris 13 décembre 2011, n° 1002822/6-3).

59. Hospices civils de Lyon, *La prise en charge du mineur à l'hôpital : règles juridiques et recommandations*, 2003, fiche n° 3.

– que ne peuvent être considérés comme des actes « usuels » : la décision de soumettre l'enfant à un traitement nécessitant une hospitalisation prolongée, le recours à un traitement lourd ou comportant des effets secondaires importants ou des conséquences sérieuses pour la vie future du mineur, les interventions invasives, sous anesthésie générale ou loco-régionale[60], la résolution d'arrêter les soins ou de les réduire à un traitement de confort, l'information sur un accident médical, l'acceptation d'une offre transactionnelle en réparation d'un préjudice moral issu d'une transfusion sanguine contaminée[61] et, d'une manière générale, les actes jugés graves ou inhabituels.

A priori l'existence de thérapeutiques distinctes nécessitant un choix renvoie également à cette notion. Il en est bien entendu de même des actes médicaux pour lesquels la loi impose le consentement des deux parents (recherche biomédicale, prélèvements d'organes...). Plus généralement, seront également considérées comme des actes graves — et donc non usuels —les décisions ayant un impact sur la scolarité de l'enfant ou sur ses pratiques religieuses par exemple.

Au-delà de cette distinction selon la nature intrinsèque des actes considérés[62], il convient de prendre en compte les données particulières de chaque cas d'espèce, notamment les caractères propres de l'enfant (sa fragilité ou des prédispositions qui rendraient risqué un traitement jugé bénin pour un autre enfant).

Il faut donc apprécier l'acte d'un double point de vue : *in abstracto* — en soi, l'acte appartient-il plutôt à la catégorie des actes « usuels » ou non ? — et *in concreto* — l'acte peut-il être considéré comme « usuel » relativement à tel enfant et à tels parents[63] ?

En négligeant cette double analyse, le tiers — à savoir l'établissement hospitalier, le professionnel de santé — risquerait de voir sa bonne foi contestée.

■ Présomption de bonne foi

Un tiers est présumé de bonne foi lorsqu'il est en droit de penser que celui des deux parents qui prend une décision vis-à-vis d'un enfant le fait en accord avec l'autre parent[64].

---

60. La Fédération de l'hospitalisation privée (FHP) semble admettre qu'une réduction de fracture, une appendicectomie sans complication puissent être considérées comme des actes usuels (FHP, 2013, fiches « Enfant-adolescent », site <www.fhp.fr>).

61. CA Paris, 1re ch., *Section de l'indemnisation des transfusés et hémophiles contaminés par le VIH*, 12 octobre 1994, Juris-Data : 1994-023386.

62. Encore que certains actes peuvent alternativement appartenir à l'une ou l'autre catégorie selon le contexte, notamment s'ils font suite à une prise de décision initiale consensuelle sur l'engagement du traitement. Ceci n'empêchant qu'ils puissent être reconsidérés ultérieurement par l'un ou l'autre des parents.

63. Confier à nouveau l'enfant au même établissement de santé où il était jusqu'alors soigné sera plutôt considéré comme un acte usuel, choisir un autre établissement plutôt comme une décision importante requérant l'accord des deux parents.

64. « Les tiers de bonne foi ne risquent [...] pas de voir engager leur responsabilité si l'acte passé par un seul des parents est ensuite contesté. Ils l'engageraient en revanche, et l'acte pourrait être annulé, s'ils avaient eu connaissance du désaccord des parents, directement ou même indirectement, par un faisceau d'indices concordants qui ne pourraient qu'éveiller leur attention » (P. Bonfils, A. Gouttenoire, *op. cit.*, p. 269).

La présomption que l'un des parents peut agir pour des soins usuels est une présomption simple, ce qui signifie que tout intéressé, à commencer par l'autre parent, peut démontrer, si nécessaire en justice, qu'il n'y a pas d'accord entre père et mère.

Le premier critère retenu par le juge pour trancher le différend sera la prise en compte de la pratique que les parents ont précédemment suivie dans des occasions semblables.

Il peut cependant arriver qu'il n'y ait pas de pratique antérieure ou que celle-ci ne corresponde plus à l'intérêt de l'enfant. Dans ces cas-là, le critère réside dans le seul intérêt de l'enfant.

Indifférence du lieu de résidence de l'enfant

L'autorité parentale est totalement détachée de la fixation de la résidence de l'enfant[65]. En conséquence, le parent chez qui l'enfant n'a pas sa résidence habituelle est, sauf exception, titulaire de l'autorité parentale[66].

Si, à titre exceptionnel, la résidence de l'enfant est fixée par le juge chez un tiers, ce dernier est compétent pour accomplir les actes usuels relatifs à sa surveillance ou son éducation (art. 287-1, C. civ.).

À défaut de reconnaissance de l'enfant par un membre du couple non marié

Si les père et mère, constituant un couple non marié, ont « reconnu » l'enfant dans l'année de sa naissance[67], ils exercent en commun l'autorité parentale.

En revanche, comme cela a été indiqué ci-dessus, lorsqu'à défaut de « reconnaissance », la filiation n'est établie qu'à l'égard d'un seul des parents, ce dernier exerce seul l'autorité parentale[68].

---

65. Celle-ci est fixée par les parents eux-mêmes et, à défaut ou si le choix des parents apparaît contraire à l'intérêt de l'enfant, par le juge.

66. Cette précision est importante, de nombreux parents faisant la confusion entre les droits liés à la fixation de la résidence du mineur et l'autorité parentale. Or, la résidence de l'enfant peut être fixée (par le juge) en alternance au domicile de chacun des parents ou au domicile de l'un d'eux (art. 373-2-9, C. civ.) et « la résidence alternée n'a pas de conséquences arithmétiques : si des parents optent [...] pour la résidence alternée et décident que l'un sera chargé de l'éducation dans la semaine et l'autre en fin de semaine, il n'y a pas de parent principal et de parent secondaire » (S. Royal, *JOAN* n° 44 du 15 juin 2001, p. 4277). Ces indications seront, si nécessaire, données aux parents lors de l'admission du mineur.

67. Le terme de reconnaissance doit être ici précisé. L'ordonnance n° 2005-759 du 4 juillet 2005 a maintenu le principe d'une reconnaissance de l'enfant, mais plus par sa mère : la filiation est établie, à l'égard de la mère, par la désignation de celle-ci dans l'acte de naissance de l'enfant (art. 311-25, C. civ.) ; en revanche, la filiation paternelle suppose une démarche de la part du père, qui peut reconnaître l'enfant avant la naissance, lors de la déclaration de naissance ou ultérieurement (art. 316, C. civ.).

68. Cette situation n'est toutefois pas définitive : l'autorité parentale pourra être ultérieurement exercée en commun, si les parents en prennent la décision et procèdent à cet effet à une déclaration conjointe devant le greffier en chef du tribunal de grande instance ou provoquent une décision en ce sens du juge des affaires familiales (art. 372-2, C. civ.). Cette situation est rare en pratique.

L'exercice de l'autorité parentale par un seul parent sur décision ou homologation judiciaire

Sur décision judiciaire

Par exception au principe de l'autorité parentale conjointe, le juge aux affaires familiales peut décider, pour un « motif grave » (dont notamment celui de protéger l'enfant de l'un de ses parents[69]), de confier l'exercice de l'autorité parentale à l'un des deux parents, si l'intérêt de l'enfant le commande (art. 373-2-1, C. civ.)[70].

Il peut en être ainsi lorsque l'un des parents est atteint d'une maladie grave qui ne lui permet plus de s'exprimer (art. 373-1, C. civ. ; cas d'un état végétatif par exemple) ou qu'il s'est vu retirer l'autorité parentale par décision du juge (condamnation pénale ou mise en danger de l'enfant par son comportement[71]). Cette décision, grave, n'est pas fréquente[72] : limitation des droits d'un parent au nom de l'intérêt de l'enfant, elle est surtout réservée à des situations où le conflit familial ou le comportement du parent a ou est susceptible de conséquences négatives pour l'enfant[73].

---

69. Il s'agira de fautes graves commises par les parents, qu'il s'agisse d'actes ou de manquements dont l'enfant est la victime directe (mauvais traitements, défaut de soins…) ou de comportements qui constituent indirectement une menace pour l'enfant (crime ou acte de délinquance par exemple). Dans tous les cas cependant, le retrait de l'autorité parentale a pour raison d'être de protéger l'enfant et non de sanctionner les parents.

70. L'enfant peut également, dans certaines hypothèses décrites par la loi (art. 375-3, C. civ.), être confié à un « tiers digne de confiance », quand il y va de son intérêt, ou lorsque son ou ses parents ne sont pas en mesure de s'occuper de lui ou sont absents. Cette décision ne modifie pas en elle-même la dévolution de l'autorité parentale et par exemple, la personne désignée tiers digne de confiance n'a donc pas accès, en cette seule qualité, au dossier médical du mineur qui lui a été confié (CADA, *Centre hospitalier intercommunal Robert Ballanger*, conseil n° 20130367 du 20 juin 2013).

71. Le retrait de l'autorité parentale, qui pourra le cas échéant concerner les deux parents, est prévu par deux articles du Code civil : l'article 378 prévoit que : « Peuvent se voir retirer totalement l'autorité parentale par une décision expresse du jugement pénal les père et mère qui sont condamnés, soit comme auteurs, coauteurs ou complices d'un crime ou délit commis sur la personne de leur enfant, soit comme coauteurs ou complices d'un crime ou délit commis par leur enfant, soit comme auteurs, coauteurs ou complices d'un crime sur la personne de l'autre parent » ; l'article 378-1 prévoit que « Peuvent se voir retirer totalement l'autorité parentale, en dehors de toute condamnation pénale, les père et mère qui, soit par de mauvais traitements, soit par une consommation habituelle et excessive de boissons alcooliques ou un usage des stupéfiants, soit par une inconduite notoire ou des comportements délictueux, soit par un défaut de soins ou un manque de direction, mettent manifestement en danger la sécurité, la santé ou la moralité de l'enfant ; peuvent parallèlement se voir retirer totalement l'autorité parentale, quand une mesure d'assistance éducative avait été prise à l'égard de l'enfant, les père et mère qui, pendant plus de deux ans, se sont volontairement abstenus d'exercer les droits et de remplir les devoirs que leur laissait l'article 375-7 ».

72. Ceci témoigne d'une réticence générale des juges en la matière, qui préfèrent le plus souvent recourir à d'autres mesures protectrices (P. Bonfils, A. Gouttenoire, *op. cit.*, p. 282).

73. Au-delà des cas expressément prévus par le code civil, P. Bonfils et A. Gouttenoire indiquent que « l'exercice unilatéral de l'autorité parentale peut notamment être justifié par le manque de stabilité d'un parent […], son manque d'investissement à l'égard des enfants, ou l'absence de volonté d'exercer l'autorité parentale. Le refus de collaborer avec l'autre parent est également un motif pour fixer un exercice unilatéral, de même que l'impossibilité pour les parents de se mettre d'accord sur un projet éducatif. L'exercice unilatéral a été également accordé à un seul des parents

Elle pourra selon le cas être prononcée à l'égard d'un parent incarcéré[74] ou d'un parent placé sous un régime de protection (curatelle, tutelle), même si, dans ce second cas, l'incapacité du parent n'a pas lieu d'entraîner une perte automatique de l'exercice de l'autorité parentale[75].

Le parent qui exerce alors seul l'autorité parentale concentre entre ses mains certains pouvoirs de décision et de gestion. Il fixe ainsi la résidence du mineur qui sera domicilié chez lui. Il contrôle ses activités, ses déplacements, ses relations et, d'une façon générale, conduit son éducation. Il prend les décisions médicales, même lorsque l'enfant passe ses vacances ou un week-end chez son autre parent.

Ses pouvoirs ne sont pas cependant sans limites.

En effet, le parent à qui le juge n'a pas confié l'autorité parentale demeure titulaire de cette autorité (mais pas de son exercice plénier)[76]. L'exercice du droit de visite et d'hébergement ne peut lui être refusé que pour des motifs graves.

En outre, il conserve le droit de surveiller l'entretien et l'éducation de l'enfant et doit être informé, en conséquence, des choix importants relatifs à la vie de ce dernier (art. 373-2-1, C. civ. : il faut donc veiller à l'informer des décisions graves : opération chirurgicale grave, choix d'un traitement lourd). Il contribue à l'entretien et à l'éducation de l'enfant à proportion de ses ressources et de celles de l'autre parent.

Ce droit de surveillance lui permet de contrôler que l'autre parent accomplit sa mission dans l'intérêt de l'enfant et ce, dans tous les domaines, sans pour autant lui conférer un droit d'ingérence. Sauf décision contraire du juge ou opposition manifeste de l'enfant[77], il lui est en principe possible de visiter l'enfant à l'hôpital.

S'il dispose d'un droit d'information[78] sur « les choix importants relatifs à la vie des enfants », il n'est pas titulaire d'un droit de veto[79], ne peut exiger d'être tenu

---

d'un enfant gravement malade pour faciliter la prise des décisions concernant sa santé (Nîmes, 10 octobre 2001, JCP 2002. IV, 2069, Paris, 11 juillet 2002, Juris-Data n° 187306. Riom, 17 sept. 2002, Juris-Data n° 196016) » (*op. cit.*, p. 383).

74. Cass. Civ. 1re 8 novembre 1982, *Bull. civ.* I, n° 323 ; JCP G 1983, IV. 30.

75. TI Saint-Omer, 3 mai 1989, JCP G 1990. II. 21514, note Th. Fossier.

76. Il conserve en conséquence des prérogatives fondamentales : droit de consentir au mariage, à l'adoption, à l'émancipation de l'enfant.

77. Le refus particulièrement marqué de l'enfant à la visite de ce parent peut constituer un motif grave pour lui refuser le droit de visite qu'il sollicite (Cass. Civ. 1re 29 mai 2001, RJPF 2001-9/45, obs. A.-M. Blanc).

78. Sous le régime des législations antérieures, il était admis que le parent qui n'a pas l'exercice de l'autorité parentale est : 1° « en droit d'obtenir de l'administration hospitalière, même contre l'avis du parent *gardien*, des informations sur la présence du mineur dans l'établissement et sur son état de santé » (lettre ministérielle du 2 mars 1979 au président de la Fédération hospitalière de France, RHF n° 320, avril 1979) ; 2° en droit d'exiger la communication régulière du carnet de santé de l'enfant (Paris, 1re Ch., 16 février 1990 : Juris-Data n° 020874) ; 3° : en droit d'obtenir communication de son dossier médical, même s'il ne dispose que d'un droit de visite et d'hébergement (sur ce point, les textes sont aujourd'hui plus restrictifs, voir chap. 2, « La participation aux actes médicaux »).

79. Une circulaire commune des ministères de l'Éducation nationale et de la Justice du 13 avril 1994 a ainsi précisé que le parent qui n'a pas l'autorité parentale dispose d'un droit de surveillance qui « s'analyse en un droit d'être informé, d'être consulté et de proposer, mais en aucun cas un droit d'exiger ou d'interdire, qui reste un attribut exclusif de l'autorité parentale ». Mais ce parent peut saisir le juge aux affaires familiales pour qu'il statue sur les modalités de l'exercice de l'autorité parentale (art. 373-2-8, C. civ.).

informé de tous les détails de la prise en charge[80] et il n'y a pas lieu de recueillir son consentement pour pratiquer un acte médical : s'il conteste une décision ou constate une carence, il ne peut que saisir le juge aux affaires familiales, ou encore saisir le juge des enfants pour invoquer un danger encouru par le mineur.

Enfin, dans certaines hypothèses, le père ou la mère à qui le juge n'a pas confié la charge de l'enfant peut recouvrer l'exercice de l'autorité parentale dont il est demeuré titulaire :

– en cas de modification des décisions relatives à l'exercice de l'autorité parentale par le juge aux affaires familiales ;

– en cas de décès du parent exerçant l'autorité parentale ; en effet, l'article 373-1 du Code civil prévoit alors que l'exercice de l'autorité parentale est automatiquement dévolu au survivant, sauf décision autre du juge prise dans l'intérêt de l'enfant (en faveur d'un tiers et si des « circonstances particulières » l'exigent ; art. 373-3, C. civ.) ;

– en cas de perte ou de privation provisoire de l'autorité parentale par l'autre parent.

Par convention judiciairement homologuée

En cas de séparation, les parents peuvent, de leur propre initiative ou à la demande du juge, rédiger une convention par laquelle ils fixent notamment les modalités de leur exercice de l'autorité parentale (art. 373-2-7, C. civ.). Cette convention est obligatoire en cas de divorce par consentement mutuel.

Le juge peut décider d'homologuer la convention ou peut refuser d'y procéder s'il constate que le consentement des parents n'a pas été donné librement ou que l'intérêt de l'enfant n'y est pas suffisamment préservé.

L'enfant confié à un tiers, à un service ou à un établissement

Dans différentes situations, les parents demeurent titulaires de l'autorité parentale, bien qu'ils se soient vus retirer la garde de l'enfant[81] :

– l'enfant peut, au titre de mesures d'assistance éducative (art. 375, C. civ.)[82], être confié à un membre de sa famille, à un tiers digne de confiance, au service départemental de l'Aide sociale à l'enfance (ASE), à un établissement sanitaire ou social. Les parents demeurent alors seuls en droit de consentir pour les décisions médicales graves. Le tiers, le service ou l'établissement gardien peuvent en revanche faire procéder aux soins courants ou demander une consultation ou une hospitalisation ;

---

80. CE 10 décembre 1986, Gaz. Pal. 1987.2. Pan. 424.

81. La loi du 4 mars 2002 relative à l'autorité parentale a réduit les hypothèses de privation automatique de l'exercice de l'autorité parentale : seule l'impossibilité d'un parent de manifester sa volonté est susceptible d'entraîner une telle conséquence (le père ou la mère qui est « hors d'état de manifester sa volonté en raison de son incapacité, de son absence, de son éloignement ou de toute autre cause est privé de l'autorité parentale », art. 373, C. civ.).

82. Elles concernent notamment les situations dans lesquelles « les parents présentent des difficultés relationnelles et éducatives graves, sévères et chroniques, évaluées comme telles dans l'état actuel des connaissances, affectant durablement leurs compétences dans l'exercice de leur responsabilité parentale ».

– l'enfant peut avoir été confié au service de l'ASE par ses parents dans le cadre d'un « contrat d'accueil provisoire » (art. L.222-5, CASF) : titulaires de l'autorité parentale, les parents demeurent compétents pour consentir aux actes médicaux ;

– l'enfant a été confié « à titre exceptionnel et si son intérêt l'exige » à un tiers, choisi de préférence dans sa parenté (art. 373-3, C. civ.) : le tiers pourra accomplir les actes usuels relatifs à la surveillance et à l'éducation de l'enfant (art. 373-4, C. civ.), mais le consentement des titulaires de l'autorité parentale sera nécessaire pour les actes graves ou inhabituels.

Le juge des enfants pourra cependant, exceptionnellement, « dans tous les cas où l'intérêt de l'enfant le justifie », autoriser le professionnel ou l'établissement à qui a été confié l'enfant à exercer un acte relevant de l'autorité parentale « en cas de refus abusif ou injustifié ou en cas de négligence des détenteurs de l'autorité parentale, à charge pour le demandeur de rapporter la preuve de la nécessité de cette mesure » (art. 375-7, C. civ.).

La problématique spécifique des familles recomposées

Les familles recomposées, constellations familiales issues d'unions successives qui rassemblent parents, beaux-parents[83], frères, demi-frères et quasi-frères et sœurs, sont désormais une composante importante du paysage familial[84].

Cependant, il n'existe pas à l'heure actuelle de reconnaissance sociale de leur existence et le lien du beau-parent et du bel-enfant est ignoré du droit. Le « beau-parent » n'a, à l'égard de l'enfant de son conjoint, ni droits, ni devoirs spécifiques[85].

Ce silence juridique contraste fortement avec la réalité où désormais des centaines de milliers de beaux-parents prennent en charge l'enfant de leur compagnon ou conjoint et contribuent de fait à son éducation et à son entretien[86].

83. Le terme de beaux-parents recouvrant ici toute personne, mariée ou non, qui a formé un couple avec un parent de l'enfant.

84. E. Vivas, *1,2 million d'enfants vivent dans une famille recomposée*, *Insee Première*, n° 1259, octobre 2009, <www.insee.fr>. Ce chiffre représente 9 % des enfants mineurs. On lira utilement sur ce sujet : M. Calcio Gaudino, *Le statut des beaux-parents dans les familles recomposées*, sous la dir. d'A. Ganzer, Caisse nationale des allocations familiales (CNAF), « Dossier d'étude », n° 116, 2009.

85. D. Thouvenin cite à ce propos le commentaire d'un médecin en note de bas de page des recommandations de la HAS *Délivrance de l'information à la personne sur son état de santé* (*op. cit.*, p. 86) : « De très nombreux compagnons des parents séparés/divorcés se font appeler papa ou maman et demandent, avec le soutien du parent avec lequel ils vivent et parfois une extrême virulence (« vous savez, c'est moi qui m'en occupe, son père vous demande de me parler comme si j'étais sa mère... »), des informations concernant la santé de l'enfant de leur conjoint ; cela entraîne de la part de l'autre partie de la famille [...] des réactions de colère. Or, aucune information n'est exigible par les "beaux-parents", compagnons et compagnes de parents séparés ; néanmoins, leur fonction de personne ressource pour le parent, comme celle de grands-parents, gardiennes, ami(e)s proches peut conduire à partager avec eux certaines informations, dans la mesure où les deux parents y consentent. »

86. Souvent, « si l'ex-conjoint ou l'ex-compagnon entame une nouvelle relation, la personne avec qui il vit dorénavant pourra apparaître comme le parent de l'enfant ; cette situation n'est pas nécessairement due à une volonté de nier l'autre parent, mais tient à la réalité de la vie concrète, et cela d'autant plus que les résidences des parents sont éloignées l'une de l'autre » (D. Thouvenin, *in* HAS, *Délivrance de l'information...*, *op. cit.*, p. 96).

Afin de mettre fin à cette ignorance du droit, le rapport d'Irène Théry (1988)[87], puis la commission Dekeuwer-Defossez avaient proposé en 1999[88] de prévoir la participation du beau-parent à l'exercice de l'autorité parentale en insérant dans le Code civil un article au terme duquel « tout tiers ayant en charge de manière habituelle un enfant mineur peut accomplir les actes usuels le concernant, sans préjudice des droits des titulaires de l'autorité parentale[89] ».

Sans retenir cette proposition, la loi du 4 mars 2002 relative à l'autorité parentale a permis cependant d'ébaucher une place des « beaux-parents ». Elle a introduit la disposition de l'article 371-4 du Code civil permettant que « si tel est l'intérêt de l'enfant, le juge aux affaires familiales fixe les modalités des relations de l'enfant avec un tiers, parent ou non[90] ».

■ La situation de l'enfant adopté

Il existe deux formes d'adoption : l'adoption simple et l'adoption plénière.

En cas *d'adoption plénière,* l'affiliation adoptive se substitue à l'affiliation d'origine et l'enfant adoptif est assimilé à un enfant né d'un couple marié. En conséquence :

– si l'enfant a été adopté par une seule personne, celle-ci exerce seule l'autorité parentale ;

– s'il a été adopté par deux époux, ceux-ci exercent conjointement leur autorité selon les règles ordinaires ;

– s'il s'agit de l'adoption de l'enfant du conjoint, l'autorité parentale est exercée conjointement par les deux époux.

En cas *d'adoption simple,* tous les liens ne sont pas rompus entre l'enfant et sa famille d'origine : la filiation d'origine est maintenue et il conserve tous ses droits, notamment héréditaires. Toutefois, les parents par le sang perdent tout droit d'autorité parentale : ils n'en sont plus titulaires et n'ont donc plus vocation à l'exercer, l'adoptant étant « seul investi à l'égard de l'adopté de tous les droits d'autorité parentale » (art. 365, C. civ.).

Si l'adoptant est le conjoint du père ou de la mère de l'adopté, le conjoint conserve seul l'exercice de l'autorité parentale. Cependant, l'adoptant a la possibilité d'exercer l'autorité parentale en commun avec son conjoint en faisant

---

87. I. Théry, *Couple, filiation et parenté aujourd'hui : le droit face aux mutations de la famille et de la vie privée…, op. cit.*, 1998, p. 216.

88. *Rénover le droit de la famille*, *op. cit.*

89. Pour autant, le même rapport Dekeuwer-Défossez souligne (p. 12) qu'afin d'éviter de « démobiliser le parent par le sang concurrencé dans sa fonction par la présence d'un parent issu d'une seconde famille quotidiennement plus proche de l'enfant », il convient de « nettement distinguer la filiation des situations qui appartiennent à un autre ordre, telle celle du beau-parent ou plus généralement de tous les tiers qui peuvent de fait élever l'enfant sans prétendre pour autant occuper la place de parent ».

90. Sur son fondement et celui des liens d'affection constatés, il a pu être admis, dans le cas de séparation du couple « récomposé », le droit du « beau-parent » concubin à entretenir des relations avec l'enfant de son ex-compagne adoptante (Grenoble, 15 décembre 1997, Dr. fam. 1998, comm. n° 38, note P. Murat) ou encore avec la concubine de la mère (TGI Besancon, 6 janvier 2000, D.2000, IR 88). Cette disposition pourra avoir un impact sur le droit de visite du mineur hospitalisé (voir chap. 6, « Le mineur et son entourage »).

une déclaration commune devant le greffier en chef du tribunal de grande instance.

La délégation de l'autorité parentale

Prenant en compte la place grandissante des tiers (grands-parents, beaux-parents) aux côtés des parents, la loi du 4 mars 2002 relative à l'autorité parentale a modifié profondément les conditions et les effets de la délégation de l'autorité parentale (art. 377, C. civ.), afin de faciliter le recours à cette procédure.

Celle-ci consiste en une renonciation expresse ou tacite des parents à exercer leurs fonctions ; elle peut être volontaire ou forcée (en cas de désintérêt manifeste des parents ou d'impossibilité de leur part d'exercer tout ou partie de l'autorité parentale[91]). Elle est *a priori* exceptionnelle, le juge devant vérifier que « les circonstances l'exigent ».

Elle résulte d'un jugement rendu par le juge aux affaires familiales, déléguant l'autorité parentale à un tiers[92].

La délégation peut être totale ou partielle (et concerner dans ce second cas certains actes et eux seuls). Elle peut être prononcée même si le mineur n'est pas remis à un tiers, les parents étant ainsi assistés par un tiers tout en continuant à élever leur enfant.

La résolution des désaccords entre parents

La loi du 4 mars 2002 relative à l'autorité parentale a désigné le juge du tribunal de grande instance délégué aux affaires familiales pour régler les questions relatives à l'autorité parentale (art. 373-2-6, C. civ.), en soulignant qu'il lui revient de « veiller spécialement (dans ses décisions) à la sauvegarde des intérêts des enfants mineurs ».

Structurellement, l'exercice en commun de l'autorité parentale présente en effet le risque d'engendrer, en cas de conflit, une paralysie des décisions préjudiciable à l'enfant.

Si l'intervention d'un médiateur peut constituer une solution dans ces situations, le juge aux affaires familiales peut également être saisi par l'un des parents ou par le procureur de la République (qui peut lui-même être saisi par un tiers, parent ou non[93]) pour statuer sur les modalités d'exercice de l'autorité parentale (art. 373-2-8, C. civ.). Cette procédure peut concerner par exemple le choix d'une équipe médicale ou d'un établissement de santé.

En cas de contestation entre les parents sur l'exercice de l'autorité parentale et, d'une manière générale, lorsqu'apparaît un conflit irréductible entre les

91. Entre autres circonstances, elle peut résulter par exemple de la demande des parents résidant à l'étranger de confier leur enfant demeuré en France à un tiers.

92. Ce tiers peut être un membre de la famille, un proche digne de confiance, un établissement agréé pour le recueil des enfants, le service départemental de l'ASE.

93. Les tiers peuvent signaler au procureur de la République la nécessité d'une mesure d'assistance éducative ou d'une modification de l'exercice de l'autorité parentale, mais ils ne peuvent saisir eux-mêmes le juge aux affaires familiales.

parents, à défaut de décision judiciaire produite sur ce point par les intéressés, une attitude prudente sera de suggérer aux parents de saisir le juge aux affaires familiales du lieu où demeure l'enfant.

Pour autant, le juge aux affaires familiales n'est pas compétent pour apprécier l'opportunité d'un traitement médical et le parent qui redoute un danger pour l'enfant, notamment pour manque de soins, soins inadaptés ou comportement de l'autre parent, doit solliciter une mesure d'assistance éducative du juge des enfants[94].

L'impossibilité d'exercer l'autorité parentale

Cette situation peut concerner l'un ou l'autre des parents, voire les deux.

En cas de décès

Si l'un des père et mère décède, l'exercice de l'autorité parentale est dévolu au parent survivant (art. 373-1, C. civ.).

En cas d'impossibilité matérielle ou juridique

Un parent peut perdre l'exercice de l'autorité parentale ou en être provisoirement privé (art. 373, C. civ.) parce qu'il se trouve hors d'état de manifester sa volonté en raison de son incapacité, de son absence ou de toute autre cause.

L'autorité parentale est alors dévolue à l'autre parent, à moins qu'il ne s'en trouve lui-même privé (art. 373-1, C. civ.). Elle peut faire l'objet d'une délégation d'autorité parentale (voir *supra*).

Lorsqu'il n'y a plus ni père, ni mère en état d'exercer l'autorité parentale

Il y a lieu alors d'ouvrir une tutelle (art. 373-5, C. civ.). L'autorité sur la personne du mineur est attribuée au tuteur, sous réserve de la compétence du conseil de famille[95]. Cette tutelle a pour objet les biens, mais aussi la personne du mineur.

Elle s'ouvre de plein droit dès lors que le mineur est placé dans l'une des situations prévues par la loi : dès lors que le père et la mère de l'enfant sont tous deux décédés (art. 390, C. civ.), l'enfant étant orphelin ou qu'ils se trouvent privés

---

94. Montpellier, 2 avril 1998 : Juris-Data n° 034961. Ainsi que l'indiquent Ph. Bonfils et A. Gouttenoire, « Les compétences du juge des affaires familiales et du juge des enfants ont pour objet la relation de l'enfant avec ses parents. Toutefois, le juge des enfants n'est pas compétent pour statuer sur l'autorité parentale en tant que telle. Il est seulement compétent pour prendre les mesures concrètes destinées à préserver l'enfant d'un danger d'origine familiale. Toutefois, de fait, ces mesures peuvent avoir un objet identique à celui d'une décision du juge aux affaires familiales statuant sur les modalités d'exercice de l'autorité parentale, dans le cadre de la séparation des parents » (*op. cit.*, p. 212).

95. Le conseil de famille, dont la constitution est obligatoire en cas de tutelle de mineur, est composé d'au moins quatre membres dont le tuteur et le subrogé tuteur, auxquels il faut ajouter le juge des tutelles qui le préside (art. 399, C. civ.).

de l'exercice de l'autorité parentale, ou encore lorsque l'enfant « n'a ni père ni mère », c'est-à-dire lorsqu'il n'a pas de filiation.

En pratique

On retiendra en ce qui concerne les soins que:

- le consentement d'au moins un titulaire de l'autorité parentale est requis pour la réalisation d'actes usuels;
- en revanche, le consentement conjoint des deux (éventuels) titulaires de l'autorité parentale est nécessaire lorsque les actes, qui présentent un certain degré de gravité, ne peuvent être considérés comme usuels. Si ce n'est pas le cas et sauf situation d'urgence ou impossibilité de procéder autrement, l'enfant ne pourra en principe être suivi par un médecin que seul un parent a pris l'initiative de consulter[1]. Le contexte d'un conflit familial ou d'une séparation pourra justifier un formalisme renforcé et un consentement conjoint, permettant d'éviter une contestation ultérieure par un parent non consulté.

Ces règles s'imposent pour tous les parents qui sont titulaires de l'autorité parentale: la loi du 4 mars 2002 relative à l'autorité parentale a affirmé cette responsabilité qui s'attache au statut de parent, quels que soient l'état de la famille et le lieu de résidence des parents (« Chacun des père et mère doit maintenir des relations personnelles avec l'enfant », art. 373-2, C. civ.)[2].

L'hôpital doit ainsi être particulièrement vigilant sur la réalité du consentement du ou des parents. Ne pas l'être ferait courir le risque de léser un parent non consulté de l'exercice de ses droits, mais aussi de favoriser à la fois la rupture entre un des parents et son enfant et le sentiment d'irresponsabilité de ce parent[3].

Aussi, les difficultés à joindre un des parents (par hypothèse, celui chez qui l'enfant n'a pas sa résidence habituelle et qui *de facto* peut résider très loin de son enfant) n'exonèrent d'aucune façon l'hôpital de solliciter son consentement aux actes médicaux[4]. L'hôpital devra conserver soigneusement au dossier du mineur, les indications permettant de justifier ultérieurement de cette recherche (dates et heures des appels téléphoniques, courriers, télécopies...), si elle demeure infructueuse.

1. Toulouse, 7 novembre 2000, Juris-Data n° 144843

2. Lorsque l'acte médical ne relève pas de la catégorie des actes usuels, le médecin qui le pratique sans le consentement des deux parents engage sa responsabilité à l'égard du parent qui n'a pas consenti, de même d'ailleurs que le parent qui a pris l'initiative de l'acte (TGI Paris 29 septembre 2000, D. 2001. 1585, note C. Duvert; Lyon, 25 juillet 2007, RTD civ. 2008. 100, obs. J. Hauser).

3. Il existe en effet « une sorte de tendance naturelle des tiers, notamment des administrations, à rechercher un référent unique pour l'enfant, notamment dans les familles divorcées et dans les familles constituées hors mariage [...], les tiers considérant trop souvent le parent auprès duquel l'enfant a sa résidence habituelle comme leur seul interlocuteur » (*Rénover le droit de la famille..., op. cit.*, p. 52).

4. On notera que la loi du 4 mars 2002 relative à l'autorité parentale a supprimé la privation de l'autorité parentale fondée sur l'impossibilité pour le parent de manifester sa volonté en raison de son éloignement. « Compte tenu des moyens de communication modernes, l'éloignement ne peut en effet plus être un cas automatique de perte de l'exercice de l'autorité parentale » (Rap. Sén. n° 71, novembre 2001, Béteille, p. 41).

Le tuteur — qui pourra être le préfet[96] — représentera l'enfant pour les actes courants. Il devra se munir de l'autorisation du conseil de famille pour les actes graves[97].

En tout état de cause, les mineurs ne peuvent désigner une personne de confiance pour les représenter[98].

Âge de la majorité : le cas des jeunes ressortissants étrangers

En application de l'article 3 du Code civil[99], qui énonce implicitement le principe selon lequel s'appliquent aux seuls ressortissants français les dispositions de la loi française concernant l'état et la capacité des personnes, l'âge de la majorité est fixé par la loi nationale du ressortissant étranger. C'est ainsi par exemple que l'âge de la majorité étant fixé en Algérie à 19 ans, le consentement des titulaires de l'autorité parentale aux soins de leur enfant mineur de nationalité algérienne est obligatoire pendant l'année qui suit la date anniversaire des 18 ans (pour les autres nationalités, voir tableau ci-joint).

Ce principe ne s'applique toutefois pas de façon générale et notamment pour l'application de la législation sur la protection de l'enfance : les dispositions légales de protection de l'enfance sont applicables à tous les mineurs de 18 ans, quelle que soit leur nationalité[100].

Ces particularités perdent progressivement de leur importance compte tenu de l'évolution générale des législations nationales vers un âge de la majorité fixé à 18 ans. Cet âge est en effet celui retenu par la Convention internationale des droits de l'enfant.

---

96. En pratique, la tutelle sera exercée par un délégué de tutelle, qui sera le directeur de l'établissement où l'enfant est placé.

97. L'article 449 du Code civil dispose que « le conseil de famille règle les conditions générales de l'entretien et de l'éducation de l'enfant, en ayant égard à la volonté que les père et mère auraient pu exprimer à ce sujet ».

98. Art. L.1111-6, CSP

99. Art. 3, C. civ. : « Les lois concernant l'état et la capacité des personnes régissent les Français, même résidant en pays étranger. » Il résulte de ce principe que les lois sur l'état et la capacité sont attachées aux personnes : non seulement, elles les régissent dans le pays de leur nationalité, mais encore elles les suivent en dehors de ce pays (Alger, 5 mai 1896 : DP 1899.2.409 ; Cass. Civ. 1re 6 juin 1990, *Bull. civ.* I, n° 137).

100. Cour d'appel de Paris, 16 mai 2000, chambre 24 section B, RG n° 99/16403 ; voir Groupe d'information et de soutien des immigrés (GISTI), *Droit international des personnes et de la famille : quel tribunal est compétent, quelle loi s'applique ?*, 2007, <www.gisti.org>.

Pays au sein desquels l'âge de la majorité légale n'est pas 18 ans

Pays	Majorité légale
Algérie	19 ans
Bahrein	21 ans
Burkina Faso	20 ans
Cameroun	21 ans
Canada	18 ou 19 ans selon la province
Corée du Nord	17 ans
Côte d'Ivoire	21 ans
Égypte	21 ans
États-Unis	En principe 18 ans, mais règles spécifiques à certains États
Gabon	21 ans
Grande-Bretagne	18 ans (sauf Écosse, 16 ans)
Guinée	21 ans
Honduras	21 ans
Iran	15 ans
Japon	20 ans
Kirghizistan	16 ans
Lesotho	21 ans
Madagascar	21 ans
Namibie	21 ans
Népal	16 ans
Ouzbekistan	16 ans
Pakistan	16 ans (femmes) et 18 ans (hommes)
Singapour	21 ans
Swatziland	21 ans
Tadjikistan	17 ans
Taïwan	20 ans
Thaïlande	20 ans
Turkmenistan	16 ans

Autonomie, information et consentement du mineur

La participation aux actes médicaux

La promotion des droits de l'enfant, dans tous les domaines de la vie collective, vise à favoriser autant que possible la faculté du mineur à agir et décider en personne autonome, en tenant compte de son âge et de sa maturité. Le droit nuance désormais davantage le jeu de l'autorité parentale et de l'incapacité du mineur. Il reconnaît au mineur dans certaines hypothèses et dans certaines limites, et surtout à l'adolescence, la possibilité de ne pas être seulement un sujet passif de droits, mais de participer à leur exercice et, concrètement, de donner son avis. Dans les développements qui suivent, les conditions de participation des mineurs aux examens et soins médicaux sont abordées dans les différentes situations prévues par les textes.

Cette attention portée à l'autodétermination du mineur s'oppose au droit ancien pour lequel l'enfant était la propriété du chef de famille et était entièrement soumis à la puissance paternelle. Elle s'impose en matière médicale plus qu'en tout autre domaine : sauf impossibilité matérielle interdisant le dialogue, il apparaîtrait choquant qu'un enfant ou un adolescent puisse être examiné ou soigné unilatéralement, sans explications ni prise en compte de son point de vue, en vertu de la seule décision de ses parents, même prise sur avis médical.

Bien entendu, les parents n'en conservent pas moins la prérogative de prendre dans l'intérêt du mineur les décisions principales qui le concernent : ce sont ce droit et ce devoir qui fondent l'autorité parentale. Mais, pour ses soins, le mineur relève d'une préoccupation double : en qualité de patient, il doit bénéficier des droits généraux du malade, fondés sur le respect de la personne par les professionnels hospitaliers et qui s'appliquent en réalité à tous les âges de la vie ; en qualité de mineur, il doit pouvoir être protégé de tout abus d'autorité parentale, qui se manifesterait par des décisions non conformes à ses intérêts légitimes[1].

Qu'en est-il de la capacité du mineur à décider par lui-même ?

Contrairement à d'autres systèmes juridiques[2], le droit français ne reconnaît pas de majorité sanitaire anticipée, distincte de la majorité civile. En revanche, il reconnaît ponctuellement au mineur la capacité de décider lui-même des actes portant sur son corps. La soustraction de ces actes concernant le corps du mineur à l'autorité parentale et la reconnaissance de la capacité du mineur à les accomplir

1. « Les droits des parents ont pour finalité l'intérêt de l'enfant, lequel ne peut vraiment être défini, lorsqu'il s'agit d'un mineur doué de discernement, qu'en tenant compte de l'avis de ce dernier » (P. Bonfils, A. Gouttenoire, *Droit des mineurs*, Dalloz, 2007, p. 62).

2. M. Dupont, « Les soins aux mineurs : qui décide ? », *Constitutions*, avril-juin 2010, p. 261-264.

lui-même, s'expliquent avant tout par la volonté de faciliter l'accès du mineur aux soins. L'idée qui sous-tend la reconnaissance de l'autonomie de l'enfant dans ce domaine est que l'exigence du consentement parental pourrait, dans certains cas, conduire le mineur à s'abstenir d'initiatives nécessaires pour sa santé.

Les principes fondamentaux relatifs au respect du corps humain

La loi n° 94-653 du 29 juillet 1994 relative au respect du corps humain, dite « de bioéthique », a inséré dans le Code civil les dispositions qui fixent aujourd'hui les principes fondamentaux protecteurs de la personne humaine.

L'article 16 du Code civil, qui en est issu, consacre de manière solennelle la dignité de la personne humaine, en énonçant que « La loi assure la primauté de la personne, interdit toute atteinte à la dignité de celle-ci et garantit le respect de l'être humain dès le commencement de la vie. »

À l'occasion de cette loi, le Conseil constitutionnel a par ailleurs reconnu[3] une valeur constitutionnelle au principe de sauvegarde de la dignité humaine et a affirmé ce principe par référence au préambule de la Constitution de 1946.

À ce titre sont garantis :
– l'inviolabilité du corps humain ;
– la « non-patrimonialité » du corps humain et de ses éléments ;
– le droit au respect de sa dignité.

■ L'inviolabilité du corps humain

Ce principe consiste en la protection due à toute personne, dans ses rapports privés comme avec l'État, contre les atteintes corporelles ; il s'oppose, par extension, sauf motif légitime posé par un intérêt général, à toute atteinte non consentie par le titulaire de l'autorité parentale sur le corps du mineur dont il a la charge.

Il se fonde sur l'article 16-3 du Code civil énonçant que :

> « Il ne peut-être porté atteinte à l'intégrité du corps humain qu'en cas de nécessité médicale pour la personne [...]. Le consentement de l'intéressé doit être recueilli préalablement hors le cas où son état rend nécessaire une intervention thérapeutique à laquelle il n'est pas à même de consentir. »

De manière générale, il ne saurait en conséquence être porté atteinte à l'intégrité corporelle du mineur en l'absence du consentement préalable des titulaires de l'autorité parentale.

3. Décision du 27 juillet 1994.

La non-patrimonialité du corps humain

Le second aspect de cette protection destinée à assurer le respect du corps, est l'interdiction de tout droit patrimonial (donnant une valeur marchande) sur le corps humain ou ses éléments et produits :

> « Chacun a droit au respect de son corps.
> Le corps humain est inviolable.
> Le corps humain, ses éléments et ses produits ne peuvent faire l'objet d'un droit patrimonial » (art. 16-1, C. civ.).

Le respect de la dignité

Par sa décision du 27 juillet 1994 rendue relativement à la loi du 29 juillet 1994, le Conseil constitutionnel a reconnu l'existence d'un principe constitutionnel de sauvegarde de la dignité de la personne humaine. Ce principe a été introduit dans le Code de la santé publique par la loi du 4 mars 2002 relative aux droits des malades et à la qualité du système de santé (« La personne malade a droit au respect de sa dignité », L.1110-2). Il est la pierre angulaire d'une série d'obligations à l'égard de la personne malade, à l'hôpital et dans toute relation de soins : dignité du corps, plus généralement dignité de la personne (respect de sa façon d'être, de sa pudeur, de son image…).

Ce droit à la dignité est évoqué plus particulièrement concernant les soins palliatifs, précisément destinés « à sauvegarder la dignité de la personne malade » (art. L.1110-10, CSP) : les professionnels de santé doivent mettre en œuvre « tous les moyens à leur disposition pour assurer à chacun une vie digne jusqu'à la mort » (art. L.1110-5, CSP).

L'information médicale et le consentement aux soins médicaux

La notion de consentement en droit français, notamment dans le domaine de la santé, suppose une double compétence, celle de pouvoir comprendre et celle de se déterminer librement. Elle vient à s'appliquer au patient mineur comme à tout autre patient.

Le respect de la personne du mineur est d'abord celui de son intégrité physique et mentale ; mais il ne s'y limite pas. La délivrance d'une information appropriée et l'obtention du consentement y participent tout autant, pour répondre aux besoins d'un individu pourvu d'une sensibilité et d'opinions personnelles : les parents doivent être éclairés par des indications précises et le mineur doit autant que possible être associé aux explications et aux décisions.

Ni l'incapacité juridique du mineur, établie pour le protéger et l'assister, ni la fragilité de son état de santé ne peuvent être des prétextes pour l'écarter par principe des décisions à prendre.

L'information médicale

L'information médicale (c'est-à-dire dans le cas du mineur, l'information donnée par le médecin au patient et à ses parents) est l'affirmation d'un devoir médical. Elle ne constitue pas seulement une obligation juridique, mais avant toute chose, un devoir éthique et d'humanisme du médecin[4]. Elle est une condition d'une relation satisfaisante entre le soignant et le soigné, un élément indispensable aux soins de qualité ; plus généralement, elle fait partie du soin lui-même, qui ne peut être réduit à la mise en œuvre de techniques. Elle doit être envisagée de façon positive comme un élément essentiel à une prise de décision partagée.

L'information doit être claire, honnête, appropriée. Il est admis qu'une information claire est une information intelligible, facile à comprendre, qu'une information honnête est une information loyale et qu'une information appropriée est celle qui est adaptée à la situation du patient.

Au cours des dernières années, de nombreux textes, d'origines et de force juridique diverses, sont venus affirmer cette importance de l'information dans la pratique de la médecine. Le plus souvent, la particularité des soins aux mineurs a été soulignée : dans ce cas, le colloque singulier du soignant et du patient est élargi à un dialogue en trio. Le rôle des parents ne peut avoir pour conséquence de placer le mineur en position d'auditeur passif d'entretiens visant directement sa personne, mais dont il serait par principe écarté.

Des textes à portée générale affirment le droit des patients à prendre part, dans toute la mesure du possible, aux décisions médicales les concernant et à être pleinement informés de leur état de santé, des actes médicaux envisagés, avec leurs risques et avantages, et des possibilités thérapeutiques alternatives : citons la Déclaration dite « d'Helsinki » élaborée par l'Association médicale mondiale (AMM, *Recommandations pour guider les recherches sur l'homme*, 1964-2000), la Charte européenne du malade usager de l'hôpital (CEE, 1979), la Déclaration sur les droits du patient (AMM, 1995), la Déclaration sur la promotion des droits des patients en Europe (OMS, 1994), la Convention sur les droits de l'homme et la biomédecine dite « d'Oviedo » (Conseil de l'Europe, 1996[5]).

Mais des textes sont spécifiques aux mineurs, parmi lesquels la Charte de l'enfant hospitalisé[6], qui prévoit que « les enfants et leurs parents ont le droit de

---

4. Devoir ainsi formulé par J.-P. Amann, dans une perspective éthique : « S'il n'est pas encore un sujet de droit, (le mineur) est déjà un sujet moral dont on ne peut ignorer l'avis. C'est en tant que personne « morale » que l'enfant a droit d'être informé. Au delà des obligations légales [...], nous avons le devoir moral de parler avec l'enfant de son état, de son traitement, de la gravité de sa maladie, dès lors que nous le considérons comme un être dont l'autonomie est en formation et que de tels échanges contribuent à former. De plus, selon certains praticiens, la pratique quotidienne montre que cette parole a des effets thérapeutiques, y compris quand elle s'adresse à de très jeunes enfants » (« Information et décision thérapeutique en oncologie pédiatrique : aspects éthiques », *La lettre de l'Espace éthique*, hiver-été 2002, p. 66-68).

5. Convention ratifiée par la France en 2011.

6. Cette charte a été initialement rédigée à Leyde (Pays-Bas) en 1988, lors de la première conférence européenne des associations Enfants à l'hôpital, puis adoptée par l'Unesco en 1989. Sur cette charte, voir note n° 8, chap. 6.

recevoir une information sur la maladie et les soins, adaptée à leur âge et leur compréhension afin de participer aux décisions les concernant » (art. 4).

■ Le droit des parents à l'information

L'article L.1111-2 du Code de la santé publique, issu de la loi du 4 mars 2002 relative aux droits des malades et à la qualité du système de santé, constitue aujourd'hui la disposition de référence. Il affirme que l'information médicale est un droit de la personne et qu'elle constitue une obligation pour tout professionnel de santé dans son domaine de compétence.

Ainsi,

> « Toute personne a le droit d'être informée sur son état de santé[7] »,

et

> « Cette information incombe à tout professionnel de santé dans le cadre de ses compétences ».

Le même article prévoit expressément que le droit du mineur à l'information est exercé par les titulaires de l'autorité parentale :

> « Les droits des mineurs [...] sont exercés [...] par les titulaires de l'autorité parentale. [...] Ceux-ci reçoivent l'information prévue par le présent article ».

En raison de l'incapacité juridique du mineur, ceux-ci doivent donc être considérés par les professionnels hospitaliers comme leurs premiers interlocuteurs[8].

L'information est due aux deux parents, ensemble ou séparément : les conflits susceptibles de les opposer (notamment en cas de séparation) ne peuvent avoir pour effet de priver un des parents de ce droit, même partiellement, dès lors qu'ils sont titulaires de l'autorité parentale. Certes, la délivrance « en double » de l'information peut, dans certains cas, sembler redondante et fastidieuse : elle n'en demeure pas moins indispensable pour permettre une relation *normale* de l'équipe avec les parents (qui peuvent d'ailleurs chacun d'entre eux souhaiter des indications spécifiques), de l'enfant avec ses deux parents, mais également de l'équipe avec l'enfant lui-même.

L'information doit être délivrée aux seuls titulaires de l'autorité parentale : aucune exception n'est faite en principe pour les grands-parents ou tout autre membre de la famille du mineur.

Elle doit être effectuée par les professionnels « dans le respect des règles professionnelles qui (leur) sont applicables ». Les règles visées sont notamment

---

7. « Comme toute personne », le mineur a le droit d'être informé (HAS, *Délivrance de l'information de la personne sur son état de santé*, 2012, p. 9).

8. Sur les modalités pratiques de la délivrance de l'information aux parents, on se reportera notamment à l'article du Pr J.-P. Dommergues, « Et si c'était grave ? Comment le médecin d'enfants doit-il annoncer la mauvaise nouvelle ? » (*in* S. Rosenberg-Reiner, B. Roy (dir.), *Guide de l'hospitalisation des enfants*, Apache, 2000, p. 243 et suiv.).

le Code de déontologie médicale et les règles professionnelles des infirmiers et infirmières (art. R.4312-1 et suiv., CSP).

L'obligation d'informer a un caractère général. Elle ne connaît d'autre restriction que l'urgence, l'impossibilité d'informer (« seules l'urgence ou l'impossibilité d'informer[9] » peuvent en dispenser le professionnel de santé) ou le refus des parents et, le cas échéant, du mineur d'être informé.

Le dossier médical doit porter la trace de l'information donnée tant aux titulaires de l'autorité parentale qu'au mineur[10].

Information et confidentialité

Bien qu'en principe, les titulaires de l'autorité parentale ne puissent se voir opposer un « secret médical » et qu'ils sont en droit d'obtenir du médecin une information exhaustive (sur le fondement de l'article L.1111-2 du Code de la santé publique), un régime de confidentialité est prévu par la loi, dans certains cas précis, pour les mineurs qui souhaitent que leurs parents demeurent dans l'ignorance de certaines informations — les titulaires de l'autorité parentale « reçoivent l'information [...], sous réserve des dispositions de l'article L.1111-5 » (voir *infra*, « Secret et confidentialité »). Il peut en être ainsi notamment en cas d'interruption de grossesse ou s'agissant de contraception (art. L.5134-1 et L.2212-7, CSP).

Contenu de l'information

L'information doit être délivrée « au cours d'un entretien individuel », lequel, selon les circonstances, associera le mineur et ses parents, ses parents ou l'un d'entre eux. L'entretien pourra aussi, dans certains cas, pour tout ou partie, être réservé au seul mineur (voir *infra*, « Secret et confidentialité »).

L'information par téléphone doit être limitée au strict minimum, en tenant compte toutefois des contraintes matérielles liées notamment à l'éloignement des parents.

Conformément à la loi (art. L.1111-2, CSP), l'information doit porter sur :
– les différentes investigations, traitements ou actions de prévention qui sont proposés ;
– leur utilité ;
– leur urgence éventuelle ;
– leurs conséquences ;
– les risques fréquents ou graves normalement prévisibles qu'ils comportent ;
– les autres solutions possibles ;
– les conséquences prévisibles en cas de refus.

Elle doit porter sur les conséquences prévues et prévisibles des examens et des soins, obligation d'autant plus importante pour un mineur que les soins engagent son avenir, ou qu'ils sont susceptibles de séquelles ou de risques. Elle doit également traiter des conséquences constatées après leur réalisation. Ainsi,

9. Art. L.1111-2, CSP.
10. HAS, *Délivrance de l'information*, *op. cit.*, p. 9.

« lorsque, postérieurement à l'exécution des investigations, traitements ou actions de prévention, des risques nouveaux sont identifiés, la personne concernée doit en être informée » et les professionnels ne peuvent être dispensés de cette obligation d'information qu'« en cas d'impossibilité de [...] retrouver (la personne) » (art. L.1111-2, CSP).

Continuité de l'information

La circulaire du 1er août 1983 relative à l'hospitalisation des enfants indique que :

> « S'ils ne peuvent demeurer auprès de leur enfant pendant son hospitalisation, les parents doivent avoir la possibilité de s'informer régulièrement de son état. Il convient donc de leur indiquer les jours et heures auxquels ils pourront s'adresser à un médecin responsable qui sera en mesure de leur donner toutes les informations nécessaires et d'en discuter avec eux. »

Information sur les dommages liés aux actes médicaux

La loi du 4 mars 2002 relative aux droits des malades et à la qualité du système de santé a prévu une obligation pour le professionnel ou l'établissement de santé d'informer toute personne victime ou s'estimant victime d'un dommage imputable à une activité médicale (et ici, en l'occurrence, les parents) sur ses circonstances et les causes qui sont à son origine. Cette information doit être délivrée aux parents, et le cas échéant au mineur lui-même, au plus tard dans les quinze jours suivant la découverte du dommage ou la demande expresse des intéressés, lors d'un entretien au cours duquel les parents peuvent se faire assister par un médecin ou une autre personne de leur choix (art. L.1142-4, CSP).

Refus de l'information

Le refus d'information est le corollaire du droit de savoir. Il a été consacré par la Convention d'Oviedo le 4 avril 1997. Si les professionnels sont tenus d'informer, ils ne peuvent passer outre la volonté exprimée par le patient ou par ses représentants légaux de ne pas savoir. La loi prévoit ainsi que « la volonté d'une personne d'être tenue dans l'ignorance d'un diagnostic ou d'un pronostic doit être respectée » (art. L.1111-2, CSP).

Les parents comme le mineur, ensemble ou séparément, peuvent donc préférer (provisoirement ou non) que le silence soit maintenu sur des informations qu'ils ne souhaitent pas entendre. Encore cette faculté d'être maintenu dans l'ignorance doit-elle ne pas faire courir de risque à l'entourage en cas de pathologie infectieuse : sous réserve des dispositions relatives au secret dont peut bénéficier le mineur (voir *infra*, « Secret et confidentialité »), l'information des parents est obligatoire « lorsque des tiers sont exposés à un risque de transmission ».

Les règles professionnelles applicables aux médecins et aux infirmières

Ces règles, prolongeant les dispositions de la loi, en précisent sur certains points les modalités d'application.

Le Code de déontologie médicale

Plusieurs articles du Code de déontologie médicale font référence au devoir d'information. Ils s'imposent au médecin prenant en charge un patient mineur, étant entendu que « le médecin qui soigne un enfant doit une information loyale et précise aux parents [...], car ils ont l'autorité parentale »[1] :

- l'article R.4127-7 du Code de la santé publique, selon lequel « le médecin doit écouter, examiner, conseiller ou soigner avec la même conscience toutes les personnes quelles que soient leur origine, leurs mœurs et leur situation de famille, leur appartenance ou leur non-appartenance à une ethnie, une nation ou une religion déterminée, leur handicap ou leur état de santé, leur réputation ou les sentiments qu'il peut éprouver à leur égard [...] (et) ne doit jamais se départir d'une attitude correcte et attentive envers la personne examinée » ;
- l'article R.4127-34, qui prévoit que « le médecin doit formuler ses prescriptions avec toute la clarté indispensable, veiller à leur compréhension par le patient et son entourage et s'efforcer d'en obtenir la bonne exécution » ;
- l'article R.4127-35 qui dispose que « le médecin doit à la personne (ici : aux parents et au mineur) qu'il examine, qu'il soigne ou qu'il conseille, une information loyale, claire et appropriée sur son état, les investigations et les soins qu'il propose. Tout au long de la maladie, il tient compte de la personnalité du patient (en l'occurrence, le mineur et ses parents) dans ses explications et veille à leur compréhension ».

Le même article évoque à la suite les situations où sont en jeu des informations sur un diagnostic défavorable : « Toutefois, lorsqu'une personne (ici : les parents et le mineur) demande à être tenue dans l'ignorance d'un diagnostic ou d'un pronostic, sa volonté doit être respectée, sauf si des tiers sont exposés à un risque de contamination ». Là encore, et sous réserve des dispositions sur le secret (voir *infra*, « Secret et confidentialité »), l'information est obligatoire au cas où l'affection dont est atteint le mineur expose les tiers à un risque de contamination : il est important qu'il puisse prendre alors les précautions nécessaires pour éviter d'infecter autrui d'une pathologie contagieuse (VIH, hépatite...) dont il est atteint.

Enfin, le dernier alinéa de l'article indique qu'« Un pronostic fatal ne doit être révélé qu'avec circonspection ».

- l'article 64, qui vise directement la médecine hospitalière (en ce qu'elle est pratiquée en équipe) et prévoit que « lorsque plusieurs médecins collaborent à l'examen ou au traitement d'un malade, ils doivent se tenir mutuellement informés ; chacun des praticiens assume ses responsabilités personnelles et veille à l'information du malade (et en premier lieu, ici, de ses parents) »[2].

Les règles professionnelles des infirmières

Elles indiquent que :

« L'infirmier ou l'infirmière informe le patient ou son représentant légal, à leur demande, et de façon adaptée, intelligible et loyale, des moyens ou des techniques mis en œuvre. Il en est de même des soins à propos desquels il donne tous les conseils utiles à leur bon déroulement » (art. R.4312-32, CSP).

Cette information prolonge et complète celle donnée par le médecin, ainsi qu'en témoigne l'obligation faite à l'infirmier ou à l'infirmière de « demander au médecin prescripteur un complément d'information chaque fois qu'il le juge utile, notamment s'il s'estime insuffisamment informé » (art. R.4312-29, CSP).

1. CNOM, *Commentaires du Code de déontologie médicale*, 2001, p. 158.
2. Le devoir d'information pèse aussi bien sur le médecin prescripteur que sur celui qui exécute à la prescription (Cass. Civ. 14 octobre 1997, Bull. n° 278, p. 188).

Une information adaptée aux interlocuteurs

On fera utilement référence sur ce sujet aux recommandations de la Haute Autorité de santé sur la délivrance de l'information[11]. Elles précisent la conduite à tenir selon que les titulaires de l'autorité parentale sont ou non présents lors de la délivrance de l'information :

– lorsque le mineur est accompagné des deux parents, le professionnel de santé doit délivrer l'information « après avoir vérifié, en cas de doute », s'ils sont titulaires de l'autorité parentale ;

– lorsque le mineur est accompagné d'un seul parent (alors qu'il existe deux titulaires de l'autorité parentale), le professionnel de santé doit exposer à celui-ci la nécessité d'informer l'autre parent, « en particulier lorsque le couple est séparé ». Dans certains cas, tel celui du diagnostic de maladies à pronostic grave, il doit proposer un entretien avec les deux parents ;

– si le parent est accompagné d'une personne s'occupant régulièrement du mineur (situation qui vise notamment les familles recomposées), l'information peut être délivrée en présence de cette dernière. Une partie de l'entretien doit cependant s'effectuer en présence du seul titulaire de l'autorité parentale ; si la maturité du mineur le permet, son accord sur la présence de cette personne doit être préalablement sollicité ;

– lorsque le mineur est accompagné d'une personne non titulaire de l'autorité parentale, le professionnel de santé doit délivrer à l'accompagnant « une information strictement utile et nécessaire » et exposer la nécessité de la compléter en présence du ou des titulaires de l'autorité parentale ;

– lorsque le mineur n'est pas accompagné, le professionnel de santé, après avoir délivré l'information au mineur selon son degré de maturité, doit lui indiquer qu'il lui sera nécessaire de la réitérer ou de la compléter en présence du ou des titulaires de l'autorité parentale.

L'information personnelle du mineur

Les parents une fois désignés comme les destinataires privilégiés et prioritaires de l'information, parce qu'ils *représentent* le mineur, de nombreux textes sont venus faire du mineur hospitalisé, au cours des dernières années, un acteur naturel de ses soins et affirmer son droit personnel à être informé, autant que possible. Selon le cas, les textes font référence, aussi bien en matière d'information que de consentement à l'âge, au discernement, au degré de maturité, à l'aptitude à comprendre, autant de critères qui seront variables pour chaque enfant. Plusieurs textes affirment ce principe, parmi lesquels :

– la loi du 4 mars 2002 relative aux droits des malades et à la qualité du système de santé, qui prévoit que :

> « Les [patients mineurs] ont le droit de recevoir eux-mêmes une information et de participer à la prise de décision les concernant, d'une manière adaptée [...] à leur degré de maturité » (art. L.1111-2, CSP)[12].

---

11. HAS, *Délivrance de l'information à la personne sur son état de santé*, *op. cit.*, p. 9-10.

12. Il s'agit d'une transposition dans le domaine spécifique du droit médical du principe inscrit dans le Code civil (art. 371-1), selon lequel « les parents associent l'enfant aux décisions qui le

Ce droit signifie que les parents ne peuvent en principe pas s'y opposer;
– la Charte de la personne hospitalisée[13], qui précise pour sa part que:

> « Les établissements doivent veiller à ce que l'information médicale et sociale des personnes hospitalisées soit assurée [...]. Pour favoriser la participation des mineurs [...], ils sont informés des actes et examens nécessaires à la prise en charge de leur état de santé, en fonction de leur âge et de leurs capacités de compréhension, indépendamment de l'indispensable information donnée à leurs représentants légaux. »

Dans ses *Commentaires du Code de déontologie médicale,* le Conseil national de l'Ordre des médecins souligne que le médecin doit informer l'enfant

> « dès lors que ce dernier est capable, même partiellement, de comprendre l'information le concernant [et] dans la mesure du possible, recueillir son consentement. Cette information est d'autant plus importante chez les adolescents qu'ils sont capables de participer au colloque malade-médecin. C'est en particulier le cas des mineurs proches de la majorité (âgés de plus de 15 ans)[14] ».

Le mineur doit donc être considéré comme un interlocuteur à part entière. Chaque fois que cela est possible, il doit pouvoir poser des questions, recevoir des précisions — dans un langage et un *tempo* qui lui soient adaptés — sur le traitement, le déroulement des actes, les conséquences et les précautions qui devront être prises par la suite, etc., en évitant toute information qui pourrait être mal comprise ou non concordante avec ce qui a été indiqué aux parents[15].

---

concernent, selon son âge et son degré de maturité ». Le droit français, contrairement à des droits étrangers et notamment anglo-saxons, ne fait pas référence sauf exception à des âges précis pour permettre au mineur de prendre certaines décisions. Il préfère faire appel au discernement, au cas par cas, des professionnels pour apprécier le « degré de maturité » du mineur ou son « aptitude à exprimer sa volonté et à participer à la décision » (art. L.1111-4, CSP). « La référence au degré de maturité est un outil de qualification de la situation et non une définition; c'est donc aux professionnels de santé conjointement avec les parents de s'accorder sur ce point » (D. Thouvenin, *in Délivrance de l'information à la personne sur son état de santé, op. cit.*, p. 97).

13. Annexée à la circulaire ministérielle DHOS/DGS n° 2006-90 du 2 mars 2006.

14. *Commentaires du Code de déontologie médicale,* Conseil national de l'Ordre des médecins (CNOM), 2001, p. 158.

15. Le Dr P. Alvin évoque ainsi l'information délivrée aux adolescents: « Autant que faire se peut, il faut éviter la tentation — renforcée le cas échéant par la gravité ou l'urgence de la situation — de céder au schéma pédiatrique traditionnel qui consisterait à ne parler qu'aux parents, et en l'absence de leur enfant. Il importe au contraire de respecter l'adolescent en tant qu'interlocuteur à part entière, et de savoir s'adresser à lui directement et en premier lieu. Ne pas le faire, y compris au prétexte de "protéger l'enfant", ferait invariablement le lit de malentendus pénibles et de reproches ultérieurs [...]; il serait cependant très dommageable, au prétexte (cette fois) de respecter "l'autonomie du jeune", d'opérer en l'absence des parents. Si l'adolescence est bien l'unique "propriétaire" de son corps et de sa maladie, il reste malgré tout d'autant plus dépendant qu'il devient malade. En outre, il sera plus tard soulagé d'avoir pu partager une partie du poids de sa maladie avec ses parents, qui seront de fait son meilleur soutien tout au long de ce parcours à venir plus ou moins difficile [...]. C'est pourquoi la première annonce devrait être faite, dans toute la mesure du possible, directement à l'adolescent, mais en présence des parents » (« L'annonce d'une maladie chronique à l'adolescence », *La lettre de l'Espace éthique,* 2002, p. 69-71).

Cependant, dans ses recommandations sur la délivrance de l'information, la Haute Autorité de santé a insisté sur la possibilité de proposer, « en fonction de l'âge de l'enfant, que l'entretien soit en partie singulier avec ce dernier[16] ».

On peut certes s'interroger sur le moyen dont dispose le mineur pour faire respecter cette association à l'exercice de l'autorité parentale. Celle-ci constitue davantage « une incitation à destination des titulaires de l'exercice de l'autorité parentale, une déclaration de principe sans grande portée pratique, qu'un véritable droit de l'enfant[17] », car les parents sont finalement les seuls à décider des actes à accomplir dans l'intérêt de l'enfant : ils ne se prêteront pas forcément à informer l'enfant de la décision qu'ils envisagent et à lui demander son avis.

Il revient aux professionnels hospitaliers — médecins et non médecins — de convaincre si nécessaire les parents récalcitrants, négligents ou d'une manière générale peu respectueux de leur enfant, de l'importance de cette association.

L'information du médecin traitant

L'hôpital doit recueillir auprès des parents les coordonnées des professionnels de santé auprès desquels ils souhaitent que soient recueillies les informations relatives à la prise en charge de leur enfant durant son séjour et que soient transmises celles utiles à la continuité des soins après sa sortie (art. L.1111-2, CSP). Il est par ailleurs tenu d'informer par lettre le médecin désigné par les parents de la date et de l'heure de l'admission du mineur au sein de l'établissement et du service dans lequel il est hospitalisé. Il doit également l'inviter à prendre contact avec le service hospitalier, à fournir tous les renseignements utiles sur le malade et « à manifester éventuellement le désir d'être informé » sur l'évolution de son état de santé (art. R.1112-6, CSP).

En cours d'hospitalisation, le responsable de la structure médicale[18] doit communiquer au médecin désigné dans ces conditions et qui en fait la demande écrite toutes informations relatives à l'état du mineur *(ibid.)*.

Lorsque le praticien qui a prescrit l'hospitalisation demande communication du dossier médical, cette communication ne peut intervenir qu'avec l'accord des titulaires de l'autorité parentale (art. R.1112-4, CSP).

Le consentement

La mise en œuvre des soins ne peut se concevoir sans une information diligente, qui permettra de répondre aux interrogations légitimes du mineur et de ses parents, de réunir les arguments leur permettant de formuler un *consentement libre et éclairé*.

Seul ce consentement peut autoriser (hors situation d'urgence médicale) l'atteinte au corps, constituée par les soins ou le traitement. Il sera nécessairement fondé sur une finalité médicale (art. 16-3, C. civ.) et pourra être retiré à tout moment[19].

---

16. HAS, *Délivrance de l'information de la personne sur son état de santé*, *op. cit.*, p. 9-10.

17. P. Bonfils, A. Gouttenoire, *op. cit.*, p. 591.

18. Le texte, antérieur aux réformes récentes des organisations hospitalières, mentionne « le chef de service ». On rappellera que la structuration des activités en « services médicaux » n'est plus obligatoire au sein des établissements publics de santé, désormais organisés en pôles d'activités.

19. Art. L.1111-4, CSP.

La loi du 4 mars 2002, dans un chapitre visant « l'expression de la volonté » des usagers du système de santé, en a établi le principe. Elle s'est inspirée à la fois des textes internationaux, de la jurisprudence et des dispositions déontologiques préexistantes.

L'article L.1111-4 du Code de la santé publique énonce ainsi que :

> « Toute personne prend avec le professionnel de santé et compte tenu des informations et préconisations qu'il lui fournit, les décisions concernant sa santé. »

Cette participation aux décisions[20] est, en premier lieu, une prérogative des parents, représentants légaux de l'enfant et titulaires d'une autorité parentale qui vise à prendre dans l'intérêt du mineur les décisions appropriées pour sa santé :

> « Lorsque la personne hospitalisée est mineure [...], dès lors qu'elle est en mesure d'exprimer sa volonté, son consentement doit être recherché, même s'il revient aux détenteurs de l'autorité parentale [...] de consentir à tout traitement[21]. »

La loi[22] prévoit que le médecin doive respecter la volonté des parents après les avoir informés des conséquences de leurs choix[23].

---

20. La loi pose ainsi le principe que le patient (et en l'occurrence ses parents) *coopère* à la décision médicale, en devient *co-auteur* puisqu'il la *prend* avec le professionnel de santé. Pour le reste, la décision pourra notamment porter sur la nature de l'acte ou du traitement médical, l'établissement où aura lieu l'hospitalisation, le choix de l'équipe médicale, etc.

21. Charte de la personne hospitalisée, IV ; la portée de ces dispositions est controversée, alors que le texte renvoie à une décision prise en dernier ressort par les parents : certains considèrent qu'en cas de refus de l'enfant de subir l'acte médical, il faudrait saisir le juge des enfants si la santé de l'enfant est en danger (D. et M. Duval-Arnould, *Droit et santé de l'enfant*, 2002, p. 27) ; d'autres estiment qu'il faut déduire de l'obligation légale de rechercher systématiquement le consentement du mineur apte à exprimer une volonté celle de respecter son refus de consentir à l'acte ; D. Vigneau, « L'autonomie du mineur en matière de santé », *in* J.-J. Lemouland (dir.), *La condition juridique du mineur : aspects internes et internationaux*, Litec, « Carré droit », 2004, p. 41 ; G. Raymond, *Droit de l'enfance et de l'adolescence*, Juris-Classeur/Litec, 4e éd., 2003, n° 805.

22. Art. L.1111-4, CSP. Le consentement exprimé par des tiers (sauf délégation judiciaire de l'autorité parentale ou placement à l'ASE) ne peut donc d'aucune façon être pris en compte.

23. D. et M. Duval-Arnould soulignent à juste titre qu'« il appartient au médecin de comparer pour chaque enfant l'atteinte envisagée (à son corps du fait du traitement ou des actes médicaux) et le bénéfice attendu avec une attention particulière, car il n'exerce pas lui-même ses droits sur son corps et est dépendant des décisions des adultes. Un acte médical n'est pas légitime du seul fait qu'il correspond à une demande parentale ou qu'une personne majeure aurait pu le réclamer pour elle-même. Le pouvoir de la volonté du représentant légal doit être minoré puisqu'il ne s'agit pas de son corps. De même, la volonté de l'adolescent doit pouvoir être tempérée dans un souci de protection [...]. L'enfant ne (doit) pas être placé dans une situation de danger du fait de choix parentaux. Dans certaines situations prêtant à discussion, le médecin doit rechercher avec les parents quel est l'intérêt réel de l'enfant » (*op. cit.*, p. 38). L'information devra permettre aux parents, avant de se décider, de peser les bénéfices et inconvénients des décisions médicales qui sont envisagées et qui doivent être proportionnées aux nécessités de l'état de santé du mineur. « Cette proportionnalité pourrait [...] être remise en cause lorsque l'acte envisagé fait courir au mineur un danger physique ou psychologique. Le mineur pourrait alors saisir le juge des enfants sur le fondement de l'article 375 du Code civil, qui serait susceptible d'interdire l'acte médical s'il estime qu'il lui fait courir un danger proportionnellement plus important que l'intérêt thérapeutique attendu » (P. Bonfils, A. Gouttenoire, *op. cit.*, p. 128).

Aussi, lorsque les parents sont hors d'état d'exprimer leur volonté, aucune intervention ou investigation ne peut être réalisée, sauf urgence ou impossibilité. Dans ses recommandations sur la délivrance de l'information, la HAS a souligné que les personnes qui s'occupent régulièrement du mineur sans être titulaires de l'autorité parentale (notamment dans le cas des familles recomposées) ne peuvent en tout état de cause prendre de décision le concernant[24].

Les caractères du consentement

Le consentement doit être libre. De jurisprudence constante, la décision de consentir aux soins doit être libre et être prise par les parents en l'absence de toute pression médicale. Dans le cas contraire, en cas de contrainte, menace ou toute autre forme de *violence psychologique* de la part du médecin[25], le consentement des parents serait vicié, la responsabilité du médecin pouvant être engagée ainsi que celle de l'hôpital. Pour autant, le praticien est tenu à une obligation de conseil : il pourra tenter de persuader ses interlocuteurs du bien-fondé de ses propositions thérapeutiques, sans aller jusqu'à les imposer.

La liberté du consentement a pour corollaire la faculté des parents de refuser les soins proposés au mineur, notamment lorsqu'existent des alternatives thérapeutiques, mais cette faculté n'est pas sans limites (voir chap. 1, « Les attributs de l'autorité parentale »).

Le consentement doit être éclairé. Comme cela a été indiqué ci-dessus, l'article 35 du Code de déontologie médicale énonce que le médecin doit à la personne qu'il examine, qu'il soigne ou qu'il conseille, une information loyale, claire et appropriée sur son état, les investigations et les soins qu'il lui propose (art. R.4127-35, CSP). En conséquence, le consentement des parents ne pourra être jugé acquis que si l'information préalable qui leur est délivrée répond à ces critères[26].

Le consentement est réversible et évolutif. L'information préalable à la demande du consentement n'est pas « une simple formalité dont on peut se décharger rapidement et une fois pour toutes, à plus forte raison sur un collaborateur intermédiaire, mais [...] une obligation continue qui se poursuit tout au long de la maladie, qui doit être assurée personnellement, adaptée à la personnalité du malade [ici, de l'enfant et de ses parents] et intelligible pour lui [pour eux][27] ».

Elle doit être délivrée de façon progressive et accompagner les décisions successives des parents, en leur permettant autant que possible de se déterminer. Aucun consentement ne doit être considéré comme définitif — « Le consentement peut être retiré à tout moment », (art. L.1111-4, CSP) — et les hésitations éventuelles des parents — et de l'enfant — doivent être respectées.

---

24. HAS, *Délivrance de l'information de la personne sur son état de santé*, *op. cit.*, p. 10.
25. Cass. Civ. 28 décembre 1954.
26. L'information « claire » signifie ainsi, pour reprendre les termes retenus par la Cour de cassation, qu'elle doit être « simple, approximative, intelligible et loyale » (Cass. Civ. 1re, 21 février 1961).
27. *Commentaires du Code de déontologie médicale*, *op. cit.*, p. 127.

Compétence du juge des enfants

En vertu de l'article 375 du Code civil[28], le refus des parents de consentir à un acte médical sur leur enfant peut entraîner, s'il compromet la santé de l'enfant, l'intervention du juge des enfants, saisi par l'enfant lui-même ou par le procureur de la République informé, par exemple, par un membre de la famille ou par le médecin.

La santé de l'enfant doit toutefois être nettement compromise par un comportement fautif de ses parents pour que le juge des enfants puisse intervenir[29]. Comme cela a été indiqué, dans des cas exceptionnels, le juge pourra écarter les parents qui, par leur défaut de soins, mettraient en danger la santé de l'enfant, en prononçant le retrait de l'autorité parentale.

Le consentement propre du mineur

De même que l'information est due au mineur, chaque fois qu'il est capable de la comprendre, même partiellement (il revient au médecin de l'apprécier), son consentement[30] doit autant que possible être recherché pour tous les actes médicaux le concernant[31].

Différents textes sont venus affirmer le droit du mineur, sinon à décider en ce domaine, du moins à ce que son point de vue soit pris en compte[32]. Ils convergent pour prévoir que le mineur doit être systématiquement sollicité, dès que son âge ou sa maturité le permettent :

– *La Convention sur les droits de l'homme et de la biomédecine dite d'Oviedo*, a tout d'abord énoncé, en traitant du consentement aux actes médicaux (art. 6), que « l'avis du mineur (doit être) pris en considération comme un facteur de plus en plus déterminant, en fonction de son âge et de son degré de maturité ».

– *La loi du 4 mars 2002 relative aux droits des malades et à la qualité du système de santé* a prévu plus récemment que « le consentement du mineur [...] doit être systématiquement recherché s'il est apte à exprimer sa volonté et à participer à la décision » (art. L.1111-4, CSP), cette disposition étant pleinement cohérente avec la loi du 4 mars 2002 relative à l'autorité parentale prévoyant de manière générale que « les parents associent l'enfant aux décisions qui le concernent, selon son âge et son degré de maturité » (art. 371-1, C. civ.).

---

28. A. Deiss, « Le juge des enfants et la santé des mineurs », Jurisclasseur périodique (JCP) 1983. I. 3125.

29. Nancy, 3 décembre 1982, JCP G 1983. II. 2081, comm. G. Raymond. Refus d'imposer une décision aux parents qui ont le choix entre deux thérapies.

30. L'obligation de recueillir le consentement du mineur est réservée par le droit français à deux situations : le changement de nom et de prénom et l'adoption. Elle ne concerne que les seuls enfants âgés de plus de 13 ans. Cette exigence de consentement doit être distinguée de la recherche de l'adhésion du mineur à la décision envisagée, ici en matière médicale, qui implique seulement que le consentement de l'enfant soit recherché, mais non qu'il soit obtenu.

31. Des dispositions similaires figurent dans le Code de déontologie des sages-femmes (art. R.4127-330, CSP).

32. Ce consentement propre du mineur, sollicité parallèlement à celui des parents est considéré d'une manière générale comme étant requis dans tous les contrats portant sur les droits de la personnalité du mineur : droit à l'image (Cass. Civ. 1re, 27 mars 1990, *Bull. civ.*, I, n° 72), droit d'auteur, etc.

– *Le Code de déontologie médicale* (art. R.4127-42, CSP) indique de même que « si l'avis (du mineur) peut être recueilli, le médecin doit en tenir compte dans toute la mesure du possible »[33], disposition qu'avait reprise le *Manuel d'accréditation* de l'Agence nationale d'accréditation et d'évaluation en santé (ANAES, 1999) dans des termes pratiquement identiques : « Le patient mineur donne son avis, dont il est tenu compte dans toute la mesure du possible » (DIP.5.d.). Le Conseil national de l'Ordre des médecins a précisé que « lorsqu'il s'agit d'un grand enfant, le médecin doit s'efforcer d'obtenir son adhésion personnelle[34] ».

Même si prévaut *in fine* la décision du ou des titulaire(s) de l'autorité parentale[35], la recherche du consentement du mineur (qui ne peut certes être assimilée à une exigence de consentement préalable) illustre le fait que le mineur est une personne à part entière dont la liberté individuelle ne peut connaître de restrictions qu'autant que son intérêt le commande en fonction de son degré de maturité et de compréhension.

Sur un plan médical, l'association du mineur aux décisions qui le concernent, son adhésion, seront d'ailleurs le plus souvent essentielles pour la mise en œuvre appropriée du traitement et son observance, s'agissant notamment d'une maladie chronique (diabète, cancer...). Elles trouvent pleinement leur place dans l'éducation thérapeutique.

Les formes du consentement

La situation dans laquelle les soins peuvent être programmés ou différés sans dommage sérieux pour le mineur doit être distinguée de l'urgence médicale. En tout état de cause, « dans la majorité des cas, le consentement des parents sera recueilli oralement[36] ».

En situation « ordinaire »

Les titulaires de l'autorité parentale doivent être sollicités expressément en vue de donner leur consentement pour toute intervention médicale. Selon la nature des actes médicaux, l'accord de l'un ou des deux parents est requis, comme cela a été indiqué ci-dessus :

---

33. Il en est de même dans le Code de déontologie des sages-femmes : « Dans tous les cas, la sage-femme doit tenir compte de l'avis de la mineure » (art. R.4127-330, CSP).

34. *Commentaires du Code de déontologie médicale, op. cit.*, p. 135.

35. Ainsi que l'indiquent justement P. Bonfils et A. Gouttenoire, « on peut difficilement admettre qu'un acte médical soit pratiqué sur un mineur qui le refuse, la contrainte physique qu'il entraînerait étant contraire à la déontologie médicale ; il est donc vraisemblable que le médecin n'effectuerait pas l'acte. On pourrait en outre prétendre que le fait de pratiquer sur une personne mineure un acte médical sous la contrainte serait contraire au principe de dignité humaine et surtout d'inviolabilité du corps humain, notamment consacré par l'article 16-3 du Code civil et l'article 3 de la Convention européenne des droits de l'homme. Il serait en outre difficilement compatible avec l'exigence de respect de la personne du mineur auquel l'article 371-1 du Code civil subordonne l'exercice de l'autorité parentale » (*op. cit.*, p. 596).

36. Dr E. Dusehu, *Soins aux patients mineurs : consentement des représentants légaux*, Rapport adopté les 31 janvier et 1er février 2002 par le Conseil national de l'Ordre des médecins. Voir aussi HAS, *Délivrance de l'information à la personne sur son état de santé, op. cit.*, p. 7.

– pour les actes « usuels », l'accord exprès d'un seul titulaire de l'autorité parentale est nécessaire ;

– pour les actes « non usuels »[37], l'accord conjoint des deux titulaires de cette autorité (lorsqu'ils sont deux à en disposer ; voir chap. 1, « Les titulaires de l'autorité parentale ») doit être obtenu[38].

À défaut,

> « Si le consentement du représentant légal du mineur ne peut être recueilli, il ne peut être procédé à aucune intervention chirurgicale hors les cas d'urgence » (art. R.1112-35, CSP).

La saisine de l'autorité judiciaire (le procureur de la République qui pourra saisir le juge des enfants) est requise en cas de difficultés, lorsque, pour quelque motif que ce soit, un des parents, ou les deux, refusent des actes médicaux manifestement nécessaires pour préserver la santé de l'enfant.

En cas de désaccord entre les parents, il leur reviendra de saisir le juge aux affaires familiales, chargé de veiller « spécialement à la sauvegarde des intérêts des enfants mineurs[39] » : celui-ci statuera après s'être efforcé de concilier les parents. Il prendra en compte notamment la pratique qu'ils avaient précédemment, les accords qu'ils avaient pu antérieurement conclure, les sentiments propres exprimés par l'enfant, le résultat des expertises éventuellement réalisées pour mieux mesurer les risques, les avantages et inconvénients des actes ou des traitements médicaux.

En tout état de cause, le délai de recueil du consentement par les deux parents ne doit pas entraîner de délai préjudiciable à l'intérêt du mineur : à défaut d'accord conjoint dans des délais raisonnables, lié notamment au désintérêt de l'un des parents — désintérêt documenté (vaines tentatives téléphoniques, courriers demeurés sans réponse, etc.), et « tracé » au dossier médical —, le médecin pourra agir avec l'accord de l'un seul d'entre eux.

En situation d'urgence médicale

Lorsque le médecin[40] est en présence d'une urgence médicale — ainsi quand le jeune patient, malade ou blessé, est gravement affecté et que son pronostic vital ou son intégrité physique sont immédiatement en jeu —, le premier de ses devoirs

---

37. Étant précisé que certains actes médicaux requièrent expressément le consentement des deux parents, sur le fondement de dispositions légales spécifiques : recherche biomédicale, prélèvement d'organes… (voir *infra*). Le Code pénal prévoit de lourdes peines aussi bien à l'encontre du médecin qui ne respecterait pas le refus des parents et du mineur qu'à l'égard des parents qui l'y inciteraient.

38. Lorsque l'acte médical ne relève pas de la catégorie des actes usuels, le médecin qui le pratique sans le consentement des deux parents engage sa responsabilité à l'égard du parent qui n'a pas consenti, de même d'ailleurs que le parent qui a pris l'initiative de l'acte (au sujet d'une circoncision rituelle, CA Paris, 1re B, 29 septembre 2000. D. 2001. 1585). Mais le délai de recueil du consentement par les deux parents ne doit pas entraîner de délai préjudiciable : à défaut d'accord conjoint dans des délais raisonnables, le médecin pourra agir avec l'accord d'un seul d'entre eux.

39. Art. 373-2-6, C. civ.

40. Des dispositions comparables s'imposent aux chirurgiens-dentistes (art. R.4127-236, CSP) et aux sages-femmes (art. R.4127-330, CSP).

est d'intervenir sans formalités préalables (et donc sans l'autorisation du ou des titulaires de l'autorité parentale, voire en passant outre leur refus)[41]. En l'absence d'intervention face à une urgence médicale, le praticien pourrait d'ailleurs être poursuivi sous la qualification pénale d'omission de porter secours (art. 223-6, C. pén.).

Pour pouvoir justifier ultérieurement de son intervention malgré l'absence de consentement des titulaires de l'autorité parentale, le médecin en charge des soins mentionnera au dossier du mineur la nécessité des soins et l'impossibilité de joindre les titulaires de l'autorité parentale ou d'obtenir leur accord. Cette mention[42] doit être signée par le médecin et de préférence également par un représentant de l'administration hospitalière (par exemple par le cadre administratif de pôle), qui pourra ainsi justifier de cette impossibilité[43].

Ces situations sont évoquées à plusieurs reprises par le Code de la santé publique :

– l'urgence permet d'autoriser une intervention chirurgicale médicalement nécessaire, même au cas où le consentement des parents ne peut être recueilli. Bien entendu, le ou les titulaires de l'autorité parentale doivent être par la suite prévenus sans délai par l'hôpital de l'état de leur enfant et de la situation d'urgence médicale qui a rendu l'exécution des soins nécessaires (art. R.1112-35) ;

– en cas de doute sur la conduite à tenir, notamment dans le cas où les actes médicaux sont refusés par les parents, le responsable médical du service peut prendre conseil auprès du procureur de la République (en l'occurrence, il s'agira le plus souvent du substitut aux mineurs) et lui demander de prendre les mesures permettant de faire pratiquer d'autorité les soins. Le texte ajoute ainsi que :

> « Lorsque la santé ou l'intégrité corporelle du mineur risquent d'être compromises par [...] l'impossibilité de recueillir le consentement (du représentant légal), le médecin responsable du service peut saisir le ministère public afin de provoquer les mesures d'assistance éducative lui permettant de donner les soins qui s'imposent » (art. R.1112-35).

Le juge des enfants, saisi par le procureur, pourra selon le cas confier le mineur à l'ASE, ordonner un placement provisoire dans une institution ou la mise en œuvre d'un traitement ; il pourra aussi autoriser directement le médecin par écrit (une télécopie pourra l'attester) à prodiguer directement les soins.

En pratique, l'expérience montre qu'au-delà de leurs conseils, les procureurs de la République sont réticents à mettre en œuvre dans l'urgence de telles mesures (notamment la saisine du juge des enfants) et, s'appuyant sur la notion d'urgence, renvoient généralement aux praticiens la décision de procéder sans

41. « En cas d'urgence, même si [les parents ou le représentant légal] ne peuvent être joints, le médecin doit donner les soins nécessaires » (art. R. 4127-42, CSP).

42. Formulée par exemple comme suit : « Nécessité d'opérer en urgence ; les parents n'ont pu être joints », date, heure et signature.

43. Ces derniers étant par exemple en voyage et ayant confié leur enfant à un membre de la famille ou de l'entourage, ou étant indisponibles ou manifestement injoignables pour une raison ou une autre dans les délais requis par la situation. Les circonstances et les appels téléphoniques, le cas échéant, doivent être consignés au dossier médical.

délai aux actes médicaux jugés nécessaires. En tout état de cause, l'hôpital doit conserver au dossier du patient les copies des documents (télécopies, courriels, etc.) par lesquels il a saisi le ministère public et le compte rendu des éventuelles conversations téléphoniques.

Le refus de traitement

Le refus de traitement est à l'origine de situations délicates[44]. Il doit être abordé de façon distincte selon que le refus est exprimé par le seul mineur ou par ses parents.

Refus exprimé par le mineur

Ce cas est celui dans lequel le mineur, qui a pris connaissance des actes médicaux envisagés à son égard, s'y oppose de façon déterminée.

Comme cela a été indiqué (chap. 1, « Les attributs de l'autorité parentale »), les parents sont en droit de décider des soins, sur avis médical, en vertu de leur autorité parentale. Celle-ci est présumée s'exercer dans l'intérêt du jeune patient[45]. La participation du mineur à la décision, le recueil de son point de vue ne peuvent prévaloir sur cette prérogative, dès lors qu'elle ne s'exerce pas de façon abusive. Les mineurs ne peuvent donc refuser leur hospitalisation[46].

Il en est ainsi lorsqu'il s'agit de le faire admettre dans un établissement de santé pour des troubles mentaux (art. L.3211-10, CSP ; l'article précise qu'« en cas de désaccord entre les titulaires de l'exercice de l'autorité parentale, le juge aux affaires familiales statue »). Dans ce cas, les parents peuvent contraindre leur enfant à se faire soigner, et demander son maintien à l'hôpital, malgré son opposition ou son incapacité à admettre la nécessité des soins. Les parents pourront de même imposer l'hospitalisation à leur enfant toxicomane.

Le sujet est plus délicat lorsque, atteint d'une malade grave et chronique telle que le diabète, un cancer ou l'insuffisance rénale, le mineur refuse par lassitude, par crainte de la douleur par exemple, des soins lourds (chimiothérapie, dialyse), voire des conséquences irréversibles telles qu'une amputation ; il peut s'agir également de la situation d'adolescentes anorexiques qui refusent de s'alimenter. La gestion de ces situations requerra tout le dialogue approprié : l'équipe médicale,

---

44. A. Gabriel, « Le consentement du mineur aux actes médicaux, une utopie chimérique ? », Gaz. Palais, 22-24 novembre 2009, p. 25-29, commentaire d'une décision de la Cour suprême du Canada du 26 juin 2009, *A.C. c/Manitoba* (Directeur des services à l'Enfant et à la Famille), 2009 CSC30, n° greffe 31955 ; M. Dupont, « Les soins aux mineurs : qui décide ? », *Constitutions*, avril-juin 2010, p. 261-264,

45. Ainsi pour le placement d'un mineur dans un établissement de soins psychiatriques. La Cour européenne des droits de l'homme a admis, dans un arrêt *Nielsen c/Danemark* du 28 novembre 1988 à propos du placement d'un enfant de douze ans en hôpital psychiatrique contre le gré de ce dernier, que « l'enfant se trouvait encore à l'âge où il est normal qu'un parent se prononce, au besoin contre le gré de son enfant (qui) doit pouvoir être hospitalisé à la demande du titulaire de l'autorité parentale ».

46. « Seule la personne exerçant l'autorité parentale peut signer un refus d'admission » (circulaire DHOS/F4 n° 2009-319 du 19 octobre 2009 relative aux règles de facturation des soins dispensées dans les établissements de santé).

en lien étroit avec la famille, devra tenter de convaincre le mineur et de lui faire valoir la nécessité des soins dans la perspective de sa santé immédiate comme de sa vie future.

En tout état de cause, il ne peut être admis que des soins soient dispensés « de force », sous la contrainte ou la menace physique ou morale. Dans ces circonstances difficiles où il est demandé au mineur de surmonter son appréhension ou son rejet des soins qui sont envisagés pour lui, la discussion, les explications renouvelées et attentives, la persuasion sont en pratique la seule attitude qui puisse être recommandée pour le faire adhérer au traitement[47]. Les procédés coercitifs fondés sur l'humiliation ou la brutalité — qu'ils soient le fait des parents ou des soignants — ne peuvent en principe, quelles que soient les circonstances, constituer un mode admissible de la réalisation des soins[48].

Enfin, la question du refus du traitement se pose également :

– alors que l'acte médical n'est pas réellement destiné à soigner le mineur, notamment parce que cet objectif est devenu impossible, le malade étant atteint d'une maladie incurable. Dans ces circonstances, ainsi que le suggèrent P. Bonfils et A. Gouttenoire, « il serait opportun d'accorder au mineur placé dans cette situation, au moins lorsqu'il a atteint un certain âge, la capacité de prendre les décisions médicales qui le concernent, notamment pour pouvoir décider de bénéficier d'un traitement antidouleur, y compris lorsque celui-ci comporte des risques pour sa vie »[49] ;

– lorsque les actes médicaux pratiqués sur le mineur ne sont pas nécessaires à sa santé. L'enfant bénéficie alors d'un véritable droit de veto interdisant à ses parents de lui imposer l'acte en question : sont concernés les prélèvements de moelle osseuse au profit d'un membre de son entourage ou encore la participation à une recherche biomédicale.

Refus exprimé par les parents

D'une manière générale, la loi prévoit que « si la volonté de la personne de refuser ou d'interrompre un traitement met sa vie en danger, le médecin doit tout mettre en œuvre pour la convaincre d'accepter les soins indispensables » (art. L.1111-3, CSP). Lorsque le patient n'accepte pas les soins, l'obligation du médecin consiste à rechercher le dialogue et à faire preuve de persuasion.

Le Code de déontologie médicale (art. R.4127-36, CSP) indique dans le même sens que lorsqu'un malade, en état d'exprimer sa volonté, refuse les investigations ou le traitement proposé, le médecin doit respecter ce refus après avoir informé le malade de ses conséquences ; en cas de refus de soin du patient, le médecin

---

47. C'est dans cet esprit qu'il faut comprendre l'instruction donnée en 2009 par les pouvoirs publics dans le cadre de la vaccination contre le virus grippal H1N1 : « Si un collégien ou un lycéen mineur refuse au dernier moment de se faire vacciner, que se passe t-il ? : La vaccination ne sera pas réalisée et cette décision sera mentionnée sur le carnet de santé de l'intéressé. Les parents en seront informés » (<www.pandemie-grippale.gouv.fr>).

48. On rappellera que la Convention de New York prohibe toute atteinte illégale à l'honneur du mineur, toute forme de violence, d'atteinte ou de brutalités physiques ou mentales à son égard (art. 19).

49. P. Bonfils, A. Gouttenoire, *op. cit.*, p. 597.

ne peut être accusé de non-assistance à personne en danger au titre de l'article 223-6 du Code pénal.

Les parents peuvent se prévaloir de ces dispositions, lorsque :
– il s'agit de soins qui ne mettent pas en cause de façon significative l'état de santé du mineur ;
– l'abstention des soins s'inscrit dans le contexte culturel de la famille et de ses convictions propres en matière de santé, *a priori* respectables[50].

Elles trouvent leurs limites lorsque le patient est mineur et que le refus de traitement par les parents risque d'entraîner des conséquences graves pour la santé du mineur (voir chap. 1, « Les titulaires de l'autorité parentale »).

Dans ce dernier cas, comme il a été indiqué, le médecin est tenu de délivrer les soins indispensables (art. L.1111-4, CSP). Ceci s'applique aux situations d'urgence, dans lesquelles l'abstention de soins immédiats constituerait de la part du médecin une infraction pénale, comme cela a été indiqué. Lorsque les soins sont nécessaires, mais peuvent sans inconvénient être programmés à une date ultérieure, d'autres initiatives peuvent être prises, pouvant notamment faire intervenir le procureur de la République.

Les difficultés rencontrées lorsqu'un patient refuse pour des raisons religieuses des soins qui lui sont absolument nécessaires et dont l'absence mettrait sa vie en danger sont souvent évoquées s'agissant des Témoins de Jéhovah.

Sur ce sujet délicat où s'affrontent deux exigences (d'une part celle de respecter la volonté du patient ou celle des titulaires de l'autorité parentale ; d'autre part celle de porter secours), le Conseil d'État s'est prononcé le 16 août 2002 dans une ordonnance remarquée, laissant au médecin, en conscience, la faculté de s'abstenir, comme le prévoit la loi, ou de soigner[51]. Cette décision concernait cependant un patient majeur. Elle ne pourrait s'appliquer à un patient mineur, à l'égard duquel la loi impose que le médecin délivre les soins « indispensables », à savoir ceux qui mettront le jeune patient à l'abri de conséquences graves pour sa santé.

Enfin, le refus de traitement divise parfois les parents, opposés sur les décisions thérapeutiques à prendre. Hors les cas d'urgence, la résolution de ces litiges relève de la compétence du juge aux affaires familiales (chap. 1, « Les titulaires de l'autorité parentale »). Mais cette solution judiciaire sera prévenue autant que possible et réservée aux cas inextricables, dans lesquels l'opposition des parents est irréductible : la recherche du dialogue, les explications renouvelées et centrées sur l'intérêt du mineur doivent être bien entendu privilégiées en premier recours.

---

50. D. et M. Duval-Arnould soulignent à ce propos que la prise en compte des choix des parents « suppose qu'ils suivent de manière constante et attentive l'évolution de l'état de santé de l'enfant et sont capables de faire des choix relatifs au traitement. Ce n'est donc pas le cas de parents refusant d'entrer en contact avec l'équipe médicale de l'hôpital dans lequel l'enfant a été transporté. Cette attitude ne peut être considérée comme l'expression d'un choix » (*op. cit.*, p. 21).

51. CE, *Mmes F.*, n° 249552.

La preuve de l'information et du consentement

La charge de la preuve de l'information médicale

Longtemps, lorsqu'il contestait une absence d'information médicale lui ayant causé préjudice, il a appartenu au patient de rapporter la preuve de cette carence. Par une décision très commentée[52], la Cour de cassation a renversé la charge de la preuve en cette matière, en la faisant désormais porter sur le médecin et non sur le patient. La juridiction administrative a retenu ultérieurement une solution convergente dans ses arrêts du 5 janvier 2000[53].

La loi du 4 mars 2002 a consacré ces solutions jusqu'alors jurisprudentielles (art. L.1111-2, CSP) en énonçant que :

– « en cas de litige, il appartient au professionnel ou à l'établissement de santé d'apporter la preuve que l'information a été délivrée à l'intéressé », ici : aux parents, dans les conditions prévues par la loi ;

– que « cette preuve peut être apportée par tout moyen ».

Dans cette perspective, les recommandations de bonne pratique de la Haute Autorité de santé (HAS) sur la délivrance de l'information[54] soulignent le *primat de l'information orale* du patient (« L'information, qui est toujours orale, est primordiale ») et déconseillent tout usage de documents visant à obtenir un consentement écrit, sauf dans des cas prévus par les lois et règlements (transfusion sanguine, prélèvements d'organes, IVG, examens à caractère génétique, etc.)[55].

Recommandant la remise de documents écrits en complément de l'information orale, pour permettre aux parents de s'y reporter, d'en discuter avec d'autres personnes ou de susciter des questions qui seront posées aux professionnels, elle indique que « le document d'information [...], exclusivement destiné à donner à la personne des renseignements par écrit [...], n'a pas à être signé par la personne et ne contient aucune formule l'invitant à y apposer une signature » (*Recommandations*, p. 8).

Dans le cas du mineur, l'obligation réglementaire du recueil d'un consentement parental exprimé par écrit, qui s'impose pour de nombreux actes médicaux, permet d'éluder en partie cette question de la preuve par un document signé.

L'« autorisation de soins » (ou « autorisation d'opérer »)

Lorsqu'un mineur est hospitalisé[56], l'article R.1112-35 du Code de la santé publique prévoit que :

52. Cass. Civ. 1re, 25 février 1997, Hédreul.

53. CE, *Époux Thelle et AP-HP c/Guilbot.*

54. HAS, *Délivrance de l'information à la personne sur son état de santé, op. cit.*, p. 7-8.

55. Ainsi, s'agissant de la transfusion sanguine, les textes prévoient qu'au cours du séjour hospitalier, tout patient auquel a été administré un produit sanguin labile doit en être informé par écrit et que dans le cas où le patient est mineur, cette information écrite doit être communiquée aux titulaires de l'autorité parentale, sauf si le mineur a fait connaître son opposition à toute consultation ou information de ses parents dans le cadre de l'article L.1111-5 (art. R. 1112-5, CSP).

56. Le texte, *stricto sensu*, n'évoque que les circonstances d'une intervention chirurgicale.

– une autorisation écrite d'opérer et de pratiquer les actes liés à l'opération doit être établie « lorsqu'une intervention chirurgicale se révèle nécessaire [et que] les père, mère ou tuteur légal sont en mesure de donner une autorisation écrite à bref délai » ;

– une autorisation écrite d'opérer doit dès l'admission du mineur être demandée « au père, mère ou au tuteur légal » du mineur (et en fait aux titulaires de l'autorité parentale[57]), « si lors de l'admission d'un mineur, il apparaît que l'autorisation écrite d'opérer celui-ci, et de pratiquer les actes liés à l'opération ne pourrait en cas de besoin être obtenue à bref délai » de ceux-ci, « en raison de leur éloignement ou pour toute autre cause ».

L'autorisation écrite d'opérer n'est donc pas requise de façon systématique par la réglementation, en dehors de ces deux circonstances (nécessité d'une intervention chirurgicale ou difficulté prévisible de joindre les parents)[58].

L'autorisation d'opérer est une formalité qui s'applique spécifiquement aux soins aux mineurs. Il est en effet important que les parents absents ou injoignables puissent s'opposer par avance à une intervention dépourvue de caractère d'urgence. Ils doivent en effet être en mesure de choisir une alternative thérapeutique lorsqu'elle existe ou encore de faire effectuer l'intervention dans un autre établissement que celui où est hospitalisé leur enfant. Surtout, le formulaire de consentement permet de justifier de l'unanimité des parents à faire procéder aux actes médicaux, dans le cas d'une autorité parentale conjointe.

Un modèle-type de formulaire d'autorisation d'opérer a été établi par l'AP-HP pour être proposé à la signature conjointe des titulaires de l'autorité parentale dans ces deux circonstances (document 2.1).

En toute logique et bien que ceci ne soit pas prévu expressément par le Code de la santé publique, il doit être considéré que cette autorisation écrite s'impose, au-delà des seuls actes chirurgicaux, pour tous les actes médicaux de gravité comparable (notamment les actes invasifs et pratiqués sous anesthésie[59]), et plus généralement, pour les actes non usuels.

---

57. Cette rédaction — issue du décret à présent abrogé n° 74-27 du 14 janvier 1974 — ne semble pas devoir résister au droit issu de la loi du 4 mars 2002 qui impose le consentement conjoint des titulaires de l'autorité parentale pour les actes graves. Une harmonisation des règles en la matière s'imposerait, ainsi que l'indiquent justement D. et M. Duval-Arnould, *op. cit.*, p. 17.

58. Il convient donc de nuancer le caractère impératif du critère mentionné dans le *Manuel d'accréditation* de l'ANAES indiquant qu'« en dehors de certaines dispositions particulières, les détenteurs de l'autorité parentale donnent leur consentement de manière écrite » (DIP.5.d.). Ce consentement écrit n'est requis que pour certains actes médicaux. Évoquant les autorisations d'opérer sur mineur, le Conseil national de l'Ordre des médecins a jugé que « ce chèque en blanc est une pratique contestable, parce que les parents ne peuvent guère refuser l'autorisation d'opérer. Il n'atténue en rien la responsabilité morale du médecin ou du chirurgien et ne dispense pas de tout entreprendre pour avertir les parents au moment où une intervention est décidée » (*Commentaires du Code de déontologie médicale, op. cit.*, p. 158. Voir également, E. Dusehu, *Soins aux patients mineurs, consentement des représentants légaux, op. cit.*).

59. « Lors de la consultation d'anesthésie, il est important de préciser aux titulaires de l'autorité parentale qu'ils doivent remettre leur consentement écrit. À défaut, l'intervention pourra éventuellement être annulée » (Hospices civils de Lyon, *La prise en charge du mineur à l'hôpital*, 2003, fiche n° 3).

L'« autorisation d'opérer » (ou « autorisation de soins ») doit préciser de façon circonstanciée la nature des actes et interventions prévus. Elle ne doit pas être rédigée de façon générale et ne peut permettre de confier à un tiers la responsabilité de décider des soins et des actes.

Cette formalité n'exonère en aucune façon les praticiens de leur obligation de tout entreprendre pour avertir les parents. Aucune intervention dépourvue d'urgence ne peut *a priori* être pratiquée avant qu'on ne les ait joints (« En cas de refus de signer cette autorisation ou si le consentement du représentant légal du mineur ne peut être recueilli, il ne peut être procédé à aucune intervention [...] hors les cas d'urgence », art. R.1112-35, CSP).

En raison de la nature des actes visés par cette autorisation (en principe des actes non usuels ; voir chap. 1, « Les titulaires de l'autorité parentale »), l'autorisation doit être signée des deux titulaires de l'autorité parentale, sauf empêchement de l'un d'entre eux : parent manifestement non joignable, hors d'état de s'exprimer, désintérêt manifeste, etc. Si tel est le cas, la nature de l'empêchement sera clairement explicitée au dossier médical.

La procédure de signature de cette autorisation peut être distincte suivant les circonstances (accueil en urgence ou programmé, transfert) et l'organisation propre aux services concernés. En tout état de cause, elle ne peut être proposée selon le cas :

– qu'une fois les parents informés par un médecin sur les actes envisagés ; cette information doit s'accompagner d'explications personnelles pour le mineur, en proportion de ses facultés de compréhension et de telle sorte que son point de vue puisse être pris en compte ;

– ou qu'une fois expliqué l'usage de ce document pour une intervention non prévue lors de l'admission et pour le cas où les parents ne seraient pas joignables.

L'hôpital ou le service détermineront qui doit concrètement faire signer cette autorisation (personnel administratif, médical ou paramédical).

L'autorisation doit être conservée au dossier du mineur[60].

Autorisations dans le cadre scolaire

Jusqu'en 2004 et en vertu d'instructions spécifiques au ministère de l'éducation nationale ; les établissements d'enseignement demandaient généralement aux parents, au début de chaque année scolaire, une autorisation d'opérer. Celle-ci était présentée ou télécopiée par l'établissement concerné lorsqu'il adressait un mineur à l'hôpital (voir chap. 5, « Urgences pédiatriques »). Les instructions actuelles ne prévoient plus cette pratique. Les documents complétés par les parents en début d'année scolaire permettent surtout d'indiquer l'établissement de santé que les parents désignent préférentiellement pour la prise en charge de leur enfant.

60. ANAES, *Dossier du patient : amélioration de la qualité de la tenue et du contenu, réglementation et recommandations*, 2003, p. 19.

Document 2.1 **Autorisation de soins : modèle-type**

Établissement :
Service :

Autorisation de soins
(pour un mineur)

Nous, soussignés, M. et Mme ....

☐ **autorisons**

Je soussigné(e), M. ou Mme ....

☐ **autorise**

en qualité de titulaire(s) de l'autorité parentale

que les actes médicaux suivants ....

....

soient effectués sur notre fils (fille) ....

☐ **autorisons**

☐ **autorise**

qu'une intervention sous anesthésie (et les actes médicaux liés à cette intervention) soit le cas échéant effectuée au sein de l'hôpital, au cas où elle apparaitrait médicalement nécessaire et devant être réalisée dans un délai ne permettant pas de nous en (de m'en) prévenir.

Fait à ....

Le...

Signature du (ou des) titulaires de l'autorité parentale

Les examens des caractéristiques génétiques

L'examen, à des fins médicales, des caractéristiques génétiques du mineur consiste, dans le cadre général prévu par le Code de la santé publique, à analyser ses caractéristiques génétiques héritées ou acquises à un stade précoce du développement prénatal (analyses de cytogénétique, de génétique moléculaire, etc. ; art. R.1131-2, CSP)[61]. Cette analyse peut selon le cas avoir pour objet :

– de poser, de confirmer ou d'infirmer le diagnostic d'une maladie à caractère génétique chez une personne ;

– de rechercher les caractéristiques d'un ou de plusieurs gènes susceptibles d'être à l'origine du développement d'une maladie chez une personne ou les membres de sa famille potentiellement concernée ;

– d'adapter la prise en charge médicale du patient selon ses caractéristiques génétiques (art. R.1131-1, CSP).

L'article 16-10 du Code civil prévoit que l'examen des caractéristiques génétiques d'une personne ne peut être entrepris qu'à des fins médicales ou de recherche scientifique et que le consentement exprès de la personne doit être recueilli par écrit préalablement à la réalisation de l'examen, après qu'elle a été dûment informée de sa nature et de sa finalité. Le consentement doit mentionner la finalité de l'examen. Il est révocable sans forme et à tout moment.

S'agissant d'un patient mineur, le consentement doit être donné par les titulaires de l'autorité parentale. En outre, le consentement propre du mineur doit être systématiquement « recherché » s'il est apte à exprimer sa volonté et à participer à la décision (art. R.1131-4, CSP).

Préalablement à l'expression écrite de leur consentement, les titulaires de l'autorité parentale doivent être informés des caractéristiques de la maladie recherchée, des moyens de la détecter, du degré de fiabilité des analyses ainsi que des possibilités de prévention et de traitement. En outre, ils doivent être informés des modalités de transmission génétique de la maladie recherchée et de leurs possibles conséquences chez d'autres membres de la famille du mineur (même art. ; sur les modalités de l'information éventuelle de la famille, art. L.1131-1, CSP).

Les examens ne peuvent être prescrits chez un mineur que si celui-ci ou sa famille peuvent personnellement bénéficier de mesures préventives ou curatives immédiates (art. R.1131-5, CSP).

61. L'arrêté du 27 mai 2013 définissant les règles de bonnes pratiques applicables à l'examen des caractéristiques génétiques d'une personne à des fins médicales prévoit qu'« une information claire et adaptée à son degré de maturité s'agissant d'un mineur doit lui être délivrée » (3.2.) et que « le non-respect du dispositif juridique en vigueur justifie le refus de réalisation d'un test génétique, notamment l'absence de consentement, la prescription chez un mineur asymptomatique sans justification ou l'insuffisance d'élément permettant de juger de la pertinence de la prescription » (5.2.).

L'accès au dossier médical du mineur

En dehors de la situation particulière du nouveau-né (voir chap. 3, « L'enfant à la maternité »), la réglementation prévoit pour chaque patient mineur, comme pour tout autre patient, la constitution d'un dossier médical individuel.

Ce dossier doit être constitué ou « réactivé » pour toute hospitalisation ou consultation (art. R.1112-2, CSP).

La possibilité pour les parents de prendre connaissance du dossier médical de leur enfant est un droit reconnu expressément par la loi : la transparence sur ces informations doit leur permettre de prendre valablement les décisions concernant la santé de leur enfant[62].

La loi du 4 mars 2002 relative aux droits des malades et à la qualité du système de santé a précisé qu'au-delà du seul dossier médical, le droit à communication s'appliquait à toutes les « informations concernant la santé du patient » détenues par l'établissement, « à quelque titre que ce soit », et selon des modalités qui ont donné lieu à des recommandations spécifiques de la Haute Autorité de santé (HAS), homologuées par le ministère de la santé[63].

Le Code de la santé publique prévoit l'obligation pour tout établissement public de santé d'établir et de conserver un dossier médical pour chaque patient hospitalisé. Il a énuméré une liste *a minima* des pièces qui doivent être conservées par l'établissement (cette liste figure à l'article R.1112-2).

La communication du dossier du mineur

La loi précise que s'agissant d'une personne mineure[64], le droit d'accès est exercé par le ou les titulaires de l'autorité parentale et par eux seuls[65]. Il est ainsi considéré que compte tenu de son âge, l'exercice de cette autonomie par le mineur lui-même serait illusoire et que, pour prendre connaissance des données médicales qui le concernent, il doit être représenté.

---

62. Commission d'accès aux documents administratifs (CADA), avis n° 20103828 du 23 septembre 2010, *Directeur du Centre hospitalier Montperrin* : les deux parents titulaires de l'autorité parentale ont accès au dossier et un mineur hospitalisé à l'initiative d'un seul des deux parents ne peut s'opposer à la communication du dossier à l'autre parent.

63. Arrêté du 5 mars 2004 portant homologation des recommandations de bonnes pratiques relatives à l'accès aux informations concernant la santé d'une personne, et notamment l'accompagnement de cet accès.

64. Ces dispositions concernent tous les mineurs, jusqu'à l'âge de leur majorité. La notion de « grand mineur » n'a pas de réalité juridique en cette matière, en dehors du droit des mineurs de « recevoir eux-mêmes une information d'une manière adaptée à leur degré de maturité » (art. L.1111-2, CSP).

65. Art. L.1111-7, CSP, ceci quelle que soit la composition du foyer dans lequel vit l'enfant : CADA, *Directeur du CH de Troyes*, 23 janvier 2003. En cas de divorce ou de séparation, le parent n'ayant pas obtenu la garde de l'enfant conserve son droit d'accès si l'autorité parentale reste partagée. Le parent dont l'enfant fait l'objet d'une mesure de placement, conserve son droit d'accès sauf s'il a été privé de son autorité parentale (CADA, *Directeur du Centre hospitalier de Châlons-en-Champagne*, conseil n° 20074488 du 22 novembre 2007).

– Il revient donc aux parents, et non au mineur, de formuler la demande de communication.

L'établissement doit vérifier si le demandeur est bien investi de l'autorité parentale ou, à défaut, s'il est expressément mandaté par le titulaire de l'autorité parentale. Si la personne requérante ne peut fournir aucune pièce, il ne peut être donné suite à la demande et il pourra être suggéré une prise de contact avec un parent justifiant sans ambiguïté de l'exercice de l'autorité parentale.

Une décision de justice définit parfois la situation juridique des parents à l'égard de l'enfant[66]. Elle devra dans ce cas être produite par le demandeur.

En cas de divorce ou de séparation, le parent qui n'a pas obtenu la garde de l'enfant conserve son droit d'accès si l'autorité parentale reste partagée[67].

– Le parent auquel une décision judiciaire a retiré l'exercice de l'autorité parentale ne peut pas demander à consulter le dossier médical de son enfant[68]. Il en est de même lorsque le père non marié n'a pas fait avec la mère une déclaration conjointe d'exercice en commun de l'autorité parentale[69]. La conclusion d'un pacte civil de solidarité (PACS) ou l'existence d'une procédure d'assistance éducative auprès d'un juge des enfants, n'ayant pas d'incidence sur la dévolution de l'autorité parentale, ne le permettront pas davantage[70].

– De même, les grands-parents ne bénéficient pas d'un droit d'accès aux informations concernant le mineur, dès lors qu'ils ne détiennent pas directement l'autorité parentale sur lui. Ceci vaut même si les parents sont eux-mêmes mineurs[71].

– Le mineur ne peut *stricto sensu* demander à avoir directement accès à son dossier. Il n'y a de même pas lieu de rechercher son accord de principe lorsque ses parents en demandent la communication[72].

Cependant, la loi prévoit que le mineur a le droit de recevoir lui-même une information et de participer à la prise de décision le concernant d'une manière

66. Par exemple un jugement de divorce, CADA, *Directeur général de l'Assistance publique-hôpitaux de Marseille (hôpital de la Timone)*, avis n° 20065127 du 23 novembre 2007.

67. CADA, *Directeur du Centre hospitalier de la région de Saint-Omer*, avis n° 20081303 du 3 avril 2008 ; *Directeur du Centre hospitalier Georges-Daumezon de Fleury-les-Aubrais*, avis n° 20082090 du 22 mai 2008.

68. CADA, *Directeur général de l'Assistance publique-Hôpitaux de Marseille*, avis n° 20065127 du 23 novembre 2006. De façon qui peut sembler contestable, mais d'un avis désormais ancien, la CADA a considéré comme recevable la demande présentée par le parent d'un enfant mineur, privé de l'autorité parentale sur l'enfant et ne disposant que d'un droit de visite et d'hébergement (CADA, 19 décembre 1991, *Médecin du Centre psychopédagogique [Union pour la défense de la santé mentale] UDSM*).

69. CE, 21 février 1996, req. n° 149250.

70. HAS, *Accès aux informations concernant la santé d'une personne : modalités pratiques et accompagnement*, décembre 2005, p. 16.

71. CADA, *Directeur du Centre hospitalier René Dubos*, avis n° 20103989 du 14 octobre 2010. Les parents mineurs d'un enfant doivent être regardés comme détenant et exerçant l'autorité parentale sur ce dernier. Les grands-parents, bien qu'ils représentent légalement le père ou la mère, ces derniers étant eux-mêmes mineurs, n'ont pas vocation à l'exercer en leur nom et n'ont aucun droit d'accès au dossier médical de l'enfant.

72. CADA, *Ministre de la fonction publique, de la réforme de l'État et de l'aménagement du territoire*, conseil n° 20024609 du 19 décembre 2002.

adaptée à son degré de maturité[73]. Il est donc souhaitable qu'une attention particulière soit portée à une telle demande d'accès aux éléments du dossier. Elle sera l'occasion de compléter l'information délivrée au mineur, de lui apporter des explications supplémentaires, en fonction notamment de son âge. Sans lui communiquer à proprement parler les documents, il peut être très utile de reprendre avec lui les éléments de son dossier et leurs incidences sur sa future vie d'adulte[74].

– Dès lors que l'enfant est devenu majeur, les informations médicales le concernant ne sont plus communicables à ses parents[75]. Ceci, « même pour des informations remontant à la période pendant laquelle leur enfant était mineur », car ils sont désormais considérés comme des tiers[76].

– Lorsque le dossier du mineur est demandé par un titulaire de l'autorité parentale dans le contexte avoué ou non d'une recherche en paternité et de la quête d'informations à caractère génétique, la communication doit en principe être refusée[77].

La communication par l'intermédiaire d'un médecin

– Comme pour toute communication de dossier, les parents peuvent demander qu'elle soit effectuée par l'intermédiaire d'un médecin.

– S'agissant d'un mineur, la loi prévoit en sus que, lorsque le mineur en fait lui-même la demande, l'accès doit avoir lieu par l'intermédiaire d'un médecin : les informations sont alors, au choix du ou des titulaires de l'autorité parentale, adressées au médecin qu'il a ou qu'ils ont désigné ou consultées sur place en présence de ce médecin. La demande du mineur s'impose aux parents[78].

– Lorsque les parents ne sont jamais intervenus lors des soins, lorsque l'âge, le contexte familial, la pathologie présentée paraissent le justifier, ou encore lorsque le mineur bénéficie à titre personnel du remboursement des prestations en nature de l'assurance maladie et de la couverture complémentaire[79], il est recommandé de demander préalablement au mineur s'il souhaite cette communication par l'intermédiaire d'un médecin[80].

– Des difficultés peuvent se présenter lorsque le dossier comporte des indications concernant les titulaires de l'autorité parentale et laissant présumer de leur part des mauvais traitements sur leur enfant (soupçons de sévices, syndrome de Münchhausen, etc.). Ces situations sont délicates, notamment dans la période d'observation où la décision d'un signalement n'est pas encore prise. La demande du dossier doit conduire l'équipe à se déterminer. Selon le cas, plusieurs options sont possibles : mettre à profit la demande des parents pour leur exposer la situation et engager le cas échéant une procédure de signalement ; prendre contact

73. Art. L.1111-2, CSP et 371-1, C. civ.
74. HAS, *Accès aux informations…*, *op. cit.*, p. 14.
75. CADA, DDASS de l'Isère, conseil n° 20054024 du 6 octobre 2005.
76. ANAES, *Dossier du patient…*, *op. cit.*, p. 42.
77. AP-HP/DAJ, *Communiquer le dossier médical*, 2014, p. 80-81.
78. ANAES, *Dossier du patient…*, *op. cit.*, p. 41.
79. Au titre des dispositions de l'article L.1111-5, CSP.
80. ANAES, *Dossier du patient…*, *op. cit.*, p. 14.

avec le mineur pour lui proposer de faire valoir son droit d'opposition à la communication du dossier à ses parents ou de demander que la communication se fasse par l'intermédiaire d'un médecin qu'il désigne (ceci dans les cas — rares — où il s'agirait de mineurs assez âgés pour procéder ainsi) ; dans certains cas inextricables, le médecin peut faire valoir ses obligations déontologiques de protection de l'enfant[81] et reporter ou refuser la communication du dossier, en invitant les parents à saisir la Commission d'accès aux documents administratifs (CADA), qui donnera un avis qualifié.

Le mineur soigné à l'insu de ses parents

– Les titulaires de l'autorité parentale doivent être informés de l'état de santé du mineur, du déroulement des soins dispensés et de toutes les décisions médicales le concernant. Ils ont donc en principe accès de droit à son dossier médical.

Ceci ne signifie pas qu'il n'existe pas de droit du mineur au secret médical, mais ce droit s'incline *a priori* devant les prérogatives de l'autorité parentale[82].

– La loi prévoit toutefois, dans des conditions restrictives, le droit du mineur à demander d'être soigné sans que ses parents en soient informés. Lorsque le mineur souhaite garder le secret sur un traitement ou une intervention dans ces conditions[83], il peut s'opposer à ce que le médecin qui a pratiqué ce traitement ou cette intervention communique aux titulaires de l'autorité parentale (ou à l'un d'entre eux) les informations qui ont été constituées dans ce cadre[84]. Le médecin doit alors faire mention écrite de cette opposition au dossier.

– La Haute Autorité de santé formule les recommandations suivantes :

> « Lorsque le mineur sollicite seul des soins, ou lorsque son âge, le contexte familial, la pathologie présentée paraissent le justifier, il est souhaitable que le médecin l'informe de cette possibilité. L'objectif est de lui permettre d'accéder à des soins et d'instaurer une relation de confiance avec les professionnels de santé sans avoir la crainte que ses parents soient informés des constatations et des actes médicaux effectués. En effet, la perspective d'une révélation à ses parents du motif de son recours au professionnel de santé ne doit pas le dissuader de se faire soigner.
>
> Mais le professionnel de santé doit essayer de convaincre le mineur de laisser ses parents accéder aux informations sur sa santé, notamment par l'intermédiaire d'un médecin, afin qu'un dialogue au sein de la famille soit maintenu ou repris, et que le mineur puisse bénéficier d'un soutien[85]. »

– Le médecin saisi d'une demande présentée par un titulaire de l'autorité parentale dans ce cadre doit s'efforcer d'obtenir le consentement de la personne mineure à cette demande. Si en dépit de ces efforts, le mineur maintient son

---

81. Art. R.4127-43 et R.4127-44, CSP (voir aussi Code de déontologie médicale, art. 43 et 44).
82. Nonobstant le droit du mineur au secret médical, l'administration hospitalière n'établissait pas que ce secret pouvait justifier de faire obstacle aux prérogatives de l'exercice de l'autorité parentale (TA Paris, 5 novembre 2009, req. n° 0707278).
83. Art. L.1111-5, CSP.
84. Art. R.1111-6, CSP ; voir aussi CE, 17 novembre 2006, n° 270863.
85. HAS, *Accès aux informations…*, *op. cit.*, p. 13.

opposition, la demande ne peut être satisfaite tant que demeure l'opposition du mineur : l'hôpital doit refuser l'accès des titulaires de l'autorité parentale aux informations médicales visant le mineur[86].

– La Commission d'accès aux documents administratifs (CADA) estime que si « les titulaires de l'autorité parentale ne peuvent obtenir la communication du dossier médical du patient mineur, le législateur n'a pas pour autant organisé un droit d'accès que le mineur pourrait, sans recours à l'autorité judiciaire, exercer, soit lui-même, soit en désignant un adulte ou un médecin de son choix[87] ». Dans ce cas également, le mineur ne dispose pas d'un droit d'accès à son dossier.

– Le droit d'opposition reconnu au mineur ne porte cependant que sur la communication des informations se rapportant à des soins sur lesquels il avait souhaité garder le secret : il ne s'agit pas d'un droit portant sur l'ensemble des pièces contenues dans le dossier médical[88].

– Le mineur ne peut former opposition à la communication de son dossier médical aux titulaires de l'autorité parentale que dans le cas où les soins qu'il a reçus ont été dispensés à leur insu. Un simple désaccord entre les titulaires de l'autorité parentale ou entre le mineur et l'un des titulaires de l'autorité parentale ne saurait justifier, par lui-même, un refus de communication sur le fondement de ces dispositions. Par suite, un établissement de santé n'est pas fondé à prendre contact avec un mineur pour obtenir son consentement à la communication du dossier médical si le traitement ou l'intervention en cause n'avait pas été réalisé à l'insu des parents[89].

Le cas du mineur décédé

La CADA a considéré que les dispositions du Code de la santé publique qui restreignent l'accès des ayants droit aux pièces du dossier médical du patient décédé aux seules informations qui leur sont nécessaires pour défendre la mémoire du défunt, connaître les causes de la mort ou faire valoir des droits, ne sont pas applicables aux demandes de communication du dossier médical d'un enfant mineur décédé formulé par les titulaires de l'autorité parentale[90].

Elle a précisé que le législateur n'a pas entendu priver ces derniers du droit d'accès au dossier médical de leur enfant *post mortem*, alors qu'il n'est pas limité de leur vivant sauf exception (exception de l'art. L.1111-5, CSP).

---

86. *Ibid.* : « Saisi d'une demande présentée par le titulaire de l'autorité parentale alors que la personne mineure s'est opposée à la communication, le médecin doit s'efforcer de vérifier avec cette dernière la constance de cette volonté et de l'amener à prendre en compte les éléments susceptibles de modifier ce choix. Ce n'est que dans la situation où, en dépit de ces efforts, le mineur maintient son opposition que la demande du titulaire de l'autorité parentale ne pourra être satisfaite. »

87. CADA, *Directeur du Centre hospitalier de Versailles*, conseil n° 20121015 du 22 mars 2012.

88. CADA, *CDES du Rhône*, conseil n° 20022817 du 11 juillet 2002.

89. CADA, *Directeur général de l'Assistance publique-hôpitaux de Paris (Groupe hospitalier Cochin-Saint-Vincent-de-Paul/Maison de Solenn)*, avis n° 20082236 du 5 juin 2008.

90. CADA, *Directeur général de l'Assistance publique – hôpitaux de Paris*, avis n° 20100382 du 28 janvier 2010. Ce point fait notamment l'objet d'une recommandation du Défenseur des droits dans son rapport annuel 2011 (Rapport, p. 86).

Durée de la conservation du dossier du mineur

Depuis le décret du 4 janvier 2006[91], le Code de la santé publique précise que le dossier médical est conservé pendant une durée de 20 ans à compter de la date du dernier séjour de son titulaire dans l'établissement ou de la dernière consultation externe en son sein[92]. Lorsqu'en application de ces dispositions, la durée de conservation du dossier s'achève avant le vingt-huitième anniversaire de son titulaire, la conservation du dossier est prorogée jusqu'à cette date.

Cette prorogation, qui tient compte du fait que les délais de prescription en matière de responsabilité médicale[93] ne courent pas en ce qui concerne les personnes mineures, garantit aux patients un délai minimum de 10 ans à compter de leur majorité.

Si le mineur décède moins de 10 ans après son dernier passage dans l'établissement, le dossier doit être conservé pendant une durée de 10 ans à compter de la date du décès. Ces délais seront suspendus par l'introduction de tout recours gracieux ou contentieux tendant à mettre en cause la responsabilité médicale de l'établissement de santé ou de professionnels de santé à raison de leurs interventions au sein de l'établissement.

Les recherches médicales sur le mineur

La réalisation de recherches médicales sur les patients mineurs s'inscrit dans un cadre légal fixé de façon générale par les articles L.1121-1 à L.1126-11 du CSP, mais avec des dispositions plus protectrices que pour les patients adultes. Ce cadre légal a été modifié à plusieurs reprises depuis sa constitution initiale par la loi du 22 décembre 1988 (loi « Huriet-Sérusclat »). La loi « Jardé » du 5 mars 2012[94], dont les conditions de mise en application sont attendues, a prévu l'élargissement du champ légal aux « recherches impliquant la personne humaine » et non plus aux seules recherches « biomédicales ».

Ces recherches peuvent s'appliquer aux investigations et aux travaux les plus divers : sur un médicament, une prothèse, un matériel médico-chirurgical à usage unique, un équipement, une méthode diagnostique, une technique chirurgicale ou une autre méthode thérapeutique, un produit cosmétique, une exposition à un

---

91. Décret n° 2006-6 du 4 janvier 2006 ; art. R.1112-7, CSP. Antérieurement, cette durée était de 70 ans pour les dossiers de pédiatrie (dispositions abrogées de l'arrêté interministériel du 11 mars 1968, Série R, Archives médicales).

92. Aussi : Instruction interministérielle DHOS/E1/DAF/DPACI n° 2007-322 du 14 août 2007 relative à la conservation du dossier médical, qui précise que l'obligation de conservation porte sur « l'ensemble des informations relatives à un même patient, quelle que soit la date à laquelle elles ont été constituées ou recueillies par l'établissement de santé, tant que le dernier passage de ce patient ne remonte pas à plus de 20 ans ». L'établissement peut néanmoins en décider autrement et conserver les informations sur une durée plus longue (art. R.1112-7, CSP).

93. Fixés à 10 ans à compter de la consolidation du dommage par l'article L.1142-28 du CSP.

94. À la date de rédaction du présent ouvrage, le décret d'application de cette loi modifiant la législation antérieure n'était pas encore publié.

milieu particulier, mais également à des recherches non interventionnelles telles que les études observationnelles.

La loi définit les conditions de réalisation de ces recherches et prévoit les règles applicables en matière de responsabilité civile et pénale. Elle vise un double objectif :

– comme l'indiquait son titre initial[95], protéger les personnes qui se prêtent à des recherches ;

– contribuer, en définissant un ensemble de « bonnes pratiques », à renforcer la qualité scientifique de ces recherches, au bénéfice de la santé publique (art. L.1121-2, CSP).

Elle affirme l'autonomie du mineur, qui peut s'opposer à participer aux recherches qui lui sont proposées. La notion de consentement éclairé préalable est ici, plus encore qu'en toute autre circonstance, une exigence essentielle.

Dispositions générales

La loi établit tout d'abord plusieurs principes, qui s'imposent pour la mise en œuvre de tout protocole de recherche :

– L'intérêt des patients qui se prêtent à une recherche biomédicale prime toujours les seuls intérêts de la science et de la société (art. L.1121-2, CSP).

– Aucune recherche biomédicale ne peut être effectuée sur un patient *(ibid.)* :

• si elle ne se fonde pas sur le dernier état des connaissances scientifiques et sur une expérimentation préclinique suffisante ;

• si le risque prévisible encouru par les personnes qui se prêtent à la recherche est hors de proportion avec le bénéfice escompté pour ces personnes ou l'intérêt de cette recherche ;

• si elle ne vise pas à étendre la connaissance scientifique de l'être humain et les moyens susceptibles d'améliorer sa condition ;

• si la recherche biomédicale n'a pas été conçue de telle façon que soient réduits au minimum la douleur, les désagréments, la peur et tout autre inconvénient prévisible lié à la maladie ou à la recherche, « en tenant compte particulièrement du degré de maturité pour les mineurs » ;

– Une recherche ne peut être mise en œuvre qu'après avis favorable de l'un des comités de protection des personnes compétents pour le lieu où sont mises en œuvre les recherches[96]. Elle nécessite par ailleurs une autorisation de l'Agence nationale de sécurité du médicament et des produits de santé (ANSM) (art. L.1121-4, CSP).

Les comités de protection des personnes (CPP) ont pour mission de s'assurer que les projets de recherche satisfont aux conditions fixées par la loi (et

95. Loi n° 88-1138 du 20 décembre 1988 relative à la protection des personnes qui se prêtent à des recherches biomédicales.

96. Le Code de la santé publique prévoit que « Lorsque le projet de recherche porte sur des personnes mineures de moins de seize ans, le comité s'adjoint la compétence d'un pédiatre si le comité ne comprend pas en son sein un tel spécialiste. » Ce spécialiste participera aux séances du comité pour les besoins de la recherche considérée et prendra part aux délibérations relatives à cette recherche (art. R.1123-14, CSP).

notamment de vérifier que la recherche présente une rigueur suffisante) et de garantir les droits des personnes qui s'y prêtent[97].

La demande auprès du comité est faite par la personne physique ou morale qui prend l'initiative de la recherche *(ibid.)*.

– La recherche médicale ne donne lieu à aucune contrepartie financière directe ou indirecte pour les personnes qui s'y prêtent (et ici, aussi bien pour les parents que pour le mineur lui-même), hormis le remboursement des frais exposés. Dans le cas d'un mineur, il ne peut y avoir d'indemnité versée par le promoteur de la recherche en compensation des contraintes subies au titre de la recherche (art. L.1121-11, CSP).

Conditions d'inclusion des mineurs

Les mineurs ne peuvent être sollicités pour se prêter à des recherches biomédicales que si des recherches d'une efficacité comparable ne peuvent être effectuées sur des personnes majeures et dans les conditions suivantes :

– soit l'importance du bénéfice escompté pour les mineurs concernés est de nature à justifier le risque prévisible encouru ;

– soit ces recherches se justifient au regard du bénéfice escompté pour d'autres mineurs. Dans ce cas, les risques prévisibles et les contraintes que comporte la recherche doivent présenter un caractère minimal (art. L.1121-7, CSP).

Si un mineur susceptible de prêter son concours à une recherche biomédicale relève, outre celle sa qualité de mineur, d'une ou de plusieurs autres catégories de patients bénéficiant d'une protection renforcée[98], on lui appliquera les dispositions qui assurent à ses intérêts la protection la plus favorable (art. L.1121-9, CSP).

Information du mineur et autorisation parentale

Les mineurs doivent recevoir, lorsque leur participation à une recherche biomédicale est envisagée, l'information prévue à l'article L.1122-1 du CSP :

– l'objectif, la méthodologie et la durée de la recherche ;

– les bénéfices attendus, les contraintes et les risques prévisibles, y compris en cas d'arrêt de la recherche avant son terme ;

– les éventuelles alternatives médicales ;

---

97. Évoquant des travaux du Dr C. Aubert-Fourmy (hôpital A. Paré, Boulogne-Billancourt), le philosophe J.-P. Amman souligne que dans le cas particulier de l'oncologie pédiatrique par exemple, où les enfants peuvent être inclus très vite dans un protocole de recherche, « dans les deux ou trois premiers jours [...], devoir informer et faire signer un consentement [...] implique une augmentation importante de la souffrance de toute la famille déjà très éprouvée ». Ni le consentement, ni la signature n'exonère « l'investigateur » de sa pleine responsabilité [...] ; l'autorité administrative, qui peut suspendre ou interdire, ne se substitue pas à la responsabilité du médecin prescripteur qui reste pleine et entière (« Information et décision thérapeutique en oncologie pédiatrique : aspects éthiques », *La lettre de l'Espace éthique*, 2002, p. 66-67).

98. Ces protections (art. L.1121-5 à L.1121-8, CSP) concernent les mineures enceintes, parturientes ou allaitantes, les mineurs privés de liberté par une décision judiciaire ou administrative ou hospitalisés sans leur consentement pour troubles mentaux, ou pris en charge dans un établissement sanitaire et social à d'autres fins que celles de la recherche.

– les modalités de prise en charge médicale prévues en fin de recherche, si une telle prise en charge est nécessaire, en cas d'arrêt prématuré de la recherche, et en cas d'exclusion de la recherche ;
– l'avis du comité de protection des personnes et l'autorisation de l'autorité compétente pour autoriser la recherche ;
– le droit d'avoir communication, au cours ou à l'issue de la recherche, des informations concernant sa santé, qu'il détient ;
– le cas échéant, l'interdiction de participer simultanément à une autre recherche ou la période d'exclusion prévues par le protocole et son inscription dans le fichier national prévu à cet effet.

Le mineur doit recevoir au préalable une information adaptée à sa capacité de compréhension, cette information devant être délivrée à la fois par l'investigateur et par les titulaires de l'autorité parentale eux-mêmes précédemment informés par l'investigateur (art. L.1122-2, CSP).

L'investigateur doit informer le mineur comme les titulaires de l'autorité parentale de leur droit, à tout moment, de refuser la participation à la recherche ou de retirer leur acceptation ou l'autorisation donnée, sans encourir aucune responsabilité.

Le mineur est consulté dans la mesure où son état le permet. Son adhésion personnelle en vue de sa participation à la recherche biomédicale doit être recherchée. En toute hypothèse, il ne peut être passé outre à son refus ou à la révocation de son acceptation

La recherche ne peut donc avoir lieu sur un mineur s'il s'y oppose (art. L.1122-2, CSP).

La loi n'ayant pas prévu d'âge minimum pour consulter l'enfant, il ne peut de ce fait être fixé à cet égard aucun seuil uniforme. De même, la loi n'ayant pas non plus prévu un consentement écrit de l'intéressé, du fait qu'une telle manifestation « officielle » n'aurait pour l'enfant pas de signification réelle, il est jugé préférable de ne pas demander de signature à un mineur, « au moins avant l'adolescence[99] ».

La loi prévoit que :

> « Les informations communiquées sont résumées dans un document écrit remis à la personne dont le consentement est sollicité. À l'issue de la recherche, la personne qui s'y est prêtée a le droit d'être informée des résultats globaux de cette recherche, selon les modalités qui lui seront précisées dans le document d'information » (art. L.1122-1, CSP).

L'autorisation est donnée par les titulaires de l'exercice de l'autorité parentale. La loi prévoit que « le consentement est donné par écrit ou, en cas d'impossibilité, attesté par un tiers, qui doit être totalement indépendant de l'investigateur et du promoteur » (art. L.1122-1-1, CSP).

---

99. Guide ministériel « Protection des personnes dans la recherche biomédicale », *BO* spécial n° 91/13 bis, t. II, textes législatifs, réglementaires et internationaux, p. 33.

Toutefois :

– cette autorisation peut être donnée par le seul titulaire de l'exercice de l'autorité parentale présent, sous réserve du respect des conditions suivantes[100] :

• la recherche ne comporte que des risques et des contraintes négligeables et n'a aucune influence sur la prise en charge médicale du mineur qui s'y prête,

• la recherche est réalisée à l'occasion d'actes de soins,

• l'autre titulaire de l'exercice de l'autorité parentale ne peut donner son autorisation dans des délais compatibles avec les exigences méthodologiques propres à la réalisation de la recherche au regard de ses finalités ;

– si le comité de protection des personnes auquel a été soumis le protocole de recherche considère que la recherche comporte, par l'importance des contraintes ou par la spécificité des interventions auxquelles elle conduit, un risque sérieux d'atteinte à la vie privée ou à l'intégrité du corps humain, l'autorisation doit être donnée à la fois par son représentant légal et par le conseil de famille s'il a été institué, ou par le juge des tutelles (art. L.1122-2, CSP).

Recherche sur un enfant en état de mort cérébrale

Aucune recherche biomédicale ne peut être effectuée sur un mineur décédé, en état de mort cérébrale, sans le consentement exprimé par chacun des titulaires de l'autorité parentale. En cas d'impossibilité de consulter l'un des titulaires de l'autorité parentale, la recherche peut être effectuée à condition que l'autre titulaire y consente (art. L.1121-14, CSP).

Participation de mineurs à des présentations scientifiques

Les jeunes patients peuvent également être sollicités pour des présentations dans le cadre des enseignements médicaux (visites collectives des enseignants et des internes, études de cas, etc.). Des dispositions visant à respecter le consentement préalable de l'intéressé et celui de ses parents à ces « présentations » sont prévues par la loi : « L'examen d'une personne malade dans le cadre d'un enseignement clinique requiert son consentement préalable » (art. L.1111-4, CSP).

Les prélèvements d'éléments corporels sur le mineur

La médecine d'aujourd'hui requiert dans de nombreuses circonstances le prélèvement d'éléments du corps humain (organes, tissus, échantillons biologiques)[101], qui peuvent avoir des motivations distinctes : contribuer aux soins d'autres malades, mieux connaître les causes d'un décès, faire progresser les connaissances sur l'être humain, contribuer à l'enseignement médical.

---

100. La loi « Jardé » du 5 mars 2012 a prévu (I-19°) la modification de ces trois conditions pour les remplacer par les deux conditions suivantes : 1. la recherche ne comporte que des risques et des contraintes minimes ; 2. le mineur ne se prête pas à la recherche à titre de volontaire sain. Elle a ajouté par ailleurs au même article que « Lorsqu'une personne mineure se prêtant à une recherche devient majeure dans le cours de sa participation, la confirmation de son consentement est requise après délivrance d'une information appropriée. »

101. M. Dupont, *Recueillir, conserver et utiliser des échantillons biologiques humains*, AP-HP/Lamarre, 2008.

Le droit du mineur à en être informé et à en décider est ici logiquement renforcé, car est en jeu le respect de son intégrité physique.

La loi distingue les prélèvements *in vivo* et les prélèvements *post mortem*. D'autres dispositions s'appliquent aux prélèvements sanguins et au don de corps.

Les prélèvements à visée diagnostique

S'appliquent dans ce cas (principalement celui des analyses de biologie médicale) les dispositions générales concernant l'information et le consentement aux soins. La loi prévoit que les droits des mineurs concernant l'information sur l'état de santé (« information sur les différentes investigations, traitements ou actions de prévention qui sont proposés, leur utilité, leur urgence éventuelle, leurs conséquences, les risques normalement prévisibles qu'ils comportent ainsi que sur les autres solutions possibles et sur les conséquences prévisibles en cas de refus ») et la participation aux décisions médicales sont exercés par les titulaires de l'autorité parentale ou par le tuteur (art. L.1111-2, CSP). Le texte prévoit toutefois que :

> « Les intéressés ont le droit de recevoir eux-mêmes une information et de participer à la prise de décision les concernant, d'une manière adaptée soit à leur degré de maturité s'agissant des mineurs, soit à leurs facultés de discernement s'agissant des majeurs sous tutelle. »

Prélèvements in vivo en vue d'un don

La loi prévoit en cette matière que :

> – « aucun prélèvement d'organes en vue d'un don ne peut avoir lieu sur une personne vivante mineure » (art. L.1231-2, CSP)[102].
>
> – « aucun prélèvement de tissus ou de cellules, aucune collecte de produits du corps humain en vue de don ne peut avoir lieu sur une personne vivante mineure » (art. L.1241-2, CSP).

Sont ici concernés des prélèvements sur le mineur effectués « en vue d'un don ».

Le don de moelle osseuse

Par dérogation au principe d'interdiction général qui vient d'être exposé, et dans le cas d'une « absence d'autre solution thérapeutique », un prélèvement de cellules hématopoïétiques issues de la moelle osseuse peut être effectué sur un mineur au bénéfice de son frère ou de sa sœur (art. L.1241-3, CSP).

Lorsqu'un tel prélèvement n'est pas possible et toujours en l'absence d'autre solution thérapeutique, la loi autorise cependant que le prélèvement de cellules hématopoïétiques de cellules issues de la moelle osseuse puisse, « à titre exceptionnel », être effectué sur un mineur au bénéfice de son cousin germain ou de sa cousine germaine, de son oncle ou de sa tante, de son neveu ou de sa nièce.

---

102. Ce principe comportait une exception dans le dispositif légal antérieur à la loi de bioéthique du 6 août 2004, lorsque la moelle osseuse était considérée comme un organe. Il n'en est plus ainsi aujourd'hui.

En revanche, le texte ne permet pas le prélèvement en vue du don à un ascendant du mineur.

L'autorisation d'effectuer le prélèvement est accordée par un comité d'experts[103] prévu par la loi[104].

Dans tous les cas, le prélèvement ne peut être pratiqué que sous réserve du consentement de chacun des titulaires de l'autorité parentale ou du représentant légal du mineur informés des risques encourus par le mineur et des conséquences éventuelles du prélèvement par le praticien qui a posé l'indication de greffe ou par tout autre praticien de leur choix[105].

Le consentement doit être exprimé devant le président du tribunal de grande instance (TGI) ou le magistrat désigné par lui, qui doit s'assurer au préalable que le consentement des parents est libre et éclairé. Toutefois, en cas d'urgence vitale, le consentement peut être recueilli, par tout moyen, par le procureur de la République.

Ce consentement est révocable sans forme et à tout moment.

Mais une disposition essentielle est que le refus du mineur fait obstacle à la possibilité du prélèvement :

> « L'autorisation d'effectuer le prélèvement est accordée par le comité d'experts [...] qui s'assure au préalable que tous les moyens ont été mis en œuvre pour trouver un donneur majeur compatible pour le receveur et que le mineur a été informé du prélèvement envisagé en vue d'exprimer sa volonté, s'il y est apte. En ce cas, le refus du mineur fait obstacle au prélèvement » (art. L.1241-3, CSP).

Prélèvements post-mortem

Les prélèvements sur le corps d'un mineur décédé (soit en vue d'un don et donc d'une greffe au bénéfice d'un autre patient ; soit pour connaître les causes du décès ou pour un autre but de recherche, notamment dans le cadre d'une « autopsie » ; soit pour plusieurs de ces finalités à la fois) ne peuvent être effectués qu'en respectant des conditions précises[106] :

– le prélèvement ne peut avoir lieu « qu'à la condition que chacun des titulaires de l'autorité parentale ou le tuteur y consente par écrit » (art. L.1232-2, CSP) ;

---

103. En pratique, les titulaires de l'autorité parentale ou le représentant légal du mineur doivent adresser au comité d'experts compétent une demande d'autorisation de prélèvement, accompagnée d'une copie des actes par lesquels a été recueilli leur consentement. Le comité d'experts entendra le mineur si son âge et son degré de maturité le permettent ; il s'assurera par ailleurs qu'il n'existe de la part du mineur apte à exprimer sa volonté aucun refus du prélèvement ; il doit aussi demander au médecin qui a posé l'indication de greffe d'apporter la preuve que tous les moyens ont été mis en œuvre pour trouver un donneur majeur compatible avec le receveur (art. R.1241-18, CSP).

104. Ce comité comprend cinq membres désignés par le ministre chargé de la santé, dont notamment deux médecins et une personne qualifiée dans le domaine des sciences humaines et sociales.

105. L'information doit porter en particulier sur « les conséquences prévisibles d'ordre physique et psychologique du prélèvement ainsi que sur les répercussions éventuelles de ce prélèvement sur la vie personnelle, familiale et professionnelle du donneur ». Elle doit porter également sur les résultats qui peuvent être attendus de la greffe pour le receveur (art. R.1241-16, CSP). Une information appropriée doit être délivrée au mineur si son âge et son degré de maturité le permettent (même art.).

106. Voir M. Dupont, A. Macrez, *Le décès à l'hôpital*, 2012, p. 328-375.

– « toutefois, en cas d'impossibilité de consulter l'un des titulaires de l'autorité parentale [et seulement dans ce cas], le prélèvement peut avoir lieu à condition que l'autre titulaire y consente par écrit » *(ibid.)*;

– le consentement des parents doit s'incliner devant le refus de prélèvement exprimé de son vivant par le mineur décédé. Tout mineur âgé de 13 ans au moins peut s'inscrire sur le registre national automatisé des refus de prélèvement d'organes sur une personne décédée, afin de faire connaître qu'il refuse qu'un prélèvement d'organes soit opéré sur son corps (art. R.1232-6, CSP) ; aucun prélèvement ne peut être opéré sans interrogation préalable de ce registre sur l'existence éventuelle d'un refus (art. R.1236-10, CSP). Aucun prélèvement ne peut être effectué sans consultation préalable de ce registre ;

– les médecins ayant procédé aux prélèvements ou à l'autopsie médicale sont tenus de s'assurer de la meilleure restauration possible du corps de l'enfant. Cette restauration s'impose en particulier afin d'épargner aux parents la douleur supplémentaire que causerait l'image d'un corps « abîmé » par l'autopsie (art. L.1232-5, CSP). Les modalités de la restauration tégumentaire ont été précisées par l'arrêté ministériel du 1er avril 1997 portant homologation des règles de bonnes pratiques relatives au prélèvement des tissus et au recueil des résidus opératoires issus du corps humain utilisés à des fins thérapeutiques ;

– les proches doivent être informés de leur droit à connaître les prélèvements effectués (art. L.1232-1, CSP).

Les prélèvements sanguins

La loi interdit tout prélèvement de sang ou de composants du sang sur un mineur en vue d'une utilisation thérapeutique pour autrui (art. L.1221-5, CSP).

Par exception à ce principe, il est toutefois possible d'effectuer un prélèvement sanguin sur un mineur, « à titre exceptionnel, lorsque des motifs tirés de l'urgence thérapeutique l'exigent ou lorsqu'il n'a pu être trouvé de donneur majeur immunologiquement compatible » (même art.).

Le prélèvement ne peut alors être effectué qu'à la condition que chacun des titulaires de l'autorité parentale y consente expressément par écrit. Dans ce cas également, le refus du mineur fait obstacle au prélèvement.

Par ailleurs, lorsqu'il s'agit d'un mineur, la loi interdit la modification des caractéristiques du sang avant un prélèvement sanguin en vue d'une utilisation thérapeutique[107] (art. L.1221-6, CSP).

L'impossibilité d'un don de corps

Les dons de corps (« à la science », notamment pour la réalisation de travaux et recherches anatomiques) sont régis et organisés par le Code général des collectivités territoriales (CGCT) qui prévoit qu'« un établissement de santé, de formation ou de recherche ne peut accepter de don de corps que si l'intéressé en a fait la déclaration écrite en entier, datée et signée de sa main » (art. R.2213-13, CGCT).

---

107. De telles modifications sont prévues pour des prélèvements sur personne majeure dans certains cas : en cas de don de granulocytes par aphérèse, par exemple.

Le don de corps ne peut résulter que de la volonté déterminée de la personne concernée et aucune disposition n'autorise la possibilité pour les parents de prendre une telle décision pour le mineur sur lequel ils exercent l'autorité parentale. Il ne peut en conséquence en aucun cas être autorisé pour le corps d'un mineur décédé.

L'abandon à l'hôpital du corps d'un mineur par les parents à l'hôpital ne peut davantage être accepté, quel que soit l'âge du mineur (voir *infra*).

D'une manière générale s'applique sur ce sujet le principe général de l'*indisponibilité* du corps humain.

La conservation d'échantillons biologiques à des fins scientifiques

Lorsqu'est envisagée la conservation à des fins scientifiques d'échantillons biologiques prélevés sur le corps d'un mineur décédé (notamment pour constituer une collection biologique), il revient aux deux titulaires de l'autorité parentale ou au tuteur d'exprimer leur consentement écrit (art. L.1232-2, CSP).

Lorsque cette conservation à des fins scientifiques concerne des échantillons prélevés sur le mineur vivant à l'occasion de ses soins, il convient en revanche de rechercher la non-opposition des titulaires de l'autorité parentale ou du tuteur (on parle ici de « requalification » de l'échantillon) (art. L.1211-2, CSP).

Dans les deux cas, en cas d'impossibilité de consulter l'un des titulaires de l'autorité parentale, le prélèvement peut avoir lieu à condition que l'autre titulaire y consente par écrit (art. L.1211-2 et L.1232-2, CSP).

En cas de réutilisation à des fins thérapeutiques ou scientifiques d'échantillons (organes, tissus, cellules et produits du corps humain, placenta) prélevés à l'occasion d'une intervention chirurgicale pratiquée dans l'intérêt de la personne opérée, l'absence d'opposition à cette réutilisation, qui peut être exprimée « par tous moyens » par les titulaires de l'autorité parentale ou par le tuteur, doit être vérifiée auprès des titulaires de l'autorité parentale ou du tuteur, dûment informés des finalités de cette utilisation. Il ne peut être passé outre à un éventuel refus du mineur (art. L.1245-2, CSP).

Conservation de gamètes ou tissus germinaux en cancérologie

La loi autorise le recueil et la conservation par précaution de gamètes ou de tissus germinaux par les centres d'assistance médicale à la procréation (AMP) pour « les personnes dont la prise en charge médicale est susceptible d'altérer [la fertilité], ou dont la fertilité risque d'être prématurément altérée ». Ce recueil et cette conservation concernent bien entendu tout particulièrement les mineurs.

Ce recueil et cette conservation sont exclusivement destinés à un usage autologue à des fins d'assistance médicale à la procréation ou de restauration et de préservation de la fécondité (art. L.2141-11, CSP). Les personnes concernées sont notamment celles pour lesquelles est envisagé un traitement en cancérologie susceptible d'être stérilisant (chimiothérapie, radiothérapie…). Le recueil et la conservation sont subordonnés au consentement d'au moins l'un des titulaires de l'autorité parentale ou du tuteur.

Secret et confidentialité

Les patients doivent bénéficier en toute confiance du secret professionnel et ce secret s'impose à tous les personnels hospitaliers, y compris les étudiants et stagiaires. Lorsqu'il s'agit d'un mineur hospitalisé, ce droit au secret sera d'abord une obligation à l'égard de la famille, qui doit être protégée de toute indiscrétion.

L'hôpital doit être le garant des « secrets de famille » dont il viendrait à prendre connaissance ; plus généralement, il doit faire en sorte que les informations jugées confidentielles par la famille le demeurent.

Mais la loi permet désormais aux médecins, dans certaines circonstances, d'accéder à la demande personnelle du mineur, lorsqu'il souhaite que des soins ou des informations médicales demeurent strictement confidentiels, et en particulier ne soient pas portés à la connaissance de ses parents. Ces dispositions s'inscrivent dans le droit reconnu au mineur au respect de sa vie privée, établi tant par la Convention internationale de New York (art. 16) que par le Code civil (art. 9). Elles constituent un aspect important de l'autonomie reconnue au mineur.

En pratique, l'exercice de ce droit peut placer les professionnels hospitaliers dans des situations délicates, car les informations pour lesquelles le secret est demandé peuvent être importantes pour les parents, afin qu'ils puissent exercer valablement leur fonction parentale. Se pose alors la question de la conciliation du devoir de surveillance et de protection du mineur qui s'impose aux parents avec le droit du mineur de s'autodéterminer et de garder secrets des éléments de sa vie personnelle qu'il juge essentiels.

Le secret professionnel

Le secret professionnel est depuis longtemps un droit fondamental du patient, notamment à l'hôpital. La loi du 4 mars 2002 relative aux droits des malades et à la qualité du système de santé en a précisé les contours, au-delà des dispositions « classiques » du Code pénal[108], qui fixent les sanctions s'appliquant à ceux qui y contreviennent.

L'article L.1110-4 du CSP, qui en est issu, prévoit que :

> « Toute personne prise en charge par un professionnel, un établissement [...] de santé ou tout autre organisme participant à la prévention et aux soins a droit au respect de sa vie privée et du secret des informations le concernant. »

108. Art. 226-13 et 226-14, C. pén.

Les mots « toute personne prise en charge » impliquent ici que le secret doit bénéficier aux titulaires de l'autorité parentale, mais tout autant au mineur hospitalisé lui-même.

Le secret est une composante du respect dû par les professionnels de santé à leurs patients. Le Code de déontologie médicale interdit ainsi au médecin « de s'immiscer sans raison professionnelle dans les affaires de famille (et) dans la vie privée (des) patients » (art. R.4127-51, CSP)[109].

La loi précise qu'« excepté dans les cas de dérogation, expressément prévus par la loi », le secret couvre l'ensemble des informations concernant la personne qui viennent à la connaissance :
– du professionnel de santé
– de tout membre du personnel de ces établissements ou organismes ;
– de toute autre personne en relation, de par ses activités, avec ces établissements ou organismes.

> « Il s'impose à tout professionnel de santé, ainsi qu'à tous les professionnels intervenant dans le système de santé » (art. L.1110-4, CSP).

Dérogations légales au secret professionnel

Les informations confidentielles partagées entre le patient mineur, sa famille et l'équipe médicale et soignante sont couvertes par le secret professionnel.

Un silence imposé au médecin pourrait cependant présenter des inconvénients pour le patient (certificats permettant l'ouverture de certains droits, protection des personnes vulnérables) ou pour la société (santé publique, ordre public). Pour cette raison, la loi impose ou autorise dans certains cas la révélation d'informations à caractère médical : le médecin n'encourt alors pas de poursuites au titre de la violation du secret professionnel (art. 226-14, C. pén.).

Ces exceptions sont les suivantes, lorsqu'il s'agit de mineurs :
– *obligations légales :*
• la déclaration de naissance, si cette déclaration n'a pas été faite par le père de l'enfant ;
• la déclaration de décès ;
• la déclaration anonyme des maladies transmissibles, ;
• les certificats d'examen de santé de l'enfant (8 jours, 9 mois et 24 mois) ;
• les certificats de vaccinations obligatoires ;
• le certificat d'hospitalisation sous contrainte (hospitalisation sur demande d'un tiers ou sur celle du représentant de l'Etat) ;
• le certificat du médecin requis par l'autorité judiciaire ;

109. « Le médecin est le conseiller naturel des patients et des familles et souvent leur confident. Il ne donne pas seulement des conseils thérapeutiques, d'hygiène de vie, mais aussi de psychologie [...]. La confiance dont il bénéficie peut le mettre dans des situations délicates et le conduire au-delà des limites de son rôle professionnel s'il n'y prend suffisamment garde. Le médecin doit s'interdire [...] la curiosité et s'en tenir, dans la vie privée du patient et de sa famille, aux informations nécessaires à la compréhension de la situation qu'il prend en charge... » (*Commentaires du Code de déontologie médicale*, *op. cit.*, p. 172).

– *dérogations facultatives :*

• certaines révélations dérogatoires à la règle du secret professionnel ne sont pas obligatoires, mais laissées à l'appréciation du médecin. Toutefois, il faut souligner que le devoir de silence du médecin ne saurait justifier une attitude totalement passive et que les dispositions de l'article 223-6 du Code pénal répriment le délit de non-assistance à personne en péril ;

• s'agissant des mineurs, ces dérogations concernent essentiellement les mauvais traitements et les agressions sexuelles (art. 226-14, C. pén. et art. R.4127-44, CSP : chap. 7, « Information préoccupante et signalement »).

Les applications spécifiques à l'hôpital

Le secret professionnel (comprenant le secret médical) est principalement régi par les dispositions légales issues du Code de la santé publique et du Code pénal. Son application relève également des obligations déontologiques propres aux différentes professions de santé.

L'article 4 du Code de déontologie médicale souligne que ce secret « est institué dans l'intérêt du patient » (art. R.4127-4, CSP). Il en donne une définition reprise dans des termes similaires dans les règles professionnelles des infirmières (art. R.4312-4, CSP) et qui trouvera en réalité à s'appliquer de manière générale aux autres professions hospitalières :

> « Le secret couvre tout ce qui est venu à la connaissance du médecin dans l'exercice de sa profession, c'est-à-dire non seulement ce qui lui a été confié, mais aussi ce qu'il a vu, entendu ou compris. »

On se reportera utilement sur ce point aux *Commentaires du Code de déontologie médicale* publiés par le Conseil national de l'Ordre des médecins[110].

Il y est notamment souligné que l'interrogatoire du patient, par le personnel hospitalier ou médical, rend souvent illusoire la confidentialité à l'hôpital ; le diagnostic et les soins s'enrichissent de l'échange et du dialogue entre les professionnels ; l'examen clinique et la prise de décision médicale se déroulent souvent en présence de plusieurs personnes (élèves de toutes catégories, médecins ou non médecins en cours de formation) qui participent aux délibérations ; dans les lieux de traitement que sont les blocs opératoires, certaines unités spécialisées (chimiothérapie, radiothérapie, etc.), tout le personnel se trouve en permanence en présence de révélations souvent détaillées, parfois graves.

Cette situation propre au milieu hospitalier a justifié l'introduction par le législateur d'aménagements de l'obligation de secret, qui continue pour autant de s'imposer en principe même à l'égard de ses collègues :

110. Ces *Commentaires* évoquent en particulier les difficultés spécifiques qui se posent en ce domaine à l'hôpital public : la pluralité des services et des prestations ; l'exercice très fréquent de la pluridisciplinarité ; la nécessaire circulation des informations d'un service à l'autre ; la collégialité indispensable à la pratique des soins, à l'enseignement et à la recherche ; la gestion quotidienne de l'information à des fins comptables et administratives (questionnaires d'admission, bordereaux statistiques d'activité, etc.) (p. 23 à 48).

– sans que ceci puisse devenir systématique, le secret peut être « partagé » entre différents membres de l'équipe hospitalière ou de différentes équipes participant au diagnostic ou aux soins du patient : « deux ou plusieurs professionnels de santé peuvent [...], sauf opposition de la personne dûment avertie, échanger des informations relatives à une même personne prise en charge » (art. L.1110-4, CSP). Cet échange d'informations n'est cependant licite que s'il est nécessaire « afin d'assurer la continuité des soins ou de déterminer la meilleure prise en charge sanitaire possible ». Sous cette réserve, il n'est pas limité aux échanges entre professionnels de santé[111] d'un même hôpital ou d'un même *métier*, mais peut s'effectuer entre tous les professionnels concernés par l'enfant (entre un médecin hospitalier et un praticien de ville, entre un médecin et des membres de l'équipe paramédicale, etc.) ;

– le secret peut prendre une dimension plus collective et concerner tous les membres de l'équipe : « Lorsque la personne est prise en charge par une équipe de soins dans un établissement de santé, les informations la concernant sont réputées confiées par le malade à l'ensemble de l'équipe » (même art.). Ce principe sera utilement rappelé au sein des services médicaux, notamment au cours des réunions auxquelles participent les étudiants hospitaliers et les élèves infirmiers.

– l'obligation de secret s'applique très largement. Elle concerne, au-delà des membres du personnel, toutes les personnes « en relation, de par (leurs) activités avec les établissements (de santé) » (même art.) : les membres d'associations d'aide aux malades, les intervenants bénévoles, les personnels des organismes de protection sociale, etc. y sont donc également astreints.

La prise en charge confidentielle du mineur

■ Autorité parentale et confidentialité

Le mineur, bien qu'il demeure soumis — même adolescent — à l'autorité de ses parents, bénéficie d'un droit général, au même titre qu'une personne adulte, au respect de sa vie privée et de son intimité[112]. Cette prérogative personnelle est liée à la dignité qui doit être garantie à toute personne, indépendamment de son éventuelle incapacité juridique. Le Conseil national de l'Ordre des médecins a souligné que le mineur doit bénéficier au même titre que le majeur d'un droit individuel à l'intimité dans le cadre de sa relation thérapeutique[113]. Ceci peut

---

111. L'Ordre national des médecins considère que le secret ainsi partagé s'entend uniquement entre les personnes chargées d'assurer les « soins » (« Le secret médical : entre droit des patients et obligation déontologique », *Bulletin d'information de l'Ordre national des médecins*, n° spécial, novembre-décembre 2012 : « Cela peut concerner le partage des données du médecin avec l'infirmière, avec un confrère de garde qui prend le relais de la prise en charge, voire l'aide-soignante. En revanche, rien n'autorise le personnel administratif, la secrétaire médicale ou encore l'assistante sociale à partager les données médicales concernant un patient. »).

112. Art. 9, C. civ.

113. *Commentaires du Code de déontologie médicale*, *op. cit.*, p. 26. Le secret s'impose en tout état de cause à l'égard des tiers : il interdit au médecin de fournir une attestation relative à la santé de l'enfant dans le cadre d'une procédure de divorce (TGI Paris, 19 janvier 1996, Juris-Data n° 020073).

justifier que le médecin prenne l'initiative de réserver — au moins provisoirement — certaines informations vis-à-vis des parents.

Cette application au mineur, et tout particulièrement à l'adolescent, du droit au secret est longtemps demeurée imprécise, car l'opposabilité du secret aux parents ne va pas de soi : l'exercice de l'autorité parentale s'accorde mal avec la faculté du médecin de pouvoir observer le secret vis-à-vis des parents du mineur — et donc d'examiner ou de soigner leur enfant, même provisoirement, à leur insu.

L'autorité parentale ne prend ainsi son sens et sa justification que dans l'intérêt de l'enfant, et les parents doivent à ce titre disposer des informations nécessaires :

> « Les prérogatives conférées aux parents par les dispositions du Code civil leur permettent d'exiger d'un médecin qu'il les informe des informations relatives à la santé de l'enfant. Sous la seule réserve des dérogations légales [...] tirées de l'article L.1111-5 du Code de la santé publique, le mineur ne peut donc en principe interdire à un médecin de révéler à ses parents des informations relatives à sa santé[114]. »

En cette matière délicate, si est douteuse la faculté du mineur de poursuivre le médecin ayant divulgué des informations le concernant et qu'il juge confidentielles, il ne peut être exclu en revanche qu'un médecin soit l'objet de poursuites de parents pour le préjudice que ces derniers estimeraient avoir subi du fait du défaut d'information.

Il est cependant admis aujourd'hui que le mineur (notamment à l'adolescence), même accompagné de ses parents lors d'une consultation médicale, puisse voir le médecin en tête à tête et être examiné hors la présence de ses parents. Les propos échangés lors de l'entretien — qui pourront concerner la sexualité du mineur, ses pratiques addictives, des éléments cachés de sa vie personnelle, etc. — seront considérés comme étant confidentiels et devant, à ce titre, être respectés ; ils sont perçus comme un élément de confiance dans la relation du mineur avec le médecin. L'entretien médical confidentiel pourra aussi et paradoxalement devenir une occasion pour rétablir le dialogue avec les parents.

Autant dire que le respect de la confidentialité a une importance fondamentale dans la pratique médicale, notamment auprès des adolescents[115]. Dans certains cas, elle peut conditionner leur accès aux soins et leur suivi. La loi du 4 mars 2002, à l'origine de l'article L.1111-5, a donné dans cette perspective une dimension plus générale aux dispositions qui avaient permis successivement une prise en charge personnelle, voire anonyme (mineur toxicomane, demande d'accouchement dans le secret, délivrance de produits contraceptifs, demande d'IVG anonyme). Mais ces textes procèdent par ailleurs d'un même souci de lever tout

114. P. Bonfils, A. Gouttenoire, *op. cit.*, p. 606.

115. L'Ordre des médecins considère ainsi que si le mineur veut aller consulter un médecin sans la présence de ses parents, il le peut. En effet, il peut vouloir consulter un médecin pour lui parier de problèmes dont il craint de s'ouvrir avec ses parents, qu'il s'agisse de problèmes psychologiques, sexuels, ou de maltraitance de la part de son entourage (Dr F.-R. Cerruti, *Vulnérabilité des phases successives de la vie*, Rapport adopté par le CNOM le 30 juin 2007, p. 9).

obstacle dans les cas où des mineurs en difficulté hésitent à s'adresser aux services de soins, en particulier pour une prise en charge liée à leur comportement sexuel.

Les dispositions antérieures à la loi du 4 mars 2002

En dehors du point particulier de l'interruption volontaire de grossesse (qui a été traité par la loi du 4 juillet 2001 ; voir *infra*, « Minorité et sexualité »), la question des soins confidentiels au patient mineur a donné lieu à différentes prises de position avant la loi du 4 mars 2002 relative aux droits des malades et à la qualité du système de santé :

– L'Association médicale mondiale (AMM) a affirmé dans l'article 18 de sa Déclaration d'Ottawa sur le droit de l'enfant aux soins de santé (1998)[116] que :

> « Tout enfant dont le niveau de maturité lui permet de se rendre à une consultation sans être accompagné de ses parents ou représentants légaux a droit à la protection de sa vie privée et à des services couverts par le secret [...]. Si telle est sa demande, elle doit être respectée et les renseignements obtenus lors de cette consultation ou du colloque singulier ne doivent pas être révélés aux parents ou aux représentants légaux, sauf accord de l'enfant, et à moins que les circonstances ne permettent de rompre le secret médical[117]. »

– Le Conseil national de l'Ordre des médecins, en s'appuyant sur les dispositions de l'article 32 du Code de déontologie, a indiqué que : « Dès lors qu'il a accepté de répondre à une demande, le médecin s'engage à assurer personnellement au patient des soins [...] en faisant appel, s'il y a lieu, à l'aide de tiers compétents » (art. R.4127-32, CSP). Il est donc lié par l'engagement qu'il a pris avec son patient, que celui-ci soit ou non mineur, l'acceptation de la relation de soins entraînant le respect du secret professionnel qui est dû à la personne :

> « Le médecin doit garantir le secret à la personne qui se confie à lui ; elle doit lui être assurée de ne pas être trahie. Sa confiance doit être sans faille, si elle a à donner une information intime utile au médecin et aux soins. Il n'y a pas de soins sans confidences, de confidences sans confiance, de confiance sans secret[118]. »

Abordant le même sujet pour des situations plus spécifiques, le Conseil national de l'Ordre des médecins a préconisé un même respect de la confidentialité

---

116. Sur le statut de ce texte, voir « Introduction ».

117. Ces circonstances permettant de lever le secret médical sont ensuite exposées par le même article 18 de la Déclaration : « Lorsque le médecin traitant a de fortes raisons de croire que, bien que non accompagné, l'enfant n'est pas capable de prendre une décision éclairée en matière de traitement, ou que l'absence de participation ou d'encadrement parental pourrait sérieusement compromettre, éventuellement de manière irréversible, la santé de l'enfant, il pourra, de façon exceptionnelle, révéler les renseignements confidentiels obtenus lors de la consultation non accompagnée. » Il est précisé que le médecin « devra [dans ce cas] en donner les raisons à l'enfant » et qu'il « devra aussi essayer de le convaincre de la nécessité d'accepter cette divulgation ».

118. *Commentaires du Code de déontologie médicale*, *op. cit.*, p. 26.

lors de la découverte d'une séropositivité au VIH chez un adolescent mineur[119] : « La découverte d'une séropositivité crée la plupart du temps une situation difficile, car le médecin ne peut violer le secret qu'il doit à son patient, même mineur, mais qui reste cependant soumis à l'autorité parentale. » Dans ce cas, l'instance ordinale a recommandé que le médecin mette tout en œuvre pour convaincre l'adolescent d'informer lui-même sa famille et envisage avec lui les moyens de cette information ; elle a également conseillé que le médecin joue si possible un rôle de médiateur quand le jeune patient ne se sent pas capable d'assumer seul cette charge. En cas de refus de l'adolescent, le médecin doit se déterminer en conscience « en agissant au mieux des intérêts de l'adolescent tout en ne perdant jamais de vue que celui-ci ne doit en aucun cas se sentir trahi » ; il « doit savoir respecter son choix et se taire tout en continuant à lui apporter soins et soutien ».

– Le Conseil national du sida, dans un rapport adopté le 6 mars 2000, a préconisé de permettre aux mineurs un accès confidentiel aux soins dans les structures spécialisées, lorsqu'il existe des problèmes de santé spécifiques dont la révélation aux détenteurs de l'autorité parentale serait dommageable pour le mineur ou susceptible de jeter sur lui « discrédit et opprobre »[120]. Le Conseil national du sida recommandait que parallèlement à la confidentialité soit organisé un dispositif dans lequel le mineur serait accompagné par un adulte référent.

L'article L.1111-5 du Code de la santé publique

La loi du 4 mars 2002 relative aux droits des malades et à la qualité du système de santé a donné une portée générale au droit du mineur aux soins confidentiels[121]. Ce droit est désormais ouvert sans référence à l'âge du mineur[122].

119. M. Bailly, « Découverte d'une séropositivité au VIH chez un adolescent mineur », Session du 2 avril 1993, *Bulletin d'information de l'Ordre national des médecins*, juin 1993.

120. F. Dekeuwer-Defossez a estimé dans le même sens qu'« il est de toute évidence nécessaire qu'un mineur atteint du sida puisse être soigné, même si cela suppose une entorse au droit civil de la famille » (« L'autorité parentale à l'épreuve de la loi Kouchner », *Revue générale de droit médical*, n° 12, 2004, p. 99.

121. « Véritable pouvoir exorbitant qui est conféré à l'enfant, pouvoir qui a pour conséquence de contourner les règles de droit commun de l'autorité parentale [...], cette disposition, élaborée plus spécifiquement au profit des mineurs porteurs du virus VIH, pourrait indirectement et si les médecins acceptent qu'elle soit fréquemment mise en œuvre, vider de sa substance l'exigence de consentement des titulaires de l'autorité parentale, puisqu'elle permet l'accomplissement d'un acte en vertu de la volonté exclusive du mineur » (P. Bonfils, A. Gouttenoire, *op. cit.*, p. 604-605). Sur le sujet, on lira utilement F. Dekeuwer-Défossez, « L'autorité parentale à l'épreuve de la loi Kouchner », art. cité, p. 99 ; A. Kimmel-Alcover, « L'autorité parentale à l'épreuve de la santé des mineurs : chronique d'un déclin annoncé », *RDSS*, mars 2005, p. 265 ; J.-P. Gridel, « L'acte éminemment personnel du mineur », *Gaz. Pal.* 22 mars 2003, n° 81, p. 2. Certains auteurs ont jugé qu'un fondement légal donné à l'intervention du juge aurait été plus opportune que cette procédure laissée à l'appréciation médicale (B. Mathieu, « Le droit des personnes malades », *Les Petites affiches (LPA)* (n° spécial), 19 juin 2002, p. 17).

122. L'exposé des motifs du projet de la loi a mentionné que le nouvel article L.1111-5 du Code de la santé publique visait « en premier lieu à apporter une réponse à certaines situations rares, mais qui peuvent entraîner des difficultés graves dans la prise en charge des adolescents ». Il précise que le droit aux « soins confidentiels » a été constitué dans la perspective de situations propres à l'adolescence.

L'article L.1111-5 du Code de la santé publique, issu de cette loi, vise « le cas où (le mineur) s'oppose expressément à la consultation du ou des titulaires de l'autorité parentale afin de garder le secret sur son état de santé ». Il prévoit que :

> « Par dérogation à l'article 371-2 du Code civil [relatif à l'autorité parentale], le médecin peut se dispenser d'obtenir le consentement du ou des titulaires de l'autorité parentale sur les décisions médicales à prendre lorsque le traitement ou l'intervention s'impose pour sauvegarder la santé d'une personne mineure ».

Deux conditions doivent donc être cumulativement réunies pour que le médecin puisse se passer du consentement des titulaires de l'autorité parentale :
– l'opposition expresse du mineur à leur consultation ;
– des circonstances dans lesquelles l'abstention de soins serait préjudiciable à la santé du mineur (sans davantage de précision, mais la sauvegarde de la santé renvoie à un niveau minimal de gravité).

La loi ne précise pas que les seuls soins urgents seraient concernés[123]. Rien ne s'oppose donc en principe :
– à une prise en charge prolongée ;
– à la programmation confidentielle à une date ultérieure des soins confidentiels, dès lors que ces soins sont nécessaires au mineur.

La Haute Autorité de santé (HAS) recommande que

> « lorsque le mineur sollicite seul des soins, ou lorsque son âge, le contexte familial, la pathologie présentée paraissent le justifier, [...] le médecin l'informe de cette possibilité[124] ».

et rappelle que :

> « Le médecin doit dans un premier temps s'efforcer d'obtenir le consentement du mineur à cette consultation » (art. L.1111-5, CSP).

L'attitude du médecin ne doit donc pas être de recueillir la décision du mineur dans une position de neutralité : il doit tenter de le persuader d'informer ses parents. Ce n'est que dans le cas « où le mineur maintient son opposition » et donc lorsque son attitude est déterminée que « le médecin peut mettre en œuvre le traitement ou l'intervention ».

Selon une procédure similaire à celle retenue par le législateur pour l'interruption volontaire de grossesse (IVG) sur une mineure (voir *infra*, « Minorité et sexualité »), la loi prévoit que « le mineur (doit se faire) accompagner d'une personne majeure de son choix »[125].

---

123. S'agissant d'un traitement ou d'une intervention visant à « sauvegarder la santé du mineur », ces dispositions permettant des soins confidentiels ne peuvent en revanche s'appliquer à des actes médicaux non thérapeutiques, et notamment à la chirurgie esthétique.

124. HAS, *Accès aux informations ...*, *op. cit.*, p. 13.

125. Les Hospices civils de Lyon donnent les instructions suivantes à leurs équipes : « La personne majeure doit justifier de sa majorité (identité) et peut se limiter à un rôle d'accompagnement. Elle peut donner des informations sur le mineur, mais ne peut exiger d'en recevoir. Elle ne peut être une personne salariée de l'hôpital » (Hospices civils de Lyon, *La prise en charge du mineur à l'hôpital*, *op. cit.*, fiche n° 2). Mais ce dernier point n'est pas expressément prévu par la loi.

À l'issue des soins, le mineur peut sous cette réserve quitter seul l'hôpital, à moins que son état de santé et les dangers qu'il court ne le placent en situation de danger (ainsi en cas de complications médicales, voir *infra*).

Les modalités de prise en charge financière de ces soins ne sont pas précisées à ce jour. En tout état de cause, ils doivent être considérés comme étant « gratuits » pour le mineur, aucune facturation ne pouvant être effectuée qui permettrait aux parents de prendre connaissance des soins.

Seuls à ce jour, les frais d'une IVG effectuée sans le consentement parental font explicitement l'objet d'un remboursement par l'État et il n'existe pas pour l'application de l'article L.1111-5 du Code de la santé publique de dispositions comparables à celles prévues par les articles L.132-1 et D.132-1 du Code de la sécurité sociale pour les IVG réalisées dans le secret.

Le droit à la confidentialité ne constitue pas un régime nouveau d'hospitalisation anonyme (s'ajoutant à celui de l'accouchement dans le secret et à certains soins aux toxicomanes) : un dossier administratif et un dossier médical sont établis pour le mineur à son nom à l'occasion de ses soins, selon les règles communes.

■ Modalités d'application

Cette faculté de maintenir confidentielle la prise en charge médicale du mineur ne peut s'exercer sans précautions[126].

– Il s'agit tout d'abord d'une possibilité ouverte au médecin (« le médecin peut ») — et à lui seul : le texte légal ne vise pas les autres professionnels de santé[127] — et non d'une obligation. Il en résulte qu'en dehors des cas d'urgence qui imposent l'intervention médicale, le médecin peut se récuser, en conformité avec la déontologie médicale[128]. Le médecin doit donc se déterminer avec le discernement nécessaire ; il doit indiquer loyalement au mineur s'il accepte ou non de dispenser des soins confidentiels que sa conscience peut réprouver. Il peut juger que le mineur, trop malade, trop immature ou manipulé par des tiers, ne peut raisonnablement être soigné à l'insu de ses parents. Il peut également considérer ne pouvoir contribuer à la dissimulation de faits délictueux ou criminels.

---

126. Sur un commentaire critique des dispositions de l'article L.1111-5, Dr I. Kahn-Bensaude, *Réflexions sur les soins donnés aux mineurs et la loi du 4 mars 2002*, CNOM, avril 2003.

127. HAS, *Délivrance de l'information à la personne sur son état de santé*, *op. cit.*, p. 10.

128. L'article 47 du Code de déontologie médicale prévoit que « Hors le cas d'urgence et celui où il manquerait à ses devoirs d'humanité, un médecin a le droit de refuser ses soins pour des raisons professionnelles ou personnelles » (art. R.4127-47, CSP). Cet article est ainsi commenté par le Conseil national de l'Ordre : « Dans le cadre de la médecine considérée [...] comme un service public, le médecin a pour premier devoir de porter secours aux patients et il ne saurait s'y dérober [...]. Le désengagement du médecin nécessite une triple condition préalable : il ne doit pas ou plus y avoir d'urgence ; il doit informer sans délai le patient de son refus ou de son impossibilité à continuer à le prendre en charge ; il doit prendre toutes dispositions pour que soit assurée la continuité des soins, avec notamment transmission de toutes les informations nécessaires à un autre médecin désigné par le patient. Lorsque le médecin estime devoir rompre unilatéralement le contrat médical, il peut fournir au patient les raisons de la rupture, mais n'est pas obligé de le faire. Celles-ci lui étant strictement personnelles, et pouvant relever d'une clause de conscience, il n'a pas à les justifier » (*Commentaires du Code de déontologie médicale*, *op. cit.*, p. 167).

S'il se récuse, il devra cependant tenter de trouver une solution alternative, sans abandonner le mineur à lui-même ni tromper sa confiance ;

– En tout état de cause, qu'il accepte ou non de prendre en charge lui-même les soins, le médecin, et avec lui l'équipe médicale et soignante, est strictement tenu par son obligation de secret professionnel, secret qui couvre tout ce qui est venu à sa connaissance, c'est-à-dire non seulement ce qu'il lui est confié, mais aussi ce qu'il a vu, entendu ou compris[129]. La divulgation de ces informations pourrait constituer le délit de violation du secret professionnel.

– Dans ce type de situations, le médecin doit veiller à en rendre compte dans le dossier médical en précisant les circonstances dans lesquelles le mineur a sollicité le secret et le déroulement de la prise en charge. L'identité du majeur accompagnant peut y être inscrite, mais cette mention n'est pas obligatoire[130].

– Les dispositions qui précèdent ont, en toute logique, des conséquences sur les modalités de communication des informations médicales recueillies sur le mineur, et notamment sur les modalités d'accès à son dossier médical. L'article L.1111-7 du Code de la santé publique prévoit ainsi, par exception au principe selon lequel les titulaires de l'autorité parentale ont seuls le droit de demander communication de ces informations médicales, que dans le cas d'une opposition expresse du mineur (dans les conditions exposées ci-dessus et tirées de l'article L.1111-5) à la consultation du ou des titulaires de l'autorité parentale afin de garder le secret sur son état de santé, le droit d'accès aux informations médicales peut être refusé aux parents[131].

À tout le moins, le mineur peut demander que l'accès de ses parents aux informations médicales ait lieu par l'intermédiaire d'un médecin (art. L.1111-7, CSP) et donc que la possibilité légale, qui leur est normalement ouverte, d'un accès direct, leur soit refusée. Cette volonté du mineur doit être strictement respectée, quel que soit l'avis des parents sur ce sujet. Le « médecin intermédiaire » pourra être amené à protéger l'intimité du mineur en veillant à ne pas divulguer des informations (concernant par exemple des relations sexuelles, certaines habitudes addictives...), s'il juge qu'elles relèvent manifestement de la confidence.

Les mineurs en rupture familiale

La loi du 4 mars 2002 relative aux droits des malades et à la qualité du système de santé, dans le même article L.1111-5 du Code de la santé publique, a par ailleurs prévu une autonomie de décision des mineurs de plus de 16 ans, pour ceux d'entre eux qui relèvent en vertu de la loi du 27 juillet 1999 relative à la couverture maladie universelle (CMU). Lorsqu'ils sont en rupture avec leur famille, les mineurs peuvent en effet bénéficier personnellement de la CMU et de la protection complémentaire en matière de santé (voir chap. 6, « Les frais de soins et d'hospitalisation »),

---

129. Selon les termes de l'article 4 du Code de déontologie médicale (art. R.4127-4, CSP).

130. Ceci par analogie avec les recommandations retenues en matière d'IVG ; voir *infra*, « Minorité et sexualité ».

131. Mais encore faut-il pour cela que l'établissement de santé puisse établir, notamment par la caractérisation de la demande de secret par le mineur, « que le secret médical justifie de faire obstacle aux prérogatives de l'autorité parentale » (TA Paris, *M. Delacotte*, 5 novembre 2009, n° 0707278).

bénéficiant ainsi d'une forme de *majorité sanitaire anticipée*. À l'autonomie dans la prise en charge sociale des frais médicaux répond ainsi l'autonomie du consentement aux actes médicaux : le mineur relevant de la CMU peut consentir seul aux soins et s'adresser librement aux services hospitaliers.

Recommandations générales

– En pratique courante, l'expérience montre l'importance pour les médecins de pouvoir engager un dialogue seul à seul avec un mineur, notamment en cas de conflit familial et chaque fois que le mineur estime ne pas pouvoir parler librement en présence de ses parents. Un tel entretien dès le début de la consultation peut être essentiel : il constituera souvent une condition nécessaire pour que l'adolescent puisse parler de lui et que le médecin ait une chance d'établir une véritable rencontre avec son jeune patient. Les parents ont en effet souvent tendance à parler à la place de l'adolescent. Le médecin doit alors convaincre les parents de l'intérêt de cet entretien individuel, proposé dans l'intérêt de l'enfant, en évitant toute immixtion dans l'éventuel conflit familial.

Bien entendu, les parents doivent demeurer autant que possible les premiers confidents de l'adolescent en matière de santé ; en consultation, ils restent des interlocuteurs de référence à la fois pour le médecin et pour l'adolescent. Mais ils pourront n'être reçus, en présence de leur enfant, que dans le second temps de la consultation. Leur récit, leur analyse sont en effet souvent différents de ceux que l'adolescent a pu faire. Ces différences sont elles-mêmes riches d'information et utiles dans l'approche des problèmes relationnels.

Aussi est-il important d'exposer aux parents le projet de soins élaboré entre le médecin et l'adolescent, d'entendre leurs commentaires et de recueillir leur adhésion. Un projet de soins compris et accepté par tous est souvent le meilleur garant d'un suivi thérapeutique cohérent. Avant de rencontrer les parents dans la seconde partie de la consultation, il est utile de demander à l'adolescent de préciser les points sur lesquels il souhaite la plus grande discrétion. Ces points pourront concerner l'activité sexuelle, la contraception et la consommation de produits toxiques (tabac, cannabis, alcool…)[132]. La demande expresse de confidentialité dans ce domaine doit alors être respectée ; à défaut d'indication expresse, le médecin doit veiller à protéger les informations ou présomptions dont il est le détenteur d'une divulgation contraire à la volonté même inavouée du mineur.

– Autant que possible, l'établissement ne doit pas se trouver en situation déloyale vis-à-vis des parents[133].

---

132. Activités et consommations qui sont des éléments de la vie personnelle de l'adolescent, très souvent maintenue volontairement secrète. Le Haut comité de la santé publique, évoquant la consommation de cannabis, notait en 2000 que « 23 % des adolescents ne connaissent pas l'opinion de leurs parents sur ce sujet, signifiant par là que ce sujet n'est pas abordé en famille. Les parents n'auraient pas connaissance de leur conduite, d'après les jeunes, dans 75 % des cas pour les consommateurs occasionnels et dans 50 % des cas pour les jeunes qui ont consommé plus de dix fois » (HCSP, *La souffrance psychique des adolescents et des jeunes adultes*, Éditions ENSP, 2000, p. 31).

133. Les Hospices civils de Lyon prennent ainsi pour principe, lorsque les parents appellent ou se rendent à l'hôpital alors que celui-ci ne les a pas avertis et que le mineur ne souhaitait pas les informer, de ne pas mentir et d'indiquer la présence du mineur (Hospices civils de Lyon, *La prise en charge du mineur à l'hôpital*, *op. cit.*, fiche n° 2).

– Pour autant, ce droit au secret ne doit pas être une entrave à la protection du mineur en danger et plus généralement aux obligations d'assistance à personne en péril. Le Code pénal (art. 226-14) et le Code de déontologie médicale (art. R.4127-44, CSP) ont ainsi explicitement prévu une dérogation au secret dans les cas de mauvais traitements et d'agression sexuelle sur mineur (voir chap. 7, « Information préoccupante et signalement »). D'autres situations, où respecter strictement la confidentialité risquerait de mettre en péril la santé, voire la vie du mineur (découverte d'une grossesse, menace suicidaire explicite…), doivent inviter le médecin à jouer un rôle de médiateur entre le mineur et ses parents. En pratique, il est exceptionnel que cet aménagement ne permette pas la résolution de problèmes délicats. En cas d'urgence, l'hospitalisation du mineur peut parfois être proposée, afin d'apaiser une situation difficile et se donner le temps de la réflexion.

– Dans leurs décisions, les personnels hospitaliers doivent en la matière faire en permanence référence à l'intérêt de l'enfant, en tenant compte que cet intérêt n'est pas immuable et définitif, en faisant la part des situations d'urgence et de celles qui sont plus durables.

En tout état de cause, le médecin doit prêter la plus grande attention aux confidences dont la révélation serait susceptible de pousser l'enfant à des actes graves (fugue, suicide, avortement clandestin…).

– La confidentialité prévue par la loi porte sur une période donnée, en principe provisoire. Seules des circonstances particulières (par exemple une situation de rupture durable des relations familiales) semblent pouvoir justifier la dispensation de soins « au long cours » sans que les parents en soient tenus informés. Le rôle du médecin prescripteur, et surtout celui de l'adulte accompagnant prévu par la loi doivent être déterminants pour tenter de jouer un rôle de médiateur entre le mineur et ses parents, en y procédant avec la pédagogie et la loyauté appropriées.

La loi du 4 mars 2002 précise explicitement qu'en cas d'opposition du mineur à l'information des parents, la faculté du médecin se limite à pouvoir « mettre en œuvre le traitement ou l'intervention ». En conséquence :

• si les soins engagés, dans l'urgence ou pour toute autre nécessité, s'avèrent durables et notamment lorsqu'apparaissent des complications mettant en danger la santé de l'enfant,

• ou encore si la connaissance des faits pour lesquels le mineur souhaite le secret est manifestement indispensable pour que les parents puissent continuer d'exercer normalement leurs obligations de titulaires de l'autorité parentale (par exemple, en cas de tentative de suicide[134]),

134. L'enjeu d'une ouverture du dialogue avec les parents ou avec un adulte de confiance est essentielle dans ces situations. Selon le Haut Comité de la santé publique, « 59 % des jeunes ayant fait une tentative de suicide n'en ont parlé à personne […]. De 4 à 15 % des adolescents ont fait une tentative de suicide. Pour la moitié d'entre eux, elle passera inaperçue. Seulement, un tiers des adolescents *suicidants* sera hospitalisé » (*La souffrance psychique des adolescents et des jeunes adultes*, *op. cit.*, p. 23). On se reportera sur ce point aux recommandations professionnelles de l'ANAES, *Prise en charge hospitalière des adolescents après une tentative de suicide : texte des recommandations*, novembre 1998 (voir chap. 5, « Les soins de santé mentale »), qui soulignent l'importance de l'échange avec les parents dans ces circonstances.

le médecin doit en principe donner les informations concernées aux parents, en expliquant attentivement au mineur les raisons de sa décision.

– L'obligation de discrétion demeure en cas de décès de l'enfant. Après la mort d'un adolescent séparé de sa famille, il est normal que celle-ci reçoive quelques explications, sans qu'elle ait nécessairement à connaître que leur enfant était homosexuel, infecté par telle maladie infectieuse, toxicomane… à plus forte raison s'il avait indiqué au médecin que sa famille ignorait ces éléments de sa situation ou qu'il souhaitait les lui cacher[135].

La confidentialité vis-à-vis de la presse

Le respect de la vie privée du mineur commande de ne pas divulguer son nom dans la presse, lorsqu'il a quitté ses parents, son tuteur, la personne ou l'établissement qui était chargé de sa garde ou auquel il était confié, ou encore lorsqu'il est « délaissé », qu'il s'est suicidé ou qu'il a été victime d'une infraction[136]. Ces dispositions ne s'appliquent pas lorsque la publication est réalisée à la demande des personnes ayant la garde du mineur ou des autorités administratives ou judiciaires.

Le traitement volontaire du mineur toxicomane

L'hypothèse d'une adhésion du mineur toxicomane à la démarche de désintoxication est évidemment la plus simple. Dans cette hypothèse prévue par l'article L.3414-1 du Code de la santé publique, le toxicomane est hospitalisé dans les conditions du droit commun, librement. Ses soins sont gratuits. Il n'y a alors aucune intervention ni du procureur de la République, ni des services de police, ni de l'autorité sanitaire. Ces dispositions ont été établies notamment pour les situations dans lesquelles des jeunes, le cas échéant mineurs, hésitent par crainte de leur famille ou de leur milieu à se faire examiner ou traiter.

Le mineur peut, à sa demande, être soigné dans le secret, l'anonymat ne pouvant être levé « que pour des causes autres que la répression de l'usage illicite de stupéfiants ». Le mineur pourra demander au médecin qui l'a soigné un certificat nominatif mentionnant les dates, la durée et l'objet de son traitement, et qui pourra justifier de la réalité de son traitement volontaire.

Le service hospitalier prenant en charge le jeune toxicomane ne doit lui demander aucun compte de sa conduite : le dispositif légal se fonde sur la confiance en la capacité persuasive du médecin pour obtenir du malade qu'il suive le traitement jusqu'au bout.

135. On lira utilement sur ce point B. Hoerni, *Médecine légale hospitalière*, mars 2000, p. 21 et suiv.

136. Art. 39 bis de la loi du 29 juillet 1881 sur la presse. L'infraction est sanctionnée de 15 000 euros d'amende.

Minorité et sexualité

À partir de la puberté, la sexualité devient progressivement une dimension importante de la vie de l'adolescent. Elle influe sur son comportement et modifie ses relations avec les autres. Elle fait sans conteste partie de sa vie privée, explicitement protégée par la Convention internationale sur les droits de l'enfant (art. 16) et par le Code civil (art. 9)[137].

L'existence juridique d'une véritable « majorité sexuelle », qui commencerait à l'âge de quinze ans, est généralement contestée par la doctrine, qui rappelle que l'enfant demeure soumis jusqu'à sa majorité civile à l'autorité parentale[138]. Il est fait principalement référence par ceux qui l'évoquent au fait que les relations sexuelles entretenues par un majeur avec un mineur consentant ne sont pas permises si le mineur est âgé de moins de quinze ans (art. 227-25, C. pén.)[139].

Les relations sexuelles sans violence entre les mineurs eux-mêmes, ou entre un majeur et un mineur de plus de quinze ans sont donc licites (peu importe qu'elles soient homosexuelles ou hétérosexuelles). Elles demeurent toutefois soumises au consentement (ou du moins à l'absence d'opposition) des titulaires de l'autorité parentale. Ceux-ci peuvent être amenés à contrôler les relations du mineur avec des tiers et sont tenus à son égard à un devoir de surveillance. Mais ce devoir doit se confronter à une autre exigence : l'autorité parentale ne peut s'exercer que dans l'intérêt de l'enfant ; elle ne peut permettre une immixtion arbitraire dans la vie privée du mineur.

Les éventuelles relations sexuelles de l'adolescent avant sa majorité, qu'elles soient épisodiques ou régulières, posent forcément la question de la contraception, le cas échéant en urgence, et de l'autonomie dont peuvent disposer les mineurs dans ce domaine intime de leur vie personnelle. Des dispositions particulières s'appliquent aux mineurs. Il en est de même pour l'interruption de grossesse.

En ces domaines, la loi a conféré aux mineurs — et à eux seuls — la qualité et la capacité pour décider de certains actes médicaux écartant l'exigence du consentement parental. Elle a exclu parallèlement le pouvoir des parents d'imposer leurs décisions en matière de contraception et, *a fortiori*, d'IVG.

---

137. « La vie sentimentale d'une personne, même mineure, présente un caractère strictement privé » (note sous l'art. 9 du *Code civil*, Dalloz 2012, abondante jurisprudence).

138. Par ex., P. Bonfils, A. Gouttenoire, *op. cit.*, p. 342.

139. Antérieurement, c'est-à-dire avant l'ordonnance du 4 juillet 2005 ratifiée par la loi du 16 janvier 2009, s'ajoutait la disposition légale par laquelle l'âge de 15 ans était celui à partir duquel le Code civil rendait possible le mariage des filles (anc. art. 144, C. civ.).

Le rôle de l'hôpital est essentiel en cas d'IVG, qu'elle soit motivée par la détresse de la mineure ou par un motif médical. Mais les établissements de santé, notamment lorsqu'ils sont gestionnaires de centres de planification et d'éducation familiale[140], sont également concernés par ces actions de planification familiale et donc par la contraception.

La contraception

Cadre général

La loi n° 2001-588 du 4 juillet 2001 relative à l'interruption volontaire de grossesse et à la contraception a consacré le droit à la contraception des personnes mineures, quel que soit leur âge, et prévu que la contraception ne soit plus subordonnée à une autorisation parentale[141].

L'article L.5134-1 du Code de la santé publique prévoit ainsi que

> « le consentement des titulaires de l'autorité parentale ou, le cas échéant, du représentant légal n'est pas requis pour la prescription, la délivrance et l'administration de contraceptifs aux personnes mineures ».

Les mineures bénéficient d'un accès libre et personnel à la contraception hormonale en ce qu'elles peuvent consulter un médecin et lui demander de prescrire une pilule contraceptive sans être accompagnée d'un de leurs parents et sans que le médecin ne puisse exiger le consentement de ces derniers[142].

La délivrance des médicaments, produits et objets contraceptifs en vue de prescriptions contraceptives est gratuite pour les mineures qui en font la demande auprès des centres de planification ou d'éducation familiale agréés[143], « les frais d'examens de biologie médicale ordonnés en vue de prescriptions contraceptives » étant supportés par ces centres (art. L.2311-4 et R.2311-13, CSP).

La loi réservant la délivrance gratuite aux centres de planification ou d'éducation familiale, les autres services hospitaliers n'y sont en principe pas habilités. Rien ne s'oppose à ce que cette délivrance puisse être effectuée sur prescription médicale pour faire face aux situations d'urgence et que les services concernés soient approvisionnés à ce titre par les pharmacies hospitalières.

---

140. Ces centres assurent également de manière anonyme le dépistage et les traitements des maladies transmises par voie sexuelle. « Ils interviennent à titre gratuit en faveur des mineurs qui en font la demande et des personnes qui ne relèvent pas d'un régime de base d'assurance maladie ou qui n'ont pas de droits ouverts dans un tel régime » (art. L.2311-5, CSP).

141. La possibilité donnée aux mineures d'avoir accès librement et gratuitement à la contraception, en s'adressant à un centre de planning familial, avait précédemment été ouverte par l'article 4 de la loi n° 67-1176 du 28 décembre 1967 relative à la régulation des naissances.

142. Circulaire n° 2001-467 du 28 septembre 2001.

143. En effet, ces centres « sont autorisés à délivrer à titre gratuit des médicaments, produits ou objets contraceptifs sur prescription médicale aux mineurs désirant garder le secret ainsi qu'aux personnes ne bénéficiant pas de prestations maladie, assurées par un régime légal ou réglementaire » (art. L.2311-4, CSP). Cette possibilité permet la prise en charge matérielle de la consultation gynécologique et de la contraception elle-même.

Ces dispositions, à défaut d'indications contraires, sont applicables dans les *consultations d'orthogénie* qui doivent être mises en place par les établissements, en vertu de la loi du 29 juillet 1998 relative à la lutte contre les exclusions, au sein de leurs « permanences d'accès aux soins de santé[144] ».

La contraception d'urgence

Afin de limiter le recours à l'IVG et permettre de résoudre des situations de détresse, des dispositions spécifiques s'appliquent pour la contraception d'urgence.

La loi n° 2000-1209 du 13 décembre 2000[145] dispense ainsi de prescription obligatoire les médicaments qui :

– ont pour but la « contraception d'urgence » ;

– et ne sont pas susceptibles de présenter un danger pour la santé dans les conditions normales d'emploi.

Elle précise que la prescription et la délivrance de ces médicaments peuvent être effectuées pour les mineures désirant garder le secret, « afin de prévenir une interruption volontaire de grossesse ».

Cette délivrance est gratuite et anonyme dans les pharmacies pour les mineures et n'est pas soumise à prescription médicale[146]. À défaut de dispositions explicites, il faut rappeler qu'au-delà des officines de pharmacie en ville, les pharmacies à usage intérieur (PUI) des hôpitaux peuvent effectuer cette délivrance gratuite : elles s'organiseront dans ce cas en constituant un espace de confidentialité approprié. Selon les dispositions générales, un pharmacien hospitalier ne peut se prévaloir d'une « clause de conscience » pour refuser de délivrer des produits contraceptifs.

Le protocole national annexé au décret du 27 mars 2001[147] prévoit que « lorsque les indications du médicament ne permettent plus l'administration d'une contraception d'urgence, l'élève [doit] impérativement être orientée vers un centre de planification ou d'éducation familiale, l'hôpital ou un médecin généraliste ou gynécologue en cas de retard de règles ». L'infirmière ou l'infirmier doit proposer également à l'élève mineure, qui peut le refuser, de s'entretenir avec l'un des titulaires de l'autorité parentale ou avec son représentant légal de la démarche d'aide et de conseil mise en œuvre. Différents documents d'information seront utilement remis à la mineure[148].

---

144. « PASS », voir l'article. L.6112-6 du Code de la santé publique (voir *infra*, chap. 6, « L'accueil »).

145. Loi n° 2000-1209 du 13 décembre 2000 relative à la contraception d'urgence ; art. L.5134-1, CSP.

146. Pour ce qui est de la « pilule du lendemain » la plus courante, le Norlevo. L'autre contraceptif d'urgence, le Tetragynon, nécessite quant à lui une prescription médicale en raison de son association avec un progestatif.

147. Protocole national sur l'organisation des soins et des urgences dans les écoles et les établissements publics locaux d'enseignement.

148. Ainsi par exemple la brochure *La contraception d'urgence*, diffusée par la *Caisse nationale d'assurance maladie* (CNAM) et le Comité d'éducation sanitaire et sociale de la pharmacie française (CESPHARM).

La stérilisation à visée contraceptive

La stérilisation à visée anticonceptionnelle, licite chez les personnes majeures sous certaines conditions[149], est interdite s'agissant de personnes mineures.

Le Code de la santé publique prévoit en effet que « la ligature des trompes ou des canaux déférents à visée contraceptive ne peut être pratiquée sur une personne mineure » (art. L.2123-1, CSP).

Les titulaires de l'autorité parentale ne peuvent donc décider de faire pratiquer cette stérilisation sur leur enfant.

L'IVG en cas de situation de détresse

Le diagnostic de grossesse à l'adolescence conduit le plus souvent à des décisions prises dans l'urgence, décisions qui sont bien entendu étroitement liées à l'environnement de la mineure au plan social, psycho-affectif, culturel et familial, propre à chaque situation. Une proportion importante de ces grossesses, du moins de celles concernant les adolescentes les plus jeunes, donne lieu à une IVG.

Le législateur s'est efforcé de trouver un équilibre entre les règles d'incapacité juridique qui s'imposent aux adolescentes et la situation de détresse de celles d'entre elles qui seraient contraintes de poursuivre une grossesse non désirée du fait de l'impossibilité matérielle de recueillir le consentement d'un des parents ou du fait des convictions de leurs parents.

La loi du 4 juillet 2001 a ainsi prévu un régime dérogatoire au consentement exprès de l'un des détenteurs de l'autorité parentale, normalement requis avant une IVG (« La loi ne revient pas sur le principe de l'autorité parentale, qui demeure la règle[150]. »).

Cette faculté accordée à la mineure répond à l'idée qu'une telle atteinte à l'autorité parentale est préférable à une grossesse non désirée chez une très jeune femme.

Dispositions générales

Les dispositions légales principales applicables sont issues de la loi du 4 juillet 2001 :

– La demande d'interruption de grossesse doit être effectuée auprès d'un médecin par la mineure, hors la présence de toute autre personne (que le consentement parental soit recueilli ou non), et donc dans le cadre d'un entretien

149. Art. 26 de la loi n° 2001-588 du 4 juillet 2001 relative à l'interruption volontaire de grossesse et à la contraception.

150. Pour autant, « la loi prévoit dans certains cas une dérogation à ce principe qui tient compte des difficultés des mineures non émancipées qui sont dans l'impossibilité de recueillir le consentement d'au moins un des titulaires de l'autorité parentale ou qui sont confrontées à une incompréhension familiale telle qu'elles souhaitent garder le secret » (circulaire DGS/DHOS n° 2001-467 du 28 septembre 2001 relative à la mise en œuvre des dispositions de la loi du 4 juillet 2001).

individuel. La mineure ne peut être obligée à l'IVG : elle peut seule en faire la demande.

– Le délai de recours à une IVG est pour les mineures, selon le droit commun, de 12 semaines de grossesse (soit 14 semaines d'aménorrhée).

> « La femme enceinte que son état place dans une situation de détresse peut demander à un médecin l'interruption de sa grossesse. Cette interruption ne peut être pratiquée qu'avant la fin de la douzième semaine de grossesse » (art. L.2212-1, CSP)[151].

L'IVG est subordonnée à l'état de détresse dont témoigne la mineure.

– L'IVG doit être pratiquée par un médecin. Elle ne peut avoir lieu

> « que dans un établissement de santé, public ou privé[152] ou dans le cadre d'une convention conclue entre le praticien ou un centre de planification et d'éducation familiale ou un centre de santé et un tel établissement » (art. L.2212-2, CSP).

– L'âge de la mineure n'étant pas précisé par la loi, il en résulte que les dispositions légales s'appliquent à toutes les mineures, quel que soit leur âge.

Les frais relatifs à l'IVG sont pris en charge par la sécurité sociale (art. R.322-9-4°, CSS).

– En cas de difficultés, la femme peut demander de l'aide avant, pendant et après l'IVG, soit à une assistante sociale, soit à une conseillère conjugale soit enfin appeler les permanences téléphoniques régionales IVG-contraception[153].

– Nul médecin ne peut être conduit à pratiquer une IVG contre son gré (en vertu d'une « clause de conscience » ainsi formulée « un médecin n'est jamais tenu de pratiquer une IVG »), « mais il doit informer, sans délai, l'intéressée de son refus et lui communiquer immédiatement le nom de praticiens susceptibles de réaliser cette intervention » (art. L.2212-8, CSP).

– Les mineures étrangères ne peuvent se voir opposer de restrictions spécifiques, motivées par leur nationalité, pour bénéficier d'une IVG. Les conditions de durée de résidence sur le territoire national, antérieurement prévues par l'ancien article L.162-11 du Code de la santé publique, ont en effet été supprimées à l'occasion de la révision de la codification de celui-ci effectuée en 2000[154], adaptant ainsi la loi française aux dispositions de la Convention européenne des droits de l'homme.

– Une surveillance épidémiologique des IVG est réalisée par l'Institut national d'études démographiques (INED) en liaison avec l'INSERM. À cet effet, « toute interruption de grossesse doit faire l'objet d'une déclaration établie par le

151. À la date de rédaction du présent ouvrage, un projet de loi pour l'égalité entre les femmes et les hommes, adopté en première lecture par l'Assemblée nationale le 28 janvier 2014, prévoyait de supprimer la condition d'« une situation de détresse ». Les mots : « que son état place dans une situation de détresse » seraient remplacés par les mots : « qui ne veut pas poursuivre une grossesse ».

152. L'établissement doit satisfaire aux conditions d'autorisation des établissements de santé recevant des femmes enceintes ; art. L.2322-1, CSP.

153. La liste et les coordonnées de ces permanences sont répertoriées sur le site <www.santé.gouv.fr>.

154. Ordonnance n° 2000-548 du 15 juin 2000.

médecin et adressée par l'établissement où elle est pratiquée au médecin de l'agence régionale de santé désigné par le directeur général de l'agence ; cette déclaration ne fait aucune mention de l'identité de la femme » (art. L.2212-10, CSP).

Consultations préalables et délai de réflexion

– Le médecin sollicité par une femme en général, une mineure en particulier, en vue de l'interruption de sa grossesse « doit, dès la première visite, informer celle-ci des méthodes médicales et chirurgicales d'interruption de grossesse et des risques et des effets secondaires potentiels » (art. L.2212-3, CSP).

Lors de cette première consultation, il doit lui remettre une attestation de consultation médicale et un dossier-guide, mis à jour au moins une fois par an et comportant notamment :

- le rappel des dispositions légales principales (art. L.2212-1 et L.2212-2, CSP),
- la liste et les adresses d'un certain nombre d'organismes (mentionnés à l'article L.2212-4, csp : établissements d'information, de consultation ou de conseil familial, centres de planification ou d'éducation familiale, services sociaux ou autres organismes agréés),
- une liste des établissements où sont effectuées des IVG.

Les agences régionales de santé sont chargées d'assurer la réalisation et la diffusion de ces dossiers-guides (art. L.2212-3, CSP) sur la base d'un guide ministériel[155].

– Un entretien « social » préalable à l'IVG est obligatoire lorsque la femme est mineure (art. L.2212-4, CSP). Il s'agit d'« une consultation avec une personne ayant satisfait à une formation qualifiante en conseil conjugal ou toute autre personne qualifiée » ; elle peut avoir lieu :

- dans un établissement d'information, de consultation ou de conseil familial,
- un centre de planification ou d'éducation familiale,
- un service social,
- un autre organisme agréé.

Cette consultation préalable doit comporter « un entretien particulier au cours duquel une assistance ou des conseils appropriés à la situation de l'intéressée lui sont apportés[156] ». La mineure doit alors être conseillée sur le choix de la personne majeure qui pourra l'accompagner dans sa démarche, ainsi que le prévoit la loi.

Une attestation de cette consultation doit être remise à la mineure[157].

---

155. Ministère de l'emploi et de la solidarité, *Interruption volontaire de grossesse, guide destiné aux femmes mineures non émancipées*, 2001.

156. Au cours de cette consultation, la mineure doit se voir proposer « une assistance sur le plan social, une écoute, un soutien psychologique, des informations ou des conseils appropriés à sa situation » (Ministère de l'emploi et de la solidarité, *Interruption volontaire de grossesse, op. cit.).*

157. Sur l'attestation de l'entretien social établie et délivrée à la mineure doivent figurer les informations suivantes : 1° la date de consultation ; 2° la décision de la mineure de conserver le secret à l'égard de ses parents ou de son représentant légal ; 3° la réalisation ou non du choix de la personne majeure accompagnante si elle veut garder le secret à l'égard de ses parents ou de son représentant légal (Ministère de l'emploi et de la solidarité, *Interruption volontaire de grossesse*, *op. cit.*).

Tous les personnels des organismes organisant l'entretien sont bien entendu tenus au secret professionnel (art. L.2212-4, CSP).

– Un délai de réflexion doit être obligatoirement respecté, après la première visite et la consultation préalable, avant que la jeune femme puisse confirmer sa demande d'IVG, au cours d'une seconde consultation médicale.

Le médecin ne peut accepter cette confirmation qu'après l'expiration d'un délai d'une semaine suivant la première demande de la femme, sauf au cas où le terme des douze semaines risquerait d'être dépassé.

En tout état de cause, la confirmation ne peut intervenir qu'après l'expiration d'un délai de deux jours suivant l'entretien, ce délai pouvant être inclus dans celui d'une semaine entre la demande formulée lors de la première consultation et la confirmation (art. L.2212-4 et L.2212-5, CSP).

– En cas de confirmation, si le médecin ne pratique pas lui-même l'intervention, il doit restituer à la mineure sa demande afin que celle-ci puisse la remettre le cas échéant à un autre médecin choisi par elle ; il doit également délivrer un certificat attestant qu'il s'est conformé aux dispositions de la loi concernant la première consultation et la confirmation de la demande[158].

– Chaque fois que cela est possible, le couple doit pouvoir participer à la consultation et à la décision à prendre (art. L.2212-4, CSP).

– Si la technique d'IVG envisagée nécessite une anesthésie générale ou locale, une consultation pré-anesthésique est obligatoire avant l'intervention.

■ Le consentement

L'IVG sur une mineure non émancipée requiert en principe le consentement préalable d'un[159] des titulaires de l'autorité parentale (ou du représentant légal). Une autorisation écrite (voir *supra*, « La participation aux actes médicaux ») doit à cet effet être signée par au moins un des titulaires de l'autorité parentale.

Ce consentement, qui est la règle, doit être joint par écrit à la demande d'interruption de grossesse faite par la mineure au médecin.

Cette demande de la mineure pourra être formulée de la façon suivante sur feuille libre :

> « *Je soussignée, Mlle……, née le ……, demeurant ……, demande à ce qu'il soit procédé à l'interruption volontaire de ma grossesse, en conformité avec les dispositions du Code de la santé publique ; lieu, date, signature de la mineure.* »

---

158. À l'issue de la deuxième consultation médicale, la mineure doit disposer des documents suivants : 1° un certificat de consultation médicale ; 2° sa confirmation écrite de demande d'IVG ; 3° l'attestation d'entretien social ; 4° le consentement écrit de son père ou de sa mère ou de son représentant légal ou, l'attestation de la réalisation du choix de l'adulte accompagnant (Ministère de l'emploi et de la solidarité, *Interruption volontaire de grossesse*, *op. cit.*).

159. Ceci bien qu'il ne s'agisse pas d'un acte usuel de l'autorité parentale.

Après l'intervention

Après l'intervention, une deuxième consultation, ayant notamment pour but une nouvelle information sur la contraception, est obligatoirement proposée à la mineure (art. L.2212-7, CSP).

En effet, afin d'assurer une meilleure prévention des grossesses non désirées,

> « Tout établissement dans lequel est pratiquée une interruption volontaire de grossesse doit assurer, après l'intervention, l'information de la femme en matière de régulation des naissances » (art. L.2212-9, CSP).

L'IVG réalisée dans le secret

– Après de longs débats, la loi du 4 juillet 2001 a permis[160], pour les cas où « la femme mineure non émancipée désire garder le secret », une dérogation au principe du consentement préalable d'au moins un parent. Dans ce cas, le médecin « doit s'efforcer, dans l'intérêt de (la mineure), d'obtenir son consentement pour que le ou les titulaires de l'autorité parentale ou, le cas échéant, le représentant légal soient consultés ».

À défaut, le médecin doit vérifier que cette démarche a été faite lors de l'entretien social obligatoire pour les mineures avant l'interruption de grossesse (art. L.2212-4, CSP).

Si la mineure ne veut pas effectuer cette démarche ou si le consentement des parents n'est pas obtenu, l'IVG ainsi que les actes médicaux et les soins qui lui sont liés peuvent néanmoins être pratiqués à la demande de la mineure.

– La mineure non émancipée qui désire garder le secret doit « se faire accompagner dans sa démarche par la personne majeure de son choix ».

La circulaire du 28 septembre 2001 et le guide destiné aux femmes mineures non émancipées[161] ont apporté sur ce point quelques précisions, en indiquant que cet « adulte accompagnant » pouvait être un membre de la famille de la mineure, un proche ou une personne qualifiée, membre d'une association[162], ou encore un professionnel socio-éducatif. La loi prévoit que la mineure puisse être conseillée sur le choix de l'accompagnant lors de la consultation préalable, pour s'assurer notamment qu'elle n'a pas effectué son choix sous une contrainte morale ou matérielle. L'équipe hospitalière doit s'assurer, en demandant la présentation d'une pièce d'identité, que l'accompagnant est majeur. Le nom de l'accompagnant doit être connu de l'équipe médicale, mais il n'est pas obligatoire que son nom soit porté sur un document quel qu'il soit.

Le rôle de cette personne est d'accompagner la mineure dans toutes les démarches que requiert l'IVG (consultation préalable, intervention elle-même et consultation postérieure). « Si le jour de l'IVG, la mineure ne souhaite pas la

---

160. Loi n° 2001-588 du 4 juillet 2001, relative à l'IVG et à la contraception.

161. Circulaire n° 2001-467 du 28 septembre 2001 ; Ministère de l'emploi et de la solidarité, *Interruption volontaire de grossesse*, *op. cit.*

162. Ou d'un centre de planification ou d'éducation familiale (<service-public.fr>). Voir aussi la circulaire DHOS/F4 n° 2009-319 du 19 octobre 2009 relative aux règles de facturation des soins dispensées dans les établissements de santé.

présence de l'adulte accompagnant, celui-ci peut lui proposer son aide à la sortie de l'hôpital ou dans la période suivant l'IVG[163] ».

L'accompagnant intervient à titre gratuit. Il n'a pas vocation à intervenir dans la décision de la mineure, ni quant à son choix de recourir à une IVG, ni quant à son souhait de garder le secret à l'égard des titulaires de l'autorité parentale. Il n'est pourvu d'aucun attribut de l'autorité parentale. Sa situation d'accompagnant ne génère donc, en principe, aucune obligation légale qui serait susceptible d'engager sa responsabilité juridique.

Il doit, si la mineure le souhaite, être informé du moment de sa sortie, à l'issue de l'hospitalisation. En effet, « Si l'IVG a nécessité une anesthésie, la mineure ne doit pas quitter seule l'établissement où a été pratiquée l'intervention. Elle doit obligatoirement être accompagnée. Cet accompagnement peut être assuré par l'adulte accompagnant. »

L'adulte accompagnant est tenu au secret. La divulgation du secret par cette personne auprès des parents ou de tiers constitue une atteinte à la vie privée et peut donner lieu à des poursuites.

Son rôle peut être déterminant en cas de complications médicales de l'IVG (sur ce point, voir *supra,* « Secret et confidentialité »).

– Le médecin est habilité par la loi à pratiquer l'ensemble des actes afférents à la réalisation de l'intervention décidée de façon autonome par l'adolescente et notamment l'anesthésie (art. L.2212-7, CSP : « l'interruption volontaire de grossesse ainsi que les actes médicaux et les soins qui lui sont liés »). Les personnels paramédicaux sont autorisés à dispenser les soins nécessaires par ailleurs.

– Le secret de l'IVG ne signifie pas en principe que l'identité de la mineure demeure inconnue des professionnels hospitaliers. La connaissance de cette identité est en effet utile pour assurer les soins (réalisation des analyses, traitement…). Un dossier médical est ouvert à son nom, mais les professionnels sont tenus au plus strict secret notamment à l'égard des parents ou du représentant légal.

– L'intégralité des dépenses exposées à l'occasion de ces interruptions volontaires de grossesse est prise en charge par l'État (art. L.132-1, CSS), « selon une procédure garantissant l'anonymat ». Les modalités de la prise en charge sont décrites par le décret du 3 mai 2002[164] (art. D.132-1 et suiv., CSS), qui précise notamment que les documents nécessaires au remboursement des dépenses et adressés à la caisse primaire d'assurance maladie sont anonymes.

L'IVG pratiquée pour motif médical

Le Code de la santé publique dispose que

> « L'interruption volontaire d'une grossesse peut, à toute époque, être pratiquée si deux médecins attestent, après examen et discussion, que la poursuite de la grossesse met en péril grave la santé de la femme ou qu'il existe

163. Ministère de l'emploi et de la solidarité, *Interruption volontaire de grossesse*, *op. cit.*

164. Décret n° 2002-799 du 3 mai 2002 relatif à la prise en charge anonyme et gratuite des interruptions volontaires de grossesse pratiquées sur des mineures sans consentement parental.

une forte probabilité que l'enfant à naître soit atteint d'une affection d'une particulière gravité reconnue comme incurable au moment du diagnostic » (art. L.2213-1, CSP).

L'interruption de grossesse doit donc être motivée par l'un ou l'autre des critères suivants :

– soit le péril grave pour la santé de la mère (indication maternelle) ;

– soit la forte probabilité d'une affection particulièrement grave reconnue incurable dont serait atteint l'enfant à naître (indication fœtale).

– L'indication maternelle est très différente de celle prévue pour l'IVG, qui est laissée à la libre appréciation de la mère. Le texte de loi n'apporte pas de précision sur les indications maternelles, mais l'aggravation d'un état pathologique sous l'effet de la poursuite de la grossesse constitue un motif justifié, dès lors qu'elle met en cause la survie de la femme. Les grossesses secondaires à un viol ne sont pas actuellement retenues, en elles-mêmes, comme une indication d'interruption pour motif médical[165].

L'un des deux médecins attestant que les conditions de cette interruption de grossesse sont réunies doit exercer son activité dans un établissement de santé autorisé à recevoir des femmes enceintes ; l'autre médecin doit être inscrit sur une liste d'experts près une cour d'appel.

Dans le cadre d'une indication maternelle à une interruption de grossesse, l'équipe pluridisciplinaire doit comprendre au moins quatre personnes : un médecin qualifié en gynécologie-obstétrique, un médecin choisi par la femme et un assistant social ou un psychologue, un ou des praticiens qualifiés pour donner un avis sur l'état de santé de la femme (art. R.2213-3, CSP).

– Si l'interruption de grossesse est envisagée au motif qu'il existe une forte probabilité que l'enfant à naître soit atteint d'une affection d'une particulière gravité reconnue comme incurable au moment du diagnostic, l'un des deux médecins en attestant doit exercer son activité dans un centre de diagnostic prénatal pluridisciplinaire.

L'indication fœtale est imprécise elle aussi, mais il faut retenir que les anomalies morphologiques relativement mineures sont écartées. L'équipe pluridisciplinaire chargée d'examiner la demande de la femme doit être celle d'un centre pluridisciplinaire de diagnostic prénatal. Un médecin choisi par la femme peut, à la demande de celle-ci, être associé à la concertation.

– Comme pour l'IVG (art. L.2213-2, CSP), l'interruption de grossesse pour motif thérapeutique ne peut être pratiquée que par un médecin. L'établissement doit assurer, après l'intervention, l'information de la mineure en matière de régulation des naissances.

De même, l'interruption de grossesse doit faire l'objet d'une déclaration établie par le médecin et adressée par l'établissement où elle est pratiquée au médecin

---

165. On lira toutefois avec intérêt sur ce point B. Piel *et al.*, « Interruptions médicales de grossesse pour motifs maternels : étude rétrospective multicentrique des indications dans la période entre la loi sur l'interruption de grossesse de 2001 et la nouvelle loi de bioéthique », *La Revue sage-femme*, vol. 12, n° 5, novembre 2013, p. 204-213.

de l'agence régionale de santé désigné par le directeur général de l'agence. Cette déclaration ne doit pas faire mention de l'identité de la mineure.

Lorsque l'interruption de grossesse est effectuée sur une mineure, un des exemplaires de la « consultation » (c'est-à-dire du compte rendu de consultation) doit lui être remis, deux autres exemplaires devant être conservés par les médecins ayant effectué la consultation.

Le nouveau-né

3

- L'état civil
- L'enfant à la maternité
- Accueil de l'enfant : situations problématiques
- L'enfant né dans le secret
- Le décès à la naissance

L'état civil

La médicalisation de la société a fait progressivement de l'hôpital le lieu ordinaire des naissances. Au-delà de la prise en charge médicale, les établissements de santé sont tenus dans ces circonstances à des obligations administratives précises, notamment celle de veiller que chaque naissance à l'hôpital soit portée à la connaissance des services communaux de l'état civil.

Ce rôle s'étend à l'aide aux familles pour mener à bien des formalités qui s'imposent à elles et que, bien souvent, elles découvrent à la maternité.

Dispositions générales

Les dispositions applicables en la matière, longtemps énoncées par l'Instruction générale de l'état civil (IGEC), figurent désormais dans une importante circulaire du 28 octobre 2011[1] :

Les naissances qui ont lieu à l'hôpital doivent être déclarées[2] :

– dans les trois jours de l'accouchement[3] ;

– sauf décision contraire des parents, par le directeur de l'hôpital ou le préposé qu'il désigne[4] ;

– auprès de l'officier de l'état civil de la commune où est né l'enfant, et donc à la mairie de la commune (à Paris, à la mairie d'arrondissement).

---

1. Comme l'indique cette circulaire du 28 octobre 2011 relative aux règles particulières à divers actes de l'état civil relatifs à la naissance et à la filiation (p. 2), l'Instruction générale relative à l'état civil (IGEC), élaborée initialement en 1955, a regroupé en un seul document les multiples dispositions, législatives et règlementaires, circulaires et décisions jurisprudentielles relatives notamment à la naissance et à l'état civil.

2. Cette déclaration est obligatoire, un intérêt d'ordre public s'attachant à ce que toute personne soit pourvue d'un état civil : « Toute naissance survenue sur le territoire français doit faire l'objet d'une déclaration à l'officier de l'état civil de la commune sur le territoire de laquelle l'enfant est né » (circulaire du 28 octobre 2011, al. 1). Il s'agit là de dispositions de police qui, à défaut de déclaration, sont sanctionnées par des peines d'amende.

3. Art. 55, C. civ. : « Les déclarations de naissance sont faites dans les trois jours de l'accouchement, à l'officier de l'état civil du lieu. »

4. « En pratique, les naissances sont également déclarées par le responsable de la maternité ou son préposé » (circ. du 28 octobre 2011, al. 15). Mais « le médecin ou les membres de l'établissement ne peuvent (d'office) se substituer au père pour accomplir cette formalité » et le certificat d'accouchement doit donc lui être remis s'il le souhaite (Rép. min. n° 20110, JO Sénat, 16 février 2006, p. 442).

« Le jour de l'accouchement n'est pas compté dans le délai de trois jours[5] [...].

Lorsque le dernier jour dudit délai est un samedi, un dimanche, un jour férié ou chômé, ce délai est prorogé jusqu'au premier jour ouvrable suivant » (art. 1er, décret n° 76-944 du 15 octobre 1976).

Au-delà de ces trois jours, l'enregistrement de la naissance n'est plus possible au service de l'état civil[6]. Seul le tribunal de grande instance[7] pourra y procéder, par un jugement déclaratif de naissance[8].

« Le lieu de naissance doit s'entendre du lieu de l'expulsion de l'enfant » (circulaire du 28 octobre 2011, al. 3) : la déclaration doit ainsi être effectuée auprès de la mairie du lieu d'expulsion.

Le mandat donné à la personne qui déclare la naissance n'emporte pas le pouvoir de reconnaître l'enfant à la place des parents *(ibid.)* : le rôle de l'hôpital se limite donc strictement à la déclaration de la naissance.

Le fait que l'hôpital se charge généralement de la déclaration de naissance constitue un simple usage[9]. Cette déclaration peut ainsi être tout autant effectuée par[10] :

– le père[11] ou la mère ;

– à défaut, « les docteurs en médecine ou en chirurgie, sages-femmes, officiers de santé ou autres personnes qui auront assisté à l'accouchement » (art. 56, C. civ. ; circulaire du 28 octobre 2011, 15)[12].

---

5. Décret n° 60-1265 du 25 novembre 1960 relatif au mode de calcul du délai prévu à l'article 55 du Code civil, art. 1er.

6. « L'omission ne peut être réparée par une déclaration tardive » (circulaire du 28 octobre 2011, al. 17). L'« officier de l'état civil, doit dans tous les cas, refuser de recevoir une déclaration de naissance après l'expiration du délai fixé. S'il apprend que des naissances ne lui sont pas déclarées, il doit en informer le Parquet, lequel veille à ce que chacune des naissances soit judiciairement déclarée » (circ. du 28 octobre 2011, al. 19).

7. « Le tribunal compétent est celui dans le ressort duquel est né l'enfant » (circ. du 28 octobre 2011, al. 18).

8. Art. 55, C. civ. : « Lorsqu'une naissance n'a pas été déclarée dans le délai légal, l'officier de l'état civil ne peut la relater sur ses registres qu'en vertu d'un jugement rendu par le tribunal de l'arrondissement dans lequel est né l'enfant, et mention sommaire est faite en marge à la date de la naissance. » Cette disposition rendant nécessaire un jugement déclaratif de naissance impose une grande vigilance de l'établissement de santé, soit pour effectuer la déclaration dans le délai légal, soit pour bien s'assurer (notamment si le père ou la mère déclare s'en charger) qu'elle est bien effectuée par un tiers.

9. On notera d'ailleurs qu'au plan administratif, la naissance ne constitue pas une admission et que le directeur n'est pas amené à la prononcer ; des conséquences financières en sont tirées, voir chap. 6, « Les frais de soins et d'hospitalisation ».

10. « La personne sur qui pèse l'obligation de déclarer une naissance et qui ne l'aurait pas effectuée dans le délai prévu par l'article 55 du Code civil encourt les sanctions de l'article R.645-4 du Code pénal et sa responsabilité peut également être engagée » (circ. du 28 octobre 2011, al. 16).

11. Le père est cité en premier rang par l'article 56 du Code civil.

12. Il a été jugé que le médecin ou la sage-femme, qui a reçu de l'accouchée l'aveu d'un infanticide, ne peut invoquer le secret professionnel pour se soustraire à l'obligation de déclarer la naissance de l'enfant (T. corr. Vesoul, 22 janvier 1920 : DP 1920. 2 151).

Mais la déclaration de naissance peut émaner d'autres personnes et notamment de personnes désignées par la mère ou le père.

Dans des circonstances *a priori* exceptionnelles, il est possible de demander à l'officier d'état civil de venir enregistrer la naissance à l'hôpital (circulaire du 28 octobre 2011, al. 2). Cette hypothèse concerne en particulier les enfants non reconnus. Les officiers de l'état civil pourront à cette occasion « appeler l'attention de la mère sur le fait que la seule déclaration de naissance n'emporte pas reconnaissance de l'enfant ». Le procureur de la République doit dans ce cas avoir autorisé le déplacement de l'officier d'état civil, qui viendra à la maternité avec le registre des naissances de la mairie ou la feuille mobile destinée à recevoir l'acte d'état civil.

Le recueil des informations d'état civil

L'officier d'état civil établit l'acte de naissance au vu des pièces attestant que l'enfant est né vivant et viable (art. 79-1, C. civ.). Lorsqu'il est appelé à effectuer la déclaration de naissance à la mairie, l'hôpital doit en conséquence procéder au recueil des informations nécessaires.

L'agent de l'hôpital chargé de l'état civil pourra notamment procéder comme suit :

– réunir les renseignements à caractère administratif principaux (ces informations auront été recueillies lors des consultations prénatales, de la pré-admission, de l'admission, ou ultérieurement) et les porter sur le bulletin de naissance ;

– se rendre :

• dans le service de maternité, après l'accouchement, afin de recueillir auprès des sages-femmes les informations administratives utiles sur la naissance, soit en se faisant remettre une « fiche de renseignement », soit en complétant directement le bulletin de naissance, en y reportant les informations mentionnées sur le registre des sages-femmes,

• au chevet des accouchées, afin de leur demander les prénoms souhaités pour l'enfant (dans l'ordre retenu). Ces prénoms sont librement choisis par les parents, mais s'ils paraissent contraires à l'intérêt de l'enfant, l'officier municipal d'état civil pourra en saisir les autorités judiciaires. Le juge aura alors la faculté de supprimer les prénoms sur les registres d'état civil et d'attribuer d'autres prénoms ;

– compléter ou faire compléter par le médecin ou la sage-femme, sur la base de ces indications, un bulletin de naissance et un certificat d'accouchement.

Le document de déclaration de naissance

À défaut de précisions réglementaires, la déclaration de naissance auprès de la mairie sera généralement effectuée par la remise d'un document spécifique (« déclaration », « bulletin » ou « attestation » de naissance), signé par le directeur ou le préposé qu'il désigne, comprenant les indications qui permettront d'établir l'état civil.

Il n'existe pas, en effet, de bulletin de naissance formalisé pour l'ensemble des maternités. La circulaire du 28 octobre 2011 (al. 6) se borne à préciser que « l'officier d'état civil établit l'acte de naissance au vu des pièces attestant de ce que l'enfant est né vivant et viable : généralement une attestation de la sage-femme ou du médecin ayant assisté à l'accouchement », généralement appelée « certificat médical d'accouchement »[13].

À défaut de modèle réglementaire, les établissements de santé utilisent généralement un formulaire-type de bulletin de naissance[14], qui reprend notamment les indications d'un certificat d'accouchement (documents 3.1 et 3.2).

Dans le cas de naissances multiples, un bulletin de naissance distinct sera établi pour chaque enfant.

Le bulletin de naissance doit comprendre notamment, chaque fois que cela est possible, les indications qui figureront sur l'acte de naissance (art. 57, al. 1er, C. civ.), à savoir :

– le jour, l'heure et le lieu de naissance ;
– le sexe de l'enfant[15] ;
– les prénoms qui lui sont donnés[16] ;
– les prénoms, noms, dates et lieux de naissance, professions et domiciles des père et mère ;
– s'il y a lieu, ceux du déclarant (art. 57, al. 1er, C. civ.).

En dehors de toute obligation légale sur ce point, il est admis que l'acte de naissance de l'enfant établi par le bureau de l'état civil de la mairie mentionne si ses père et mère sont mariés et qu'il indique à cet effet, après l'identité de la mère d'un enfant *légitime*[17], sa qualité « d'épouse ». Cette mention est en effet essentielle pour établir la filiation de l'enfant (en vertu de la « présomption de paternité », l'accouchement d'une femme mariée désigne le mari comme père de l'enfant — l'homme qui épouse une femme reconnaît d'avance les enfants qu'elle aura —, ce qui n'est pas le cas pour les couples non mariés, la filiation s'établissant alors par une démarche volontaire). Il convient pour cette raison de faire figurer cette mention sur le bulletin de naissance. L'incapacité dans laquelle se trouvent les parents de produire un acte de mariage n'y fait pas obstacle (circulaire du 28 octobre 2011, al. 61).

---

13. Le certificat d'accouchement pourra être ainsi libellé : « Je soussigné(e), *(prénom, nom, qualité : docteur en médecine, sage-femme)*, certifie que *(prénom, nom)* a accouché le … à … h … mn, à *(commune, code postal)* d'un enfant de sexe *(masculin ou féminin)*. Fait à…, le…, Cachet de l'établissement, Signature et cachet du praticien ».

14. Avant la circulaire du 28 octobre 2011, l'IGEC (271) prévoyait d'ailleurs qu'« en vue d'unifier la présentation des attestations, il est recommandé aux maires de fournir à tous les médecins et sages-femmes de la commune des bulletins imprimés ».

15. « Lorsque le sexe d'un nouveau-né est incertain, il convient d'éviter de porter l'indication de « sexe indéterminé. […] Si, dans certains cas exceptionnels, le médecin estime ne pouvoir immédiatement donner aucune indication sur le sexe probable d'un nouveau-né, mais si ce sexe peut être déterminé définitivement, dans le délai d'un ou deux ans, à la suite de traitements appropriés, il pourrait être admis, avec l'accord du procureur de la République, qu'aucune mention sur le sexe de l'enfant ne soit initialement inscrite dans l'acte de naissance » (circulaire du 20 octobre 2011, 55).

16. La circulaire du 28 octobre 2011 (86) souligne que le nombre de prénoms qui peuvent être attribués à un même enfant n'a pas été fixé par la loi. Elle précise par ailleurs que « l'alphabet utilisé doit être celui servant à l'écriture du français ».

17. Sur cette notion, voir chap. 1, « Les titulaires de l'autorité parentale ».

Document 3.1. **Déclaration de naissance (recto)**

ASSISTANCE PUBLIQUE HÔPITAUX DE PARIS

Cachet de la maternité

Date du dressé : ____/____/________

Heure du dressé : _____heure(s)____minute(s)

Numéro de l'acte : ____________________

DÉCLARATION DE NAISSANCE

A effectuer au plus tard le : ___/___/________

Date de naissance : ___/___/________

Heure de naissance : ___ heure(s) ___minute(s)

Sexe de l'enfant : masculin ❒ féminin ❒ Indéterminé ❒

Type d'accouchement : naissance simple ❒
naissance multiple ❒ Nombre d'enfants : _______

Naissance anonyme : OUI ❒ NON ❒

Informations facultatives

Poids à la naissance (en grammes) : ___________ grammes

Age gestationnel : _______ semaines révolues d'aménorrhée

RENSEIGNEMENTS RELATIFS À L'ENFANT

Prénoms de l'enfant : ______________________________

____

____

NOM de l'enfant : ______________________________

Choix du nom de famille : OUI ❒
NON ❒

Par déclaration conjointe du : ___/___/________

Si une déclaration conjointe a été faite pour un autre enfant, préciser la procédure :

Choix de nom ❒ Changement de nom ❒ Adjonction ❒

Par déclaration conjointe du : ___/___/_______

La mère a-t-elle eu d'autres enfants nés vivants ? (*Informations utiles pour l'INSEE et le choix du nom de famille*)

OUI ❒

nombre d'enfants nés vivants : ____ **Date de la précédente naissance vivante :** ___/___/______

NON ❒

Document 3.2. **Déclaration de naissance (verso)**

RENSEIGNEMENTS RELATIFS AUX PARENTS

Renseignements relatifs au père

NOM : ____________________

____

Prénoms : ____________________

____

Date de naissance : ___/___/______

Lieu de naissance : ____________________

____

Département ou Pays : ____________________

Nationalité : ____________________
(*Informations utiles pour l'INSEE)*

Profession : ____________________

Téléphone : ___/___/___/___/___

Adresse : ____________________

____

Code postal : __________

Commune : ____________________

____

Renseignements relatifs à la mère

NOM : ____________________

____

Prénoms : ____________________

____

Date de naissance : ___/___/______

Lieu de naissance : ____________________

____

Département ou Pays : ____________________

Nationalité : ____________________
(*Informations utiles pour l'INSEE)*

Profession : ____________________

Téléphone : ___/___/___/___/___

Adresse : ____________________

____

Code postal : __________

Commune : ____________________

____

Situation familiale : parents mariés ☐ parents non mariés ☐

Avez-vous un livret de famille ? **OUI** ☐ **NON** ☐

Pour les parents mariés,
le mariage a été célébré le : ___/___/______ à ____________________

Pour les parents non mariés,
l'enfant a-t-il fait l'objet d'une reconnaissance ? **OUI** ☐ **NON** ☐

– reconnaissance par le père le : ___/___/______ à ____________________

– reconnaissance par la mère le : ___/___/______ à ____________________

– reconnaissance par le père et la mère dans le même acte le : ___/___/______ à ____________________

____

Signature de la mère	Signature du père	Signature du déclarant

L'indication du jour et de l'heure de la naissance s'entend de l'expulsion de l'enfant. Afin d'établir le jour de la naissance, le bulletin de naissance précisera le quantième du mois, le mois et l'année et, pour l'heure de la naissance, l'heure et la minute. Lorsque l'enfant est né à minuit, il doit être inscrit « à zéro heure » du nouveau jour (circulaire du 28 octobre 2011, al. 51).

Il doit être indiqué comme lieu de naissance le nom de la rue et le numéro de l'immeuble (circulaire du 28 octobre 2011, al. 54), et ainsi l'adresse correspondant au bâtiment hospitalier concerné.

La déclaration à la mairie

Sauf décision contraire des parents, un préposé de l'hôpital, après avoir recueilli le certificat d'accouchement, complété un « bulletin de naissance » et recueilli, de préférence, les pièces d'identité des parents, doit se rendre à la mairie pour procéder à la déclaration de naissance[18].

Il doit en principe remettre à la mairie :

– le bulletin de déclaration de naissance et le certificat d'accouchement ;

– pour les personnes mariées, le livret de famille ou l'acte de mariage[19] (ou, à défaut, les pièces d'identité ou les actes de naissance) ;

– pour les personnes non mariées, le livret de famille ou les actes de naissance des père et mère ainsi que leurs pièces d'identité ;

– pour les mères seules, le livret de famille et la pièce d'identité ou l'acte de naissance ;

– la déclaration de choix du nom, si les parents souhaitent utiliser cette faculté ;

– le cas échéant, la déclaration de reconnaissance (lorsque l'enfant est issu d'un couple non marié). Le père non marié peut en effet avoir demandé à n'importe quelle mairie, avant la naissance, l'établissement d'un acte de « reconnaissance antérieure » sur les registres de l'état civil. Dans ce cas, un exemplaire de cet acte sera conservé par le préposé de l'hôpital avec les papiers d'identité, dès l'admission ou ultérieurement, puis porté à la mairie lors de la déclaration ;

– un justificatif de domicile (généralement demandé par les mairies).

Les documents d'identité et de reconnaissance ne sont pas indispensables pour procéder à la déclaration de naissance. Leur absence ne peut justifier un report de la déclaration au-delà des trois jours légaux. Il revient aux parents dépourvus de papiers d'identité d'effectuer eux-mêmes les démarches appropriées auprès de la mairie et d'y apporter les justificatifs nécessaires. Il faut indiquer aux couples de nationalité étrangère qu'ils doivent demander des actes de mariage dans leur pays d'origine, traduits, et fournir un livret de famille.

En pratique, le préposé de l'hôpital se rendra à nouveau à la mairie le lendemain de la déclaration. Il s'y fera remettre le livret de famille sur lequel aura été porté l'acte de naissance du nouveau-né et, en principe sur demande, trois actes

18. Dans certains établissements, un agent municipal de l'état civil, détaché de la mairie, assure une permanence certains jours de la semaine pour recevoir les déclarations de naissance.

19. « Lorsqu'un livret de famille lui est présenté, l'officier de l'état civil le complète en indiquant la naissance d'un enfant » (circulaire du 28 octobre 2011, 71).

de naissance intégraux destinés aux parents[20]. Les actes de reconnaissance, sont conservés par la mairie, et ne sont pas restitués aux parents.

Les mairies demandent fréquemment que le préposé de l'hôpital signe le registre des naissances.

Si l'accouchée a quitté le service avant que ces documents puissent lui être restitués (livret de famille, actes de naissance), l'hôpital doit demander aux parents (par téléphone, dans un premier temps) de venir se les faire remettre. À défaut, il leur adressera les actes de naissance à leur domicile, par pli simple. L'envoi du livret de famille par courrier simple n'est pas conseillé et les établissements de santé l'évitent en principe, à juste titre ; à défaut d'autre solution, l'envoi doit alors se faire par pli recommandé.

Si le père souhaite déclarer lui-même l'enfant auprès de la mairie, l'hôpital lui remettra le bulletin de naissance et le certificat d'accouchement. Il lui fera signer une attestation précisant qu'il se charge de la déclaration (document 3.3). Il lui rappellera qu'il est tenu d'effectuer la déclaration dans les trois jours de la naissance et lui précisera les documents à fournir.

Le nom de famille de l'enfant

La loi du 4 mars 2002[21] a notablement changé le dispositif existant en matière de dévolution et de changement du « nom », désormais nom *de famille* et non plus nom *patronymique*.

En application de l'article 311-21 du Code civil, les parents ont désormais la faculté d'attribuer à leur premier enfant dont le double lien de filiation est établi au plus tard lors de la déclaration de naissance (ou plus rarement, simultanément après celle-ci), soit le nom du père, soit le nom de la mère, soit leurs deux noms accolés dans l'ordre choisi par eux dans la limite d'un nom de famille pour chacun d'eux. Le choix effectué s'imposera aux cadets du couple.

La transmission du nom du père est maintenue à titre subsidiaire en l'absence de déclaration de choix de nom, lorsque les filiations maternelle et paternelle sont établies simultanément.

Les parents compléteront une déclaration conjointe de choix du nom de famille (document 3.4.)[22], qui sera donc remis à l'officier d'état civil de la mairie lors de la déclaration de naissance.

Demandes particulières des familles

Des demandes particulières peuvent être exprimées par des familles, notamment d'origine étrangère, à propos des noms et prénoms désirés pour l'enfant. Sur ce sujet, on se reportera utilement aux dispositions détaillées de la circulaire du 28 octobre 2011.

---

20. Dans la plupart des mairies, la remise de plusieurs actes de naissance est systématique.

21. Loi n° 2002-304 du 4 mars 2002 relative au nom de famille modifiée par la loi n° 2003-516 du 18 juin 2003.

22. En cas d'empêchement d'un ou des deux parents, il peut être remis soit un document unique signé par chacun des parents à des dates différentes, soit deux documents distincts signés le même jour ou à des jours différents dès lors qu'ils témoignent de leur intention commune de conférer à leur enfant un nom concordant (<vosdroits.service-public.fr>).

Document 3.3. **Déclaration de naissance par le père : modèle-type d'attestation***

HÔPITAL :

ATTESTATION

Je soussigné(e), ...

né(e) le .... à ....

adresse : ....

(le cas échéant) conjoint(e) de Mme, M. ....

atteste :

- vouloir déclarer personnellement la naissance de mon enfant :

prénoms choisis ....
sexe ....
né(e) le ....
à l'hôpital ....
auprès de l'officier de l'état civil de la mairie de ....

- m'être fait remettre à cet effet pour l'hôpital ....

❐ un certificat de naissance

❐ un bulletin de naissance

J'ai bien noté que la déclaration de naissance de mon enfant doit obligatoirement être effectuée dans les trois jours suivant la date de naissance.

Fait à.................., le..........................

Signature

* Modèle proposé par la Ville de Paris.

Déclaration de naissance et protection maternelle et infantile

« Afin de permettre la surveillance à domicile des enfants en application de l'article L.2132-2 du Code de la santé publique, les officiers de l'état civil sont tenus d'adresser, dans les 48 heures de la déclaration de naissance, au service de la protection maternelle et infantile de la résidence des parents, un extrait de l'acte de naissance de l'enfant avec indication de la filiation (art. R.2112-21 du Code de la santé publique) » (circulaire du 28 octobre 2011, al. 69).

Déclaration de naissance et reconnaissance

La reconnaissance est un acte personnel et volontaire qui crée un lien de filiation entre l'enfant et son auteur[23]. Elle se distingue donc de la déclaration de naissance qui a pour objet de faire connaître une naissance à l'officier de l'état civil.

La reconnaissance peut avoir lieu avant, au moment et après la naissance, dans n'importe quelle mairie[24]. Comme cela a été indiqué, elle fera partie des informations qui devront être fournies, accompagnées des actes authentiques appropriés, par le préposé de l'établissement s'il procède lui-même à la déclaration de naissance.

« La maternité est en principe établie par l'indication qui sera faite du nom de la mère dans l'acte de naissance » (art. 311-25, C. civ.). La reconnaissance de la mère n'aura lieu d'être, à l'initiative de la mère, que dans les cas où, pour une raison ou une autre, elle aura demandé à un moment donné à ce que son nom ne figure pas dans l'acte de naissance de l'enfant, peu importe par ailleurs qu'elle soit mariée ou non (circulaire du 28 octobre 2011, al. 274).

La reconnaissance constitue en revanche le mode principal d'établissement de la paternité — et donc de la filiation paternelle — lorsque son auteur n'est pas marié avec la mère (art. 312 à 315 et 329, C. civ.).

L'enfant peut être reconnu par chacun des parents, ensemble ou séparément. Une personne mineure peut reconnaître son enfant sans autorisation. Il en est de même d'un majeur sous tutelle ou sous curatelle.

L'enfant peut par ailleurs être reconnu par plusieurs personnes du même sexe. Nul ne peut s'y opposer. En revanche, dans ces cas de reconnaissances multiples par des personnes du même sexe, seule la première au plan chronologique est prise en compte, aussi longtemps qu'elle n'a pas été contestée par une juridiction.

---

23. La reconnaissance prénatale, consistant à reconnaître un enfant avant la naissance, était depuis longtemps reconnue en jurisprudence (Cass. Civ. 16 décembre 1811, S. 1809-1811. 1. 433). Elle a été consacrée par la réforme du 4 juillet 2005 et figure à présent à l'article 316 du Code civil.

24. Depuis la loi du 4 mars 2002 (art. 62, C. civ.), lors de l'établissement de l'acte de reconnaissance, l'officier d'état civil doit lire aux intéressés les articles 371-1 et 371-2 du Code civil. Certaines mairies proposent aux parents des « cérémonies de reconnaissance ».

Document 3.4. **Déclaration conjointe de choix du nom de famille**

Nous soussignés,

Prénom(s) : : ....

Nom du père : ....

(1re partie : .... 2de partie : ....)*

Né le : .... à : ....

Domicile : ....

Prénom(s) : ....

Nom de la mère : ....

(1re partie : .... 2de partie : ....)

Née le : .... à : ....

Domicile : ....

attestons sur l'honneur que l'enfant

Prénom(s) : ....

Né(e) le : .... à : ....

(ou) à naître

est notre premier enfant commun et déclarons choisir pour lui le nom de famille suivant :

....

(1re partie : .... 2de partie : ....)

Nous sommes informés :

1. que ce nom sera inscrit dans l'acte de naissance de notre enfant si cette déclaration est remise à l'officier de l'état civil lors de la déclaration de naissance et sous réserve que le lien de filiation soit établi à l'égard de chacun de nous.
2. que ce nom sera également celui de nos autres enfants communs.

Fait à : .... le ....

Signatures du père de la mère

* Ne remplir cette rubrique qu'en présence d'un double nom, c'est-à-dire d'un nom dévolu en application de la loi du 4 mars 2002 relative au nom de famille, uniquement pour les personnes nées après le 1er septembre 1990 ayant bénéficié d'une déclaration conjointe d'adjonction ou de changement de nom. Les parents qui portent un nom composé indivisible n'ont pas à remplir cette rubrique, ce nom étant intégralement transmissible à la génération suivante.

** Ne remplir cette rubrique qu'en cas de choix d'un double nom.

La reconnaissance d'un enfant né d'une mineure et l'autorité parentale

Des mineurs peuvent avoir des enfants sans être mariés et la question de l'autorité parentale se pose alors. En pratique, il s'agit le plus souvent de jeunes mères, non émancipées, qui sont titulaires de l'autorité parentale sur leur bébé, alors qu'elles sont encore placées sous celle de leurs propres parents. Cette situation peut provoquer des litiges dans la prise en charge et l'accompagnement du nouveau-né en maternité.

La jurisprudence a depuis longtemps admis la validité de la reconnaissance des enfants nés hors mariage faites par des parents eux-mêmes mineurs[25]. La loi du 5 mars 2007[26] a entériné cette jurisprudence en qualifiant la reconnaissance d'acte strictement personnel ne pouvant donner lieu ni à assistance, ni à représentation (art. 458, C. civ.). Les mineurs ne sont donc pas tenus de demander à leurs propres parents la permission de reconnaître leurs enfants.

La prise en charge d'un accouchement en dehors de l'hôpital par une structure mobile d'urgence et de réanimation

Au plan administratif, lorsque dans un contexte d'urgence médicale, une structure (un service) mobile d'urgence et de réanimation (SMUR) est amenée à prendre en charge un accouchement hors de l'enceinte hospitalière, il revient au médecin chargé de l'intervention d'établir une « feuille d'intervention » qu'il doit remettre dès son arrivée à l'hôpital au service qui assurera la continuité des soins.

Le SMUR[27] amènera la mère et l'enfant (selon les circonstances et le degré d'urgence médicale) :
- soit à la maternité qui a assuré son suivi de grossesse ;
- soit à la maternité la plus proche du lieu de l'accouchement ;
- soit en cas de difficulté, dans une structure des urgences.

Le SMUR peut être amené à acheminer la mère et l'enfant dans des services distincts : la mère en maternité, l'enfant dans un service de néonatologie.

Le médecin doit par ailleurs remettre au service où est conduite la mère (en sus de la feuille d'intervention, qui sera conservée au dossier médical) un « certificat d'accouchement ». Ce certificat, qui peut être établi sur papier libre, peut être libellé comme suit :

> *« Je soussigné, Dr……, atteste avoir pratiqué (ou bien : avoir constaté) l'accouchement de Mme……, à (lieu, heure). L'accouchement a donné lieu à la naissance d'un enfant (sexe, autres particularités le cas échéant). »*

---

25. Cass. 28 mars 1884.
26. Loi n° 2007-308 du 5 mars 2007 portant réforme de la protection juridique des majeurs.
27. Il est indiqué ici « le » SMUR, au masculin, pour désigner cette « structure » dans le respect de l'usage professionnel désignant ce qui était initialement un « service ».

Ainsi que cela a été indiqué plus haut, il convient de distinguer :
– l'*expulsion* de l'enfant (qui constitue la naissance à proprement parler) ;
– la *délivrance*, « expulsion naturelle ou extraction des annexes du fœtus : cordon, placenta, membranes[28] ».

Le certificat médical de naissance doit nécessairement mentionner le lieu et l'heure de l'expulsion, quels que soient le lieu et les modalités de prise en charge ultérieurs de l'accouchée. Il peut en résulter que la déclaration de naissance doive être effectuée auprès d'une autre mairie que celle dont relève l'hôpital.

Bien que la naissance n'ait pas lieu à l'hôpital dans ces circonstances, il est d'usage de procéder à la déclaration de naissance selon les modalités ordinaires (déclaration par l'hôpital, etc.).

28. M. Garnier, J. Delamare, *Dictionnaire illustré des termes de médecine*, Maloine, 29e éd., 2012.

L'enfant à la maternité

Deux décrets du 9 octobre 1998[29] organisent aujourd'hui au plan réglementaire les conditions d'implantation et les conditions techniques de fonctionnement des activités d'obstétrique, de néonatologie et de réanimation néonatale, ces termes s'étant progressivement substitués à celui, plus traditionnel, de maternité[30]. L'objectif des pouvoirs publics a été d'assurer, par un ensemble de normes, une sécurité optimale dans la prise en charge des nouveau-nés et de leur mère.

Ces décrets, qui ont été mis en œuvre dans un « paysage obstétrical » en recomposition rapide[31], ont prévu *une organisation hiérarchisée* par laquelle les établissements assurant la prise en charge des femmes enceintes et des nouveau-nés peuvent comprendre, sur le même site :

– soit une unité d'obstétrique (« niveau 1 ») ;

---

29. Décrets n° 98-899 du 9 octobre 1998 relatif aux établissements de santé publics et privés pratiquant l'obstétrique, la néonatologie ou la réanimation néonatale et 98-900 du 9 octobre 1998 relatif aux conditions techniques de fonctionnement auxquelles doivent satisfaire les établissements de santé pour être autorisés à pratiquer les activités d'obstétrique, de néonatologie ou de réanimation néonatale et modifiant le code de la santé publique ; art. R.6122-39 à R.6122-53 et D.6124-35 à D.6124-63, CSP.

30. Des tentatives pour offrir des alternatives moins « médicalisées » que les maternités traditionnelles ont récemment abouti à l'autorisation par voie législative d'une expérimentation de « maisons de naissance » (loi n° 2013-1118 du 6 décembre 2013 autorisant l'expérimentation de maisons de naissance). L'article 3 de cette loi a précisé que « les ministres chargés de la santé et de la sécurité sociale arrêtent, en conformité avec un cahier des charges adopté par la HAS et après avis conforme de celle-ci, la liste des maisons de naissance autorisées à fonctionner à titre expérimental ». La publication de ce cahier des charges était prévue pour l'été 2014. Selon l'article 1er de la loi du 6 décembre 2013, les maisons de naissance sont des structures où « des sages-femmes réalisent l'accouchement des femmes enceintes dont elles ont assuré le suivi de la grossesse (…). La maison de naissance doit être contiguë à une structure autorisée pour l'activité de gynécologie-obstétrique avec laquelle elle passe obligatoirement convention et avec laquelle un accès direct est aménagé, permettant notamment un transfert rapide des parturientes en cas de complication. L'activité de la maison de naissance est comptabilisée avec celle de cette structure ».

31. Évolution ainsi illustrée par la HAS : « Le paysage obstétrical français s'est profondément modifié : les fermetures et fusions des petites maternités et la mise en réseau des autres établissements ont eu pour conséquence une diminution du nombre de lits en maternité alors que le nombre de naissances a globalement augmenté. Les séjours en maternité se sont progressivement raccourcis. L'introduction de la tarification à l'activité (T2A) a également favorisé cette diminution dans un souci d'équilibre budgétaire des hôpitaux. Le temps d'observation des enfants nés en maternité s'est donc réduit d'autant, alors que l'adaptation à la vie extra-utérine s'étend sur un minimum de cinq jour (P. Vert, M. Arthuis, « La première semaine de la vie », *Bull. Acad. Nat. Méd.* 2005, 189(5), p. 1031-1039) » (*Sortie de maternité après accouchement*, *op. cit.*, p. 5).

– soit une unité d'obstétrique et une unité de néonatologie (« niveau 2 »)[32] ;
– soit une unité d'obstétrique, une unité de néonatologie et une unité de réanimation néonatale (« niveau 3 »).

Trois grandes catégories d'activités sont ainsi distinguées : l'obstétrique, la néonatologie et la réanimation néonatale.

L'obstétrique

Le Code de la santé publique précise que les hôpitaux qui pratiquent cette « branche de la médecine qui concerne la grossesse et l'accouchement[33] » relèvent d'un encadrement réglementaire spécifique « afin de contribuer à l'amélioration de la sécurité de la grossesse, de la naissance et de l'environnement périnatal » (art. R.6123-40).

Ces hôpitaux ne peuvent réaliser moins de 300 accouchements par an (sauf par dérogation, lorsque « l'éloignement des établissements pratiquant l'obstétrique impose des temps de trajet excessifs à une partie significative de la population » ; art. R.6123-50, CSP). Ils doivent pouvoir assurer la réalisation des examens de laboratoire et d'imagerie nécessaires pour la mère et le nouveau-né, y compris en cas d'urgence[34].

Leurs obligations médicales sont les suivantes :
– participer à la prise en charge des grossesses et à l'identification, en cours de grossesse, des facteurs de risque pour la mère et pour l'enfant, afin d'orienter la mère avant l'accouchement vers une structure adaptée ;
– assurer l'accouchement et les soins de la mère et du nouveau né, ainsi que les actes de chirurgie abdomino-pelvienne liés à la grossesse, à l'accouchement et à la délivrance, dans des conditions visant à réduire les risques et permettant de faire face aux conséquences de leur éventuelle survenance ;
– assurer le suivi postnatal immédiat de la mère et de l'enfant dans les conditions médicales, psychologiques et sociales appropriées.

Cette organisation ne pouvant garantir dans tous les cas une prise en charge adéquate sur site, les hôpitaux concernés sont tenus d'organiser, pour les cas d'impossibilité, le transfert des intéressés vers un autre établissement, apte à délivrer les soins appropriés.

■ L'aménagement des unités d'obstétrique

Ces unités doivent disposer d'une entrée particulière[35]. Elles doivent nécessairement comprendre un secteur de naissance, un secteur d'hospitalisation post-accouchement et un secteur pour l'alimentation des nourrissons.

---

32. Deux sous-niveaux sont distingués en pratique selon que l'unité assure (2-b) ou n'assure pas (2-a) des soins intensifs.

33. M. Garnier, J. Delamare, *Dictionnaire, op. cit.*

34. Par convention, les examens de laboratoire peuvent néanmoins être réalisés par un laboratoire extérieur, dès lors que sont garantis les conditions et délais de prise en charge (art. D.6124-43, CSP).

35. Arrêté du 25 avril 2000 relatif aux locaux de prétravail et de travail, aux dispositifs médicaux et aux examens pratiqués en néonatologie et en réanimation néonatale.

Le secteur de naissance

Il comprend notamment, outre les locaux de pré-travail et de travail :
– des locaux d'observation et de soins immédiats aux nouveau-nés ;
– au moins une salle d'intervention pour la chirurgie obstétricale.

Le secteur de naissance est destiné aux premiers soins du nouveau-né. Il doit comprendre au moins une salle de travail. Cette salle doit être aménagée de telle sorte que la parturiente bénéficie d'une surveillance clinique et paraclinique (art. D.6124-40, CSP) du déroulement du travail, de la phase d'expulsion et de la délivrance.

Cette surveillance doit se prolonger dans les deux heures suivant la naissance.

Les différentes salles composant l'unité doivent être dotées d'un certain nombre de dispositifs médicaux[36].

Sur l'ensemble du sujet, on se reportera au guide méthodologique de la HAS, *Qualité et sécurité des soins dans le secteur de naissance*, établi en vue de la certification (*op. cit.*, 2014) et qui qualifie dans ce cadre le secteur de naissance de « secteur à risque ».

La présence d'un accompagnant lors de l'accouchement

L'agencement de la salle de travail doit être organisé pour permettre la présence d'un accompagnant auprès de la parturiente, lorsque cette présence est autorisée.

La possibilité pour un accompagnant (*a priori*, le père) d'être présent en salle de naissance lors de l'accouchement a été prévue par la circulaire n° 83-24 du 1er août 1983 relative à l'hospitalisation des enfants, qui indique que « le père doit pouvoir, s'il le souhaite, assister à l'accouchement ». Elle précise que cette présence doit être favorisée, au-delà des simples convenances personnelles, pour deux raisons principales :
– la présence du père à ce moment et dans les jours qui suivent permet de l'associer très précocement à la connaissance de son enfant ;
– elle peut être d'un grand secours pour la mère en cas de difficultés imprévues (au moment de l'annonce d'un handicap, en cas de transfert en néonatalogie…).

Les premiers soins au nouveau-né

Ces soins doivent être organisés dans une salle spécialement prévue à cet effet soit dans une salle contiguë à la salle d'intervention, soit dans la salle d'intervention elle-même. Cette salle doit être dotée de dispositifs médicaux permettant la réanimation d'au moins deux enfants à la fois.

Les locaux destinés à l'observation et aux soins immédiats des nouveau-nés doivent être aménagés et équipés pour délivrer les premiers soins de l'enfant et faire face immédiatement à des situations éventuelles de détresse grave. Ils doivent permettre de préparer médicalement le transport des enfants, lorsque leur état nécessite un transfert vers une unité spécialisée, au sein ou non de l'hôpital.

---

36. *Ibid.*

Tous les locaux qui composent le secteur de naissance, ainsi que la salle d'intervention et la salle de surveillance post-interventionnelle, doivent en principe être implantés de manière contiguë et sur un même niveau, afin de permettre la circulation rapide des patientes, des nouveau-nés, des personnels et des matériels nécessaires (art. D.6124-38, CSP).

L'« identito-vigilance »

Les maternités doivent s'organiser afin de se prémunir des erreurs d'identité, qu'elles soient dues à l'inattention des personnels ou à des initiatives frauduleuses.

Heureusement rares, des tentatives d'enlèvements (ou « rapts ») d'enfant ont en effet parfois lieu dans les services de maternité. Lorsque c'est le cas, elles impliquent souvent des proches de l'accouchée, dans des contextes de difficultés familiales. Ces situations sont particulièrement graves par le danger physique qui les accompagne généralement et par les répercussions psychologiques qu'elles entraînent chez l'enfant et sa mère.

Elles justifient une vigilance permanente de l'équipe hospitalière lors des visites et dans toutes les circonstances où l'activité de l'unité et l'afflux des visiteurs réduisent la surveillance des enfants. Différentes mesures de précaution pourront être prises, selon le cas : vérification de l'identité des personnes inconnues ou dont les intentions et le comportement sont douteux, prise en compte des avertissements de la mère, expulsion hors de l'unité des visiteurs non habilités par elle.

Toute disparition d'un nouveau-né doit bien entendu faire l'objet d'un signalement immédiat aux autorités judiciaires.

Le droit pénal sanctionne lourdement en la matière :

– la soustraction de mineur, qui peut être le fait d'un ascendant (art. 227-7, C. pén.) ou celui d'un tiers (art. 227-8, C. pén.). L'infraction est constituée même si la soustraction est effectuée sans fraude ni violence et consiste notamment en ce que l'enfant mineur est « soustrait » des mains de ceux qui exercent l'autorité parentale ou auxquels il a été confié. Elle est punie par l'article 227-11 du Code pénal, de même que la complicité ;

– la simulation d'enfant, qui consiste à attribuer la maternité d'un enfant à une femme qui n'a pas accouché (art. 227-13, C. pén.) ;

– la substitution volontaire d'enfant, qui consiste à remplacer l'enfant dont une femme a accouché par un autre enfant (même art.).

Selon la jurisprudence administrative, la responsabilité de l'hôpital public peut dans ces situations être engagée sur le fondement de la faute : l'hôpital doit en effet veiller à la sécurité de tous ses malades et prendre les précautions appropriées. Cette obligation est appréciée en fonction des moyens dont dispose l'établissement et des circonstances particulières[37].

37. Ainsi, à propos d'une affaire de rapt dans une maternité publique, le Conseil d'État a retenu la responsabilité de l'hôpital, en estimant que « l'absence de mesures propres à interdire pour des raisons tant d'hygiène que de sécurité, l'accès incontrôlé des personnes étrangères à l'établissement à un local réservé aux nouveau-nés révèle [...] un défaut d'organisation matérielle et une insuffisance du dispositif de surveillance constitutifs d'une faute de service », CE, 9 juillet 1969, *époux Pech*, Leb. p. 373 ; RTDSS, 1970, p. 81, concl. Morisot.

À la suite de plusieurs cas de substitution d'enfants dans des maternités, une circulaire du 5 septembre 1960 a prévu pour l'identification des nouveau-nés :

– la pose au nouveau-né d'un bracelet (ou d'un collier) portant le numéro de registre des naissances ;

– la pose d'un bracelet (ou d'un collier) à la mère, portant le même numéro.

Cette même circulaire souligne l'intérêt de pratiquer la pose des bracelets (ou colliers) avant la section du cordon ombilical : « les risques d'erreur du personnel sont alors pratiquement nuls ; quant à la mère, elle peut assister au processus d'identification de son enfant, ce qui lui donne une sécurité ».

Elle invite les équipes à procéder à la prise d'empreintes palmaires de l'enfant et d'en garder trace[38].

Le secteur d'hospitalisation pour l'hébergement et les soins après l'accouchement

Le secteur d'accouchement de la mère et de l'enfant doit permettre d'assurer les soins précédant et suivant l'accouchement pour la mère ainsi que les soins aux nouveau-nés bien portants. Les chambres du secteur d'hospitalisation destinées à la période suivant l'accouchement doivent comprendre au maximum deux lits de mères avec les berceaux de leurs enfants. En cas de nécessité, chaque patiente doit pouvoir bénéficier d'une chambre individuelle.

Pour être jugée satisfaisante, la configuration du secteur d'hospitalisation doit comprendre au minimum 80 % de chambres individuelles. Les textes recommandent l'existence d'un local par étage où les enfants bien portants puissent être regroupés. Ce local doit pouvoir recevoir au minimum la moitié des nouveau-nés présents, pendant la nuit, et doit être aménagé de manière à permettre leur surveillance. Les soins de puériculture doivent pouvoir être réalisés soit dans un local commun, soit dans un espace spécialement aménagé de la chambre de la mère (art. D.6124-45, CSP).

Des normes de personnel précises s'imposent en unité d'obstétrique, fixées aux articles D.6124-44 et suivants du Code de la santé publique.

Les relations de la mère et de l'enfant

La circulaire du 1er août 1983 a précisé que l'enfant doit pouvoir demeurer dans la chambre de sa mère aussi longtemps que celle-ci le désire pendant son séjour en maternité : un contact « aussi étroit que possible » favorisera en effet l'établissement d'un lien mutuel dès la naissance ; de même, les soins quotidiens que la mère peut alors donner à son enfant permettront de construire sa relation avec lui. La circulaire prévoit par ailleurs que les divers examens de l'enfant doivent être pratiqués de préférence au lit de sa mère. Le rôle du personnel, à cet égard, est d'apporter à la mère l'aide de sa compétence professionnelle pour la seconder, plutôt que se substituer à elle, en contribuant ainsi à la préparation du retour à la maison.

---

38. Cette recommandation semble toutefois, en pratique, n'avoir jamais été véritablement appliquée.

L'allaitement maternel présentant, entre autres avantages, celui de renforcer le lien mère-enfant, le texte recommande, si la mère envisage d'allaiter, de l'aider à le faire, « sans toutefois exercer des pressions dans ce domaine délicat ».

Enfin, l'organisation de la maternité doit permettre à la mère et à ses enfants de se voir pendant le séjour à la maternité, dans un local proche des chambres, mais distinct, aménagé pour les visites.

Prévention des infections néonatales

Une circulaire ministérielle ancienne[39] a formulé une série de précautions concernant la prévention des infections néonatales (modalités de toilette des enfants, lavage des mains, interdiction d'accès aux unités des personnels présentant certaines maladies infectieuses même bénignes, etc.).

L'accueil de l'enfant prématuré

Une circulaire du 9 juillet 1985[40] appelle à une attention spécifique à l'égard des enfants prématurés, particulièrement fragilisés par leur pathologie et par la séparation qui en résulte : elle fait référence à des études ayant montré que dans 25 % des cas de maltraitance, l'état dépressif de la mère, le séjour prolongé de l'enfant dans l'unité de prématurés avaient fait obstacle à l'établissement de relations normales dans les premiers jours suivant la naissance.

Pour cette raison, la nécessité de favoriser dès la naissance la création de liens étroits avec leurs parents justifie :

– que les indications de transfert soient soigneusement évaluées ;

– que les parents soient progressivement aidés par le personnel à participer aux soins pendant et après le séjour de la mère en maternité ;

– que le retour de l'enfant à domicile soit préparé et fasse éventuellement l'objet d'une prise en charge spécifique.

Un travail de liaison (information respective, rencontres périodiques) avec les puéricultrices de PMI est recommandé, afin que celles-ci, par leurs visites à domicile avant et après le retour de l'enfant, puissent veiller à l'existence de conditions d'accueil appropriées.

En cas d'affection sans gravité

Afin de privilégier la relation mère-enfant, les textes prévoient que les soins de courte durée aux nouveau-nés atteints d'affections sans gravité (ne nécessitant pas une hospitalisation en unité de néonatologie) peuvent être réalisés dans le secteur d'hospitalisation. Ces nouveau-nés doivent ainsi, en tant que de besoin, pouvoir être isolés des nouveau-nés bien portants, et être traités et surveillés en permanence dans le local de regroupement ou, lorsqu'elle est individuelle et aménagée à cet effet, dans la chambre de leur mère ; un pédiatre doit par ailleurs être disponible sur appel, 24 heures sur 24, et assurer une visite quotidienne.

---

39. Circulaire n° 69 du 3 mai 1968.

40. Circulaire DGS/407/2B du 9 juillet 1985 relative à l'accueil et à la prise en charge, par les établissements d'hospitalisation publics et privés, des enfants en danger, victimes de sévices ou de délaissement.

Le secteur affecté à l'alimentation des nouveau-nés

Lorsque l'hôpital dispose sur le même site d'une unité de néonatologie ou d'une unité de réanimation néonatale, ce secteur peut être commun à ces différentes unités (art. D.6154-52, CSP). Spécifiquement affecté à la préparation des biberons, il doit être divisé de préférence en deux zones distinctes permettant, d'une part, la préparation des aliments des nouveau-nés, d'autre part, l'entretien des biberons (art. D.6124-47, CSP).

Parmi ses critères d'évaluation, l'ANAES avait retenu que « des procédures concernant la préparation des biberons [...] sont écrites et validées [41] ».

La distribution des préparations pour nourrissons

Des dispositions restrictives s'appliquent en la matière, ainsi que pour la documentation et le matériel de présentation de ces produits[42]. Il en est ainsi afin de promouvoir l'allaitement au sein et d'éviter toute influence des consommations hospitalières sur les choix ultérieurs des mères pour ces produits.

Le Code de la consommation, visant la « publicité et (les) pratiques commerciales concernant les préparations pour nourrissons[43] », interdit notamment aux fabricants et aux distributeurs de fournir au public, à titre gratuit, des préparations pour nourrissons, des échantillons de ces produits ou tout autre cadeau promotionnel, que ce soit directement ou indirectement par l'intermédiaire de l'hôpital ou de ses personnels (art. L.121-52).

Un décret du 30 juillet 1998[44] prévoit que toute documentation à but d'information ou d'éducation, tant écrite qu'audiovisuelle, portant sur l'alimentation des nourrissons et établie à l'attention des femmes enceintes, des mères de nourrissons ou des personnes s'occupant des problèmes nutritionnels des nourrissons, doit comporter des informations sur les avantages et la supériorité de l'allaitement au sein.

Les dons de matériel ou de documentation, à but d'information ou d'éducation, par des fabricants ou des distributeurs de préparations pour nourrissons sont par ailleurs soumis à des conditions précises : toute référence à une marque spécifique de préparation pour nourrissons est interdite ; la distribution de la documentation aux mères doit être effectuée par l'intermédiaire des personnels de santé.

Le fait de diffuser ou de faire diffuser au sein des services hospitaliers des publicités en faveur de préparations pour nourrissons est passible de sanctions pénales[45].

---

41. ANAES, *Manuel d'accréditation des établissements de santé : actualisation*, juin 2003, « Surveillance, prévention et contrôle du risque infectieux », SPI.10.b., p. 111, <www.has-sante.fr>.

42. Décret n° 98-688 du 30 juillet 1998

43. « Denrées alimentaires destinées à l'alimentation des enfants jusqu'à l'âge de quatre mois accomplis et présentées comme répondant à elles seules à l'ensemble des besoins nutritionnels de ceux-ci » (art. L.121-50, C. consommation).

44. Décret n° 98-688 du 30 juillet 1998 pris en application de l'article L.121-53 du Code de la consommation relatif à la distribution gratuite des préparations pour nourrissons, à la documentation et au matériel de présentation les concernant.

45. Décret sus-nommé.

La néonatologie

Les soins dispensés en néonatologie ont pour objet « la surveillance et les soins spécialisés des nouveau-nés à risques et de ceux dont l'état s'est dégradé après la naissance » (art. R.6123-41, CSP).

Dispositions générales

L'organisation de ces soins a donné lieu à des dispositions réglementaires spécifiques (conditions d'implantation et conditions techniques de fonctionnement), comme pour l'obstétrique.

Parmi ces dispositions, on retiendra notamment les points suivants :

– Les unités de néonatologie peuvent comprendre un secteur de soins intensifs pour les nouveau-nés présentant une ou plusieurs pathologies aiguës ou sortant d'une unité de réanimation néonatale. Elles doivent assurer, en tout état de cause, une prise en charge adaptée du nouveau-né : à défaut, l'unité où se trouve l'enfant doit organiser son transfert vers une unité apte à délivrer les soins appropriés, au sein de l'hôpital ou en dehors.

– Elles peuvent être constituées soit en une unité individualisée, soit en un secteur séparé au sein d'une unité de pédiatrie.

– Elles doivent comporter au moins 6 lits, sauf si elles sont associées sur le même site à une unité de réanimation néonatale. Pour pouvoir disposer en son sein de lits de soins intensifs, une unité de néonatologie doit comprendre au moins 12 lits.

– Ces unités doivent toujours être situées dans le même bâtiment ou à proximité immédiate (sur le même site) d'une unité d'obstétrique.

– Plusieurs dispositions visant à éviter la séparation de la mère et de l'enfant permettent la dispensation de soins en néonatologie en dehors des unités relevant de cette discipline :

• les soins de néonatologie et la surveillance des enfants qui ne nécessitent pas de soins intensifs ou de réanimation peuvent être effectués dans la chambre de leur mère, si les locaux et l'organisation de l'unité d'obstétrique et de l'unité de néonatologie le permettent (ces lits sont compris cependant dans les lits autorisés de l'unité de néonatologie, art. D.6124-54, CSP) ;

• dès lors que sont strictement respectées les conditions de fonctionnement prévues en néonatologie, des nouveau-nés relevant de soins de néonatologie peuvent être hospitalisés dans des unités de pédiatrie de nouveau-nés et de nourrissons. Les lits affectés à la néonatologie doivent dans ce cas constituer un secteur individualisé de ces unités ;

• enfin, quand un nouveau-né a été transféré en néonatalogie pour une difficulté transitoire, il doit retourner au lit de sa mère dès que son état n'exige plus de soins intensifs[46].

Le Code de la santé publique prévoit un aménagement spécifique des unités de néonatologie (art. D.6124-52), celles-ci devant comporter une pièce permettant

46. Circulaire du 1er août 1983.

l'accueil des parents, un secteur de surveillance et de soins des enfants où les nouveau-nés sont hospitalisés, ainsi qu'un secteur spécialement affecté à l'alimentation des nouveau-nés, le cas échéant commun à l'unité d'obstétrique et, éventuellement, à l'unité de réanimation néonatale.

Les unités de néonatologie qui assurent des soins intensifs de néonatologie sont soumises à différentes exigences réglementaires supplémentaires (art. D.6124-55, CSP).

L'accompagnement de la famille

Dans les services de néonatalogie, la condition de l'enfant et l'appareillage auquel il est soumis peuvent heurter la sensibilité des parents. Ils risquent ainsi de provoquer chez certains des réactions de fuite ou de rejet. Il revient aux membres de l'équipe de veiller à informer et à rassurer les parents. Dès que l'équipe l'estime possible, les parents doivent être invités à avoir un contact *direct* avec le nouveau-né et à lui donner quelques soins élémentaires avec l'aide du personnel soignant. L'importance de ce contact précoce et actif a été soulignée : il contribue à ce que puisse s'établir dans de bonnes conditions le lien entre les parents et leur enfant (circulaire du 1er août 1983).

Personnels affectés aux unités de néonatologie

Des normes de personnel spécifiques s'imposent dans ces unités (notamment en ce qui concerne la présence de pédiatres), distinctes selon qu'elles pratiquent ou non des soins intensifs.

Documents de référence de l'unité

Les différents secteurs composant l'unité de néonatologie doivent être dotés d'un certain nombre de dispositifs médicaux (arrêté du 25 avril 2000) et « des documents, datés, signés et régulièrement mis à jour, établis sous la responsabilité du directeur » doivent fixer les procédures et modalités de l'organisation des soins et des conditions de leur sécurité.

La réanimation néonatale

La prise en charge en réanimation néonatale a pour objet « la surveillance et les soins spécialisés des nouveau-nés présentant des détresses graves ou des risques vitaux » (art. R.6123-42, CSP).

L'organisation de ces soins a donné lieu à des dispositions réglementaires spécifiques (conditions d'implantation et conditions techniques de fonctionnement), comme pour l'obstétrique et la néonatologie.

Parmi ces dispositions, on retiendra les points suivants :

– les unités de réanimation néonatales doivent être associées à un secteur de soins intensifs de néonatologie sur le même site et être constituées soit en une unité individualisée, soit en un secteur séparé au sein d'une unité de réanimation pédiatrique ;

– elles doivent comprendre au moins 6 lits de réanimation. L'hôpital où elles sont situées doit comporter une unité d'au moins 9 lits de néonatologie, dont au moins 3 lits affectés aux soins intensifs.

– chaque unité doit comprendre une pièce permettant l'accueil des parents, un secteur de surveillance et de soins de réanimation dans lequel les nouveau-nés sont hospitalisés, ainsi qu'un secteur destiné à l'alimentation des nouveau-nés, éventuellement commun aux unités d'obstétrique et de néonatologie.

Des normes de personnel spécifiques s'imposent dans ces unités (notamment en ce qui concerne la présence de pédiatres et la coordination médicale des activités de néonatologie et de réanimation néonatale).

L'accompagnement de la famille

Compte tenu de la situation critique dans laquelle se trouvent les enfants et de la présence d'un important appareillage dans les services de réanimation néonatale, les membres de l'équipe sont tenus à un devoir particulier d'information et de sollicitude envers les parents[47].

Par ailleurs, l'unité doit organiser l'accueil, l'information et le soutien des parents, en cas de nécessité, avec le concours d'un psychologue ou d'un psychiatre : l'intervention de ces professionnels est en particulier essentielle en cas d'annonce de mauvaises nouvelles.

Documents de référence de l'unité

Les différents secteurs composant l'unité doivent être dotés d'un certain nombre de dispositifs médicaux tandis que « des documents, datés, signés et régulièrement mis à jour, établis sous la responsabilité du directeur » doivent fixer les procédures et modalités de l'organisation des soins et des conditions de leur sécurité[48].

Les actes professionnels des infirmiers sur le nouveau-né

Le Code de la santé publique prévoit que les actes infirmiers concernant les enfants de la naissance à l'adolescence doivent être dispensés *en priorité* par une infirmière titulaire du diplôme d'État de puéricultrice ou par un infirmier en cours de formation préparant à ce diplôme (art. R.4311-13).

Le texte vise notamment différents actes relatifs aux nouveau-nés :

– 1° le suivi de l'enfant dans son développement et son milieu de vie ;

– 2° la surveillance du régime alimentaire du nourrisson ;

– 3° la prévention et le dépistage précoce des inadaptations et des handicaps ;

– 4° les soins du nouveau-né en réanimation ;

– 5° l'installation, la surveillance et la sortie du nouveau-né placé en incubateur ou sous photothérapie.

---

47. Voir *supra* les dispositions relatives à la néonatologie de la circulaire du 1er août 1983.

48. Arrêté du 25 avril 2000 relatif aux locaux de prétravail et de travail, aux dispositifs médicaux et aux examens pratiqués en néonatologie et en réanimation néonatale.

Le dossier médical du nouveau-né

Un dossier médical est constitué, selon le droit commun (art. R.1112-2, CSP), pour chaque patiente hospitalisée pour un accouchement. Ce dossier médical doit obligatoirement comporter, entre autres documents :

– un compte rendu d'accouchement ;

– un compte rendu d'hospitalisation.

Les informations médicales et infirmières concernant le nouveau-né doivent en principe être réunies dans une pochette qui lui est propre dans le dossier de sa mère.

Il en est autrement en cas de complications, lorsque le nouveau-né est pris en charge en néonatologie ou en réanimation néonatale : dans ce cas, il convient de constituer un dossier médical propre à l'enfant et indépendant de celui de sa mère.

L'enfant devenu majeur ne pourra avoir accès qu'à son propre dossier de mineur et aux éventuelles informations le concernant mentionnées dans le dossier de sa mère. Nonobstant les dispositions de l'article L.1111-7 du Code de la santé publique (qui caractérisent la mère comme une tierce personne, surtout à compter de l'âge de la majorité de l'enfant), « ne sont communicables qu'à l'intéressé les documents administratifs, dont la communication porterait atteinte au secret de la vie privée et des dossiers personnels, au secret médical[49] ».

Le droit de la mère et de l'enfant de demeurer à l'hôpital dans le mois suivant l'accouchement

En vertu de dispositions anciennes protectrices de la mère et de l'enfant, le Code de la santé publique prévoit que le directeur de l'hôpital ne peut, s'il existe des lits vacants dans le service de maternité (art. R.1112-27, CSP) :

– refuser l'admission d'une femme enceinte ou récemment accouchée dans le mois qui précède la date présumée de l'accouchement et dans le mois qui suit l'accouchement ;

– refuser l'admission d'une femme et de son enfant dans le mois qui suit l'accouchement.

L'admission de la patiente et, le cas échéant, de son enfant s'impose à l'établissement, ceci même à défaut d'avis ou de prescription médicale. Ces dispositions résultent de la mission sociale de l'hôpital. La carence de lits vacants au sein de l'hôpital ne peut l'en exonérer : elle doit conduire à la recherche d'une solution alternative auprès d'un autre établissement de santé.

À défaut de prescription médicale, les frais de séjour sont en principe à la charge directe de l'intéressée à partir du douzième jour suivant l'accouchement. Les conséquences financières de cette décision doivent être clairement précisées à la mère.

49. Article 6-II de la loi n° 78-753 du 17 juillet 1978 portant diverses mesures d'amélioration des relations entre l'administration et le public et diverses dispositions d'ordre administratif, social et fiscal modifiée par la loi du 12 avril 2000.

La sortie de la maternité après l'accouchement

Des recommandations de bonne pratique de la Haute Autorité de santé, publiées en 2014, précisent les conditions et modalités optimales d'accompagnement des mères et des nouveau-nés à la sortie de maternité. Elles ne traitent toutefois que le contexte du bas risque médical, psychique et social[50].

Ce document, auquel on se reportera utilement, poursuit plusieurs objectifs :
– définir les conditions et les modalités de l'accompagnement des mères et de leurs nouveau-nés sortis de maternité ;
– prévenir l'apparition de complications néonatales ;
– diminuer le risque de situations évitables graves.

Il définit en premier lieu une durée de séjour standard et la notion de sortie précoce[51]. La durée de séjour standard est définie comme une durée d'hospitalisation :
– de 72 heures à 96 heures après un accouchement par voie basse ;
– de 96 heures à 120 heures après un accouchement par césarienne.

La sortie précoce est définie comme toute sortie de maternité :
– au cours des 72 premières heures après un accouchement par voie basse ;
– au cours des 96 premières heures après un accouchement par césarienne.

La HAS définit également des critères de la notion de bas risque chez l'enfant et les paramètres de surveillance de l'enfant, en distinguant à chaque fois la situation d'une sortie après une durée de séjour standard et celle de la sortie précoce.

Elle prend en référence plusieurs critères de sortie en maternité et de modalités d'accompagnement :
– l'intérêt de la mère et de l'enfant (souhait de la mère ou du couple, retour à domicile dans des conditions environnementales et sociales favorables et selon l'indication médicale)
– le délai d'adaptation du nouveau-né à la vie extra-utérine pour s'assurer de l'absence de risque (ou d'un risque limité) de complications pour l'enfant
– une organisation et un circuit efficaces pour les tests de dépistage néonatals
– l'utilisation optimale des ressources de santé locales.

---

50. HAS, *Sortie de maternité après accouchement : conditions et organisation du retour à domicile des mères et de leurs nouveau-nés*, 2014. Ces recommandations sont venues actualiser la recommandation de bonne pratique publiée en 2004 par l'ANAES : « *La sortie précoce après accouchement – conditions pour proposer un retour précoce à domicile* ».

51. La HAS indique au sein de ces recommandations que « les expériences étrangères ont principalement montré qu'une fois le bas risque défini, la durée de séjour en maternité était peu discriminante, sous condition qu'un suivi médical soit assuré après la sortie. L'expérience des Etats-Unis en ce domaine a montré qu'un encadrement organisationnel permettait de prévenir les conséquences négatives des sorties de maternité trop précoces et/ou insuffisamment préparées. L'analyse de la littérature ne permet pas de définir une durée de séjour optimale pour les mères à bas risque médical, psychique et social. L'adaptation progressive du nouveau-né à la vie extra-utérine et la stabilisation des fonctions vitales nécessitent une surveillance pendant les premiers jours de vie » (p. 7).

Elle recommande l'identification d'un professionnel référent de maternité (pour répondre aux éventuelles demandes d'informations) et un professionnel référent du suivi. Ce dernier, responsable du suivi et de l'accompagnement postnatal de la mère et/ou de l'enfant dans les jours suivant le retour à domicile, doit coordonner les différents professionnels impliqués.

Dans le cadre du « parcours de soins du nouveau-né au cours du premier mois de vie », le nouveau-né doit bénéficier de deux examens à la maternité :

– un examen dans les deux heures suivant sa naissance réalisée par une sage-femme ou un pédiatre ;

– un examen avant toute sortie de la maternité. Il est recommandé que le nouveau-né soit examiné par un pédiatre et que cet examen soit réalisé impérativement avant la sortie et après 48 heures, voire le jour de la sortie en cas de sortie précoce.

A minima, deux visites à domicile ou dans un lieu de soins approprié sont recommandées après une durée de séjour standard (la première dans la première semaine après la sortie et si possible dans les 48 heures) et trois visites après une sortie précoce (dans les 24 heures après la sortie de la maternité).

Accueil de l'enfant : situations problématiques

Dans différentes circonstances, la naissance de l'enfant est un moment particulièrement difficile pour sa mère et pour le couple : la prise en charge de l'enfant tout juste né s'engage, mais, en raison de la révélation d'un handicap grave, elle s'annonce à la fois très différente de ce qu'espéraient les parents et le prélude à un investissement familial insoupçonné jusqu'alors ; des décisions très lourdes peuvent devoir être prises ; enfin, ces premiers moments peuvent mettre en évidence que l'enfant n'est pas véritablement accueilli par la mère ou le couple.

Une littérature importante traite de ces questions, notamment au plan médical et psychologique. Depuis plusieurs années, elles donnent lieu à des réflexions au plan éthique[52]. Les pouvoirs publics ont parfois formulé différentes recommandations par voie de circulaire.

L'annonce du handicap

La révélation aux parents d'un handicap de leur enfant est un moment particulièrement difficile, pour les parents comme pour les professionnels qui y procèdent. Les études menées sur ce thème montrent que les parents, confrontés à un enfant différent de celui qu'ils avaient imaginé, sont atteints dans leur propre identité ; ils éprouvent au moment de l'annonce tout à la fois des sentiments de révolte, de désespoir et de culpabilité. Elles indiquent également que les conditions dans lesquelles les parents apprennent la déficience de leur enfant ont souvent une influence importante sur son évolution et celle de la vie familiale.

L'information des parents dans ces situations constitue une obligation légale :

> « Les personnes titulaires de l'autorité parentale ou celles à qui un enfant a été confié sont informées, dans le respect des règles déontologiques, lorsqu'un handicap a été suspecté, décelé ou signalé chez ce dernier, notamment au cours des examens médicaux [de PMI], de la nature du handicap et de la possibilité pour l'enfant d'être accueilli dans des centres spécialisés, notamment, dans des centres d'action médico-sociale précoce, en vue de prévenir ou de réduire l'aggravation de ce handicap » (art. L.2132-4, CSP).

---

52. La liste en serait longue. On se reportera utilement aux ressources documentaires réunies par l'Espace éthique de l'AP-HP (contact : centre.doc@dfc.aphp.fr), aussi bien d'ailleurs pour l'annonce prénatale que pour l'annonce en maternité.

À plusieurs reprises, en 1985 puis en 2002, les pouvoirs publics sont venus apporter un certain nombre d'indications pour sensibiliser les personnels des maternités à l'accueil des enfants nés avec un handicap et à l'accompagnement des familles dans ces circonstances[53].

Il s'agit de répondre à une double demande :

– celle de parents d'un enfant handicapé qui se sont trouvés dans l'ignorance d'un handicap, ou d'une suspicion de handicap, ou qui, à la suite de sa révélation, se sont retrouvés seuls, sans information précise sur les soutiens et sur les services dont ils auraient pu bénéficier ;

– celle des personnels de maternité confrontés à ces situations difficiles pour lesquelles ils ne sentaient pas suffisamment formés.

La circulaire du 29 novembre 1985

Elle a souligné qu'une meilleure connaissance de ces problèmes doit permettre aux personnels concernés « de mieux aborder ces situations, qui seront cependant toujours vécues en fonction de chaque individualité. Elle doit également les aider à soutenir les parents dans l'établissement des premières relations avec leur enfant, en veillant à ce qu'une détérioration ou des carences affectives ne s'ajoutent à la déficience propre du nouveau-né ». Les personnels peuvent jouer un rôle important au moment de l'annonce du handicap aux parents, apporter un soutien à la famille pendant le séjour de la mère à la maternité, et contribuer par une action d'orientation et d'accompagnement individualisée à une sortie de l'hôpital permettant un retour à domicile dans des conditions satisfaisantes au regard de ce contexte.

Ce texte a apporté des indications précises sur :

– les principes pour l'annonce d'un handicap à la naissance (aménager les conditions de l'annonce ; communiquer seulement ce qui est certain ; préserver l'avenir, orienter les parents) ;

– le soutien et l'accompagnement à la maternité (entourer l'enfant ; accompagner la mère, et les parents ; organiser un véritable travail d'équipe) ;

– la préparation de la sortie ;

– la formation du personnel.

La circulaire du 18 avril 2002 : d'autres recommandations

Après la naissance, il importe de « choisir avec soin le moment et le lieu de l'annonce ». Dans la mesure du possible, celle-ci doit être faite aux deux parents ou en présence d'une personne proche de la mère « en respectant les conditions d'intimité nécessaires afin qu'ils puissent exprimer leurs émotions ». La présence du bébé auprès de ses parents à ce moment-là est préférable.

– Si le diagnostic est posé, il doit être expliqué en des termes accessibles. S'il est encore incertain, « il est préférable d'amener les parents à prendre

53. Circulaire du 29 novembre 1985 relative à la sensibilisation des personnels de maternité à l'accueil des enfants nés avec un handicap et de leur famille, abrogée par la circulaire DHOS/DGS/DGAS n° 2002/239 du 18 avril 2002 relative à l'accompagnement des parents et à l'accueil de l'enfant lors de l'annonce pré- et postnatale d'une maladie ou d'une malformation.

conscience des possibilités et des difficultés de leur enfant au fur et à mesure qu'elles émergent ».

– « Une attention chaleureuse et soutenue doit être apportée aux parents par chaque membre de l'équipe » afin de leur apporter soutien et accompagnement, le personnel devant ajuster son attitude à chaque situation (volonté d'être entouré, besoin d'isolement, personnalité fragile, situation économique précaire). La circulaire préconise aussi d'éviter « les séparations inutiles », d'aménager les transferts de la mère auprès de son enfant ou, et à défaut, d'organiser ses visites dans le service où se trouve le nouveau-né. Dans ce contexte, le père ne doit pas non plus être marginalisé, mais au contraire, recevoir le même soutien, tout comme les frères, sœurs et grands-parents, qui peuvent de même avoir besoin d'aide. Enfin, des contacts avec des associations de parents doivent être systématiquement proposés aux parents.

– Pour préparer la sortie de la maternité et « éviter une rupture préjudiciable dans la prise en charge », les services sont invités à désigner une « personne référente » choisie par les parents et que ces derniers pourront joindre en cas de nécessité. Ils doivent délivrer une information sur le congé de présence parentale ainsi que sur la possibilité de rencontrer, s'ils le désirent, certains intervenants, dès le séjour en maternité : travailleuses familiales et assistantes maternelles, équipe de PMI, d'un centre d'action médico-sociale précoce (CAMSP), d'un service d'éducation et de soins à domicile, du secteur psychiatrique, des associations regroupant des parents d'enfants en situation de handicap. Si les parents évoquent la possibilité de consentir à l'adoption de leur enfant, ils doivent alors être mis en contact avec le service social hospitalier. Enfin, au cours de leur cheminement, les parents doivent être progressivement informés de l'existence et du rôle de la commission des droits et de l'autonomie des personnes handicapées (CDAPH).

Ce texte a souligné à nouveau l'importance d'une formation adéquate des personnels, en particulier des équipes médico-sociales (puéricultrices, infirmières, assistants de service social, éducateurs spécialisés de jeunes enfants...).

Enfants atteints d'infirmité motrice grave

Chaque année naissent en France près de 20 000 enfants en situation de détresse vitale qui doivent être hospitalisés dans des services de réanimation. Les progrès médicaux ont largement amélioré les chances de survie des nouveau-nés, mais certains enfants qui survivent demeurent atteints de lésions cérébrales sévères responsables de séquelles neurologiques qui nécessiteront des soins lourds toute leur vie[54].

La problématique éthique de la réanimation néonatale — « lorsque, à la naissance, les possibilités de survie sans séquelles sont nulles ou faibles, la mise en route d'une réanimation systématique, dite réanimation d'attente, amène à poser

54. Voir *Archives françaises de pédiatrie,* n° spécial, 1986 (4) (Suppl.1) ; C. Dageville *et al.*, « Fin de vie en médecine néonatale à la lumière de la loi », *Archives de pédiatrie,* vol. 14, n° 10, octobre 2007, p. 1219-1230.

la question de l'acharnement thérapeutique » — a été notamment traitée par le Comité consultatif national d'éthique (CCNE) dans un avis du 14 septembre 2000[55].

Le CCNE a souligné que ces situations constituent souvent

> « un échec de la médecine et de ses interventions en amont, à différents stades : pratiques abusives dans le cadre de l'assistance médicale à la procréation, défauts de la surveillance de la grossesse, déclenchement trop précoce de l'accouchement, anoxie prolongée à la naissance… et les prouesses techniques de la réanimation tentant avec trop d'obstination de rétablir les situations de détresse ».

Des éléments essentiels de cet avis sont reproduits dans l'encadré suivant.

CCNE, Réflexions éthiques autour de la réanimation néonatale, avis du 14 septembre 2000 (extraits)

« Lorsque le nouveau-né a acquis une autonomie respiratoire, la constatation des lésions cérébrales qui entraîneront des handicaps sévères place les équipes de réanimation devant des choix dramatiques. [...]

Si la question d'un arrêt de vie se pose alors, c'est parce que les décisions médicales prises plus tôt pour tenter de faire survivre l'enfant dans des conditions de vie acceptables ont échoué. La responsabilité médicale est ici directement engagée ; elle ajoute un poids supplémentaire au choix, en soi complexe, de la démarche la plus humaine : permettre la survie d'un enfant porteur de graves handicaps ou provoquer sa mort. La démarche proposée par le CCNE dans sa réflexion sur les fins de vie ne peut être présentée ici avec les mêmes arguments. En effet, elle est fondée sur les notions de solidarité humaine et de compassion face à une fin de vie considérée par le patient comme insupportable, au-delà même de l'aide que peuvent apporter les soins palliatifs. S'agissant du nouveau-né, pour qui sa vie apparaît-elle insupportable ? N'est-ce pas moins la souffrance de l'enfant qui est en cause, que le fait que cette vie végétative se prolonge et en devient « insupportable » pour la famille qui en assumera seule la charge réelle, pour l'équipe soignante dont elle marque l'échec, ou pour la société qui doit engager des frais importants pour une vie qui ne se développera et ne s'épanouira jamais ? Considérant que l'attitude de l'équipe soignante face aux conséquences d'une décision engageant sa responsabilité est de l'ordre de la déontologie et que l'argument économique ne peut l'emporter ici sur les considérations éthiques, la perception des parents est dans ces cas au premier plan. C'est la persistance d'une vie végétative, dépourvue de toute possibilité relationnelle, que les parents doivent considérer comme insupportable, et non la fin de vie. Dans cette situation où l'enfant est évidemment incapable de consentir à quoi que ce soit — et le restera toujours — personne n'est plus alors directement impliqué dans son destin que ses parents. [...]

Les maîtres-mots permettant de cheminer dans de telles situations nous semblent être : responsabilité, discernement et humanité. La responsabilité est celle de l'équipe soignante qui a la lourde charge d'affronter chaque difficulté avec courage et de faire de son mieux, de donner toutes ses chances à cet enfant, tout en sachant qu'elle restera responsable de sa décision, n'ayant pas la possibilité de se débarrasser sans autre forme de procès des

●●●

55. CCNE, avis n° 65, 14 septembre 2000, <www.ccne-ethique.org>.

conséquences de ses échecs. Le discernement de cette équipe a déjà été mis à l'épreuve par la prise de responsabilité de réanimer, d'arrêter une réanimation qui s'apparenterait à l'acharnement thérapeutique ou de la prolonger. Viennent enfin les cas où le résultat fonctionnel est mauvais mais où l'enfant continue de vivre. Ici, il est difficile de comprendre qu'une décision d'arrêt actif de vie soit prise par la seule équipe soignante qui aurait ainsi, en quelque sorte, la possibilité de rattraper son échec. En revanche, c'est bien à l'équipe soignante, par l'évolution de son dialogue avec les parents, d'amener ceux-ci en situation de déterminer la signification qu'a pour eux la persistance de ce souffle fragile qui n'attisera jamais l'éveil de la conscience [...]. L'équipe soignante, renforcée par des spécialistes d'autres disciplines, notamment dans le champ des sciences humaines, et/ou par des représentants des familles, s'efforcera de faire en sorte que l'autonomie de la décision parentale, en quelque sens qu'elle se manifeste, soit déconnectée du sentiment de culpabilité.

En dernier lieu, c'est le responsable de l'équipe médicale qui devra être l'exécutant de la décision qui malgré tout restera une transgression de la loi imprescriptible du respect de la vie. Ses acteurs devront accepter les conséquences qui pourraient en résulter et avoir à justifier de la démarche collégiale de "responsabilité, discernement et humanité" qui aura pu, à leurs yeux, justifier leur action. »

Cette situation est également évoquée (« le cas des nouveau-nés autonomes et porteurs de séquelles neurologiques extrêmes incurables dont les parents ont été informés ») dans l'avis n° 63 du CCNE du 27 janvier 2000 « Fin de vie, arrêt de vie, euthanasie ».

Ces prises de position ont été reçues de manière différente par les médecins néonatalogistes compte tenu du caractère partiellement transgressif de ces dispositions.

Au cours des dernières années, ces questions difficiles ont été abordées de façon nouvelle. Il apparaît aujourd'hui anormal que les décisions médicales concernant le devenir de ces enfants puissent être prises sans impliquer directement les parents. Ceci d'autant plus que, beaucoup plus présents dans les unités de réanimation, ils peuvent légitimement souhaiter participer pleinement au processus de décision[56].

La loi n° 2005-370 du 22 avril 2005 relative aux droits des malades et à la fin de vie dite loi « Leonetti » est un texte essentiel en la matière (même s'il vise *a priori* les situations de fin de vie et non du début de la vie), complété par des dispositions renouvelées du Code de déontologie médicale. Le Code de déontologie médicale, qui précise que « le médecin n'a pas le droit de provoquer délibérément la mort » (art. R.4127-38, CSP), prévoit aussi désormais que :

> « En toutes circonstances, le médecin doit s'efforcer de soulager les souffrances du malade par des moyens appropriés à son état et l'assister moralement. Il doit s'abstenir de toute obstination déraisonnable dans les investigations ou la thérapeutique et peut renoncer à entreprendre ou

56. On lira utilement sur ces points : CCNE, *Fin de vie, autonomie de la personne, volonté de mourir* avis n° 121, 30 juin 2013 ; Société française d'accompagnement et de soins palliatifs (SFAP), *Sédation pour détresse en phase terminale et dans des situations spécifiques et complexes : recommandations chez l'enfant en cas de détresse en soins palliatifs et en phase terminale*, « Recommandations de bonne pratique », 2010 ; Centre d'éthique clinique, Hôpital Cochin/AP-HP, *L'arrêt d'alimentation et d'hydratation artificielles en néonatalogie : l'épreuve du réel*, 2014 (à paraître).

poursuivre des traitements[57] qui apparaissent inutiles, disproportionnés ou qui n'ont d'autre objet ou effet que le maintien artificiel de la vie » (art. R.4127-37, CSP).

Le Code de déontologie médicale prévoit également que la décision de limitation ou d'arrêt de traitement est prise par le médecin en charge du patient,

> « après concertation avec l'équipe de soins si elle existe et sur l'avis d'au moins un médecin, appelé en qualité de consultant. [...] Lorsque la décision de limitation ou d'arrêt de traitement concerne un mineur [...], le médecin recueille en outre [...] l'avis des titulaires de l'autorité parentale, hormis les cas où l'urgence rend impossible cette consultation. La décision de limitation ou d'arrêt de traitement est motivée. Les avis recueillis, la nature et le sens des concertations qui ont eu lieu au sein de l'équipe de soins ainsi que les motifs de la décision sont inscrits dans le dossier du patient. [...] la famille [est informée] de la nature et des motifs de la décision de limitation ou d'arrêt de traitement » (même art.)[58].

Dépistage et prévention des mauvais traitements

Le séjour en service de maternité occupe une position clé dans le dispositif de prévention des situations de danger, des sévices et du délaissement des mineurs[59]. L'administration sanitaire a précisé les modalités attendues de ce dispositif de prévention dans une circulaire du 9 juillet 1985[60].

■ Dépistage

Ce texte prévoit que même si ce séjour est généralement bref, il peut en effet permettre aux professionnels hospitaliers de déceler les premiers signes éventuels de difficulté, ainsi répertoriés :

– indifférence de la mère, absence de plaisir, voire hostilité, agressivité lors des soins ou des tétées ;

– intolérance au cri de l'enfant ;

---

57. Depuis la loi « Leonetti », il est acquis que doivent être compris dans la notion de « traitement » mentionné dans cet article l'administration d'une alimentation artificielle (voir l'exposé des motifs et débats parlementaires relatifs à la proposition de loi).

58. Le juge administratif a été amené à sanctionner l'« obstination déraisonnable » dont avait fait preuve une équipe médicale, celle-ci ayant conduit les opérations de réanimation de l'enfant nouveau-né, alors qu'elle ne pouvait ignorer les séquelles résultant pour l'enfant de l'anoxie cérébrale de plus d'une demi-heure antérieure à sa naissance et de l'absence d'oxygénation tout au long de la réanimation (TA de Nîmes, 2 juin 2009, n° 0622251).

59. Ce dépistage et cette prévention justifient également des actions avant même la naissance, qui ne sont pas présentées ici. La loi n° 2007-293 du 5 mars 2007 réformant la protection de l'enfance a par exemple introduit dans le code de la santé, au 4° de l'article L.2112-2 une disposition qui prévoit « des actions médico-sociales préventives à domicile pour les femmes enceintes notamment des actions d'accompagnement si celles-ci apparaissent nécessaires lors d'un entretien systématique psychosocial réalisé au cours du quatrième mois de grossesse ».

60. Circulaire DGS/407/2B du 9 juillet 1985 relative à l'accueil et à la prise en charge, par les établissements d'hospitalisation publics et privés, des enfants en danger, victimes de sévices ou de délaissement.

– commentaires particulièrement négatifs à l'égard de l'enfant ;
– absence de projet pour celui-ci, surtout si la mère est seule ;
– absence de visite témoignant peut-être d'un isolement réel ;
– état particulièrement dépressif.

La circulaire précise que ces signes n'ont qu'une valeur indicative et ne peuvent justifier un « étiquetage » : chaque patiente relève d'une situation et d'une prise en charge spécifiques. Ils doivent cependant susciter, chaque fois qu'ils sont observés, toute l'attention de l'équipe hospitalière.

Prévention

La circulaire du 9 juillet 1985, évoquant les sessions de formation nécessaires aux personnels confrontés à ces situations, énonce un ensemble de recommandations :

> « – valoriser les femmes à leurs propres yeux en les confortant dans leur aptitude à être mères, toute attitude "infantilisante" de l'équipe soignante consistant à se substituer à la mère ou toute attitude normative devant d'une manière générale être évitée ;
> – favoriser la relation mère/enfant, notamment en faisant participer la mère aux soins de son nouveau-né et en lui permettant de le garder auprès d'elle ;
> – accueillir les pères, favoriser leur présence et leur participation ;
> – prodiguer aux parents des informations concernant la puériculture, la garde des enfants, les modes de contraception ;
> – leur permettre d'exprimer leur ambivalence et les rassurer face aux sentiments négatifs qu'ils pourraient éprouver à l'égard de leur enfant ;
> – reconnaître aux mères le droit de ne pas assumer leur maternité, voire dans certains cas, leur parler d'un consentement à l'adoption. Celui-ci peut parfois être le meilleur projet pour l'enfant et il convient alors de favoriser un entretien de la mère avec le psychologue. En tout état de cause, il importe de mettre en garde les diverses catégories de personnel qui sont en relation avec la mère contre toute tentation d'exercer une éventuelle pression, dans un sens ou un autre, sur les intéressées. »

Ceci participe à une vigilance générale qui doit être partagée avec les services de PMI. Ces services disposent en effet de puéricultrices qui peuvent se déplacer à domicile et prendre le relais des personnels de maternité à la sortie de l'hôpital. L'accès des puéricultrices de PMI dans les maternités doit en conséquence être favorisée afin qu'elles puissent, dès ce moment, proposer aux jeunes parents une aide adaptée à leurs difficultés.

Cet effort de liaison s'impose particulièrement lorsque l'enfant est — ou va être — séparé de sa mère pour des raisons médicales ou chirurgicales.

L'enfant né dans le secret

La naissance est le plus souvent un événement que les parents souhaitent partager avec leur entourage : elle suscite alors visites, communications téléphoniques et témoignages photographiques, etc.

Elle peut en revanche être entourée de sentiments plus contrastés, voire radicalement opposés : souci d'une stricte confidentialité[61], volonté déterminée, parfois, de ne pas conserver la garde de l'enfant, de ne pas assurer le statut de parent.

Dans ces situations, souvent marquées par la détresse psychologique et sociale, où il faut se garder de tout jugement, l'équipe hospitalière doit assurer l'accompagnement de la mère et l'accueil de l'enfant avec toute l'attention nécessaire.

Depuis 1941, la loi prévoit la possibilité de l'accouchement « sous X » (la mère ayant la faculté de cacher son identité). Elle figure au Code civil depuis la loi du 8 janvier 1993[62]. Sa justification principale est de préserver la santé de la mère et du nouveau-né et d'éviter que la mère accouche secrètement dans un lieu inapproprié et sans prise en charge médicale.

Ces dispositions font débat. Elles sont contestées notamment par des enfants devenus majeurs, nés dans l'anonymat et en quête d'informations sur leurs origines. La loi du 22 janvier 2002[63] en a tenu compte. Elle a rendu obligatoire l'information des femmes accouchant dans le secret sur les conséquences juridiques et affectives de leur demande et a fait en sorte, en accord avec les textes internationaux, que soit facilité l'accès aux origines personnelles[64]. Plus

---

61. La maternité est un aspect de la vie privée protégé par la loi (art. 9 du Code civil ; Cass. Civ. 2e, 5 janvier 1983 : *Bull. civ.* II, n° 4). Le fait de taire sa maternité ou sa paternité a été qualifié par le Conseil d'État d'« un des éléments les plus fondamentaux de l'intimité » (CE, *Rapport sur le statut et la protection de l'enfant*, 1990).

62. Loi n° 93-22 du 8 janvier 1993 modifiant le Code civil relative à l'état civil, à la famille et aux droits de l'enfant et instituant le juge aux affaires familiales.

63. Loi n° 2002-93 du 22 janvier 2002 relative à l'accès aux origines des personnes adoptées et pupilles de l'État.

64. Les dispositions de cette loi sont inspirées en grande partie par le rapport de F. Dekeuwer-Defossez, *Rénover le droit de la famille*, *op. cit.*, lorsqu'il énonce que « renoncer à élever son enfant ne doit pas nécessairement aboutir à faire disparaître ses origines. Un équilibre doit être possible, qui permette à la fois une parentalité complètement assurée par la famille qui élève l'enfant et la possibilité pour ce dernier, dans certaines conditions, d'avoir accès à ses origines, tout en respectant la femme qui lui a donné naissance » (p. 7). Parmi les textes internationaux, on citera la Convention des droits de l'enfant qui confère à l'enfant le droit de connaître ses parents, mais seulement « dans la mesure du possible » (a.7, 1). Dans l'important arrêt *Odièvre c/France* de la Cour européenne des

généralement, elle a visé à réduire le plus possible les situations d'anonymat de la naissance[65].

De la complexité du sujet témoigne l'avis n° 90 du 26 janvier 2006 du Comité consultatif national d'éthique, se prononçant pour un assouplissement prudent de l'anonymat et du secret de la filiation, tout en souhaitant que ne puisse « jamais être levé l'anonymat d'une mère sans qu'elle y ait consenti de son vivant[66] ».

L'accouchement « sous X » procède désormais à la fois du Code civil (art. 326), du Code de l'action sociale et des familles (art. L.222-6), du Code de la santé publique (art. R.1112-28) et du Code pénal, au titre du secret professionnel (art. 226-13)

Confidentialité, secret et placement volontaire

Les situations dans lesquelles une femme ne souhaite pas faire connaître son accouchement ou ne pas conserver son enfant sont diverses. Il convient notamment de bien distinguer :

– *La confidentialité de l'admission* prévue par l'article R.1112-45 du Code de la santé publique (cet article énonce qu'« à l'exception des mineurs soumis à l'autorité parentale, les hospitalisés peuvent demander qu'aucune indication ne soit donnée par téléphone ou d'une autre manière sur leur présence dans l'établissement ou sur leur état de santé »).

Elle consiste en ce que l'admission — bien que la patiente ait fait connaître son identité à l'établissement et qu'un dossier aussi bien administratif que médical soit constitué à son nom, avec la mention « secret » ou une annotation équivalente — demeure strictement confidentielle et ne doit être divulguée à des tiers.

Toute patiente est en droit de demander que son hospitalisation ne soit révélée à des tiers, mais elle peut également demander cette confidentialité pour l'enfant relevant de son autorité parentale.

Cette demande, fondée par exemple sur des raisons familiales (volonté de ne pas informer son entourage de l'accouchement par exemple) n'est pas forcément contradictoire avec la reconnaissance de l'enfant lors de la déclaration de naissance à l'état civil. L'accouchement « confidentiel » n'implique pas le secret de la filiation.

En tout état de cause, elle induit une application stricte du secret professionnel par tous les professionnels hospitaliers. Elle peut concerner des données de nature administrative, telle que l'admission, ou des données médicales. Elle peut être émise à l'égard de toute personne, y compris de l'entourage familial proche.

---

droits de l'homme rendu le 13 février 2003 (JCP 2003. 1. 120, étude P. Malaurie), il a été jugé que la législation française était suffisamment équilibrée et opérait une conciliation admissible entre les droits des mères et ceux des enfants. La Cour a invoqué « l'intérêt de la mère à conserver son anonymat pour sauvegarder sa santé en accouchant dans des conditions médicales appropriées ». Sur cette notion d'équilibre, on rappellera cette affirmation du Garde des sceaux lors des débats parlementaires ayant conduit aux premières lois de bioéthique : « La connaissance de ses origines est une aspiration naturelle de l'homme, mais [...] le droit au silence est tout aussi légitime » (JO Sénat CR, 8 décembre 1992, p. 3728, cité par P. Bonfils, A. Gouttenoire, *op. cit.*, p. 89).

65. « Si la loi est bien appliquée, l'accouchement anonyme devrait devenir exceptionnel » (M.-T. Boisseau, Ass. Nat., 1re lecture, 31 mai 2001).

66. CCNE, *Accès aux origines, anonymat et secret de la filiation*, avis n° 90, 25 janvier 2006.

La connaissance de l'identité de la patiente au sein de l'hôpital doit alors, plus qu'en toute autre circonstance, être strictement limité aux besoins administratifs et médicaux de l'hospitalisation.

À l'accueil de l'hôpital (loge, standard téléphonique, etc.), il convient de répondre à toute interrogation d'un tiers, par une formule telle que : *« Nous n'avons pas connaissance de la présence au sein de l'hôpital de la personne que vous indiquez. »* Les membres des équipes hospitalières concernées doivent être avisés de la conduite à tenir.

– *L'accouchement « sous X »*, qui consiste en ce que la patiente ne fait pas connaître son identité, demande à demeurer inconnue et, traditionnellement, est administrativement désignée sous la lettre « X ».

– *Le placement volontaire de l'enfant par ses parents identifiés*, dans les heures et jours qui suivent l'accouchement. Les parents peuvent décider le placement volontaire de leur enfant au service de l'Aide sociale à l'enfance (ASE) sur le fondement des dispositions des articles R.221-1 et R.222-2, R.223-1 à R.223-11 du Code de l'action sociale et des familles.

Cette situation est distincte des précédentes car, ici, la loi ne permet pas aux parents de demander le secret de leur identité.

Ce placement volontaire nécessite une autorisation écrite des titulaires de l'autorité parentale. Elle donne lieu à la conclusion d'un accord. La décision quant au lieu et au mode de placement de l'enfant est prise entre la famille et le service de l'ASE.

Dans ce contexte où les liens de filiation entre l'enfant et ses parents ne sont pas rompus, le service de l'ASE accomplira tous les actes usuels relatifs à la prise en charge de l'enfant

Les parents seront informés par le service de l'ASE sur les aides publiques leur permettant d'élever leur enfant, sur les dispositions relatives au régime de la tutelle des pupilles de l'État, des délais et conditions leur permettant de reprendre leur enfant, sur le fait qu'ils peuvent laisser tous renseignements tels que les origines de l'enfant, les raisons et les circonstances de sa remise au service de l'ASE.

Si les parents persistent dans leur désintérêt (apprécié souverainement par les juges) pendant une durée d'un an, l'enfant pourra être déclaré judiciairement abandonné et devenir adoptable (art. 350, C. civ.).

Le fait que la mère remette à titre définitif son enfant à l'ASE ne prive pas le père de ses droits : il peut reconnaître l'enfant[67] (avant et après l'accouchement),

---

67. Ce point est important et est susceptible de modifier à l'avenir le droit applicable à l'accouchement dans le secret et les droits des mères dans ces circonstances : dans un arrêt du 7 avril 2006 (Cass. Civ. 1re), la Cour de cassation, se fondant sur le droit du père au respect de sa vie familiale, a en effet annulé l'adoption d'un enfant né « sous X » parce que son père l'avait reconnu de façon prénatale (B. Mallet-Bricout, « Droit du père et accouchement sous X : la Cour de cassation prend position », D. 2006. Tribune. 1177 ; J. Revel, « Une nouvelle famille unilinéaire : l'enfant né sous X et son père », D. 2006. Chron. P. 1707). Le droit protège en somme une « vie familiale projetée ». En revanche, lorsque le père n'a pas reconnu l'enfant avant sa naissance, il en sera privé faute du temps nécessaire pour le retrouver et le reconnaître avant que son placement en vue d'une adoption ne lui ferme définitivement cette possibilité. On notera que le procureur de la République a la possibilité de demander au service de l'Aide sociale à l'enfance de retarder le placement de l'enfant s'il a connaissance d'une reconnaissance paternelle (P. Bonfils, A. Gouttenoire, *op. cit.*, p. 125). Ceci vaut tout autant en cas d'accouchement sous X.

à condition d'être averti de la grossesse, d'avoir pu identifier l'enfant et d'en demander la restitution dans les six mois suivant la remise de l'enfant à l'ASE (art. L.224-4, CASF). Au terme de ce délai, le nouveau-né pourra être placé en vue d'une adoption et toute reconnaissance deviendra irrecevable.

Depuis la loi du 22 janvier 2002, les frais d'hébergement et d'accouchement à l'hôpital des femmes qui, sans demander le secret de leur identité, confient leur enfant en vue d'adoption, sont pris en charge par le service de l'Aide sociale à l'enfance (art.222-6, CASF).

L'accouchement « sous X » : les principes[68]

Les dispositions légales qui prévoient l'accouchement dans le secret visent au respect de deux droits, l'un et l'autre pleinement légitimes :
– celui de la mère à pouvoir accoucher sans se faire connaître ;
– celui de l'enfant à accéder à la connaissance de ses origines personnelles[69].

■ Le droit au secret

La faculté d'accoucher dans le secret de son identité est prévue en premier lieu par le Code civil, qui énonce dans son article 326 que :

> « Lors de l'accouchement, la mère peut demander que le secret de son admission et de son identité soit préservé. »

Il résulte de ces dispositions que :
– la faculté d'accoucher sous le secret doit procéder d'une demande expresse de la personne ;
– cette demande doit être effectuée « lors de l'accouchement », mais peut avoir des effets rétroactifs sur toute la période qui la précède à partir de l'admission ;
– au-delà du secret de l'admission (qui peut être préservé par d'autres moyens au sein de l'hôpital, et notamment par la non-divulgation de la présence de l'accouchée), l'hôpital se doit d'ignorer l'identité de la personne admise, de telle sorte que le secret de l'identité soit préservé (le Code de l'action sociale et des familles précise dans le même sens qu'« aucune pièce d'identité n'est exigée et il n'est procédé à aucune enquête », art. L.222-6, CASF).

Cette obligation de secret concernera tous les professionnels hospitaliers qui sont amenés à prendre en charge la mère de l'enfant et à connaître sa situation, à tous les stades de l'hospitalisation.

---

68. F. Dreifuss-Netter, « L'accouchement sous X et le droit de connaître ses origines », in *Droit de l'enfant et de la famille, hommage à Marie-Josèphe Gebler*, Presses universitaires de Nancy, 1998, p. 57.

69. Selon une étude récente de l'INED, qui apporte des indications sur les caractéristiques socio-économiques des femmes concernées, le nombre d'accouchements secrets augmente depuis 2005 : de 588, il est passé à 700 environ en 2010, C. Villeneuve-Gokalp, « Les femmes qui accouchent sous le secret en France, 2007-2009 », in *Population*, Institut national ses études démographiques (INED), 2011.

Ainsi, lorsque l'identité de la personne est connue (par indiscrétion, coïncidence, inadvertance, ou tout simplement par les déclarations de la mère), les personnels hospitaliers sont censés l'ignorer et doivent la taire, en toutes circonstances.

Le fait que la personne soit vraisemblablement mineure n'atténue en aucune façon l'obligation absolue de secret. L'âge de la mère (par principe ignoré) ne modifie pas la procédure devant être suivie : il en résulte que les parents de la mère ne doivent pas être informés par le personnel hospitalier de cette situation, ni *a fortiori* appelés à y consentir[70].

La faculté d'accoucher dans le secret résulte également des dispositions de l'article R.1112-28 du Code de la santé publique :

> « Si pour sauvegarder le secret de la grossesse ou de la naissance, l'intéressée demande le bénéfice du secret de l'admission, dans les conditions prévues par l'article L.222-6 du Code de l'action sociale et des familles, aucune pièce d'identité n'est exigée et aucune enquête n'est entreprise ; cette admission est prononcée sous réserve qu'il n'existe pas de lits vacants dans un centre maternel du département ou dans ceux avec lesquels le département a passé convention.
>
> Le directeur informe de cette admission le directeur départemental des affaires sanitaires et sociales[71]. »

Ce texte précise notamment que le secret de l'accouchement (aucune pièce d'identité n'étant exigée) s'étend au secret de la grossesse.

Il en résulte que les examens prénataux et les actes médicaux effectués à l'hôpital doivent être entourés du même anonymat, lorsque la femme le demande.

Un numéro d'admission sera attribué à la patiente, mentionnant le nom « X ». Il lui sera attribué, sans lien nécessaire avec la réalité de l'identité (d'ailleurs invérifiable), un prénom et une date de naissance. Il doit être proposé à la patiente de mentionner un proche à prévenir en cas de suites médicales défavorables.

L'anonymat doit pouvoir être reconstitué rétroactivement : la femme doit pouvoir devenir anonyme après avoir commencé un suivi de grossesse sous son nom. Il convient dans ces cas d'ouvrir un nouveau dossier pour l'intéressée, « sous X ». Et de rendre anonymes les examens effectués précédemment, dès lors qu'ils sont susceptibles d'établir un lien avec la naissance. Les dispositions requises doivent être également prises afin d'assurer l'anonymat de la transfusion (par exemple par l'usage d'un nom spécifique).

Le Code civil (dans ses dispositions venues ultérieurement) n'apportant aucune restriction au droit à l'admission, on considérera que les dispositions de l'article R.1112-28 concernant les lits vacants en centre maternel départemental ne peuvent être opposées à la patiente.

---

70. Se fondant sur le caractère secret de l'identité et de ce fait de l'âge de la mère, la Cour de cassation a ainsi cassé un arrêt de la cour d'appel d'Agen déclarant nul le procès-verbal de remise au service de l'Aide sociale à l'enfance, par une mineure, d'un enfant né sous X (5 novembre 1996, JCP 1997. II. 22749, note I. Ardeff ; Dr. fam. 1996, n° 1, p. 10 et n° 2, p. 12, obs. P. Murat ; RTD civ. 1997.98, obs. J. Hauser).

71. Désormais le directeur général de l'agence régionale de santé (ou son représentant au sein de la délégation territoriale de l'agence régionale).

L'accès ultérieur de l'enfant à ses origines personnelles[72]

Il est désormais favorisé par la loi.

Les mères accouchant sous X doivent se voir proposer la remise d'un certain nombre de renseignements — dont leur identité sous pli fermé — permettant ultérieurement la levée du secret.

Les renseignements ainsi recueillis et le pli fermé sont ensuite conservés sous la responsabilité du président du conseil général qui doit les transmettre au Conseil national pour l'accès aux origines personnelles (CNAOP) lorsque ce dernier en fait la demande[73].

Plus généralement, les établissements de santé ainsi que les services départementaux doivent communiquer à ce Conseil national, sur sa demande, copie des éléments relatifs à l'identité des personnes concernées ainsi que tout renseignement ne portant pas atteinte au secret de cette identité, et concernant la santé des père et mère de naissance, les origines de l'enfant et les raisons et circonstances de sa remise au service de l'Aide sociale à l'enfance ou à un organisme autorisé et habilité pour l'adoption (art. L.147-5, CASF) : objets, photographies, témoignages, etc.

Ces formalités doivent être accomplies par l'intermédiaire des personnes déléguées à cet effet par le président du conseil général (les correspondants du Conseil national pour l'accès aux origines personnelles).

À défaut, elles doivent être accomplies sous la responsabilité du directeur de l'établissement de santé.

---

72. Il s'appuie notamment sur les dispositions de la Convention internationale des droits de l'enfant stipulant que « l'enfant est enregistré aussitôt sa naissance et a dès celle-ci le droit à un nom, le droit d'acquérir une nationalité et, dans la mesure du possible, le droit de connaître ses parents et être élevé par eux » (art. 7).

73. L'information donnée à la mère lors de l'accouchement sous X et lors de la remise de l'enfant a pour but de favoriser un éventuel accès ultérieur des enfants nés dans ce cadre, lorsqu'ils le souhaitent, à leurs origines personnelles. Tel est l'objectif de la loi du 22 janvier 2002. Cette loi a créé à cet effet un Conseil national pour l'accès aux origines personnelles chargé de recueillir les demandes d'accès à la connaissance des origines personnelles ; de collecter les informations nécessaires auprès des services départementaux, des services de santé et des organismes autorisés et habilités pour l'adoption ; de recueillir le consentement à la levée du secret. Les personnes nées dans le secret qui souhaitent connaître leurs origines doivent formuler par écrit, auprès de ce Conseil ou auprès du président du conseil général, une « demande d'accès à la connaissance de leurs origines ». Le père ou la mère « de naissance » qui souhaitent lever le secret, ainsi que leurs descendants, ascendants ou collatéraux privilégiés, doivent faire une déclaration d'identité auprès du CNAOP. Cette déclaration ne peut être communiquée à la personne concernée (l'enfant) que si celle-ci fait elle-même une demande d'accès à ses origines (art. L.147-3, CASF). Le CNAOP est tenu de communiquer au président du conseil général copie de l'ensemble des demandes et déclarations qu'il reçoit. Il peut solliciter les établissements de santé pour qu'ils lui communiquent tous les éléments relatifs à l'identité des parents nés ou abandonnés sous le sceau du secret et toutes les informations non identifiantes les concernant dont ils disposent (art. L.147-5, CASF). Les établissements de santé sont tenus d'y répondre.

Frais d'hébergement et d'accouchement

Dans ce cas, ils sont pris en charge par le service de l'Aide sociale à l'enfance (ASE). Cette obligation résulte des dispositions suivantes du Code de l'action sociale et des familles (art. L.222-6, CASF) :

> « Les frais d'hébergement et d'accouchement des femmes qui ont demandé, lors de leur admission en vue d'un accouchement dans un établissement public ou privé conventionné, à ce que le secret de leur identité soit préservé, sont pris en charge par le service de l'Aide sociale à l'enfance du département siège de l'établissement. »

Afin d'obtenir la prise en charge des frais d'hospitalisation, un extrait d'acte de naissance ou une fiche d'état civil de l'enfant (ce dernier étant déclaré sous trois prénoms) doit être adressé au service départemental de l'ASE, en précisant le numéro du dossier de la mère.

En revanche, « lorsque le nom du père ou de la mère de l'enfant figure dans l'acte de naissance établi dans le délai prévu par les articles 55 et suivants du Code civil, la prise en charge des frais d'hébergement et d'accouchement par le service n'est pas de droit » (art. 47, CASF) : si l'enfant est reconnu dans un délai de trois jours par le père ou la mère, les frais de séjour seront donc pris en charge dans les conditions habituelles dans le cadre de l'assurance maternité[74].

L'état civil

La loi du 5 juillet 1996[75] a prévu en son article 32 que la demande du secret de l'identité de la naissance ne peut désormais viser que le secret de l'identité du ou des parents et non, comme auparavant, celui de l'état civil de l'enfant. Ainsi, dans tous les cas, l'enfant pourra connaître ses lieu et date de naissance et, le cas échéant, les autres renseignements laissés par les parents ne portant pas atteinte au secret de leur identité.

Déclaration et acte de naissance

Le fait qu'un accouchement a eu lieu dans le secret n'entraînera donc pas de règle particulière quant à l'obligation de la déclaration de la naissance, étant entendu que :

– toute naissance survenue sur le territoire français doit faire l'objet d'une déclaration à l'officier de l'état civil de la commune dans laquelle l'enfant est né ;

– l'article 58 du Code civil, qui énonce que « toute personne qui aura trouvé un enfant nouveau-né est tenue d'en faire la déclaration à l'officier de l'état-civil du lieu de la découverte », précise par ailleurs que ce dernier doit établir un acte de naissance pour les enfants « pour lesquels le secret de la naissance a été réclamé » ;

– les déclarations de naissance doivent être faites dans les 3 jours de l'accouchement ;

---

74. La prise en charge des frais d'accouchement.
75. Loi n° 96-604 du 5 juillet 1996 relative à l'adoption.

– selon la pratique courante, les naissances seront déclarées à l'hôpital par son directeur ou le préposé qu'il désigne (voir *supra*, « L'état civil »).

Lorsque la mère demande le secret de son identité, un acte de naissance provisoire est établi :

– cet acte de naissance ne mentionne pas l'identité du père et de la mère ;

– il ne peut pas davantage mentionner que l'enfant est né de père ou de mère ou de parents inconnus ou non dénommés, ni employer une formule analogue. Il ne peut porter aucune énonciation particulière telle que la race ou la religion[76]. Aucune de ces indications ne doit en conséquence figurer sur le *bulletin de naissance* remis à la mairie ;

– l'acte doit mentionner les prénoms de l'enfant né sous X : la femme qui a demandé le secret de son identité lors de l'accouchement n'est pour autant pas dépourvue de la faculté de choisir les prénoms de son enfant. Elle peut faire connaître les prénoms qu'elle souhaite voir attribuer à l'enfant (art. 57, al. 2, C. civ.). À défaut, l'officier de l'état civil choisira trois prénoms dont le dernier tiendra lieu de patronyme à l'enfant[77]. Les personnels hospitaliers sont donc *a priori* étrangers à ce choix ;

– l'officier de l'état civil doit porter immédiatement sur l'acte de naissance les prénoms choisis, étant précisé que tout prénom inscrit dans l'acte de naissance peut être choisi comme prénom usuel (art. 57, al. 2, C. civ.).

« Si l'enfant désigné par une suite de prénoms vient à être reconnu ou adopté par adoption plénière », le prénom qui jusqu'alors lui servait de nom de famille ne disparaîtra pas, mais deviendra son dernier prénom[78].

Le statut de pupille de l'État

Les enfants nés sous X font partie des enfants visés par l'article L.224-4 (1°) du Code de l'action sociale et des familles, dont la filiation n'est pas établie ou est inconnue. Dès lors qu'ils sont recueillis par le service départemental de l'Aide sociale à l'enfance (ASE) depuis plus de deux mois, ils acquièrent le statut de pupille de l'État[79].

L'admission des enfants comme pupilles a pour effet qu'ils sont pris en charge par le service de l'ASE à défaut de proches capables de les élever. Elle constitue le premier pas vers leur adoption : la loi du 5 juillet 1996 précise d'ailleurs que « ces enfants doivent faire l'objet d'un projet d'adoption dans les meilleurs délais »

---

76. Circulaire du 28 octobre 2011, 63.

77. Dans cette situation, la circulaire du 28 octobre 2011 (78) prévoit que : « le troisième prénom tient lieu de nom de famille » et qu'« il est recommandé à l'officier de l'état civil de choisir un dernier prénom qui puisse être facilement porté comme nom de famille ». Elle ajoute que « ce nom de famille étant susceptible de devenir le troisième prénom de l'enfant au cas où sa filiation serait établie, il est conseillé à l'officier d'état civil de choisir des prénoms correspondant au sexe de l'enfant ».

78. Circulaire du 28 octobre 2011, 78.

79. Dans l'arrêt *Kearns c/France* du 10 janvier 2008, la Cour européenne des droits de l'homme a affirmé que l'intérêt supérieur de l'enfant doit primer dans le cadre de l'accouchement sous X et que « si le délai de deux mois peut sembler bref, il paraît néanmoins suffisant pour que la mère biologique ait le temps de réfléchir et de remettre en cause le choix d'abandonner l'enfant ».

(art. L.225-1, CASF). L'accouchement sous X a ainsi pu être considéré comme « l'antichambre de l'adoption[80] ».

Les conséquences en matière de filiation

Lorsque l'accouchement est effectué dans l'anonymat, l'enfant est ultérieurement irrecevable à intenter une action en recherche de maternité naturelle, même s'il vient à connaître le patronyme de sa génitrice.

L'article L.147-7 du Code de l'action sociale et des familles prévoit par ailleurs que « l'accès d'une personne à ses origines est sans effet sur l'état civil et la filiation » et qu'« il ne fait naître ni droit ni obligation au profit ou à la charge de qui que ce soit ».

La réversibilité possible du secret

Une mère qui a demandé à accoucher dans le secret peut bien entendu revenir sur sa décision, notamment au cours de son séjour à la maternité et avant que l'enfant n'obtienne le statut de pupille de l'État. Elle peut revenir sur sa décision d'abandonner son enfant dans les deux mois qui suivent la remise de celui-ci à l'Aide sociale à l'enfance, c'est-à-dire à partir de sa naissance :

– mariée, il lui suffit de demander la levée du secret ;

– non mariée, il en est de même, mais elle devra (ainsi que le père, en ce qui le concerne) procéder à la reconnaissance de l'enfant si elle souhaite que la filiation soit établie. Cette reconnaissance peut avoir lieu pendant le séjour en maternité, ou après sa sortie de l'établissement.

Depuis la loi du 22 janvier 2002, la levée du secret des origines peut être réalisée ultérieurement selon des conditions précises (voir *infra*).

Possibilité pour le père d'établir sa paternité

Le père peut établir sa filiation à l'égard de l'enfant né sous X s'il est informé de son existence et a pu l'identifier[81].

■ L'information et l'accompagnement de la mère

La loi du 22 janvier 2002 a prévu que toute femme qui demande, lors de son accouchement, la préservation du secret de son admission et de son identité à l'hôpital doit bénéficier d'une information et d'un accompagnement à l'initiative du président du conseil général et de ses services (correspondants départementaux).

---

80. P. Bonfils, A. Gouttenoire, *op. cit.*, p. 81. Le délai de deux mois résulte de l'article L.224-4 du CASF.

81. Cass. Civ. 1re, 7 avril 2006 D. 2006. Tribune. 1177, obs. B. Mallet-Bricout, Dr. fam. 2006. Voir aussi note 66. P. Bonfils et A. Gouttenoire soulignent justement qu'« en fait, ce dernier, ignorant souvent l'accouchement, voire la grossesse, n'apprend la naissance que tardivement et se trouve confronté à des difficultés matérielles très importantes pour le retrouver » (*op. cit.*, p. 122). Et le placement de l'enfant pour adoption, dès qu'il est effectué, constituera un obstacle à l'établissement de la filiation.

L'information donnée à la mère doit porter sur les conséquences juridiques de la demande d'accouchement dans le secret et sur l'importance pour toute personne de connaître ses origines et son histoire (art. L.226-2, CASF).

La mère doit à la suite être invitée[82] à laisser des renseignements sur sa santé, celle du père, les origines de l'enfant, les circonstances de la naissance, et enfin sur son identité, cette dernière indication étant placée sous pli fermé[83].

Le pli fermé doit mentionner sur sa partie extérieure les prénoms donnés à l'enfant, le cas échéant la mention du fait qu'ils l'ont été par la mère, le sexe de l'enfant ainsi que la date, le lieu et l'heure de la naissance.

La mère doit dans un second temps être informée :
– de sa possibilité de lever à tout moment le secret de son identité ;
– qu'à défaut, son identité ne pourra être communiquée que dans des conditions strictement définies par la loi (à savoir et selon le cas avec son consentement ou en l'absence de volonté contraire) ;
– qu'elle peut à tout moment donner son identité sous pli fermé ou compléter les renseignements qu'elle a donnés au moment de la naissance. Dans l'hypothèse où ce pli ou ces renseignements seraient remis par la mère à l'hôpital, celui-ci devra les transmettre au président du conseil général.

Les correspondants départementaux du Conseil national pour l'accès aux origines personnelles

Les informations délivrées à la mère doivent l'être en principe par un « correspondant départemental » désigné par le président du conseil général. Ce dernier est tenu à cet effet de désigner au sein de ses services de l'ASE ou de la PMI au moins deux personnes[84], « correspondants du Conseil national pour l'accès aux origines personnelles (CNAOP) ».

Les correspondants départementaux doivent être formés par le CNAOP pour remplir leurs missions. Ils sont chargés :
– d'assurer les relations avec le Conseil national ;
– d'organiser dès que possible la mise en œuvre de l'accompagnement psychologique et social dont peut bénéficier la femme ;

---

82. « La femme doit être « invitée » et non « forcée » car dans certaines situations, la contrainte peut se révéler plus dangereuse que protectrice et conduire à l'accouchement clandestin […]. Ma conviction est que correctement conseillées, les femmes choisiront cette forme d'aménagement du secret plutôt que l'irréversibilité de l'anonymat » (S. Royal, Débats parlementaires, Assemblée nationale, 31 mai 2001).

83. Cette disposition rejoint celle qui prévalait avant la loi du 22 janvier 2002 selon une pratique traditionnelle à l'hôpital (dénuée de tout fondement légal ou réglementaire) et uniquement destinée à identifier la mère en cas de décès lors de l'accouchement. L'usage consistait à demander à la femme, lors de son admission, de déposer son identité, ainsi que le nom d'un correspondant, sous enveloppe cachetée. La patiente pouvait également se contenter d'y placer une pièce d'identité. L'enveloppe était ensuite conservée au coffre de l'hôpital pendant le séjour hospitalier, puis selon le cas restituée à la femme, détruite ou, seulement en cas de décès, ouverte.

84. Art. L.223-7, CASF ; Décret n° 2002-781 du 3 mai 2002 relatif au Conseil national pour l'accès aux origines personnelles et à l'accompagnement et l'information des femmes accouchant dans le secret pris pour l'application de la loi n° 2002-93 du 22 janvier 2002 relative à l'accès aux origines des personnes adoptées et pupilles de l'État, art. 21.

– de recevoir, lors de la naissance, le pli fermé contenant l'identité de la mère ; ce pli fermé est ensuite conservé sous la responsabilité du président du Conseil général et versé au dossier de l'enfant détenu par le service de l'ASE[85] ;

– de délivrer l'information qui doit d'une manière générale être délivrée à la mère en cas de remise d'un enfant au service de l'Aide sociale à l'enfance ;

– de recueillir les renseignements donnés par la mère ;

– de s'assurer de la mise en place d'un accompagnement psychologique de l'enfant[86].

L'ensemble des informations destinées à la mère fait l'objet d'un document établi par le CNAOP et conforme à un modèle ministériel[87]. Ce document doit être remis à la femme lors de son accouchement et, au plus tard, pendant son séjour à l'hôpital.

Les correspondants doivent y attester que la mère de naissance a été invitée à laisser son identité sous pli fermé, qu'elle a demandé expressément le secret de cette identité, et aussi que lui ont été remis le document d'information (document 3.5) ainsi qu'un modèle de lettre de demande de restitution de l'enfant comportant les coordonnées du service compétent.

Ils doivent mentionner, si c'est le cas, les objets laissés par la mère de naissance.

Un exemplaire de ce document doit être versé au dossier de l'enfant. Un autre exemplaire doit être remis à la mère de naissance[88].

Les dispositions devant être prises par l'hôpital

L'accouchement « sous X » doit s'entourer de nombreuses précautions, afin de protéger la mère et l'enfant, et permettre à la mère, autant que possible, de trouver la tranquillité et l'assistance requises pour peser en conscience les décisions qui lui reviennent. Un certain nombre de dispositions doivent être prises en conséquence par l'hôpital :

– La femme qui souhaite accoucher dans le secret doit en principe en faire la demande lors de son admission. Comme cela a été indiqué, rien ne s'oppose cependant à ce qu'elle le fasse au cours de son séjour. L'hôpital doit prendre en compte cette demande sans exiger de renseignements sur son identité ou son âge.

– Chaque fois qu'est exprimée lors de l'accouchement la volonté de secret, l'hôpital doit en informer sans délai les services compétents du conseil général (service de l'Aide sociale à l'enfance ou PMI), afin que les correspondants départementaux puissent se rendre à l'hôpital.

Il est en effet précisé que les formalités d'information doivent être accomplies par les correspondants départementaux avisés « sous la responsabilité du directeur de l'établissement (de santé) » (art. L.222-6, CASF).

---

85. Décret du 3 mai 2002, art. 18

86. Sur leur demande ou avec leur accord, les femmes accouchant sous X doivent bénéficier d'un tel accompagnement de la part du service de l'Aide sociale à l'enfance (art. L.222-6, CASF). Cet accompagnement doit être proposé par le CNAOP ou la personne mandatée par lui (en pratique, les correspondants départementaux du CNAOP, décret du 3 mai 2002, art. 17).

87. Sur le contenu de ce document, décret n° 2002-781 du 3 mai 2002, art. 22.

88. Décret du 3 mai 2002, art. 23.

– Lorsque les correspondants départementaux ne peuvent procéder à l'information de la mère selon les dispositions légales, quelle qu'en soit la raison, *il revient à l'hôpital d'y procéder* — « À défaut [les formalités] sont accomplies sous la responsabilité du directeur (de l'établissement de santé) » (art. L.222-6, CASF).

En pratique, le service social hospitalier (ou, en cas d'absence, d'autres membres de l'équipe, voire de l'administration hospitalière) doit donc se charger de cette information chaque fois que les correspondants ne peuvent y procéder. Ce sera le cas notamment en cas de départ précipité de la mère de l'enfant.

Afin de prévenir ces situations délicates et qui peuvent s'avérer difficiles faute de préparation, une formation des personnels hospitaliers est nécessaire à l'initiative des services du conseil général et des hôpitaux.

Les hôpitaux doivent ainsi avoir à disposition, pour gérer au mieux ces situations :

- le document établi par le CNAOP qui doit être remis aux femmes concernées ;
- le document de recueil des informations (document 3.5), établi selon un modèle-type ministériel.

Les unités concernées seront utilement dotées d'une fiche technique récapitulant les différents éléments de la procédure.

– L'anonymat du séjour hospitalier entraîne nécessairement des précautions particulières pour les visites et appels téléphoniques. Le principe à retenir pour toute sollicitation, de la loge de l'hôpital jusqu'à l'unité de soins, est que la personne doit être considérée comme non présente ou non connue et qu'elle doit être protégée contre toute indiscrétion, pression ou visite inopportune.

En revanche, si l'hôpital et ses personnels sont tenus de préserver l'anonymat, la femme peut en ce qui la concerne décider de rompre l'anonymat vis-à-vis de tiers en leur indiquant elle-même, à son initiative, le numéro de sa chambre ou de son téléphone si elle souhaite recevoir des visites ou des communications.

Les relations avec l'enfant

L'enfant né de l'accouchement secret est hospitalisé « sous X ». Il est recommandé de le munir d'un bracelet portant l'indication « X » et/ou sa date de naissance.

Aucune disposition ne s'oppose à ce que la mère puisse s'en occuper à l'hôpital. L'intérêt pour l'enfant ne doit pas pour autant être suscité ou organisé.

La mère peut donc demander à le voir et à demeurer avec lui pendant le temps approprié. Il doit lui être demandé si elle souhaite prénommer l'enfant.

L'équipe hospitalière doit demeurer dans une attitude de stricte neutralité, en évitant *a priori* toute pratique favorisant l'attachement ou, à l'inverse, la séparation contrainte.

En somme, l'obligation de l'hôpital est de veiller au respect de la volonté de la personne, sans orientation, même involontaire, et quels que soient les sentiments des professionnels à l'égard de l'abandon de l'enfant.

Le dossier de l'enfant né dans le secret

Il n'est pas rare qu'un enfant né sous le secret et en quête de ses origines s'adresse à l'hôpital où il sait être né, afin d'obtenir des indications sur l'identité de sa mère et notamment son dossier médical. Il souhaitera alors avoir l'accès à des informations qui se révéleront de fait mêlées à celles concernant sa mère : l'usage des services de maternité est en effet de constituer un dossier unique, en maternité, pour la mère et l'enfant, sauf si ce dernier présente une pathologie justifiant la constitution d'un dossier qui lui soit propre.

Les informations le concernant comme mineur et conservées par l'hôpital lui sont communicables dès sa majorité ; jusqu'à sa majorité, elles le sont à son représentant légal.

Ce droit d'accès ne s'applique pas aux informations relatives à sa mère ou qui pourraient permettre au mineur l'identification de sa mère.

En effet, les informations concernant la mère, qu'elles soient ou non conservées distinctement (dossier de grossesse...), ne sont pas communicables à son enfant, car :

– elles constituent des documents « dont la consultation ou la communication porterait atteinte [...] aux secrets protégés par la loi[89] » ;

– la communication des documents médicaux ne peut être effectuée qu'à la mère, l'enfant ne pouvant prétendre à la qualité d'ayant droit, aucun lien de parenté n'étant constitué.

La CADA considère de manière générale qu'il n'est pas possible de permettre au pupille ou à la personne adoptée d'accéder à son dossier lorsque celui-ci ne comporte aucune mention indiquant que les parents avaient entendu renoncer à garder leur identité secrète[90] : en l'absence de précisions sur ce point dans les dossiers, la loi fait de la consultation du parent concerné un préalable obligatoire à toute communication[91].

Le rôle du service social

Le travailleur social est un interlocuteur privilégié de la mère désirant accoucher dans le secret.

Indépendamment du rôle propre des correspondants du CNAOP, un ou plusieurs entretiens, avant et après l'accouchement, peuvent permettre à l'assistante sociale d'informer la mère de toutes les formes d'aide qui peuvent lui être accordées afin de lui permettre de prendre en charge son enfant[92].

---

89. Art. 6 de la loi n° 78-753 modifiée du 17 juillet 1978.

90. CADA, *Rapport d'activité de l'année 2002*, p. 3, <www.cada.fr>.

91. Loi n° 2002-93 du 22 janvier 2002. La CADA recommande aux services départementaux de l'Aide sociale à l'enfance de tenter de prendre contact avec la mère avant de donner suite à une demande de communication portant sur un dossier ne comportant pas de renonciation expresse au secret.

92. Sur le rôle d'information de l'assistante sociale dans ces circonstances, on se reportera encore utilement à la circulaire n° 16 du 4 avril 1973 relative au recueil d'enfants en vue d'adoption dans les maternités hospitalières.

Il doit être souligné que l'incitation à l'abandon d'enfant est réprimée par l'article 353-1 du Code pénal. La mission du travailleur social est d'accompagner dans sa démarche la mère, dans la plupart des cas en situation de détresse, de l'aider et non pas de l'orienter à partir de ses propres convictions[93].

Dans certains hôpitaux, un accueil spécifique est réservé aux femmes désirant accoucher dans le secret. Il peut avoir pour cadre une *consultation de femmes enceintes en difficulté* au sein d'un centre de planification familiale. Entretien et informations exhaustives peuvent alors être organisés. Les femmes peuvent y être reçues dès le début de leur grossesse.

La remise de l'enfant

■ Le procès-verbal

Le Code de l'action sociale et des familles prévoit dans son article L.224-5 que « lorsqu'un enfant est recueilli par le service de l'Aide sociale à l'enfance, un procès-verbal est établi ». Ce procès-verbal doit l'être, à l'hôpital, au moment où l'enfant est remis physiquement aux agents dûment habilités du service de l'Aide sociale à l'enfance (ASE).

Le procès-verbal doit mentionner que les père et mère ou la personne qui ont remis l'enfant ont été informés :

– des mesures instituées, notamment par l'État, les collectivités territoriales et les organismes de sécurité sociale pour aider les parents à élever eux-mêmes leurs enfants ;

– des dispositions du régime de la tutelle des pupilles de l'État ;

– des délais et conditions suivants lesquels l'enfant pourra être repris par ses père ou mère ;

– de la possibilité de laisser tous renseignements relatifs à la santé des père et mère de naissance, aux origines de l'enfant et aux raisons et circonstances de sa remise au service de l'Aide sociale à l'enfance.

De plus, lorsque l'enfant est remis au service de l'ASE par ses père et mère, ceux-ci doivent être invités à consentir formellement ; le consentement est porté sur un procès-verbal ; celui-ci doit également mentionner que les parents ont été informés des délais et conditions dans lesquels ils peuvent rétracter leur consentement.

■ Les renseignements conservés sur la mère et ne portant pas atteinte au secret

La loi prévoit la conservation des renseignements non identifiants qui ont été donnés par le ou les parents ayant remis l'enfant au service de l'Aide sociale à l'enfance (art. L.224-7, CASF) : les questions présentées « réparties dans trois rubriques (santé, origines, circonstances de la remise de l'enfant) sont indicatives et destinées avant tout à guider l'entretien ».

---

93. Selon la formule consacrée, « l'adoption est destinée à donner une famille à un enfant et non pas un enfant à une famille qui n'en a pas » : autrement dit, la pression de la demande d'adoption ne doit en aucun cas induire la « production » d'enfants adoptables (F. Dekeuwer-Défossez, *Les droits de l'enfant*, *op. cit.*, p. 52).

Document 3.5. **Recueil des renseignements non identifiants donnés par le ou les parents**

RENSEIGNEMENTS RELATIFS À LA SANTÉ DE LA MÈRE DE NAISSANCE ET DU PÈRE DE NAISSANCE

Ces renseignements peuvent être importants notamment pour dépister des maladies génétiques susceptibles d'avoir été transmises à l'enfant et le faire bénéficier si cela est possible d'un traitement adapté.

Concernant la mère de naissance :
État de santé général :
Antécédents médicaux familiaux éventuels (maladies cardio-vasculaires, diabète, asthme, cancer...) :

Concernant le père de naissance :
État de santé général :
Antécédents médicaux familiaux éventuels (maladies cardio-vasculaires, diabète, asthme, cancer...) :

Renseignements relatifs aux origines de l'enfant

Concernant la mère de naissance :
Âge :
Nationalité, pays d'origine :
Aspect physique (taille, couleur des yeux, des cheveux) :
Région ou pays de résidence :
Situation familiale (célibataire, mariée, veuve, divorcée, vie maritale) :
A-t-elle de la famille proche ?
A-t-elle d'autres enfants ? Si oui, quel est leur nombre, leur âge ? leur sexe ?
Y a-t-il des informations sur ces enfants qu'elle désire communiquer ?
Profession ou niveau d'études de la mère :
Autres :

Concernant le père de naissance :
Âge :
Nationalité, pays d'origine :
Aspect physique (taille, couleur des yeux, des cheveux) :
Région ou pays de résidence :
Situation familiale (célibataire, marié, veuf, divorcé, vie maritale) :
Profession ou niveau d'études :
Autres :

Raisons et circonstances de la remise de l'enfant

Histoire personnelle, familiale, circonstances de la naissance, raisons et circonstances de la remise de l'enfant au service de l'aide sociale à l'enfance ou à l'organisme autorisé et habilité pour l'adoption.
Précisions éventuelles :
Le père de l'enfant a-t-il eu connaissance :
– de la grossesse
– de la date présumée de l'accouchement
Est-il au courant de la décision prise par la mère ?
Autres :

Source : Arrêté du 14 février 2005.

Ces renseignements, mentionnés par l'article L.224-5 du Code de l'action sociale et des familles (« renseignements ne portant pas atteinte au secret »), sont conservés sous la responsabilité du président du conseil général, qui les tiendra le moment venu à la disposition de l'enfant, de son représentant légal et de ses descendants.

Le décès à la naissance

L'enfant décédé à la naissance

Les progrès de l'imagerie en médecine fœtale, qui permettent de *voir* l'enfant avant la naissance, les progrès de la réanimation néonatale, qui parvient à assurer la vie d'enfants très prématurés, enfin l'attention plus vive des parents au déroulement de la grossesse, ont contribué à rendre sans doute plus douloureux, de nos jours, la perte d'un enfant en cours de grossesse. Il en est résulté le sentiment partagé par de nombreux parents qu'au-delà du droit, ils perdaient là de vrais enfants, méritant tous les égards dus aux mineurs décédés à un âge plus avancé.

La prise en charge de ces situations par les équipes hospitalières en a été sensiblement modifiée[94].

Ne sont présentées ci-après que les dispositions concernant les enfants nés vivants et viables (à l'exclusion donc des enfants déclarés « sans vie » à l'état civil et qui, à ce titre, ne rentrent pas dans la filiation[95]).

Le décès des enfants nés vivants et viables

Les enfants décédés dans la période périnatale[96] et qui répondent cumulativement aux trois conditions suivantes :

– être né vivant,

– être né viable,

– le justifier par un certificat médical,

sont, quel que soit leur âge au moment du décès, considérés à l'égal de tous les autres enfants nés vivants.

Tous les attributs juridiques de la personne humaine sont acquis à ces enfants.

---

94. M. Dupont, A. Macrez, *Le décès à l'hôpital*, 2012, p. 91-128.

95. Selon l'adage *Infans pars viscerum matris* (l'enfant non encore né est simplement une partie du corps de la mère), il est dans notre droit impossible de considérer un enfant à naître comme sujet juridique tant qu'il n'est pas né : le père d'un enfant conçu n'a aucune prérogative juridique sur lui avant la naissance et les deux membres du couple ne peuvent pas se voir reconnaître d'autorité parentale à ce stade. Certes, une reconnaissance de l'enfant à naître est possible, mais elle n'entraînera pas d'autre conséquence juridique que d'établir une filiation à venir.

96. La période périnatale commence 22 semaines (154 jours) après le début de la gestation (c'est-à-dire au moment où le poids de naissance est normalement de 500 g) et se termine 7 jours révolus après la naissance.

Aussi :

– leur naissance et leur décès sont distinctement enregistrés sur les registres de l'hôpital ;

– leur naissance et leur décès donnent lieu à deux actes distincts d'état civil : un acte de naissance et un acte de décès.

Le ministère de la justice (circulaire du 3 mars 1993) et la Direction générale de la santé (circulaire du 22 juillet 1993)[97] ont précisé que le certificat médical de décès d'enfant né vivant et viable doit être établi même si l'enfant n'a vécu que quelques minutes et/ou même s'il souffre de pathologies ou de malformations incompatibles avec la vie[98] ;

– le devenir de leur corps relève du droit funéraire. Les parents sont de ce fait tenus d'organiser des obsèques, « selon les prescriptions fixées par la législation funéraire », obligation dont ils ne peuvent se soustraire qu'en raison de ressources insuffisantes. En conséquence :

• les corps des enfants ne peuvent être abandonnés à l'hôpital, contrairement à une pratique jadis courante. Au cas où le corps n'aurait pas été réclamé par la famille ou les proches, dans un délai de dix jours après le décès, l'hôpital doit faire procéder à l'inhumation (art. R.1112-75, CSP) : il s'adressera dans ce cas à la commune où il est implanté pour qu'elle désigne, en vertu de ses obligations de police municipale, un opérateur funéraire et prenne en charge les frais d'obsèques (art. L.2223-27, CGCT),

• les parents aux ressources insuffisantes pour prendre en charge les obsèques doivent solliciter, avec le concours du service social hospitalier s'ils le souhaitent, l'aide financière de la commune ;

– les règles de droit commun s'appliquent pour les transports de corps.

La circulaire du 30 novembre 2001 (désormais abrogée) avait précisé que les parents doivent être informés qu'ils peuvent *a priori* bénéficier, pour inhumer le corps, d'une prestation simplifiée : en effet, si la réglementation n'impose pas de normes minimales, les entreprises de pompes funèbres n'en sont pas moins invitées à adapter rituel et cercueil à la situation particulière des enfants décédés, et à assurer un service digne.

Selon le droit commun, l'hôpital doit remettre aux familles qui le souhaitent, sans autre indication, une liste d'entreprises de pompes funèbres habilitées, de telle sorte qu'elles puissent exercer leur libre choix de l'opérateur appelé à organiser les obsèques.

---

97. Circulaire JUSC932134C du 3 mars 1993 relative à l'état civil, à la famille et aux droits de l'enfant et circulaire DGS n° 50 du 22 juillet 1993 relative à la déclaration des nouveau-nés décédés à l'état civil.

98. On entend par « naissance d'enfant vivant » l'expulsion ou l'extraction complète du corps de la mère, indépendamment de la durée de gestation, d'un produit de conception qui, après cette séparation, respire ou manifeste tout autre signe de vie, tel que battement de cœur, pulsation du cordon ombilical ou contraction effective d'un muscle soumis à l'action de la volonté, que le cordon ombilical ait été coupé ou non, et que le placenta soit ou non demeuré attaché. Tout produit d'une telle naissance est considéré comme « enfant né vivant » (OMS, *Classification internationale des maladies*, 10e éd.).

Information de la famille

Le Code de déontologie des sages-femmes, qui détermine les « devoirs des sages-femmes envers les patientes et les nouveau-nés », prévoit notamment, parmi toute une série de prescriptions qui sont communes aux professions médicales, que « la sage-femme qui juge que la vie de la mère ou de l'enfant est en danger imminent au cours de l'accouchement ou de ses suites doit prévenir la famille ou les tiers désignés par la patiente afin de lui ou de leur permettre de prendre les dispositions qu'ils jugeront opportuns » (art. R.4127-332, CSP).

Les actions de prévention

4

Hôpital et prévention

La médecine pédiatrique est une discipline définie par des critères chronologiques : elle a pour but, à l'hôpital comme en ville, de déceler, de prévenir et de traiter les anomalies du développement de l'enfant, en s'aidant de connaissances et de techniques d'investigation spécifiques à cet âge. L'objet de cette spécialité médicale est la personne en développement, dans toutes ses composantes, et pas seulement les maladies survenant plus spécifiquement durant l'enfance[1]. Un de ses enseignements principaux est que les interventions médicales sur l'enfant doivent, d'une manière générale, être précoces si on veut éviter soit le risque de la maladie ou du handicap, soit sa majoration. Le but du pédiatre et de l'équipe hospitalière, lorsqu'un mineur leur est confié, est de lui faire acquérir la plus complète autonomie, telle qu'exigée par la vie sociale et professionnelle.

La prise en charge des enfants à l'hôpital n'est pas détachable de cette perspective centrée sur le devenir du jeune patient et les mesures préventives. Certaines périodes, celles de la petite enfance et de l'adolescence, sont particulièrement riches en bouleversements, mais toutes les étapes de la croissance somatique et psychologique du mineur sont importantes.

L'hôpital et son plateau médico-technique constituent un maillon essentiel de la surveillance sanitaire des mineurs. Mais encore moins que pour d'autres classes d'âge, il n'a en principe vocation à être l'intervenant de premier recours, hors les cas d'urgence et d'affections graves. Notre organisation des soins a en effet confié aux services départementaux la charge de veiller au bon développement de l'enfant par une surveillance systématique. Le *médecin de famille*[2], le pédiatre et les autres médecins spécialistes de ville sont les interlocuteurs naturels des parents pour le suivi sanitaire de l'enfant. Les médecins et infirmières scolaires sont pourvus de missions précises de dépistage. Enfin, un dispositif

---

1. E.-J. Raynaud, J. Geneste, in *Enseignement et avenir de la pédiatrie, Assises nationales de médecine de l'enfant*, Doin, 1998, p. 77 et suiv.

2. La loi n° 2004-810 du 13 août 2004 relative à l'assurance maladie a réorganisé le recours aux soins et le parcours de soins des patients autour du rôle d'un « médecin traitant », choisi librement par les parents s'agissant d'un mineur et pouvant être un généraliste (on parle d'ailleurs aujourd'hui d'un médecin « généraliste de premier recours », qui a vocation à être l'acteur pivot de « l'offre de soins ambulatoire » [art. L.4130-1, CSP] ; voir aussi l'exposé des motifs de la loi n° 2009-879 du 21 juillet 2009 portant réforme de l'hôpital et relative aux patients, à la santé et aux territoires dite HPST), un spécialiste exerçant en ville ou en centre de santé, ou un médecin hospitalier (art. L.162-5-3, CSS).

global a pour objet la prise en charge préventive, l'orientation et les soins aux mineurs handicapés.

Les mesures de prévention doivent autant que possible s'appuyer sur les parents afin qu'ils adhèrent aux choix médicaux et veillent à leur mise en œuvre : ils sont également au premier chef, en matière de santé, les éducateurs de l'enfant.

L'hôpital, maillon du dispositif de prévention

Les établissements de santé sont tenus de participer à la mise en œuvre de la politique de santé publique et de participer à la coordination des soins avec les membres des professions de santé exerçant en pratique de ville et les établissements et services médico-sociaux (art. L.6111-1, CSP).

Dans le cadre des missions de service public qui peuvent leur être attribuées, les établissements de santé peuvent être appelés à assurer des « actions d'éducation et de prévention pour la santé et leur coordination » (art. L.6112-1, 7°, CSP).

Ces dispositions sont le fondement des actions de prévention conduites par les hôpitaux, qu'elles soient primaires ou secondaires (avant ou après la survenue des maladies) ou encore tertiaires (pour réduire les effets secondaires des traitements ou éviter les rechutes notamment), ainsi que toutes les actions individuelles ou collectives susceptibles de renforcer les capacités des mineurs à prendre en compte les facteurs de risque pour leur santé.

Cette participation « coordonnée » peut comprendre des initiatives et des activités de soins très diverses, du dépistage et des actions de vaccination à l'éducation thérapeutique et à la lutte contre les addictions par exemple[3]. Elle a vocation à s'organiser en complémentarité des actions menées par d'autres professionnels et institutions de santé :

– *Le service départemental de protection maternelle et infantile* (PMI) qui relève dans chaque département du conseil général et qui s'adresse aux familles, aux femmes enceintes et aux enfants de 0 à 6 ans (voir *infra*, « La protection maternelle et infantile »).

– *Les services de santé scolaire et universitaire* en faveur des élèves, qui concernent les mineurs dans le cadre de leur scolarité et sont tenus d'organiser le dispositif par lequel au cours de leur sixième, neuvième, douzième et quinzième année, tous les enfants sont obligatoirement soumis à une visite médicale comprenant notamment un bilan de leur état de santé physique et psychologique, ces

---

3. Ainsi des consultations et unités de coordination de tabacologie (circulaire DH/E02/DGS/2000/182 du 3 avril 2000), des antennes de lutte contre le dopage (art. L.232-1, C. du sport), qui peuvent soigner de façon anonyme les mineurs qui en font la demande, ainsi que des centres de soins, d'accompagnement et de prévention en addictologie (CSAPSA, art. D.3411-1, CSP), qui prennent en charge notamment des mineurs alcooliques ou toxicomanes. Ces structures sont dans certains cas directement gérées par des établissements de santé.

visites ne donnant pas lieu à contribution pécuniaire de la part des familles (art. L.2325-1 et suiv., CSP ; art. L.541-1 C. de l'Éducation)[4].

– Le service départemental de l'Aide sociale à l'enfance (ASE)

L'Aide sociale à l'enfance

Le service de l'Aide sociale à l'enfance (ASE) est un service départemental dépourvu de la personnalité juridique (art. L.221-1, CASF). Il relève directement du conseil général, qui est dans notre pays l'acteur essentiel de la protection de l'enfance.

Ce service est un intervenant essentiel non seulement dans le cadre de la protection administrative de l'enfance, mais également dans le cadre de sa protection judiciaire. Il intervient auprès des familles les plus en difficultés et s'appuie sur des structures publiques et sur des institutions associatives habilitées.

Les missions légales de ce service, prévues par l'article L.221-1 du Code de l'action sociale et des familles, sont notamment les suivantes :

- apporter un soutien matériel, éducatif et psychologique aux mineurs, à leur famille, aux mineurs émancipés et aux majeurs âgés de moins de 21 ans confrontés à des difficultés sociales susceptibles de compromettre gravement leur équilibre ;
- organiser dans les lieux où se manifestent des risques d'inadaptation sociale, des actions collectives pour prévenir la marginalisation et faciliter l'insertion ou la promotion sociale des jeunes et des familles ;
- mener en urgence des actions de prévention ;
- pourvoir à l'ensemble des besoins des mineurs confiés au service et veiller à leur orientation, en collaboration avec leur famille ou leur représentant légal ;
- mener des actions de prévention des mauvais traitements.

Les missions de prévention et de repérage des enfants en danger (et notamment des enfants maltraités) constituent pour ce service une obligation légale prévue et organisée par le Code de l'action sociale et des familles, mais également par certaines dispositions du Code civil relatives à l'assistance éducative. L'ASE recouvre en outre un ensemble diversifié de moyens, composé à la fois d'actions collectives et de prestations individuelles en nature ou sous forme de versements de sommes d'argent. Elle interviendra en cas d'urgence pour prendre en charge des nouveau-nés trouvés abandonnés, des enfants que personne ne vient chercher à la sortie des écoles, des enfants fugueurs « échoués » dans un commissariat de police, etc.[1]

1. Si à l'issue d'un délai de cinq jours, les parents ne se sont pas manifestés, un signalement doit être effectué par l'ASE auprès du procureur de la République (art. L.223-2, CASF).

●●●

4. Les missions de ces services ont été ainsi présentées par la circulaire DHOS/O1/DGS/DGAS n° 2004-517 du 28 octobre 2004 relative à l'élaboration des SROS de l'enfant et de l'adolescent : « La mission des services de santé de l'Éducation nationale s'inscrit dans la politique de promotion de la santé en faveur des élèves. Certains axes de prise en charge paraissent prioritaires : il s'agit de repérer les troubles spécifiques du langage, d'améliorer les comportements alimentaires en s'appuyant sur l'éducation nutritionnelle et de contribuer à la prévention des conduites à risques et en particulier l'usage de substances psychoactives licites ou illicites. La santé scolaire a également pour mission de participer à la lutte contre la maltraitance, de mieux prendre en compte le mal-être des adolescents, de permettre l'accueil des enfants et adolescents atteints de maladies chroniques par le développement des projets d'accueil individualisés et de développer les projets d'intégration pour les enfants et adolescents atteints d'un handicap. »

Elle peut également intervenir :
- par une aide à domicile qui s'exerce en direction des enfants mineurs et des femmes enceintes, ainsi que des jeunes majeurs confrontés à des difficultés sociales (aides financières, intervention d'une travailleuse familiale ou d'une aide ménagère, soutien d'une assistance éducative en milieu ouvert (AEMO), etc.);
- par l'hébergement et l'entretien des mineurs qui lui sont confiés par leurs parents, des pupilles de l'État, des femmes enceintes et des mères isolées d'enfants de moins de 3 ans. L'ASE, en lien avec le secteur associatif habilité, accueille également les mineurs confiés par le juge des enfants, et parmi ceux-ci des mineurs étrangers isolés sur le territoire national, sans papiers ni référents.

– *Le service social polyvalent de secteur :* l'existence d'un service social polyvalent « de secteur » a pris forme à la fin des années 1960, une circulaire importante du 12 décembre 1966 prévoyant une polyvalence de prise en charge qui s'exerce au profit de l'ensemble des bénéficiaires d'un secteur géographique donné, et notamment des familles rencontrant des difficultés, afin « de les aider à mettre en œuvre les moyens de porter remède avec le concours, le cas échéant, de services spécialisés ».

Cette circulaire a défini l'organisation du service social départemental en divisant le département en secteurs (3 500 à 5 000 habitants maximum) regroupés à l'intérieur de circonscriptions (50 000 à 70 000 habitants) au sein desquelles l'ensemble des interventions sociales du territoire doivent être mises en cohérence.

Le cadre institutionnel du service social polyvalent de secteur comprend trois niveaux : le siège départemental du service (relevant directement du conseil général), les circonscriptions d'actions sociales et les secteurs proprement dits. La polyvalence de secteur s'exerce en pratique au sein d'unités territoriales, d'espaces territoriaux, de centres sociaux et médico-sociaux ou encore de centres locaux d'action et de développement social. Les lois de décentralisation ont en effet laissé une liberté d'organisation aux conseils généraux, en charge de ces dispositifs conçus comme un service de proximité dont la mission généraliste vise l'ensemble des questions sociales locales. Dans ce dispositif peuvent s'entrecroiser un travail de polyvalence et un travail par mission ou objectif dans le cadre du « développement social ».

L'assistant social de secteur a pour mission de répondre aux difficultés que rencontrent les personnes et les familles résidant dans son secteur, notamment lorsque ces difficultés concernent des mineurs. Une circulaire, certes ancienne, du 22 octobre 1959[5] précise que « l'assistant social doit rechercher les causes qui compromettent l'équilibre physique, psychologique, économique ou moral d'un groupe et mener toutes actions susceptibles d'y remédier ».

– *Les actions sociales de la compétence de l'État :* l'État est en charge, en partie par l'intermédiaire des agences régionales de santé, de certains champs de l'action et de l'aide sociale (art. L.121-7, CASF) :

5. Circulaire interministérielle n° 451 FP du 22 octobre 1959 relative à l'organisation et au fonctionnement du service social dans les administrations de l'État.

• les dispositifs de veille et d'urgence sociale, accueil et intégration des populations immigrées, accueil et hébergement des *demandeurs d'asile*, politiques *d'insertion*, tutelle sur les centres d'hébergement et de réadaptation sociale (CHRS),

• les dispositifs d'action médico-sociale : notamment la protection des personnes vulnérables (médiation familiale, accompagnement à la scolarité, accompagnement des parents...).

– *L'intersecteur de psychiatrie infanto-juvénile :* la prévention est une dimension essentielle dans la prise en charge des troubles psychiques de l'enfant, elle aussi organisée dans un dispositif « sectorisé » : le travail de liaison et de partenariat dans la communauté fait partie intégrante du fonctionnement de chaque secteur de *psychiatrie infanto-juvénile*. Il est un moyen privilégié de développer au quotidien la prévention, notamment avec les interlocuteurs habituels : école (enseignants, santé scolaire, associations de parents d'élèves) ; services sociaux (notamment pouponnières, centres maternels, etc.). L'équipe de secteur psychiatrique doit, de même, être en lien avec les maternités et services de pédiatrie, les pédiatres, les institutions et services médico-sociaux, etc. (voir chap. 5, « Les soins de santé mentale »).

La prévention des maladies graves ou des handicaps dans la période périnatale

Différentes actions de prévention sont prévues au cours de la grossesse et à l'occasion de la naissance. L'hôpital y contribue notamment par :

■ La prévention anténatale

Les actions de diagnostic prénatal (« pratiques médicales ayant pour but de détecter *in utero* chez l'embryon ou le fœtus une affection d'une particulière gravité », art. L.2131-1 et suiv., CSP) sont antérieures à la naissance et ne sont, pour cette raison, pas traitées dans le présent ouvrage.

■ Le programme national de dépistage néonatal systématique

Certaines affections rapidement et définitivement invalidantes peuvent bénéficier d'un traitement précoce présymptomatique. Un dépistage néonatal systématique a été mis en place. Ce dépistage, qui s'effectue par simple piqûre au talon, est justifié par la fréquence de ces maladies, l'absence de signe clinique en période néonatale et l'efficacité du traitement précoce qui en a transformé le pronostic. L'échantillon de sang recueilli sur papier buvard est envoyé dans un centre de référence. En cas de résultat initialement positif, un contrôle est effectué.

Ce dépistage est prévu par le Code de la santé publique (art. R.1131-21 et R.1131-22), qui précise que « le dépistage néonatal s'entend de celui des maladies à expression néonatale, à des fins de prévention secondaire », qu'« il est effectué auprès de tous les nouveau-nés ou, dans certains cas, auprès de ceux qui présentent un risque particulier de développer l'une de ces maladies »[6].

Un arrêté du ministre chargé de la santé, pris après avis de l'Agence de la biomédecine, fixe la liste des maladies concernées[7] :

– pour l'ensemble des nouveau-nés :
- la phénylcétonurie (test de Guthrie),
- l'hyperplasie congénitale des surrénales,
- l'hypothyroïdie (dosage de TSH),
- la mucoviscidose ;

– pour les nouveau-nés présentant un risque particulier de développer la maladie, la drépanocytose.

Ce programme de dépistage fait l'objet de conventions spéciales entre l'Association française pour le dépistage et la prévention des handicaps de l'enfant (AFDPHE), organisme associatif en charge depuis son origine de l'organisation du dépistage, et l'assurance maladie (Caisse nationale d'assurance maladie des travailleurs salariés [CNAMTS]).

La prise en charge précoce des enfants sourds et aveugles

Deux circulaires ministérielles[8] avaient initialement prévu la place des hôpitaux dans le dépistage précoce de ces pathologies[9]. Des dispositions plus récentes leur ont succédé s'agissant des déficiences auditives.

Dépistage des déficiences auditives

Ainsi, le dépistage précoce de la surdité permanente néonatale constitue aujourd'hui un programme de santé national (art. L.1411-6, CSP) dont le contenu est fixé par arrêté ministériel[10].

Ce dépistage comprend :

– 1° un examen de repérage des troubles de l'audition, proposé systématiquement, avant la sortie de l'enfant de l'établissement de santé dans lequel a eu lieu l'accouchement ou dans lequel l'enfant a été transféré ;

---

6. J.-P. Farriaux, P. Rochinoccioli, « Le programme français de dépistage néonatal systématique », in *Enseignement et avenir de la pédiatrie, op. cit.*, p. 81.

7. Arrêté du 22 janvier 2010 fixant la liste des maladies donnant lieu à un dépistage néonatal.

8. Circulaires ministérielles DGS du 24 janvier 1977 et du 20 février 1980 relatives respectivement « au dépistage et à l'éducation précoces de l'enfant déficient auditif de la naissance à 6 ans » et « au dépistage et à l'éducation précoces de l'enfant déficient visuel de la naissance à 6 ans ». Ces circulaires sont réunies dans un fascicule spécial, *BO* n° 88-17 bis « Enfants sourds, enfants aveugles : pour une prise en charge qualitative du handicap ».

9. Voir les recommandations de la Haute Autorité de santé, *Surdité de l'enfant : accompagnement des familles et suivi de l'enfant de 0 à 6 ans*, décembre 2009. Une étude spécifique de l'ANAES a par ailleurs été publiée en juin 1999 sur le dépistage néonatal de la surdité permanente par les oto-émissions acoustiques. Une autre, plus récente et publiée par la Haute Autorité de santé en janvier 2007, porte sur l'« Évaluation du dépistage néonatal systématique de la surdité permanente bilatérale » (<www.has-sante.fr>).

10. Arrêté du 23 avril 2012 relatif à l'organisation du dépistage de la surdité permanente néonatale.

– 2° des examens réalisés avant la fin du troisième mois de l'enfant lorsque l'examen de repérage n'a pas pu avoir lieu ou n'a pas permis d'apprécier les capacités auditives de l'enfant ;
– 3° une information des détenteurs de l'autorité parentale, le cas échéant, sur les différents modes de communication existants, en particulier la langue des signes française.

Ce dépistage, gratuit pour les assurés sociaux, est mis en œuvre par les agences régionales de santé conformément à un cahier des charges national établi par arrêté ministériel.

Dépistage des déficiences visuelles

L'examen de l'appareil oculomoteur doit faire partie intégrante de l'examen clinique de tout nouveau-né à la naissance[11], une attention particulière devant, selon les termes de la circulaire du 20 février 1980, être portée aux nouveau-nés dits « à risque » :
– soit du fait de leurs antécédents héréditaires : l'appréciation du risque doit alors être effectuée, notamment par l'interrogatoire de la mère, au moment de l'examen de l'examen prénatal ou d'une consultation de génétique ;
– soit d'une complication périnatale : accouchement prématuré, souffrance périnatale ayant nécessité un séjour en service de néonatologie ou de réanimation médicale avec oxygénothérapie.

Ce dépistage, effectué dans les huit premiers jours de la vie, doit être effectué au moment du premier examen préventif obligatoire donnant lieu au premier certificat de santé ; il doit être réalisé dans les maternités et les services de néonatologie par des tests simples ne nécessitant pas d'appareillage spécialisé.

En cas de doute, l'appel à un ophtalmologiste est indispensable pour complément d'investigation et, s'il y a lieu, prise en charge précoce de l'enfant et de sa famille.

Pour les déficiences tant auditives que visuelles, dès la sortie de la maternité, la surveillance de l'enfant suspect d'affection oculaire doit être réalisée en liaison avec le médecin traitant et le service de PMI, afin qu'aucun des enfants ne soit oublié avant l'établissement du diagnostic, en évitant toutefois d'inquiéter abusivement les familles.

L'hôpital peut également être associé ultérieurement au dépistage, notamment lors du deuxième certificat de santé.

L'éducation thérapeutique

L'éducation thérapeutique des patients (on évoque parfois la notion anglo-saxonne de « *disease management* »)[12] constitue aujourd'hui une priorité

11. On se reportera utilement au guide pratique de la Société française de pédiatrie, publié avec le soutien du ministère de la santé/Direction générale de la santé, *Dépistage des troubles visuels chez l'enfant*, juin 2009 ; voir aussi INSERM, *Déficits visuels : dépistage et prise en charge chez le jeune enfant*, 2002.
12. Art. L.1161-1 à L.1162-1, R.1161-1 et suiv., CSP.

des pouvoirs publics : elle est en effet un élément indispensable de la prise en charge de ces maladies et doit permettre, conformément à une définition donnée par le guide méthodologique de la Haute Autorité de santé et de l'Institut national de prévention et d'éducation pour la santé (INPES) adopté en juin 2007 et intitulé *Structuration d'un programme d'éducation thérapeutique du patient dans le champ des maladies chroniques*, d'aider les patients à acquérir ou à maintenir les compétences dont ils ont besoin pour gérer au mieux leur vie avec une maladie chronique : favoriser un bon usage du médicament, l'apprentissage et l'appropriation de gestes techniques réalisés par le patient lui-même (art. R.1161-8, CSP) ; on pense immédiatement à des pathologies telles que le diabète, l'obésité, l'asthme, mais la liste est en réalité longue et les applications ne cessent de s'accroître[13].

L'éducation thérapeutique consiste en un ensemble de méthodes et d'outils développés dans un cadre pluridisciplinaire, destinés à rendre le malade plus autonome dans la gestion de sa maladie et, ce faisant, à restreindre ou retarder la survenue d'éventuels incidents ou complications, et autant que possible à limiter le recours aux soins. Le financement à ce titre d'une mission d'intérêt général (MIG) *« Actions de prévention et d'éducation thérapeutique relatives aux maladies chroniques »* est désormais prévu par une circulaire du 16 juillet 2008[14].

Autant sinon plus que pour d'autres modes de prise en charge, l'étroite association des enfants et adolescents aux programmes d'éducation thérapeutique est essentielle. Il en va de la bonne mise en œuvre des soins et de la construction d'une véritable participation à des soins qui vont nécessiter de sa part un véritable engagement sur des périodes généralement longues sinon pour toute la vie, en lien étroit avec l'aide apportée par ses parents, eux-mêmes premiers destinataires de cette « éducation »[15].

---

13. On se reportera utilement aux développements sur ce sujet de la circulaire DHOS/O1/DGS/DGAS n° 2004-517 du 28 octobre 2004 relative à l'élaboration des SROS de l'enfant et de l'adolescent.

14. Circulaire DHOS/E2/F/MT2A/2008/236 du 16 juillet 2008 relative au financement de la mission d'intérêt général *« Actions de prévention thérapeutique relatives aux maladies chroniques »* et portant sur la mise en place d'un suivi de l'activité d'éducation thérapeutique dans les établissements de santé.

15. Notamment et à titre d'exemple, HAS, *Asthme de l'enfant de moins de 36 mois : diagnostic, prise en charge et traitement en dehors des épisodes aigus*, 2009. Le professeur J. Navarro, évoquant notamment la prise en charge de jeunes patients pour leur mucoviscidose, leur asthme, leur diabète ou encore leur obésité, a souligné qu'« on conçoit bien qu'une [stratégie thérapeutique lourde] ne puisse être applicable que si les parents en ont compris le sens, et si l'enfant lui-même (puis l'adolescent et l'adulte qu'il va devenir) se voit mêlé à cette information qui doit devenir ensuite une vraie "formation" » (« Une nouvelle conception de l'hôpital pédiatrique dans sa dimension d'accueil et d'éducation », in *L'Hôpital et l'enfant : l'hôpital autrement*, Musée de l'AP-HP/Éditions ENSP, 2005, p. 198).

Les préconisations de la Haute Autorité de santé (HAS) en matière de prévention et d'éducation à la santé

« L'hospitalisation est un cadre privilégié pour donner des conseils aux enfants, aux adolescents, ou aux enfants-adolescents avec leurs parents en matière de prévention et d'éducation à la santé. C'est le moment et l'occasion de rendre l'enfant et l'adolescent acteurs de leur santé. L'établissement travaille en collaboration avec des réseaux de santé reconnus et susceptibles d'accompagner l'enfant en dehors de ses hospitalisations.

Le relais de l'information est organisé avec le médecin traitant et avec les professionnels de santé extérieurs.

Préconisations pour la prise en charge :

- Rechercher une exposition éventuelle à des agents environnementaux dangereux dans le cas d'une pathologie pour laquelle existent des facteurs de risque et dépister les troubles et pathologies de la relation parents-enfant.
- Dépister les troubles nutritionnels avec la mesure du poids et de la taille, le calcul de l'IMC, l'âge, les courbes de croissance, reportés dans le dossier et dans le carnet de santé, accompagnés d'une conclusion sur l'état nutritionnel. Conseiller les enfants et les adolescents pour une alimentation saine et équilibrée.
- Prévenir les addictions (tabac, etc.) et donner des conseils à l'enfant, à l'adolescent, à ses parents sur la pratique sportive.
- Rappeler l'importance et les modalités du brossage des dents, l'hygiène corporelle, le lavage des mains.
- Mettre en place un programme d'accueil individualisé (PAI) en cas de handicap ou de maladie le nécessitant.
- Mettre en œuvre des programmes d'éducation thérapeutique.
- Évaluer les connaissances de l'enfant/de l'adolescent sur sa maladie, les facteurs environnementaux associés, son évolution, etc.
- Éduquer l'enfant/l'adolescent et ses parents sur la posologie, les modes d'administration des médicaments, des aérosols, des crèmes, le moment de la prise, l'ordre de l'administration, etc.
- Informer les parents sur les troubles des enfants et les modalités d'accompagnement et de surveillance qu'ils ont à mettre en place.
- Éduquer l'enfant/l'adolescent et les parents afin qu'ils puissent reconnaître une crise et savoir agir en urgence.
- Adapter les documents aux enfants et aux adolescents.
- Informer sur la sexualité et la contraception pour les adolescents.
- Vérifier les vaccinations. »

Source : Haute Autorité de santé, *Enjeux et spécificités de la prise en charge des enfants et des adolescents en établissement de santé : certification V2010*, service développement de la certification des établissements de santé, décembre 2011, p. 29.

La protection maternelle et infantile (PMI)

La protection maternelle et infantile (PMI) tire son origine de la loi Roussel (1874) qui avait en son temps imposé une surveillance médico-sociale systématique des plus jeunes enfants placés en nourrice. À partir de 1945, elle a pris la forme d'un véritable service public départemental, gratuit et global pour toutes les femmes enceintes et tous les enfants de moins de 6 ans[16] : la protection du jeune enfant y est considérée de façon indissociable de celle de la mère.

Une mission dévolue au département

La loi attribue notamment au *département* (il s'agit ici de la collectivité décentralisée, dont l'exécutif est le président du conseil général) les compétences suivantes, dont il est tenu d'assurer l'organisation et le financement (art. L.2112-1, CSP) :

– les mesures de prévention médicales, psychologiques, sociales et d'éducation pour la santé des enfants ;

– la gestion des services et consultations de santé maternelle et infantile et la mise en œuvre des activités de protection de la santé maternelle et infantile.

Les activités de protection maternelle et infantile sont gérées soit directement, soit par voie de convention avec d'autres collectivités et établissements publics : c'est dans ce cadre, par convention, que de nombreux hôpitaux sont amenés à gérer des consultations de PMI[17].

---

16. « Le médecin de PMI, comme tout médecin ayant la charge d'enfants, appréhende l'enfant dans sa globalité et peut proposer un accompagnement médico-psychosocial de la croissance d'un être en développement. Il exerce au sein d'un service départemental de PMI, structure pluridisciplinaire, regroupant des professionnels médico-sociaux. La PMI a une mission de prévention et de promotion de la santé auprès des enfants de moins de 6 ans et de leurs parents. Les structures de PMI sont accessibles, à la fois en termes de proximité, souvent présentes au sein de quartiers comportant peu d'équipements publics, et de gratuité. La PMI constitue ainsi un dispositif original dans le système de santé en France ; elle allie action médico-psychosociale préventive de terrain et activité de santé publique auprès des familles, des enfants, des jeunes, au moyen de consultations, visites à domicile, bilans de santé en écoles maternelles, actions préventives collectives » (circulaire DHOS/O1/DGS/DGAS n° 2004-517 du 28 octobre 2004 relative à l'élaboration des SROS de l'enfant et de l'adolescent).

17. Quel que soit le service ou l'établissement qui les assure, les consultations de nourrissons doivent s'effectuer dans des conditions de normes prévues par les articles R.2132-4 à R.2132-18 du Code de la santé publique.

Quel que ce soit son mode de gestion, ce service doit organiser (art. L.2112-2, CSP) :

– des consultations et des actions de prévention médico-sociale en faveur des enfants de moins de six ans, notamment dans les écoles maternelles ;

– des actions médico-sociales préventives à domicile pour les enfants de moins de six ans requérant une attention particulière, en liaison avec le médecin traitant et les services hospitaliers concernés ;

– le recueil d'information en épidémiologie et en santé publique sur les enfants de cet âge, ainsi que le traitement de ces informations.

Dans le cadre de sa *mission médico-sociale*, il lui revient également de :

– participer aux actions de prévention des mauvais traitements et de prise en charge des mineurs maltraités ;

– établir une liaison avec le service de santé scolaire, en transmettant notamment au médecin de santé scolaire les dossiers médicaux des enfants suivis à l'école maternelle selon des modalités qui garantissent le respect du secret professionnel. Ces dossiers médicaux, établis conformément à un modèle fixé par arrêté interministériel[18], sont transmis avant l'examen médical pratiqué à l'âge de six ans par le service de santé scolaire (art. L.2112-5, CSP) ;

– engager la famille ou la personne à laquelle l'enfant a été confié à faire appel au médecin de son choix chaque fois qu'il apparaît que l'état de santé de l'enfant requiert des soins appropriés, et aider, si nécessaire, la famille ayant en charge l'enfant à prendre les dispositions utiles.

Les personnels du service départemental de PMI (y compris médecins), doivent, dès qu'ils constatent que la santé ou le développement d'un enfant sont compromis ou menacés par des mauvais traitements, en rendre compte immédiatement (indépendamment de la saisine de l'autorité judiciaire) au médecin responsable du service. Ce dernier doit alors provoquer d'urgence toutes les mesures appropriées (art. L.2112-6, CSP).

Toutes les personnes qui collaborent au service départemental de la PMI, et ceci concerne bien entendu les personnels hospitaliers placés dans cette situation, sont tenus au strict respect du secret professionnel (art. L.2112-9, CSP).

Les examens médicaux effectués dans le cadre de la PMI

Dans le cadre de la PMI, tous les enfants sont soumis à des examens médicaux obligatoires[19] dont le nombre et la date sont fixés par voie réglementaire :

– première année : neuf examens (dont un dans les 8 jours qui suivent la naissance et un au cours du 9e ou 10e mois) ;

– du 13e au 25e mois : trois examens (dont un au cours du 24e ou du 25e mois) ;

– de la 3e à la 6e année : deux examens par an ;

18. Ce modèle n'a pas été publié au moment de la rédaction définitive de l'ouvrage.

19. Art. L.2132-2 et R.2132-1, CSP.

Ces examens ont pour objet :
– la surveillance de la croissance staturo-pondérale et du développement physique, psychomoteur et affectif de l'enfant ;
– le dépistage précoce des anomalies ou déficiences ;
– la pratique des vaccinations obligatoires.

Ils peuvent être effectués soit par un médecin d'une consultation de protection infantile, soit par un médecin choisi par les parents de l'enfant ou la personne chargée de sa garde.

Les examens de santé sont gratuits s'ils sont pratiqués en consultations de PMI et remboursés à 100 % en médecine libérale. Les examens complémentaires et consultations spécialisées découlant des trois examens obligatoires sont également pris en charge à 100 % ainsi que l'orientation éventuelle vers un centre d'action médico-sociale précoce (CAMSP ; art. L.2132-4, CSP).

Les résultats de ces examens sont mentionnés dans le carnet de santé.

Certains d'entre eux (examens effectués dans les 8 jours de la naissance ; au cours du 9e mois et au cours du 24e mois) donnent lieu à l'établissement d'un certificat de santé sur un imprimé inséré dans le carnet de santé. Cet imprimé comporte une formule d'attestation d'examen et une formule de certificat médical confidentiel.

Dans un délai de huit jours, le médecin doit adresser le certificat médical correspondant à l'âge de l'enfant, sous pli fermé et confidentiel, au médecin responsable du service de la PMI du département de résidence des parents ou de la personne chargée de la garde de l'enfant (art. L.2132-3, CSP).

Lorsqu'un handicap est suspecté, décelé ou signalé, cette information (notamment la nature du handicap et les possibilités de traitement et de prise en charge de l'enfant) doit être donnée aux personnes titulaires de l'autorité parentale (art. L.2132-4, CSP). La famille peut si nécessaire être orientée vers un CAMSP, structure où interviennent des équipes pluridisciplinaires.

Le carnet de santé

Le Code de la santé publique prévoit pour chaque enfant la délivrance gratuite d'un carnet de santé (art. L.2132-1)[20] lors de la déclaration de naissance. Ce carnet doit recevoir toutes les informations concernant la santé de l'enfant : vaccinations, résultats d'examens médicaux et de tests de dépistages, maladies, hospitalisations, interventions. Il sert d'outil de communication entre les différents soignants de l'enfant, la famille et les médecins de prévention afin d'assurer la cohérence de son suivi.

Il est prévu pour une surveillance jusqu'à l'âge de 20 ans, voire au-delà.

La loi prévoit que le carnet de santé doit être remis par l'officier d'état civil lors de la déclaration de naissance et, qu'à défaut, il peut être demandé au service

20. Cette disposition existe depuis l'ordonnance du 3 novembre 1945 relative à l'organisation départementale pour la lutte contre la mortalité infantile et maternelle.

départemental de PMI (art. L.2132-1, CSP). En pratique, le service départemental de PMI adresse généralement des exemplaires de carnets de santé aux établissements de santé, charge à leurs services de les remettre aux familles.

Le modèle et le mode d'utilisation de ce carnet sont déterminés par voie réglementaire[21]. Les résultats des examens médicaux obligatoires doivent y être mentionnés. De même doivent y être notées, au fur et à mesure, toutes les constatations importantes concernant la santé de l'enfant.

Le carnet de santé est strictement nominatif. Il doit être remis aux parents ou aux personnes titulaires de l'exercice de l'autorité parentale ou aux personnes ou aux services à qui l'enfant a été confié. Ceux-ci doivent être informés que nul ne peut en exiger la communication et que toute personne appelée, de par sa profession, à prendre connaissance des renseignements qui y sont inscrits, est astreinte au secret professionnel (art. L.2132-1, CSP).

21. Arrêté du 5 décembre 2005 relatif à la forme et au mode d'utilisation du carnet de santé.

Les maladies transmissibles

Certaines maladies transmissibles donnent lieu à une obligation de vaccination. Elles font partie des maladies qui imposent aux médecins qui les constatent un signalement à l'autorité sanitaire, dans des conditions strictement réglementées.

Ces dispositions s'appliquent aux médecins hospitaliers comme à ceux exerçant en ville.

Les vaccinations obligatoires

Le caractère obligatoire de certaines vaccinations

L'obligation de vaccination est imposée dans un but préventif de certaines maladies transmissibles[22]. La liste des vaccinations obligatoires est limitative et seule la loi peut conférer à une vaccination un caractère obligatoire.

Les titulaires de l'autorité parentale sont tenus personnellement[23] à l'exécution des vaccinations obligatoires dont la mention doit figurer dans le carnet de santé ou, à défaut, sur le carnet de vaccination ou l'équivalent. Les parents qui ne feraient pas vacciner leur enfant s'exposeraient aux sanctions[24] prévues par l'article L.3116-4 du Code de la santé publique[25].

Le refus d'une vaccination obligatoire d'un enfant peut justifier un refus d'admission (ou l'exclusion de l'enfant inscrit) dans un établissement d'enseignement scolaire ou d'éducation public ou privé[26]. Dans un arrêt du 10 janvier 1996, le Conseil d'État a jugé que ces dispositions légales étaient compatibles avec la Convention européenne de sauvegarde des droits de l'homme[27].

La vaccination pouvant entraîner des effets indésirables et, dans de très rares cas, la survenue de troubles sévères, la loi a prévu un régime de responsabilité sans faute de l'État pour les conséquences dommageables des vaccinations

22. Direction générale de la Santé, Comité technique des vaccinations, *Guide des vaccinations*, édition 2012, INPES, « Varia », 2012.
23. Ils doivent prendre toutes dispositions utiles à cet effet (art. R.3111-12, CSP).
24. Six mois d'emprisonnement et 3 750 euros d'amende.
25. L'infraction constituée par le fait de refuser de soumettre ceux sur lesquels on exerce l'autorité parentale à la vaccination contre la tuberculose a été étendue à toutes les vaccinations obligatoires par la loi n° 2007-293 du 5 mars 2007 réformant la protection de l'enfance.
26. CE Ass., 4 juillet 1958, *Graff et époux Réyès* ; art. L.3111-2, CSP.
27. Huret, *Gaz. Pal.*, 1996, 2, Panor. Admin., p. 107.

obligatoires (et uniquement de celles-ci) : « Sans préjudice des actions qui pourraient être exercées conformément au droit commun, la réparation de tout dommage imputable directement à une vaccination obligatoire [...] est supportée par l'État » (art. L.3111-9, CSP). Mais le lien de causalité entre le préjudice et la vaccination doit être établi[28].

Toute vaccination obligatoire pratiquée doit faire l'objet, de la part du médecin ou de la sage-femme qui l'a effectuée, d'une déclaration (art. L.3111-5, CSP) : celle-ci doit être faite, pour les enfants âgés de moins de deux ans, sur les certificats de santé inclus dans le carnet de santé ; pour les enfants de plus de deux ans, sur le carnet de santé (art. R.2132-2, CSP). La déclaration doit être adressée au médecin responsable du service départemental de la PMI (art. D.3111-6, CSP).

La loi rend actuellement la vaccination obligatoire pour trois maladies : la diphtérie, le tétanos et la poliomyélite[29].

Lorsque les circonstances l'exigent, le ministre de la santé peut par ailleurs instituer par arrêté l'obligation de vaccination anti-typhoparatyphoïdique et contre le typhus exanthématique (respectivement pour les personnes âgées de 10 à 30 ans et de 10 à 50 ans ; art. L.3111-6 et L.3111-7, CSP).

La diphtérie

La vaccination antidiphtérique par l'anatoxine est obligatoire, sauf contre-indication médicale reconnue (art. L.3111-2, CSP). Les personnes titulaires de l'autorité parentale ou qui ont la charge de la tutelle des mineurs sont tenues personnellement à l'exécution de cette mesure, dont justification doit être fournie lors de l'admission dans toute école, garderie, colonie de vacances ou autre collectivité d'enfants (art. L.3111-1, CSP). La vaccination doit être pratiquée avant l'âge de 18 mois[30].

Le schéma primo-vaccinal recommandé comporte des injections aux âges de 2 et 4 mois, suivies d'un rappel à l'âge de 11 mois.

Les vaccins disponibles en France sont associés aux vaccins tétaniques : tétanos-coqueluche, tétanos-coqueluche-polio, tétanos-coqueluche-polio-Haemophilus influenza b.

Le tétanos

La vaccination antitétanique par l'anatoxine est obligatoire et doit être pratiquée en même temps et dans les mêmes conditions que la vaccination antidiphtérique (art. L.3111-2, CSP).

Le schéma vaccinal recommandé est identique à celui de la vaccination antidiphtérique.

---

28. CE, 29 novembre 1967, *Min. des Affaires sociales c/Blanchard*, RDP. 1968.680 ; CE 20 mars 1981, *Dame Denier*, req. N° 19121, au sujet de troubles de nature allergique.

29. L'obligation de la vaccination anti-tuberculeuse par le BCG a en effet été suspendue par le décret n° 2007-1111 du 17 juillet 2007 ; celle de la vaccination anti-variolique a été suspendue par la loi n° 79-520 du 2 juillet 1979 et celle des rappels, par la loi n° 84-404 du 20 mai 1984.

30. Art. R.3111-2, CSP.

La poliomyélite

La vaccination antipoliomyélitique est obligatoire, sauf contre-indication médicale reconnue, à l'âge et dans des conditions techniques déterminées par l'article R.3111-3 du Code de la santé publique et un arrêté du 19 mars 1965[31]. Les personnes titulaires de l'autorité parentale ou qui ont la charge de la tutelle des mineurs sont tenues personnellement de l'exécution de cette obligation (art. L.3111-3, CSP).

L'article R.3111-3 du Code de la santé publique prévoit que la vaccination antipoliomyélitique comporte une première vaccination, pratiquée avant l'âge de 18 mois, et des rappels de vaccination terminés avant l'âge de treize ans.

Les maladies à notification ou déclaration obligatoire

La surveillance épidémiologique des maladies permet d'adapter et d'évaluer la politique de santé publique.

La loi prévoit la transmission obligatoire de données individuelles à l'autorité sanitaire par les médecins et les responsables des services et laboratoires de biologie médicale publics et privés s'agissant :

– des maladies qui nécessitent une intervention urgente locale, nationale ou internationale ;

– des maladies dont la surveillance est nécessaire à la conduite et à l'évaluation de la politique de santé publique (art. L.3113-1, CSP).

Les maladies concernées figurent sur une liste établie par voie réglementaire[32]. Les formulaires de déclarations de ces maladies peuvent être obtenus auprès des agences régionales de santé.

La notification des données individuelles consiste en la transmission d'une fiche qui comporte les nom, prénom et l'adresse du déclarant, un numéro d'anonymat établi par codage informatique irréversible à partir des trois premières lettres des nom, prénom, date de naissance et sexe de la personne, ainsi que les informations destinées à la surveillance épidémiologique (art. R.3113-2, CSP).

Le déclarant doit transmettre la fiche, soit par voie postale sous pli confidentiel portant la mention « secret médical », soit par télétransmission après chiffrement des données, au médecin de l'ARS désigné à ce titre, qui la transmet à son tour, dans les mêmes conditions de confidentialité, au médecin de l'Institut de veille sanitaire (InVS) désigné lui aussi à ce titre (art. R.3113-3, CSP).

En sus de cette notification, les cas, avérés ou suspectés, de maladies ou d'anomalies biologiques « qui nécessitent une intervention urgente locale, nationale ou internationale » doivent être signalés sans délai par le médecin ou le responsable du service de biologie médicale, public ou privé, au médecin de l'ARS désigné à ce titre[33]. Ce dernier doit évaluer la nécessité de mettre en place

---

31. Arrêté du 19 mars 1965 relatif à la vaccination antipoliomyélitique obligatoire.

32. Art. D.3113-6, CSP.

33. Il peut également s'agir d'un médecin désigné par arrêté du préfet du département (art. R.3113-4, CSP).

d'urgence des mesures de prévention individuelle et collective et, si nécessaire, de déclencher des investigations permettant d'identifier l'origine de la contamination ou de l'exposition.

Sur la demande du médecin de l'ARS, le déclarant est tenu de lui fournir toute information nécessaire à la mise en œuvre des mesures d'investigation et d'intervention, notamment l'identité et l'adresse du patient. Par exception au principe du secret professionnel, ces informations peuvent également être transmises à d'autres professionnels lorsque leur intervention est indispensable pour la mise en œuvre de prévention individuelle et collective (art. R.3113-4, CSP).

Maladies devant faire l'objet d'une notification obligatoire de données individuelles à l'autorité sanitaire (art. D.3113-6, CSP)

Maladies infectieuses

- botulisme
- brucellose
- charbon
- chikungunya
- choléra
- dengue[1]
- diphtérie
- fièvres hémorragiques africaines
- fièvre jaune
- fièvre typhoïde et fièvres paratyphoïdes
- hépatite A aiguë
- infection invasive à méningocoque
- légionellose
- listériose
- orthopoxviroses, dont la variole
- paludisme autochtone
- paludisme d'importation dans les départements d'outre-mer
- peste
- poliomyélite
- rage
- rougeole
- suspicion de maladie de Creutzfeldt-Jakob et autres encéphalopathies subaiguës spongiformes transmissibles humaines
- toxi-infections alimentaires collectives
- tuberculose
- tularémie
- typhus exanthématique

Autres maladies infectieuses :

- infection aiguë symptomatique par le virus de l'hépatite B
- infection par le VIH, quel que soit le stade
- tétanos

Autre maladie :

saturnisme chez les enfants mineurs

1. Dans les départements figurant sur une liste fixée par arrêté du ministre chargé de la santé ; arrêté du 24 avril 2006.

Le dépistage du saturnisme

Le médecin qui dépiste un cas de saturnisme chez un mineur doit, sous pli confidentiel et après information des titulaires de l'autorité parentale, le porter à la connaissance du médecin de l'ARS désigné à ce titre, qui est tenu d'en informer à son tour le médecin responsable du service départemental de la PMI. Par convention entre le directeur général de l'ARS et le président du conseil général, le médecin responsable du service départemental de la PMI peut être en charge de recueillir directement la déclaration du médecin dépistant (art. L.1334-1, CSP).

Le dépistage des maladies sexuellement transmissibles

Le dépistage et le traitement anonymes et gratuits des maladies transmissibles par voie sexuelle sont organisés dans les centres de planification ou d'éducation familiale agréés.

Ces centres qui peuvent être implantés au sein de l'hôpital dans le cadre d'une convention, peuvent effectuer le dépistage et le traitement de maladies transmises par voie sexuelle, soit à la demande des consultants, soit avec l'accord de ceux-ci, sur la proposition du médecin du centre. Ce dernier doit leur faire connaître les résultats des examens au cours d'une consultation médicale ultérieure.

Les centres sont tenus au respect de l'anonymat : ils ne peuvent en aucun cas enregistrer ni communiquer à quiconque l'identité des consultants (art. R.2311-14, CSP), aussi bien pour le dépistage que pour le traitement.

Ils interviennent à titre gratuit en faveur des mineurs qui en font la demande et plus généralement pour toutes les personnes qui ne relèvent pas d'un régime d'assurance maladie ou qui n'ont pas de droits ouverts dans un tel régime (art. L.2311-5, CSP). Pour ces catégories de patients, « les organismes d'assurance maladie prennent en charge les dépenses d'analyses et d'examens de laboratoires, ainsi que les frais pharmaceutiques afférents au dépistage et au traitement de maladies transmises par voie sexuelle. Aucune demande de paiement ne peut être présentée aux intéressés » (art. R.162-57, CSS).

Le dépistage du virus de l'immuno-déficience humaine (VIH)

Les pouvoirs publics ont mis en place, en sus des centres de planification ou d'éducation familiale, une organisation par laquelle le directeur général de l'ARS doit désigner dans chaque département au moins une consultation destinée à effectuer de façon anonyme et gratuit la prévention, le dépistage et le diagnostic de l'infection par le VIH ainsi que l'accompagnement dans la recherche de soins appropriés — un centre de dépistage anonyme et gratuit (CDAG) (art. L.3121-2, CSP).

Les mineurs peuvent bénéficier de ce dispositif prévoyant que (art. L.3121-2, CSP) :

– dans chaque département, le directeur général de l'ARS organise au moins une consultation destinée à effectuer de façon anonyme et gratuite[34] la prévention,

---

34. Il est toutefois prévu qu'en cas de nécessité thérapeutique et dans l'intérêt du patient, le médecin peut procéder à la levée de l'anonymat sous réserve du consentement exprès, libre et éclairé de la personne intéressée (art. L.3121-2, CSP).

le dépistage et le diagnostic de l'infection par le VIH ainsi que « l'accompagnement dans la recherche de soins appropriés » ;

– ces consultations peuvent également être habilitées par le directeur général de l'ARS à participer dans les mêmes conditions à la lutte contre d'autres maladies transmissibles, et notamment les hépatites virales ;

– les dépenses afférentes à ces missions sont prises en charge par l'assurance maladie.

L'organisation des soins

- L'hospitalisation, une étape parfois nécessaire
- Les orientations nationales
- Les unités pédiatriques
- Prise en charge de l'adolescent
- Urgences pédiatriques
- Les soins de santé mentale
- Les soins imposés au mineur
- Les activités médicales réglementées
- La prise en charge de la douleur
- Les soins palliatifs

5

L'hospitalisation, une étape parfois nécessaire

Le plus souvent, l'hospitalisation d'un enfant est un moment difficile pour le jeune patient et ses parents. À la dégradation de l'état de santé ou à l'atteinte de l'intégrité physique pourront s'ajouter l'appréhension de l'évolution pathologique et du traitement, la crainte des mauvaises nouvelles, la rupture avec le milieu ordinaire, une séparation plus ou moins prolongée d'avec les parents et d'une manière générale la perte des repères habituels. La perception par le mineur de son état de santé et la perception qu'en ont ses parents, l'environnement matériel et affectif, et surtout l'état psychologique tiennent une place déterminante dans la qualité des soins et de l'hospitalisation, au-delà des soins techniques.

Pour toutes ces raisons, la qualification et l'expérience des professionnels sont déterminantes pour une prise en charge adaptée.

Pédiatres, infirmières puéricultrices[1] et auxiliaires de puériculture sont au quotidien les pivots essentiels de l'organisation.

Principes généraux

L'accueil à l'hôpital peut prendre des formes distinctes, en fonction de l'état de santé du jeune patient et des examens et soins qui lui sont prescrits :

– hospitalisation complète ;
– à temps partiel ;
– à domicile ;
– soins externes.

Marquant une rupture avec les organisations hospitalières traditionnelles privilégiant l'hébergement des malades et les séjours prolongés, la circulaire du 1er août 1983[2] a pour la première fois souligné l'importance, pour les mineurs davantage encore que pour les autres catégories de patients, d'éviter les hospitalisations non strictement nécessaires : « Chaque fois que la nature du traitement

1. Les infirmiers(ières) puériculteurs(trices) ont suivi une formation spécialisée dans le domaine des enfants de la naissance à 18 ans. Ils ou elles exercent leur activité dans les services d'obstétrique et de pédiatrie, assurent les soins aux jeunes enfants et effectuent aussi une mission d'information auprès des parents. Depuis le 1er juillet 2012, ces professionnel(le)s ont intégré le nouveau corps des infirmiers en soins généraux et spécialisés. Sous la responsabilité d'un(e) puériculteur(trice), d'un(e) infirmier(ière) ou d'une éducateur(trice), l'auxiliaire de puériculture prend en charge le quotidien et veille au bien-être de plusieurs jeunes enfants, âgés de 0 à 6 ans.

2. Circulaire n° 83-24 du 1er août 1983 relative à l'hospitalisation des enfants.

le permet, il est préférable de maintenir l'enfant chez lui ou de le faire rentrer rapidement en utilisant tous les services alternatifs appropriés[3]. »

Trente ans plus tard, cette recommandation, qui préfigurait les évolutions à venir, conserve toute son actualité, alors que sous nos yeux se poursuivent et souvent s'accélèrent la réduction sensible des durées de séjour et la mise en œuvre privilégiée de soins ambulatoires.

Quelques principes généraux étaient énoncés dans ce texte de 1983, fondés sur l'intérêt pour le mineur, chaque fois qu'il est possible, de son maintien à domicile :

– Les consultations externes doivent être privilégiées, lorsqu'elles constituent une prise en charge médicale adaptée, par rapport aux modalités d'accueil comportant un hébergement : les examens préliminaires ou de contrôle doivent être ainsi pratiqués, préférentiellement, sans admettre ou maintenir l'enfant à l'hôpital.

Une consultation pluridisciplinaire peut lui permettre de recourir, dans de bonnes conditions et aussi bien qu'au cours d'une hospitalisation, aux spécialistes dont il a besoin : interniste, gynécologue, dermatologue, endocrinologue, orthopédiste, psychiatre, psychologue, dentiste, travailleur social[4] ; elle peut constituer un bon moyen pour apprécier la nature des soins devant être programmés.

– L'organisation des rendez-vous doit en tenir compte. La circulaire du 1er août 1983 souligne que, par nécessité, la durée des consultations avec les enfants et adolescents est souvent longue : ce temps passé est indispensable pour appréhender correctement des problèmes souvent difficiles à décrypter immédiatement.

– L'hospitalisation de jour ou de nuit[5] doit constituer une alternative à *l'hospitalisation complète* chaque fois qu'elle est possible[6]. Les indications médicales ou chirurgicales de l'hospitalisation de jour permettent en effet de prendre en charge les enfants exclusivement pendant la journée ; elles peuvent aussi préparer ou prolonger une hospitalisation complète ; enfin, elles évitent des nuitées qui peuvent dramatiser inutilement la prise en charge. Elles sont un moyen d'assurer le maintien à domicile. Ces modes d'hospitalisation nécessitent cependant un environnement familial averti et disponible, ainsi le plus souvent qu'une liaison bien établie avec le médecin traitant ou éventuellement le service de PMI.

---

3. Ce principe a été, depuis, affirmé par la Charte de l'enfant hospitalisé, dans ces termes : « L'admission à l'hôpital d'un enfant ne doit être réalisée que si les soins nécessités par sa maladie ne peuvent être prodigués à la maison, en consultation externe ou en hôpital de jour » (Charte, art. 1er).

4. Circulaire DGS/DH n° 132 du 16 mars 1988 relative à l'amélioration des conditions d'hospitalisation des adolescents.

5. Art. D.6124-301 à D.6124-311, CSP.

6. « La prise en charge de l'enfant et de l'adolescent par les établissements de santé privilégie l'alternative à l'hospitalisation. De façon générale et en dehors d'éventuelles difficultés psychosociales rendant l'hospitalisation préférable, il est souhaitable de privilégier la prise en charge en hôpital de jour des enfants et adolescents, par rapport à l'hospitalisation complète » (circulaire DHOS/O1/DGS/DGAS n° 2004-517 du 28 octobre 2004 relative à l'élaboration des SROS de l'enfant et de l'adolescent).

– Quand une hospitalisation *complète* est nécessaire, sa durée doit être réduite au *minimum*. La circulaire du 1er août 1983 précise qu'un équilibre doit être trouvé entre la concentration sur une trop courte période d'actes fatigants ou douloureux pour l'enfant et les temps morts médicalement injustifiés ; mais, d'une manière générale, dès lors que le traitement ou la surveillance peuvent être poursuivis par l'entourage de l'enfant, ce dernier doit retourner à son domicile, quitte à être revu plus souvent lors de consultations de contrôle chez le médecin traitant ou à l'hôpital.

Le texte évoque par ailleurs les accueils d'enfants pour des raisons sociales, qui peuvent dans la plupart des cas être remplacés, ou du moins abrégés, par des aides diverses à leurs familles : quand un tel accueil s'avère indispensable, il peut être recommandé de recourir à un placement familial ou à un autre mode d'accueil temporaire, proche du domicile ; les assistantes sociales hospitalières ont un rôle essentiel à jouer dans ce type de situations, en coopération avec le médecin traitant, les services sociaux de secteur ainsi qu'avec les équipes départementales de PMI et de l'Aide sociale à l'enfance.

– La désignation au sein de l'établissement d'un médecin référent (ou « responsable »), susceptible de faire la synthèse en cas de recours à des compétences diverses, est recommandée, aussi bien pour la conduite des soins que pour l'information de la famille.

La bronchiolite : quel mode de prise en charge ?

Une conférence de consensus placée sous l'égide de l'ANAES et consacrée en 2001 à la prise en charge de la bronchiolite du nourrisson a ainsi fait mention pour cette pathologie de l'évaluation préalable nécessaire avant toute décision d'hospitalisation.

Elle a énoncé plusieurs recommandations principales :

- Le recours hospitalier doit rester une décision médicale, reposant sur des indications précises et ne concerner qu'une minorité d'enfants.
- L'hospitalisation s'impose néanmoins dans un certain nombre de cas énoncés par la conférence, en fonction de :
  - critères de gravité : aspect « toxique », survenue d'apnée, âge de moins de six semaines, troubles digestifs compromettant l'hydratation, difficultés psychosociales, etc. ;
  - facteurs de risque : facteurs cliniques, âge, antécédents, capacités de la famille en termes de surveillance, de compréhension et d'accès aux soins, conditions de vie de l'enfant, etc.
- L'hôpital doit offrir au médecin traitant la possibilité d'un deuxième avis médical, d'une évaluation prolongée dans le temps et/ou de faire passer un cap difficile au nourrisson. Ceci est réalisable dans une unité hospitalière de très court séjour.
- La prise en charge des enfants atteints de bronchiolite justifie une organisation des soins appropriée à l'hôpital, notamment en période d'épidémie : 1° limitation au maximum des hospitalisations programmées et réduction des durées de séjour ; 2° mise en place dans tout hôpital doté d'un service de pédiatrie d'un « plan bronchiolite » ; 3° prise en charge des enfants ayant une infection respiratoire par une équipe spécifique.

Mais l'isolement en chambre individuelle n'est pas justifié dans ces circonstances.

Source : ANAES, *Prise en charge de la bronchiolite du nourrisson : texte des recommandations*, conférence de consensus, 21 septembre 2000, <www.has-sante.fr>.

L'hospitalisation, mode de protection de l'enfant

D'autres textes, ultérieurs, ont appelé à des précautions dans la mise en œuvre des soins ambulatoires, qui ne doit pas être systématique :

– même dans un contexte de médicalisation réduite, une hospitalisation complète avec hébergement peut dans certains cas constituer une étape nécessaire dans un processus de soins psychiatriques, notamment pour des adolescents. Des capacités doivent demeurer disponibles pour ce type de prise en charge[7], notamment en situation de crise :

> « Il apparaît très souhaitable de proposer le plus souvent possible aux adolescents [...] un temps spécifique d'hospitalisation afin de bâtir un projet thérapeutique, et d'organiser la continuité des soins. Ce type d'hospitalisation requiert si possible un lieu adapté et une équipe motivée, disponible et compétente. Cette organisation doit se mettre en place avec l'appui de l'équipe de psychiatrie infanto-juvénile[8]. »

– les mauvais traitements sur des mineurs, qu'ils soient avérés ou présumés, justifient une attitude prudente : en effet, « l'hôpital, dans ce cas, fonctionne comme un lieu de sauvegarde, de réparation et d'observation permettant, par une séparation aménagée des parents et de l'enfant, de déboucher sur des mesures de protection à long terme ». Il ne doit donc pas être fait obstacle à de telles hospitalisations, ou à leur prolongation, « d'autant que la gravité du danger encouru par l'enfant n'est pas toujours en relation avec l'état clinique constaté à l'admission ». Dans ces situations, la disposition de lieux « démédicalisés » à l'hôpital (salle de jeux ou jardins d'enfants) doit « contribuer à faire de l'hospitalisation une expérience gratifiante pour l'enfant dans un épisode de sa vie douloureux et troublé[9] ».

Ces problématiques sont également présentes dans la prise en charge des adolescents suicidants ou dépendants aux drogues.

L'hospitalisation à domicile

Il s'agit d'un mode de prise en charge qui a fait l'objet, au cours des dernières années, d'une promotion particulière par les pouvoirs publics et de différents textes d'organisation dont notamment une importante circulaire du 4 février 2004[10], dont l'application aux soins pédiatriques a été affirmée[11].

---

7. Circulaire n° 70 du 11 décembre 1992 relative aux orientations de la politique de santé mentale en faveur des enfants et adolescents.

8. Circulaire n° 39-92 DH PE/DGS 3C du 30 juillet 1992 relative à la prise en charge des urgences psychiatriques.

9. Circulaire DGS/407/2B du 9 juillet 1985 relative à l'accueil et à la prise en charge, par les établissements d'hospitalisation publics et privés, des enfants en danger, victimes de sévices ou de délaissement.

10. Circulaire N°DHOS/O/2004/44 du 4 février 2004 relative à l'hospitalisation à domicile.

11. Circulaire DHOS/01/DGS/DGAS n° 2004-517 du 28 octobre 2004 relative à l'élaboration des SROS de l'enfant et de l'adolescent.

Les structures d'hospitalisation à domicile (art. L.6112-7 et D.6124-306 à D.6124-310, CSP) en charge de mineurs permettent d'assurer à leur domicile des soins médicaux et paramédicaux continus et coordonnés. Comme l'hospitalisation de jour ou de nuit, elles doivent permettre au mineur de bénéficier du potentiel médical, paramédical et technologique hospitalier en évitant une séparation avec le cadre de vie habituel. Leur fonctionnement est organisé par un médecin coordinateur (pour les enfants, un médecin qualifié en pédiatrie). Les personnels de ces structures peuvent selon le cas exercer à titre libéral (lorsqu'ils y sont habilités) ou comme salariés.

Les actes qui sont dispensés en hospitalisation à domicile sont subordonnés à une admission, fondée sur un projet thérapeutique, qui est prononcée par le responsable de la structure, après avis du médecin coordinateur. Ils se différencient de ceux habituellement dispensés à domicile[12] par leur complexité et leur fréquence. Les soins dispensés sont de nature diverse : antibiothérapie, chimiothérapie, analgésie, éducation en nutrition parentérale et entérale, pansements, etc.

Chaque structure d'hospitalisation à domicile intervient dans une aire géographique déterminée et autorisée.

L'expérience semble montrer que les jeunes patients peuvent bénéficier grâce à ces structures d'un retour à domicile plus précoce, mais surtout mieux encadré et plus sécurisant.

Une prise en charge individualisée

Les hospitalisations d'enfants sont le plus souvent chargées d'une émotion particulière. D'une manière générale, la dimension relationnelle est essentielle dans les soins pédiatriques et concerne tous les membres de l'équipe hospitalière.

Cet aspect de la prise en charge a été notamment souligné dans les textes précisant le rôle et les missions des aides-soignants et des auxiliaires de puériculture[13] : une approche globale est nécessaire ; à la participation aux soins s'ajoute une dimension psychologique et comportementale.

Dans cette perspective, la collaboration au sein de l'équipe entre l'infirmier(mière) ou le (la) puériculteur(trice) et l'aide-soignant(e), entre l'infirmier(mière) ou le (la) puériculteur(trice) et l'auxiliaire de puériculture est essentielle. Elle s'exerce, sous la responsabilité de l'infirmier(mière)[14] ou du (de la) puériculteur(trice), dans

12. Et notamment de ceux mis en œuvre par les services de soins infirmiers à domicile régis par le décret n° 2004-613 du 25 juin 2004 relatif aux conditions techniques d'organisation et de fonctionnement des services de soins infirmiers à domicile, des services d'aide et d'accompagnement à domicile et des services polyvalents d'aide et de soins à domicile et l'article D.312-1 du CFAS.

13. Circulaire DGS/PS3/DH/FH1 n° 96-31 du 19 janvier 1996 relative au rôle et missions des aides-soignants et auxiliaires de puériculture dans les établissements hospitaliers.

14. « Relèvent du rôle propre de l'infirmier, les soins infirmiers liés aux fonctions d'entretien et de continuité de la vie et visant à compenser partiellement ou totalement un manque ou une diminution d'autonomie d'une personne ou d'un groupe de personnes [...]. Lorsque les actes accomplis et les soins dispensés relevant de son rôle propre sont dispensés dans un établissement ou un service à domicile à caractère sanitaire [...], l'infirmier peut, sous sa responsabilité, les assurer avec la collaboration d'aides-soignants, d'auxiliaires de puériculture ou d'aides médico-psycholo-

les grands domaines d'activités suivants, avec toutes les adaptations requises par le contexte :

– dans les soins d'hygiène et de confort auprès de l'enfant (hygiène corporelle, installation des jeunes patients pour les repas, hygiène alimentaire, élimination…) ;

– dans la surveillance des enfants, à partir des observations effectuées par les aides soignants et les auxiliaires de puériculture, permettant d'identifier les modifications de l'état et du comportement des patients et de mettre en place une action de soins adaptée ;

– dans l'aide apportée aux enfants pour l'accomplissement des activités de la vie quotidienne : aide à l'habillage, à la prise de repas, changement de position, aide aux déplacements, participation aux activités occupationnelles, d'éveil et d'éducation, etc.

La relation avec l'enfant, forcément importante au regard de ces activités et du temps qu'elles requièrent, doit prendre en considération les habitudes de vie de l'enfant, ses valeurs et son environnement, tout en respectant sa personnalité et sa dignité.

Enfin, la surveillance médicale et paramédicale des mineurs hospitalisés doit être adaptée à leur état de santé et à leur âge. La juridiction administrative a rappelé cette exigence à plusieurs reprises, notamment à l'occasion d'insuffisances dans la surveillance pré et post-opératoire[15].

La qualité et la sécurité des soins

Les droits du mineur hospitalisé ne connaissent pas de particularité quant à la qualité et la sécurité des soins. S'appliquent à leur égard les principes généraux s'appliquant à tous les patients.

Il en est ainsi notamment du premier alinéa de l'article L.1110-5 du Code de la santé publique qui dispose que

> « Toute personne a, compte tenu de son état de santé et de l'urgence des interventions que celui-ci requiert, le droit de recevoir les soins les plus appropriés et de bénéficier des thérapeutiques dont l'efficacité est reconnue et qui garantissent la meilleure sécurité sanitaire au regard des connaissances médicales avérées. Les actes de prévention, d'investigation ou de soins ne doivent pas, en l'état des connaissances médicales, lui faire courir de risques disproportionnés par rapport au bénéfice escompté. »

giques qu'il encadre et dans la limite de la compétence reconnue à ces derniers du fait de leur formation » (décret n° 2002-194 du 11 février 2002 relatif aux actes professionnels et à l'exercice de la profession d'infirmier, art. 3 et 4).

15. Concernant le plus souvent des nouveau-nés. Par ex. : CE 20 mars 1957, *Hospices de Perpignan, Rec. Lebon*, p. 190 : accident survenu à un nouveau-né et imputable à un défaut de surveillance, alors que s'imposait une vigilance particulière s'agissant d'un enfant né dans des conditions difficiles ; *a contrario*, CE 13 juillet 1968, *Hospices de Bayonne*, n° 71727 : la surveillance exercée sur un enfant malade et dont le décès est dû à la nature imprévisible et foudroyante d'une embolie bronchique est estimée adaptée à son état et aux nécessités d'un service de pédiatrie.

Plusieurs dispositions de la déontologie médicale, notamment, vont dans le même sens :

– l'article 32 du Code de déontologie médicale prévoit que lorsque le médecin a accepté de répondre à une demande, il « s'engage à assurer personnellement au patient des soins consciencieux, dévoués et fondés sur les données acquises de la science, en faisant appel, s'il y a lieu, à l'aide de tiers compétents » (art. R.4127-32, CSP) ;

– le médecin doit « toujours élaborer son diagnostic avec le plus grand soin, en y consacrant le temps nécessaire, en s'aidant dans la mesure du possible des méthodes scientifiques les mieux adaptées et, s'il y a lieu, de concours appropriés » ; il ne doit pas « faire courir au patient un risque injustifié » ; il ne doit pas entreprendre ou poursuivre des soins, ni formuler des prescriptions dans des domaines qui dépassent ses connaissances, son expérience et les moyens dont il dispose (art. R.4127-33, R.4127-40 et R.4127-70, CSP).

Les orientations nationales

Le texte le plus récent énonçant les orientations fixées par les pouvoirs publics pour les soins de l'enfant et de l'adolescent[16] est une longue circulaire du 28 octobre 2004 rédigée par le ministère chargé de la santé dans la perspective des schémas régionaux d'organisation sanitaire « 2005-2009 » (communément appelés « SROS de troisième génération »)[17].

Les développements qui suivent en sont tirés.

Principes généraux

L'organisation des soins des enfants et adolescents doit être graduée et coordonnée. Elle doit ainsi prendre en compte les spécificités de la prise en charge des enfants et adolescents, et être structurée de façon à répondre au mieux aux principaux enjeux de santé publique de ces classes d'âge, ainsi qu'à la nécessité d'une coordination des acteurs impliqués dans cette prise en charge. Elle doit faire référence à une conception globale de la santé de l'enfant et de l'adolescent, considérée à la fois sous l'angle médical, mais aussi psychique, social et environnemental.

Les pouvoirs publics ont identifié comme prioritaires dans ce texte :

– les périodes au cours desquelles les enfants sont plus vulnérables : périnatalité, période de socialisation (2-3 ans) et adolescence ;

– plusieurs axes de santé publique ou pathologies : la santé psychique (notamment les troubles de la personnalité, du comportement et des apprentissages), les pathologies chroniques, le handicap et la maltraitance.

Ils ont souligné que les enfants et adolescents ont vocation à être pris en charge, chaque fois que cela est possible, par un médecin spécialiste de l'enfant et du personnel paramédical ayant expérience et savoir-faire dans l'accueil et la prise en charge des enfants.

De manière générale, ce texte prévoit l'organisation systématique d'espaces d'hospitalisation dédiés aux enfants et adolescents et la mise en œuvre des différentes activités dans un environnement pédiatrique, en lien étroit avec les possibilités de recours assurées par d'autres équipes, elles-mêmes compétentes pour la prise en charge des mineurs.

---

16. Ce texte retient en référence la période de la minorité (0-18 ans). Voir sur ce point *infra*, « Les unités pédiatriques ».

17. Circulaire DHOS/O1/DGS/DGAS n° 2004-517 du 28 octobre 2004 déjà citée. Ce document n'a pas donné lieu à actualisation à l'occasion de la préparation des schémas d'organisation des soins établis en 2011 et 2012.

Trois niveaux d'organisation des soins

L'état des lieux de l'offre de soins préventifs, curatifs et palliatifs doit faire l'objet dans le cadre du SROS d'une cartographie précise et partagée, permettant d'identifier, pour les différentes activités de soins, les compétences existantes et potentielles, ainsi que le plateau technique déjà mobilisé, qu'il soit adulte ou pédiatrique.

Trois niveaux de prise en charge sont identifiés, qui doivent être mis en cohérence :

– *la prise en charge de proximité :* pédiatres libéraux et hospitaliers, médecins généralistes, cabinets médicaux de sur-spécialités, pédopsychiatres, psychologues, orthophonistes, infirmiers, masseurs-kinésithérapeutes, pharmaciens, psychomotriciens, éducateurs, établissements de santé et structures médico-sociales, équipes de PMI et de santé scolaire.

À ce niveau d'organisation, le rôle des pédiatres[18] et des généralistes libéraux[19] est déterminant, de même que celui des équipes de PMI et de santé scolaire : ils assurent notamment le suivi du développement de l'enfant, ainsi que les actions de dépistage, de prévention et d'éducation à la santé.

– *la pédiatrie générale hospitalière :* elle joue un rôle pivot dans la prise en charge de l'enfant et de l'adolescent en établissement de santé et une fonction de recours pour la prise en charge de proximité de l'enfant et de l'adolescent.

Le texte souligne que :

• les missions de la pédiatrie générale hospitalière et de la pédopsychiatrie doivent être clairement identifiées au sein des SROS et leurs nécessaires articulations formalisées ;

• les équipes de pédiatrie doivent comporter des compétences spécifiques de psychologues, d'assistantes sociales, d'éducateurs, de puéricultrices... ;

• les services de pédiatrie générale doivent pouvoir s'appuyer sur un plateau technique permettant de réaliser chez l'enfant examens d'imagerie, fibroscopies digestives et bronchiques, pHmétries, électroencéphalogrammes (EEG), épreuves fonctionnelles respiratoires ; ils doivent s'adapter à la prise en charge des enfants et adolescents, que ce soit en termes de compétences, d'organisation, éventuellement d'équipement ;

---

18. « Les pédiatres libéraux ont tout particulièrement vocation à assurer le suivi ambulatoire des malades chroniques, des grands prématurés et des enfants et adolescents handicapés. Leur investissement également indispensable dans la périnatalité et aux urgences pédiatriques hospitalières doit être reconnu et soutenu, en facilitant notamment leurs conditions d'exercice [...]. Le pédiatre libéral, de par sa compétence, appréhende l'enfant dans sa globalité et peut proposer un accompagnement médico-psychosocial de la croissance d'un être en développement. Il a une mission de dépistage des troubles du comportement et des apprentissages. Il veille également à la prescription thérapeutique et d'examens complémentaires. Son intervention permet d'éviter le recours aux urgences hospitalières, ou aux hospitalisations : 50 % des consultations assurées par les pédiatres libéraux sont non programmées, 2 % des enfants vus en urgence sont hospitalisés. »

19. « Les médecins généralistes assurent plus de 80 % de la prise en charge des enfants et des adolescents. La prise en charge des enfants et des adolescents, notamment des nouveau-nés, des nourrissons, requiert que les médecins généralistes, au-delà d'une formation adaptée, puissent collaborer avec les pédiatres hospitaliers et les pédiatres libéraux. »

• le relais de la prise en charge des adolescents passant à l'âge adulte doit être organisé, sous forme par exemple de consultations communes de transition entre pédiatres et médecins d'adultes.

– *la prise en charge spécialisée :* elle correspond, pour une série d'activités et de disciplines médicales[20], à un niveau d'expertise et de recours, associé à des missions particulières que sont l'élaboration de protocoles de prise en charge et de leurs modalités d'évaluation, ou encore l'animation des réseaux constitués autour de l'une ou de plusieurs pathologies.

Les CHU ont un rôle essentiel dans ce cadre, mais le SROS doit identifier également des centres de prise en charge spécialisée en établissements de santé non universitaires, publics ou privés, en tenant compte de leurs missions, de leurs compétences respectives, des plateaux techniques et des files actives. L'organisation de la prise en charge des pathologies chroniques doit y faire l'objet d'une structuration en réseau de façon prioritaire. Cette structuration concerne en particulier l'asthme, l'épilepsie, l'obésité et le diabète, selon une importance qui peut varier en fonction des territoires et du besoin de santé identifiés au plan régional. Elle doit prendre en compte les établissements de soins de suite et de réadaptation qui développent une activité de soins pédiatriques.

Les prises en charge spécifiques

Les prises en charge spécifiques concernent au sein des SROS la chirurgie pédiatrique, l'ORL et les soins palliatifs. La neurochirurgie pédiatrique, la chirurgie cardiaque pédiatrique, les greffes, les grands brûlés s'inscrivent pour leur part dans des schémas interrégionaux (SIOS) ou nationaux.

La circulaire du 28 octobre 2004 prévoit en particulier une organisation de la chirurgie pédiatrique et ORL pédiatrique, par territoire de santé, selon une graduation et une répartition des activités tenant compte des besoins de la population, de la situation existante et des possibilités de transport.

La commission régionale de l'organisation des soins des enfants et adolescents

La circulaire du 28 octobre 2004 institue dans chaque région cette commission, qui réunit les acteurs régionaux de la santé de l'enfant et de l'adolescent et est placée sous la présidence du directeur de l'agence régionale de santé.

---

20. La circulaire précise ainsi que la prise en charge spécialisée couvre le champ des pathologies peu fréquentes telles que les maladies rares, les maladies génétiques, métaboliques, l'hémato-oncologie et immunologie clinique, la cardiologie, l'hépato-gastro-entérologie, la néphrologie, la rhumatologie… Ce champ concerne également certaines pathologies chroniques plus fréquentes : l'obésité, le diabète, l'asthme, l'épilepsie et les pathologies du développement. Il concerne aussi les activités structurées autour d'un plateau technique lourd que sont la chirurgie générale et l'otorhinolaryngologie (ORL), l'anesthésie et la réanimation pédiatrique.

Sa mission principale est de faire des propositions pour l'élaboration du SROS de l'enfant et de l'adolescent et de veiller au suivi de sa mise en œuvre et à son évaluation.

Les enjeux de santé prioritaires

Le rapport 2002 du Haut Comité de la santé publique a listé, voici une dizaine d'années, les principaux enjeux de santé publique des enfants et adolescents[21] :

– la poursuite de l'amélioration de la santé des enfants aux premières années de leur vie, en particulier par l'amélioration du devenir des grands prématurés, l'accompagnement parental aux périodes pré et post-natales (comprenant la promotion de l'allaitement maternel) ;

– la prévention des accidents, qu'il s'agisse d'accidents de la circulation, d'accidents domestiques ou du sport ;

– la prise en charge d'enfants atteints de maladies graves, principalement représentées par les pathologies mentales, le cancer, l'asthme ;

– la prévention également des pathologies infectieuses bénignes, notamment respiratoires et ORL ;

– la prévention et la prise en charge de l'obésité de l'enfant.

Le rôle du pédiatre libéral

Une des missions du pédiatre libéral est d'assurer le suivi en ambulatoire de certaines pathologies chroniques d'enfants et adolescents handicapés, en développant la notion de « pédiatre référent ambulatoire ». Le pédiatre libéral peut dans ce cadre développer une compétence particulière pour un certain nombre de pathologies chroniques en fonction de ses centres d'intérêt particuliers et/ou en fonction de ses rapports privilégiés avec tel ou tel service hospitalier. Sa collaboration avec les lieux de référence hospitaliers peut permettre de traiter un certain nombre de situations aiguës en ambulatoire selon des protocoles élaborés en concertation dans le cadre de formations.

Aussi la circulaire recommande-t-elle la participation des médecins libéraux et des médecins de PMI aux discussions cliniques, réunions de synthèse et formations proposées par les équipes médicales hospitalières.

21. C. Trouvé, P. Vienne, B. Marrot (*La prévention sanitaire en direction des enfants et des adolescents*, rapport, IGAS, février 2003) soulignaient que « les comparaisons établies avec les pays de l'Union européenne montrent que les jeunes Français fument plus, boivent plus d'alcool, consomment davantage de produits psycho-actifs et psychotropes, sont plus fréquemment contaminés par le VIH, meurent plus d'accident de la route et se suicident plus ».

Le rôle des réseaux de santé

L'organisation des soins des enfants et adolescents doit être structurée en réseaux de santé[22] dans les domaines de la périnatalité, de la chirurgie et de l'ORL, de l'anesthésie-réanimation pédiatrique, des maladies chroniques ainsi que de la prise en charge des troubles spécifiques du langage.

Les réseaux doivent être organisés autour des centres référents, en étroite collaboration avec les centres médico-psychologiques (CMP), les centres médico-psycho-pédagogiques (CMPP), la santé scolaire, la PMI et les professionnels du secteur libéral, pédiatres et orthophonistes en particulier. La coordination peut être davantage formalisée par la constitution de réseaux spécialisés pour certaines pathologies, notamment chroniques ou pour lesquelles la prise en charge en ambulatoire est importante.

Il peut s'agir également de réseaux généraux de prise en charge de l'enfant et de l'adolescent, notamment dans les régions ou territoires de santé dans lesquels l'accès aux soins des enfants et adolescents pose un problème particulier. La prise en charge des troubles spécifiques du langage relève aussi d'une organisation en réseau organisée dans ce cadre autour des centres référents, en étroite collaboration avec les CMP, les CMPP, la santé scolaire, la PMI et les professionnels du secteur libéral, pédiatres et orthophonistes en particulier.

Les réseaux de santé ont pour objet de favoriser l'accès aux soins, la coordination, la continuité ou l'interdisciplinarité des prises en charge quels que soient les champs d'action concernés : sanitaire, médico-social, établissement ou ville.

Ils définissent les principes organisationnels et les protocoles de prise en charge, et s'assurent que l'organisation définie permet effectivement l'accès aux soins des enfants et adolescents, et, si nécessaire, l'accompagnement, le conseil et l'information tant des patients, que de leurs familles et des professionnels.

Les membres d'un réseau peuvent s'impliquer également dans les projets de recherche épidémiologique et clinique.

Les membres d'un réseau relèvent en principe de multiples compétences : médecins généralistes, pédiatres libéraux et hospitaliers, pédopsychiatres, psychologues libéraux, établissements de santé, centres de PMI et services de médecine scolaire, professionnels de santé paramédicaux, structures médico-sociales, structures et services de soins à domicile, associations d'usagers…

Réseau de chirurgie pédiatrique

Le SROS « enfant et adolescent » doit définir une organisation de réseau de chirurgie pédiatrique pour la région avec une graduation et une répartition des activités tenant compte des besoins de la population, de l'offre de soins existante, de l'organisation des transferts et des possibilités de transports sanitaires. Les disciplines concernées (chirurgie infantile, chirurgie ORL, anesthésie-

22. Les réseaux de santé sont régis par les articles L.6321-1 et L.6321-2. et D.6321-1 à D.6321-7 du CSP.

réanimation) doivent apporter leurs contributions à la définition de cette organisation. Celle-ci doit préciser les pathologies et les actes par tranche d'âge relevant des différents centres, en chirurgie programmée et non programmée, ainsi que les modalités de recours; ceci en fonction de la compétence chirurgicale et anesthésique des équipes. Les acteurs de l'organisation ainsi définie doivent constituer un réseau de chirurgie de l'enfant et de l'adolescent.

La prise en charge des enfants et adolescents en chirurgie doit faire en sorte de respecter les principes généraux de l'accueil et de l'hospitalisation des enfants et adolescents : le bloc opératoire doit notamment comprendre du matériel adapté à l'anesthésie pédiatrique et les personnels être formés à son utilisation.

La circulaire du 28 octobre 2004 distingue deux types d'établissements : les établissements spécialisés, certains d'entre eux ayant une vocation régionale ou interrégionale[23], et les établissements de proximité[24].

Des intervenants souvent nécessaires auprès de l'enfant

La circulaire du 28 octobre 2004 souligne le rôle spécifique et important que peuvent être amenés à jouer certains professionnels et intervenants :

– *les psychologues cliniciens,* dont la présence dans les services recevant des enfants et des adolescents doit être favorisée au maximum. Ils interviennent pour repérer les difficultés et détresses psychologiques, soutenir les parents et les équipes médicale et soignante. Pour permettre aux équipes d'échanger et d'exprimer leurs difficultés, des groupes de parole peuvent être utilement mis en place. Ces psychologues doivent par ailleurs avoir une bonne connaissance des réseaux afin d'organiser la continuité de la prise en charge lors de la sortie de l'établissement ;

– *les éducateurs :* la présence des éducateurs de jeunes enfants au sein des équipes doit être promue afin que des activités ludiques puissent être organisées.

---

23. Ces centres doivent permettre la prise en charge spécialisée des pathologies chirurgicales très spécifiques et/ou nécessitant une réanimation pédiatrique spécialisée, et/ou nécessitant la présence de plusieurs spécialistes pédiatres, chirurgiens et non chirurgiens (dont les polymalformés, les tumeurs de l'enfant, le handicap, la transplantation, les grands brûlés, la chirurgie laryngée...). La chirurgie néonatale, qui concerne les enfants de moins de un an peut, selon les indications, être réalisée en centre spécialisé ou en centre spécialisé à vocation régionale s'il y a nécessité de réanimation post-opératoire spécialisée.

24. Les établissements de proximité prennent en charge l'activité programmée et non programmée — dès lors que l'établissement s'est organisé à ce titre — des enfants de plus de 3 ans, soit la traumatologie simple, la chirurgie, ainsi que les actes diagnostiques réalisés sous anesthésie générale. Les pathologies les plus fréquentes sont la chirurgie ORL courante programmée, la pathologie inguino-scrotale, la pathologie du prépuce, la traumatologie simple, les syndromes appendiculaires, les infections des parties molles, les brûlures inférieures à 5 % et la chirurgie plastique simple. Ces établissements peuvent réaliser chez les enfants de 1 à 3 ans certains actes de chirurgie programmée, notamment les actes pouvant être pris en charge en ambulatoire. Mais la chirurgie non programmée, hors reprises opératoires, des enfants de 1 à 3 ans, les pathologies spécifiques et notamment la traumatologie complexe relèvent des centres spécialisés et ne peuvent pas être pris en charge par les centres de proximité. Il en est de même des actes sous anesthésie générale des enfants de moins de 1 an qui, sous réserve de conditions particulières liées à l'accessibilité, doivent être assurés par les centres spécialisés.

Les éducateurs spécialisés ont un rôle particulièrement important auprès des adolescents, notamment pour leur fixer des repères éducatifs. D'une manière générale, ils favorisent le maintien des liens avec l'extérieur en organisant des fêtes, des projections de films… ;

– *les assistantes sociales :* elles jouent un rôle capital en informant et orientant les familles pour les questions administratives, financières et sociales. Elles peuvent aussi éclairer l'équipe médicale et soignante sur le contexte familial et social de l'enfant. Par ailleurs, elles facilitent la collaboration entre les équipes hospitalières et les services ou établissements extérieurs ;

– *les interprètes :* les établissements recevant un grand nombre d'étrangers non francophones doivent s'assurer la collaboration d'interprètes. De façon plus générale, les établissements peuvent recourir aux ressources internes afin d'assurer une prise en charge optimale de l'enfant et de sa famille[25] ;

– *les médiateurs interculturels :* le recours à des médiateurs interculturels peut être encouragé de façon à mieux comprendre les références culturelles, faciliter la communication au quotidien avec les familles non francophones et permettre une prise en charge thérapeutique optimale.

La prise en charge sanitaire des enfants et adolescents handicapés ou à risque de handicap

La circulaire du 28 octobre 2004 consacre de larges développements à cette problématique.

Les enfants concernés sont ici en particulier les grands prématurés, les enfants qui naissent avec des déficiences particulières ou qui ont présenté des pathologies néonatales graves, les enfants dont le développement psychomoteur dévie de la norme.

Elle souligne que chez l'enfant et l'adolescent, que les déficiences aient été présentes à la naissance ou acquises après et quelle que soit leur cause, un diagnostic et des soins précoces, l'annonce de ce diagnostic ainsi que le soutien aux parents, l'éducation et l'accompagnement de cet enfant ou adolescent tout au long de son développement ont le plus souvent un rôle déterminant pour limiter ses handicaps à l'âge adulte.

Trois problèmes majeurs peuvent en effet se rencontrer et se cumuler :

– des problèmes de complexité liés à des pathologies intriquées ou déficiences physiques gênant les investigations et traitements ou facteurs de complications ;

– des problèmes de communication dus à des déficiences sensorielles, mentales ou du langage, qui font notamment que l'enfant ne peut pas comprendre l'intention des soignants, ou qu'il ne peut pas exprimer sa douleur ou sa peur ;

– des problèmes de comportement, et notamment l'agitation, l'opposition, le retrait, ou même les automutilations.

25. M. Dupont, B. Thelot, « L'accueil des patients non francophones au sein des hôpitaux de l'AP-HP », *Gestions hospitalières,* n° 394, mars 2000.

Sont successivement abordés :

– les modalités de prise en charge précoce (comprenant en particulier le repérage des handicaps) ;

– l'organisation hospitalière de la prise en charge lors de la découverte ou de l'annonce du handicap s'appuyant, autant que possible, sur des consultations de « bilan » au décours de la confirmation d'un handicap : recherche d'un handicap sensoriel surajouté (déficience visuelle, déficience auditive), bilan psychologique, examen stomatologique…

– le suivi ambulatoire par les pédiatres libéraux et les généralistes formés en cette matière

– le suivi hospitalier : consultations de suivi, une fois à deux fois par an, consultations multidisciplinaires « de suivi » par groupe de symptômes, dans différents domaines :

• les troubles du sommeil ;
• la prise en charge de la douleur ;
• le suivi en stomatologique et en orthodontie ;
• le suivi en ophtalmologie, en ORL et en audio-phonologie ;

– l'hospitalisation de court séjour ;

– l'hospitalisation en soins de suite et de réadaptation (SSR) ;

– l'articulation avec le secteur médico-social.

Les unités pédiatriques

Au cours de l'histoire hospitalière, des établissements spécifiques ont été créés pour l'accueil des enfants malades[26]. Le fait qu'y étaient reçus pour l'essentiel des jeunes enfants, que l'admission y était souvent prononcée pour des raisons sociales et que la rupture entre l'âge de l'enfance et celui de la vie adulte s'effectuait de façon plus brutale qu'aujourd'hui, a contribué à l'absence, jusqu'à ce jour, de réflexion formalisée sur les critères d'âge d'admission dans ces hôpitaux et plus généralement, dans les unités pédiatriques. L'émergence de la pédiatrie comme discipline médicale autonome est par ailleurs relativement récente. Surtout, la définition d'âges-seuil est problématique à de nombreux égards.

L'usage hospitalier est pourtant, le plus souvent, de retenir le critère d'âge selon lequel les services et unités pédiatriques reçoivent en principe des mineurs âgés de 0 à 15 ans (inclus), c'est-à-dire jusqu'à la veille du jour anniversaire de leurs 16 ans. Ce critère, retenu dans les règlements intérieurs de nombreux établissements de santé[27], ne découle d'aucune disposition réglementaire générale.

Les textes spécifiques aux mineurs (et notamment la circulaire ministérielle du 1er août 1983) ont ainsi fait référence à la constitution de services d'urgence pédiatriques et de consultations externes[28] réservées aux différentes spécialités pédiatriques sans préciser davantage des critères d'âge.

Les dispositions récentes sur l'organisation des soins font à présent référence à l'âge de la majorité. Ainsi, une circulaire du 28 octobre 2004[29] a-t-elle indiqué dans son préambule que :

---

26. L'âge frontière de 15 ans apparaît en 1803 (1er germinal an XI), s'agissant de l'hôpital des Enfants malades, et était motivé notamment par « les avantages moraux et physiques [...] à séparer les enfants malades des malades plus âgés » (indication donnée par F. Salaün, musée de l'AP-HP).

27. Depuis 1999, le règlement intérieur type de l'AP-HP retient ainsi un critère d'âge jusqu'alors controversé (parfois le jour anniversaire des 15 ans ou celui des 16 ans, parfois 15 ans et 3 mois, mais rarement de façon véritablement explicite) et a retenu le jour anniversaire des 16 ans comme âge seuil pour l'accueil en service pédiatrique ou en service d'adultes. Il s'agit d'ailleurs de l'âge légal à partir duquel est possible l'émancipation d'un mineur (voir chap. 1, « Les principes généraux »). À défaut de réglementation nationale et pour des raisons qui demeurent obscures, certains établissements de santé retiennent un âge-seuil fixé à 15 ans et 3 mois.

28. « Dans toute la mesure du possible seront organisées des urgences autonomes de pédiatrie avec la présence aux heures ouvrables, de personnels médicaux qualifiés [...]. [S'agissant des consultations externes], les enfants n'ont rien à gagner à y côtoyer les consultants externes adultes, avec parfois de longues durées d'attente. [Il convient donc d'organiser] des consultations pour enfants indépendantes et nettement séparées des consultations ordinaires » (circulaire du 1er août 1983).

29. Circulaire DHOS/01/DGS/DGAS n° 2004-517 du 28 octobre 2004 déjà citée.

> « La population considérée (par les SROS de l'enfant et de l'adolescent) a jusqu'à 18 ans, l'âge légal de la majorité paraissant une référence acceptable. Toutefois, des organisations locales et concertées permettent de tenir compte de situations particulières, par exemple, aux urgences pédiatriques ou pour le suivi de pathologies chroniques très spécifiques, lorsque, après avoir entendu l'adolescent, une concertation médicale rend préférable un suivi en service d'adultes. »

La Haute Autorité de santé[30] prévoit pour sa part que :

> « Les enfants et les adolescents doivent être hospitalisés dans une structure où les locaux et matériels sont adaptés aux différentes classes d'âge, où les compétences nécessaires en pédiatrie sont présentes et où les effectifs sont en nombre suffisant pour prendre en charge les enfants. [...] Cependant, en cas d'impossibilité avérée de recourir à une unité d'enfants, il y a alors nécessité d'aménagements [secteur dédié dans un service pour adultes notamment], pour assurer une prise en charge adaptée. »

Le Code de la santé publique prévoit que les actes infirmiers concernant les enfants de la naissance à l'adolescence doivent être dispensés *en priorité* par une infirmière titulaire du diplôme d'État de puéricultrice ou par un infirmier en cours de formation préparant à ce diplôme (art. R.4311-13).

Dans le même sens, le ministère de la santé souligne que :

> « Les enfants et les adolescents ont vocation à être pris en charge, chaque fois que cela est possible, par un médecin spécialiste de l'enfant et du personnel paramédical ayant expérience et savoir-faire dans l'accueil et la prise en charge des enfants[31]. »

La définition de limites d'âge

La répartition des jeunes patients entre les unités hospitalières d'*enfants* et d'*adultes*, selon leur maturité et leurs besoins propres, renvoie à plusieurs problématiques :

■ Au plan médical

– La pédiatrie est la « médecine des enfants ». Spécialité médicale, elle est une « discipline qui se réfère à presque toutes les sciences et techniques médicales [...]. Elle a pour objet le nouveau-né, le nourrisson et l'enfant, son domaine s'arrêtant après la puberté[32] ».

Cette définition médicale du champ de la pédiatrie est un critère essentiel pour décider une admission en unité pédiatrique. Elle distingue l'enfant, défini par sa physiologie, du mineur, défini par sa capacité juridique. Le critère de la

---

30. HAS, *Enjeux et spécificités de la prise en charge des enfants et adolescents en établissement de santé...*, *op. cit.*, p. 10.
31. Circulaire DHOS/01/DGS/DGAS n° 2004-517 du 28 octobre 2004 déjà citée.
32. *Nouveau Larousse médical*, éd. 1992.

puberté constitue dans cette définition un élément de distinction principal entre la pédiatrie et la médecine d'adultes.

Or, ce seuil fondé sur l'âge de la puberté s'avère en pratique sujet à de grandes variations individuelles : il s'accorde mal avec un régime d'admission opposable de façon générale aux jeunes patients. En effet, la puberté est bien davantage un processus, une période, qu'un épisode strictement daté[33].

Contribuant à ce débat, le Conseil national de l'Ordre des médecins a estimé « souhaitable de donner aux adolescents la possibilité d'un suivi pédiatrique adapté [et jugé que] l'âge de 18 ans comme âge limite de l'exercice de la pédiatrie paraît conforme à la réalité physiologique de l'individu et à la réalité de cet exercice médical[34] ».

– Une véritable médecine de l'adolescent s'est progressivement constituée, en cohérence avec les évolutions sociologiques : l'adolescence est aujourd'hui considérée comme une classe d'âge à part entière, correspondant à une période de la vie de durée significative, indépendante de l'âge de 16 ans et caractérisée par un statut physiologique et psychosocial spécifique.

Des unités médicales spécialisées ont été créées, qui en tiennent compte (voir *infra*). Elles accueillent des mineurs qui, à défaut de telles structures, seraient répartis entre les services pédiatriques et les services d'adultes.

Au plan juridique

La capacité de l'adolescent est indépendante de son développement physiologique. Le statut du jeune patient est bouleversé par la majorité civile : l'âge de 18 ans (hors le cas, rare, de l'émancipation) le place dans une situation juridique entièrement nouvelle, qui relève d'un régime de droits et d'obligations distinct.

Mais cette situation juridique n'a pas d'incidence sur les compétences médicales requises par le jeune patient :

– celui-ci, bien que mineur, peut nécessiter des soins dispensés en service d'adultes ;

– devenu majeur, il peut souhaiter poursuivre des soins engagés antérieurement auprès de la même équipe hospitalière pédiatrique.

---

33. Nelson W.E. (*Textbook of pédiatrics*, Philadelphia, Saunders, 1979, 11th ed., p. 7-56, cité par J.-J. Bouquier, J. Bouchet, *Existe-t-il une limite d'âge des patients dans l'exercice de la pédiatrie ?* Rapport adopté en session de mars 1998, CNOM), définit l'adolescence comme « une période de croissance et de modifications importantes de nature physique, cognitive et psychosociale. Elle débute approximativement à l'âge de 10 ans chez les filles et de 12 ans chez les garçons. La fin de la croissance n'est pas clairement délimitée et varie en fonction de critères physiques, mentaux, affectifs et culturels qui caractérisent l'adulte ». Selon J.-J. Bouquier et J. Bouchet, cette définition « fixe un début qui correspond à celui de la puberté et met en évidence le caractère variable de la fin de cette période. En effet, si le début de la puberté est à 10 ans en moyenne chez les filles, avec des âges extrêmes de 8,5 ans-14 ans et de 12 ans chez les garçons avec des âges extrêmes de 10-16 ans, sa durée est de 2-3 ans en moyenne ».

34. J.-J. Bouquier, J. Bouchet, *op. cit.*

Au plan administratif

Il est nécessaire en gestion courante de pouvoir orienter et admettre les mineurs vers les services et hôpitaux pédiatriques ou d'adultes selon des critères applicables de façon générale. Ceci d'autant plus que les patients pris en charge en service de médecine générale pédiatrique relèvent d'une tarification de médecine spécialisée distincte de celle applicable à la médecine adultes (voir chap. 6, « Les frais de soins et d'hospitalisation »).

Des conditions techniques de fonctionnement qui sont imposées à certaines activités de soins ont pour effet que des mineurs ne peuvent être pris en charge dans une unité pédiatrique des disciplines médicales concernées que si l'établissement dispose également de possibilités de prise en charge spécialisée dans d'autres disciplines, afin de pouvoir donner suite sur site à toute urgence médicale.

Entre autres exemples, c'est le cas pour les unités recevant des patients pour greffe d'organes : l'établissement de santé ne peut être autorisé à assurer cette activité que s'il dispose de moyens d'assurer notamment une circulation sanguine extracorporelle (CEC), une épuration extra-rénale 24 heures sur 24 tous les jours de l'année par convention avec le service de néphrologie du site, etc. (art. D.6124-165, CSP).

Mais les textes fixant le régime d'autorisation exigeront que l'établissement dispose dans ce cas d'une unité contiguë spécialisée en pédiatrie. Dans le même exemple des greffes d'organes en pédiatrie, l'établissement de santé devra ainsi disposer d'une unité de surveillance continue en pédiatrie (art. D.6124-167, CSP).

Du point de vue de l'assurance maladie

Il est considéré que la prise en charge par des pédiatres peut être justifiée jusqu'à l'âge de 18 ans.

Une circulaire CNAMTS du 23 juin 1998[35] indique toutefois que :

> « Cette limite d'âge peut être levée en cas de handicap, de maladie chronique ou de retard de maturation. En conséquence, la notification d'un refus de prise en charge fondé sur le dépassement de la limite d'âge ne peut intervenir que lorsque le contrôle médical [de l'assurance maladie], compétent pour apprécier les circonstances particulières, s'est prononcé en faveur du refus. »

Pédiatrie et médecine de l'adolescence

La pédiatrie porte sur une période de la vie dont la croissance et la maturation sont des éléments caractéristiques.

> « Cet exercice débute à la naissance, parfois avant, et va s'étendre sur la période particulière qu'est l'adolescence[36]. »

35. Circulaire CNAMTS ENSM n° 32/98-DGR n° 66/98 sur la limite d'âge dans l'exercice de la pédiatrie.

36. J.-J. Bouquier, J. Bouquet, *op. cit.*, p. 1.

Du point de vue du Conseil national de l'Ordre des médecins[37], le pédiatre est *a priori* le mieux formé pour assumer le suivi médical global pendant toute la durée de la période pubertaire qui caractérise l'adolescence.

En effet :

> « Les adolescents qui consultent le pédiatre sont généralement ceux qui ont une puberté retardée ou un handicap pour lequel ce médecin reste le médecin de référence. Il serait donc dommageable pour les adolescents de les exclure de cette prise en charge globale et spécialisée par une décision basée sur un âge chronologique si peu conforme à la nature physiologique de l'individu et dans une période si importante où la valeur de la prise en charge a un rôle préventif considérable.
>
> À l'opposé, ce sont les adolescents dont la puberté est terminée qui vont consulter le médecin généraliste dans leur désir tout à fait louable de reconnaissance de leur statut d'adolescent pré-adulte[38]. »

La limite d'âge de 18 ans retenue en principe par le Conseil national de l'Ordre ne saurait donc, de son avis même, être stricte :

> « Peut-on, dans ces différentes situations [handicap, une maladie chronique ou simplement d'un retard de maturation] déqualifier le pédiatre dans son exercice ?
>
> Cette liberté de choix ne doit-elle pas rester une possibilité pour le patient et la famille, ceci dans les limites de l'évolution physiologique de l'individu ? » (p. 5).

Assouplissements et dérogations

Aucune réglementation à caractère général ne fixant un âge-seuil en ce domaine, le critère administratif d'âge d'admission applicable au sein d'un établissement de santé est celui retenu dans son règlement intérieur, lorsque cette précision y figure.

L'AP-HP a ainsi retenu dans son règlement intérieur les âges de 0 à 15 ans inclus[39]. Ce critère s'impose en principe pour toutes les admissions en unité pédiatrique.

Au sein de cet établissement, pour les raisons énoncées ci-dessus, des assouplissements et des dispositions dérogatoires sont prévues.

Elles résultent notamment de la circulaire du 1er août 1983 qui dispose que :

> « D'une manière générale, la plus grande souplesse est nécessaire en ce qui concerne les âges limites d'admission dans les services d'enfants et d'adultes [et que] chaque fois que possible, il [doit être] tenu compte des souhaits de l'adolescent quant au type de service où il séjournera. »

37. *Ibid.*
38. *Ibid.*, p. 5.
39. Règlement intérieur de l'AP-HP, art. 86.

Le règlement intérieur-type de l'AP-HP dispose en conséquence que :
– *en cas d'urgence :* si un malade ou un blessé âgé de plus de 15 ans (et notamment un « grand mineur ») se présente en urgence dans un hôpital pédiatrique, les premiers soins doivent lui être prodigués avant qu'il soit dirigé, s'il est transportable, vers un hôpital ou une unité d'adultes en mesure de le prendre en charge. Des dispositions symétriques s'appliquent dans les hôpitaux d'adultes pour les enfants qui y sont présentés en urgence ;
– *hors les cas d'urgence :* des patients de plus de 15 ans peuvent par dérogation être admis et soignés en service pédiatrique, et ce même s'il existe un service d'adultes susceptible de les accueillir[40]. Ces dispositions peuvent trouver application en raison de l'état de santé du patient, de nécessités particulières liées à la continuité des soins ou à la compétence particulière de telle ou telle équipe, ainsi que pour des motifs de différente nature résultant de convenances particulières acceptables (présence d'une fratrie, commodité de proximité, inconvénients d'un transfert, particularités psychologiques, etc.).

Sur le même fondement, des dérogations[41] peuvent également permettre à un patient de moins de 16 ans, sur avis médical, d'être admis en unité d'adultes.

D'autres organisations sont toutefois possibles, telles qu'un régime dérogatoire d'admission permanent et ouvert à une proportion importante de patients, pour tel ou tel service ou unité (dès lors toutefois que le régime d'autorisation de l'activité de soin concernée n'y fait pas obstacle). L'intérêt des patients doit déterminer les décisions prises en ce domaine. L'établissement de santé, qui dispose d'une compétence propre pour l'organisation de ses activités médicales, a en effet toute faculté pour établir, dans les conditions légales (décision du directeur après concertation avec le directoire, art. L.6143-7, CSP ; ou encore dans les contrats de pôle, art. L.6146-1, CSP) des critères d'admission prévoyant, pour tel pôle d'activité, tel service ou telle unité et pour des raisons médicales particulières :
– l'accueil de patients de plus de 15 ans dans une unité pédiatrique ;
– l'accueil de patients de moins de 16 ans dans une unité d'adultes ;
– l'accueil exclusif de jeunes patients d'une catégorie d'âge particulière et homogène, sans référence à la date anniversaire des 16 ans.

Cette disposition s'applique ainsi pour l'admission en unité de réanimation pédiatrique[42] : pour ce type de soins, il appartient aux unités concernées, pédiatriques et médicales, de

> « déterminer localement les critères d'admission pour les grands adolescents lorsque leur prise en charge par de telles unités apparaît préférable à une orientation vers une unité de réanimation pour adultes » (voir *infra*, « Les activités médicales règlementées »).

40. *Ibid.*
41. *Ibid.*
42. Circulaire DHOS/O n° 2006/396 du 8 septembre 2006 relative à l'application des décrets n° 2006-72 et 2006-74 du 24 janvier 2006 relatifs à la réanimation pédiatrique.

En pratique

Les organisations doivent être fixées en tenant compte de différents principes:

– « Dans la mesure du possible, la prise en charge des enfants et des adolescents doit avoir lieu dans un service de pédiatrie[43] ». Les établissements de santé n'accueillant pas exclusivement des enfants doivent élaborer un protocole écrit organisant la prise en charge des enfants et des adolescents. En tout état de cause, les locaux doivent être adaptés aux besoins spécifiques de ces patients et les personnels soignants formés à la prise en charge des enfants.

– Les unités et services pédiatriques doivent être constitués et organisés pour tenir compte des particularités médicales des soins de l'enfant, en tenant compte des caractéristiques médicales de tels ou tels jeunes patients pris en charge[44]. Les unités d'adultes doivent en principe être organisées dans la même perspective, pour l'accueil de patients *grands mineurs* et majeurs.

Dans ces différents services, les dérogations, lorsqu'elles sont nécessaires, doivent faire l'objet de décisions au cas par cas et conformément aux procédures réglementaires de l'admission à l'hôpital (décision du directeur prise sur avis du responsable médical de la structure médicale, chef de pôle ou de service ou médecin habilité par ces derniers)[45].

En tout état de cause, il semble préférable, au sein des unités pédiatriques dénuées d'expérience vis-à-vis des grands adolescents, de ne proposer la continuité des soins dans l'unité qu'aux patients déjà pris en charge avant leurs 16 ans et d'adresser directement à une unité d'adultes les jeunes patients primo-consultants ayant dépassé cet âge.

– Plus généralement, on rappellera les obligations déontologiques qui visent à réserver la prise en charge des patients à des praticiens avertis dans leur domaine médical de référence. Le Code de déontologie médicale énonce ainsi que si

> « Tout médecin est, en principe, habilité à pratiquer tous les actes de diagnostic, de prévention et de traitement, [...] il ne doit pas, sauf circonstances exceptionnelles, entreprendre ou poursuivre des soins, ni formuler des prescriptions dans des domaines qui dépassent ses connaissances, son expérience et les moyens dont il dispose » (art. R.4127-70, CSP).

---

43. Circulaire DHOS/O1/DGS/DGAS n° 2004-517 du 28 octobre 2004 déjà citée.

44. La circulaire DHOS/O1/DGS/DGAS n° 2004-517 du 28 octobre 2004 déjà citée indique ainsi que « Dans certains cas, la pédiatrie générale s'appuie sur des compétences et un plateau technique sachant s'adapter à la prise en charge des enfants: le médecin d'adulte, formé à cette prise en charge, peut pour certaines indications, et en lien étroit avec le service de pédiatrie générale, intervenir auprès d'enfants. Le médecin pédiatre peut intervenir sur le plateau technique adulte. L'équipe paramédicale du plateau technique est formée à l'accueil et la prise en charge des enfants. Les services de pédiatrie doivent également organiser le relais de la prise en charge des adolescents passant à l'âge adulte. Ce relais peut se concrétiser par exemple par l'existence de consultations communes de transition entre pédiatres et médecins d'adultes. »

45. Ainsi, dans le cadre des délégations qui peuvent être attribuées par le directeur au chef de pôle, ce dernier peut être amené à prendre les décisions d'admission (art. L.6143-7 et R.6146-8, CSP).

– La cohabitation dans de mêmes services de patients adultes ou de grands mineurs avec de jeunes mineurs peut être source de difficultés. Elle doit être évitée autant que possible et expliquée aux parents quand il ne peut en être autrement : l'enfant considérera souvent l'environnement d'un service d'adultes comme étranger, voire hostile. La moyenne d'âge des hospitalisés fait qu'il y côtoiera le plus souvent des patients beaucoup plus âgés, parfois en situation de détresse physique : cette confrontation peut être traumatisante.

Des dérogations trop nombreuses mettraient en cause la communauté de classe d'âge et l'empathie spontanée entre les jeunes patients existant souvent dans les services pédiatriques. La disponibilité et la volonté des soignants ne sont pas spontanément suffisantes : accueillir un enfant agressé dans son intégrité physique, privé de ses repères habituels, nécessite des compétences et une réponse adaptée.

La circulaire du 1er août 1983, constatant toutefois que certains enfants relèvent de traitements spécialisés non pédiatriques (chirurgie, ORL, etc.), recommande que les enfants concernés, s'ils ne peuvent être rattachés à un service de pédiatrie, « soient du moins rassemblés dans un secteur où ils bénéficient d'un personnel et d'un environnement adaptés ». Elle indique qu'« en aucun cas, évidemment, ils ne devront partager la chambre d'un adulte ».

– Enfin, les recommandations de la Haute Autorité de santé, au-delà même de la question des âges limite d'admission, préconisent :

> • « [la mise en place d'une] organisation matérielle spécifique de l'accueil de l'enfant et de l'adolescent, qui doit être adaptée aux différentes classes d'âge[46]. On distingue les enfants de bas âge (moins de 3 ans), les enfants d'âge moyen (3-7 ans), les grands enfants (8-11 ans) et les pré-adolescents et adolescents (12-17 ans). Cette organisation (doit comprendre une) organisation de la circulation des enfants et des adolescents devant être totalement distincte de celle des adultes, notamment en psychiatrie ;
>
> • [d']organiser bien en amont le relais avec la médecine d'adulte pour ne pas interrompre la prise en charge et appliquer "souplement" la limite d'âge de 18 ans d'accès à l'hospitalisation en services pour adultes des patients atteints de pathologies chroniques, de handicap, de maladies psychiatriques. Ces décisions doivent prendre en compte l'avis du jeune adulte[47] ».

Le cas de la psychiatrie infanto-juvénile

Les dispositions qui s'appliquent à la psychiatrie de l'enfant et de l'adolescent concordent avec les dispositions générales.

Un décret du 14 mars 1986[48] fixe à 16 ans la limite d'âge inférieure applicable pour la prise en charge des patients par le secteur de psychiatrie générale (« adultes »).

---

46. La Charte de l'enfant hospitalisé va dans le même sens : « Les enfants ne doivent pas être admis dans des services d'adultes. Ils doivent être réunis par groupe d'âge pour bénéficier de jeux, loisirs, activités éducatives adaptés à leur âge, en toute sécurité » (art. 6).

47. HAS, *Enjeux et spécificités…*, *op. cit.*, p. 10.

48. Décret du 14 mars 1986 relatif à la lutte contre les maladies mentales et à l'organisation de la sectorisation psychiatrique.

En revanche, il ne délimite pas précisément la tranche d'âge des adolescents auxquels les secteurs de psychiatrie infanto-juvénile doivent offrir des soins et services. Les équipes psychiatriques peuvent ainsi utiliser cette souplesse offerte par les textes et adapter leurs réponses tant individuelles qu'institutionnelles pour répondre aux besoins de santé mentale des adolescents, quel que soit leur âge[49].

Ces dispositions s'appliqueront aux services hospitaliers de psychiatrie qui par exception ne relèvent pas d'un secteur psychiatrique.

Structures spécifiques : pouponnières et maisons d'enfants à caractère sanitaire

Ces institutions, qui sont soumises à un régime d'autorisation relevant du président du conseil général, accueillent également des mineurs pour des séjours de longue durée, de nature, pour tout ou partie, sanitaire :

– Les pouponnières ont pour objet de garder jour et nuit des enfants de moins de 3 ans qui ne peuvent ni rester au sein de leur famille ni bénéficier d'un placement familial surveillé (art. R.2324-1, CSP).

Elles sont divisées en deux catégories :

- les pouponnières à caractère social qui reçoivent des enfants dont l'état de santé ne nécessite pas de soins médicaux particuliers[1] ;
- les pouponnières à caractère sanitaire qui reçoivent des enfants dont l'état de santé exige des soins que leur famille ne peut donner[2]. Le Code de la santé publique précise que « doit être considérée comme pouponnière toute réunion chez une même personne (dans les conditions réglementaires applicables aux pouponnières) de plus de trois enfants de moins de trois ans étrangers à la famille » (art. R.2324-1) ; il en précise par ailleurs les normes (art. R.2324-2 à R.2324-8).

– Les maisons d'enfants à caractère sanitaire (MECS)[3] étaient régies jusqu'à l'ordonnance du 4 septembre 2003 par des dispositions propres, distinctes de la législation hospitalière. Elles sont aujourd'hui pourvues du statut d'établissement de santé (art. L.2321-1 et suiv., CSP).

Il s'agit d'établissements permanents ou temporaires, fonctionnant généralement en internat et destinés à recevoir, sur certificat médical, des enfants ou adolescents de trois à dix-sept ans révolus, en vue de leur assurer des soins de suite ou de réadaptation. Leurs activités concernent notamment des affections chroniques.

La loi exclut expressément de la qualification de maisons d'enfants à caractère sanitaire les établissements climatiques de l'enseignement public ou privé où le séjour des enfants peut donner lieu à une prise en charge par les organismes d'assurance maladie (art. L.2321-2, CSP). De même, les enfants relevant d'établissements recevant habituellement pour leur éducation des mineurs délinquants ou en danger ou présentant des troubles sensoriels, moteurs, intellectuels, du caractère ou du comportement ne peuvent en principe y être admis (art. L.2321-3, CSP).

1. Ces structures relèvent de l'article L.312-1 du CASF.

2. Sont notamment concernés les enfants atteints de malformations ou d'affections nécessitant un traitement spécial, d'encéphalopathie, en traitement pré- ou post-opératoire, en séjour post-hospitalier avant leur retour dans leur famille...

3. Au nombre de 162 en 2000, ces établissements sont, pour la plupart, implantées dans les régions montagneuses : Alpes, Puy-de-Dôme, Pyrénées.

---

49. Circulaire DHOS/01/DGS/DGAS n° 2004-517 du 28 octobre 2004 déjà citée.

Prise en charge de l'adolescent

Évoquant les adolescents, et notamment les plus âgés d'entre eux, Françoise Dekeuwer-Desfossés jugeait nécessaire de leur attribuer des prérogatives juridiques propres : « Qu'un enfant proche de la majorité ne se gouverne et ne se traite pas comme un bébé est une évidence. Encore faut-il le traduire en termes de droit[50]. » Les responsables hospitaliers sont confrontés, dans le cadre de leur action, à des problématiques similaires, afin d'adapter l'accueil et la prise en charge de ces mineurs bientôt adultes aux besoins de leur âge[51]. Ainsi sont nées progressivement des organisations hospitalières propres aux adolescents[52].

L'adolescence constitue une période charnière, de durée variable mais toujours significative, faite de nombreux processus de maturation et de mutation, tant physiques que psychiques. Elle s'accompagne nécessairement de remaniements dans les relations sociales et familiales et dans les sujets d'intérêt. Elle est propice chez certains mineurs à l'apparition de difficultés psychologiques graves, donnant lieu à des conduites de rejet, avec toutes les répercussions qu'elles induisent aux plans affectif, familial et/ou scolaire.

L'hospitalisation constituera parfois un moment déterminant dans la relation de l'adolescent avec son entourage

> « Paradoxalement, la maladie peut avoir, par elle-même ou par son traitement, une fonction émancipatrice ôtant l'adolescent au contrôle de ses parents, ou suscitant des attitudes de provocation, dans la recherche de ses limites, face à la maladie ou à soi-même[53]. »

L'accueil de l'adolescent à l'hôpital nécessite pour cette raison des approches spécifiques, aussi bien d'ailleurs pour les soins courants et les maladies chroniques soignées au long cours — asthme, diabète, épilepsie, troubles des comportements alimentaires notamment — que pour les situations d'urgence telles que tentative de suicide, intoxication, coups et blessures, etc.[54].

---

50. F. Dekeuwer-Défossez, *Les droits de l'enfant*, *op. cit.*, p. 28.

51. F. Marquis, J.-P. Deschamp, B. Legras, R. Senault, « L'hospitalisation des enfants dans un CHR », *Archives françaises de pédiatrie*, 1985 (42), p. 459-464.

52. P. Alvin, V. Courtecuisse, « Médecine des adolescents : connaissance et perspectives », *Archives françaises de pédiatrie*, 1991 (48), p. 137-141.

53. D. Armengaud, « L'adolescent malade », *in* S. Rosenberg-Reiner, B. Roy (dir.), *Guide de l'hospitalisation des enfants*, *op. cit.*, p. 213 et suiv.

54. La circulaire DHOS/O1/DGS/DGAS n° 2004-517 du 28 octobre 2004 déjà citée souligne que « L'adolescence représente une période particulière, qui nécessite une approche spécifique. Elle peut se caractériser par l'apparition de comportements à risque (accidents, conduites

La circulaire du 16 mars 1988

La prise en compte spécifique des besoins des adolescents à l'hôpital par la création d'unités hospitalières qui leur sont réservées est récente. S'appuyant sur des expériences pionnières[55], elle a été consacrée par la circulaire ministérielle du 16 mars 1988[56].

Les éléments principaux de cette circulaire sont les suivants :

– Les adolescents constituent une classe d'âge spécifique, y compris au plan médical, et aux contours variables : or, « s'il est difficile de définir l'adolescence en termes chronologiques, en pratique doivent être considérés comme adolescents les patients âgés de 13 à 19 ans, étant entendu que ces limites d'âge ne sauraient être strictes et doivent être adaptées en fonction de variables individuelles ». La tranche d'âge ici retenue (celle du « teenager ») est plus restrictive que celle de l'Organisation mondiale de la santé (OMS) qui définit comme adolescent tout individu de 10 à 19 ans[57] et se fonde sur le fait que, pendant cette période, l'organisme est en pleine croissance avec des modifications endocriniennes, psychiques et sociales majeures.

– Deux obstacles principaux ont souvent contrarié une prise en charge pleinement satisfaisante des patients adolescents :

> « D'une part, la dispersion des adolescents dans différents services ne favorise pas l'identification et la prise en compte de leurs besoins spécifiques [...]. En outre, l'organisation de l'hôpital, divisé en services spécialisés, accentue cette dispersion : ainsi le recours à l'hôpital conduit les adolescents, en fonction de leurs problèmes, tant dans les services de médecine et de pédiatrie, qu'en chirurgie, en gynécologie obstétrique, en endocrinologie... Le fonctionnement de l'hôpital se doit d'être plus centré sur les individus, pour favoriser une prise en charge globale particulièrement indispensable pour les adolescents.
>
> D'autre part, les jeunes peuvent être mal perçus dans un système institutionnel non préparé à les accueillir[58]. »

---

addictives, tentatives de suicide, troubles du comportement alimentaire, manifestations d'auto ou hétéro-agressivité) qui posent un véritable problème de santé publique. Le SROS doit prévoir des réponses adaptées à la prise en charge des adolescents dans le champ sanitaire et (établir) des recommandations, notamment par l'organisation d'un accueil spécifique et l'intégration aux projets d'établissement d'un volet relatif à la politique de prise en charge des adolescents [...]. L'organisation de la prise en charge des adolescents malades chroniques, des adolescentes en maternité et des adolescents ayant fait une tentative de suicide doit faire l'objet d'une réflexion particulière, tant au niveau régional que des établissements de santé. »

55. Ainsi le service des adolescents de l'hôpital de Bicêtre (AP-HP).

56. Circulaire DGS/DH n° 132 du 16 mars 1988 relative à l'amélioration des conditions d'hospitalisation des adolescents.

57. Organisation mondiale de la santé, *Les problèmes de santé des adolescents : rapport d'un comité d'experts de l'OMS,* « Série de rapports techniques », n° 308, Genève, 1965 ; *Besoins sanitaires des adolescents,* « Série de rapports techniques », n° 609, 1977.

58. « En pédiatrie, les adolescents sont considérés comme des "gêneurs", comme souvent dans leur famille, contrairement à l'enfant qui est dit "bon malade" parce qu'il n'exprime pas sa souffrance et a l'habitude de se soumettre » (Haut Comité de la santé publique, *La souffrance psychique des adolescents et des jeunes adultes,* Éditions ENSP, 2000, p. 89).

– Ces raisons justifient la mise en place d'organisations spécifiques :

• des consultations externes réservées aux adolescents ;

• le regroupement des adolescents, « de telle sorte qu'ils puissent créer ensemble le milieu dont ils ont besoin pour surmonter l'épreuve de la maladie », car il est compréhensible que des adolescents rechignent, et se sentent dévalorisés, à être hospitalisés avec des enfants en bas âge ou dont les activités strictement enfantines sont trop éloignées de leurs intérêts.

Ce regroupement peut être organisé par l'individualisation de « secteurs adolescents », dans les services où ils sont accueillis, en regroupant les lits qu'ils occupent. Il peut également prendre la forme d'« unités spécifiques d'hospitalisation pour adolescents ». En effet, « une structure habituée ou dévolue à la médecine pour adolescents peut s'avérer très utile dans certains cas, comme relais intermédiaire entre la médecine pédiatrique et la médecine d'adultes » et comme « recours technique auprès de certains médecins d'adultes, dans le cas de pathologies rares qu'ils connaissent parfois mal, les patients atteints décédant jadis constamment au cours de l'enfance »[59].

Les unités d'hospitalisation pour adolescents

– L'annexe III de la circulaire du 16 mars 1988 précise les caractéristiques de ces unités. Elle prévoit tout d'abord qu'elles peuvent être constituées :

• « par le regroupement des adolescents hospitalisés pour une pathologie de nature médicale, mais aussi chirurgicale ou gynécologique dans la mesure où les affections dont ils sont atteints ne requièrent pas un matériel très spécialisé et non mobile » ;

• sous forme d'un pôle d'activité d'un service d'hospitalisation[60] : au sein de l'hôpital, l'unité peut être localisée en enclave dans un service hospitalier, et notamment d'un service de pédiatrie, ou être complètement indépendante. La création d'une telle structure doit bien entendu s'effectuer en conformité avec les orientations du projet d'établissement (et du projet médical) et celles du schéma régional d'organisation des soins (SROS).

– La circulaire du 16 mars 1988 indique que ces unités doivent se doter d'une triple mission : soins, formation et recherche. Sur ce point, elle distingue :

• les missions de formation et de recherche, qui justifient l'existence d'une unité par interrégion au minimum, implantée dans un CHU ;

• la mission de soins, « mission principale de l'hôpital », qui peut rendre nécessaire l'existence d'un plus grand nombre d'unités.

---

59. J.-P. Dommergues, G. Lenoir, P. Alvin, « Enseignement et avenir de la pédiatrie », in *Assises nationales de médecine de l'enfant*, Doin, 1995, p. 28 et suiv.

60. Ce terme de « pôle » doit être entendu ici dans son sens antérieur à la l'ordonnance n° 2005-406 du 2 mai 2005 qui a institué des « pôles d'activité » et correspondant en pratique à une « unité fonctionnelle » ; art. L.6146-1, CSP). C'est ainsi logiquement que la circulaire DHOS/O1/DGS/DGAS n° 2004-517 du 28 octobre 2004 déjà citée prévoit « l'identification d'unités fonctionnelles dans les services de pédiatrie (qui) peut permettre de créer un cadre de soins précis, présenté par un soignant référent et comportant des règles de vie sous forme de règlement intérieur. Les objectifs de l'hospitalisation sont discutés avec l'adolescent et les parents, ils sont éventuellement formalisés sous forme d'un contrat de soins ».

– Pour un meilleur fonctionnement, « la taille des unités ne doit pas être trop importante, afin d'éviter des difficultés liées à une concentration trop grande d'adolescents. Le niveau souhaitable se situe autour d'une vingtaine de lits, nombre qu'il faut éviter de dépasser ».

L'organisation d'une unité d'hospitalisation doit toujours comporter la mise en place d'une consultation externe, afin notamment d'assurer le suivi des patients après la sortie de l'hôpital.

Le règlement intérieur de l'établissement doit ouvrir la possibilité de mesures dérogatoires pour ce type d'unité, en particulier pour les visites, les heures de lever, de coucher… L'aménagement de locaux collectifs réservés aux adolescents doit être effectué de façon attentive, afin de leur permettre de se réunir et de mener des activités récréatives. L'élaboration d'un règlement propre à l'unité est recommandée.

Par ailleurs, les adolescents dont l'état nécessite un séjour dans un service spécialisé autre que l'unité d'adolescents doivent avoir accès aux équipements collectifs de l'unité. Une coordination doit être organisée entre les différents services de l'hôpital accueillant des adolescents et l'unité spécifique.

– Plusieurs dispositions de la circulaire concernent le personnel permanent de l'unité :

• en plus des médecins assurant la continuité des soins dans l'unité, l'équipe médicale doit pouvoir s'assurer le concours d'autres spécialistes, et notamment d'un gynécologue et d'un psychiatre ;

• s'agissant du personnel paramédical,

> « il importe, autant que faire se peut, de prendre en compte l'âge des soignants (éviter les très jeunes) et de veiller à la mixité de l'équipe. Le calcul des effectifs nécessaires doit prendre en compte la globalité de la charge de travail, y compris la charge très importante en soins relationnels qui nécessite une grande disponibilité en plus de la charge en soins traditionnels » ;

• certaines compétences sont particulièrement nécessaires au sein de ces unités, notamment celles d'un psychologue et d'un assistant social, car nombreux sont les adolescents hospitalisés qui ont des problèmes familiaux et scolaires. Ces professionnels peuvent contribuer à trouver avec les jeunes patients « un projet de santé auquel ils adhèrent, faute de quoi l'hospitalisation risque de se prolonger inutilement et la prise en charge thérapeutique risque d'échouer ».

La prise en charge des adolescents dans le cadre de l'intersecteur de psychiatrie infanto-juvénile a donné lieu à des dispositions spécifiques exposées notamment par la circulaire n° 70 du 11 décembre 1992[61].

61. Circulaire n° 70 du 11 décembre 1992 relative aux orientations de la politique de santé mentale en faveur des enfants et adolescents. On lira utilement F. Amara, P. Naves (dir.), *Évaluation de la mise en place du dispositif « maison des adolescents »* (MDA), Inspection générale des affaires sociales, 2013.

Les maisons des adolescents

Ces structures se sont développées rapidement au cours des dernières années, à la suite de la création à Paris de la maison des adolescents « Maison de Solenn » (AP-HP) en 2004[62].

Les maisons des adolescents (MDA) ont vocation à offrir aux parents, mais aussi à la fratrie et aux autres proches, la possibilité d'être écoutés, rassurés, de réfléchir avec d'autres, d'être aidés, d'envisager des solutions. Elle doit offrir des espaces d'information et de dialogue, de façon individualisée ou dans des groupes de parole de parents. Elle peut permettre également des entretiens conjoints, entre parents et adolescents, ou associant la famille entière, au moment opportun.

Ces « maisons » constituent des lieux de liaison entre les différents intervenants de l'adolescence (équipe ressource de psychiatrie, Aide sociale à l'enfance, Protection judiciaire de la jeunesse (PJJ), équipes de secteurs, établissements de santé, etc.). Un de leurs objectifs est la continuité et la cohérence de la prise en charge. Elles peuvent également être le point d'ancrage d'une prise en charge des adolescents constituée en un réseau de santé, au sens de l'article L.6321-1 du Code de la santé publique.

*Organisation : l*es maisons des adolescents sont des structures ouvertes où les adolescents peuvent se rendre librement et gratuitement, sans qu'une autorisation préalable des parents soit nécessaire.

Elles doivent être clairement identifiées et individualisées afin de faciliter leur repérage et offrir des plages horaires d'accueil souples et adaptées.

Leur implantation géographique doit être choisie de façon à être aisément accessible pour les populations adolescentes.

Les maisons des adolescents peuvent être créées par un établissement de santé, une association, une collectivité locale à partir de structures, équipements ou services existants. Elles peuvent être implantées dans des locaux hospitaliers. En tout état de cause, les liens de la « maison » avec une ou plusieurs structures permettant l'hospitalisation des adolescents en tant que de besoin doivent être précisés dans le projet de fonctionnement de la structure.

Les responsabilités et engagements respectifs doivent être formalisés sur une base contractuelle avec les autorités concernées.

---

62. Un programme national de soutien aux maisons des adolescents a été lancé à l'issue de la Conférence de la famille en 2004, afin d'assurer sur la période 2006-2010 un maillage significatif du territoire national par ce type de structures d'accueil et d'accompagnement des adolescents en difficulté. À la suite du plan « Santé Jeunes » de 2008, l'objectif d'une maison des adolescents par département a été fixé. En 2013, 84 maisons des adolescents étaient en fonctionnement.

Urgences pédiatriques

Les mineurs sont nombreux à être reçus dans les unités d'urgence, pour les grands et petits accidents de la vie ordinaire, les maladies propres à l'enfance et les autres, et le plus souvent afin de s'assurer rapidement de l'absence de gravité de tel ou tel problème de santé. Dans ces unités, la gestion de l'inquiétude constitue une dimension importante de l'activité et de l'accueil : l'angoisse des parents face à une pathologie de l'enfant est en effet souvent importante et la majorité des enfants vus aux urgences sont en bas âge[63]. Les bronchites, diarrhées et fièvres sont le quotidien des unités d'urgences pédiatriques.

Longtemps considérées comme le simple prolongement de certains services hospitaliers, les structures d'urgence ont connu depuis les années 1980 un accroissement d'activité spectaculaire. Le recours toujours plus grand de la population à ces structures a accompagné la médicalisation de la société, le faible engagement de la médecine de ville dans cette activité et surtout le sentiment généralement partagé par les patients qu'est assurée aux urgences hospitalières la prise en charge la moins coûteuse, la plus rapide et, compte tenu de la disponibilité constante d'un plateau technique, la plus sûre.

En pratique, les structures d'urgences prennent en charge aujourd'hui un faible taux d'urgences majeures et répondent en grande partie à une demande de soins pour des affections dépourvues de risque grave, mais qui relèvent de l'« urgence ressentie ». Leur mission première est cependant la prise en charge des patients nécessitant, pour des affections graves, des soins à la fois immédiats et intensifs, en liaison étroite avec les services de réanimation.

Des dispositions réglementaires spécifiques organisent la prise en charge hospitalière en urgence des enfants et des adolescents.

On se reportera sur de nombreux points aux indications d'une circulaire ministérielle du 20 mai 2003 consacrée à ces organisations[64]. Une circulaire du

---

63. La Cour des comptes, (« Les urgences médicales : constats et évolution récente », in *Rapport public annuel, 1re partie : observations des juridictions financières*, 2007, p. 313-347) indique que la clientèle des services d'urgence est globalement plus jeune que l'ensemble de la population et qu'environ un quart des patients reçus dans les structures d'urgences a moins de 15 ans. Le taux de recours aux urgences (rapport entre le nombre d'enfants de moins de un an passés par les services d'urgence et le nombre d'enfants du même âge dans la population totale) le plus élevé est celui des enfants de moins de un an (48 %).

64. Circulaire DHOS/SDO n° 2003-238 du 20 mai 2003 relative à la prise en charge de l'enfant et de l'adolescent aux urgences. Ce texte précise que « L'ensemble des acteurs du système de santé — agences régionales de l'hospitalisation, établissements de santé, médecins et équipes

22 octobre 2001 a précisé par ailleurs les modalités d'accueil requises pour les mineurs victimes de violence ou en situation de détresse psychologique[65].

La médecine d'urgence

Dans l'organisation de la « médecine d'urgence » de notre pays, telle qu'elle est désormais prévue par le décret du 22 mai 2006[66], une place particulière est consacrée aux structures pédiatriques. La réglementation identifie ainsi (art. R.6123-1, CSP):

– les structures (ou services) mobiles d'urgence et de réanimation (SMUR) spécialisées dans la prise en charge et le transport sanitaire d'urgence des enfants, y compris les nouveau-nés et les nourrissons, appelées « SMUR pédiatriques » ;

– la prise en charge des patients mineurs dans une structure d'« urgences pédiatriques ».

Pour fonctionner, ces structures nécessitent une autorisation administrative délivrée par le directeur général de l'agence régionale de santé.

Les structures mobiles d'urgence et de réanimation

Ces « SMUR » ont pour mission:

– d'assurer, en permanence, en tous lieux — et prioritairement hors de l'établissement de santé auquel ils sont rattachés — la prise en charge des patients dont l'état requiert de façon urgente une prise en charge médicale et de réanimation, et, le cas échéant, et après régulation avec le service d'aide médicale urgente (SAMU)[67], le transport de ce patient vers un établissement de santé ;

---

soignantes — a un devoir d'information envers la population afin de susciter l'orientation des enfants et des adolescents vers les établissements de santé accueillant les urgences pédiatriques. En effet, les enfants ont vocation à être pris en charge, chaque fois que cela est possible, et en particulier aux urgences, par un pédiatre et du personnel paramédical ayant une expérience dans l'accueil et la prise en charge des enfants. »

65. Circulaire n° DHOS/E1/2001/503 du 22 octobre 2001 relative à l'accueil en urgence dans les établissements de santé des personnes victimes de violences ainsi que de toutes personnes en situation de détresse psychologique.

66. Décret n° 2006-576 du 22 mai 2006 relatif à la médecine d'urgence et modifiant le code de la santé publique (dispositions réglementaires).

67. Le Service d'aide médicale urgente, constitué dans chaque département et comprenant un centre de réception et de régulation des appels (« CRRA » ou « centre 15 »), a pour mission de répondre par des moyens exclusivement médicaux aux situations d'urgence (art. R.6311-1, CSP). Sa fonction du SAMU comprend plusieurs volets (art. R.6311-2, CSP) et notamment celui d'« organiser le cas échéant le transport dans un établissement public ou privé en faisant appel à un service public ou à une entreprise privée de transports sanitaires ». Le SAMU et les services qui concourent à l'aide médicale urgente sont tenus d'assurer le transport des patients pris en charge dans le plus proche des établissements offrant des moyens disponibles adaptés à leur état, en respectant dans la mesure du possible le principe du libre choix (art. L.6311-2, CSP). On se reportera utilement à la circulaire DHOS/O1/2005/67 du 7 février 2005 relative à l'organisation des transports de nouveau-nés, nourrissons et enfants. Ce texte précise le fonctionnement des SMUR pédiatriques et les protocoles qui doivent s'y appliquer. Il distingue trois types de transports: le transport médicalisé interhospitalier, le transport infirmier interhospitalier et le transport ambulancier.

– d'assurer le transfert entre deux établissements de santé d'un patient nécessitant une prise en charge médicale pendant le trajet.

Les textes prévoient que, pour l'exercice de ces missions, l'équipe d'intervention du SMUR doit nécessairement comprendre un médecin (art. R.6123-15, CSP).

Les structures d'urgences pédiatriques

Les services d'urgences dédiées de façon exclusive à l'accueil des enfants malades ou blessés sont dénommés « structures des urgences pédiatriques » (art. R.6123-7, CSP). Ils doivent satisfaire à plusieurs conditions techniques de fonctionnement (art. D.6124-26-2 à D.6124-26-5, CSP) et notamment organiser, en leur sein (ou, par convention particulière avec un autre établissement de santé, ou encore dans le cadre du réseau de prise en charge des urgences) et en permanence, un accès à tous les moyens humains et techniques nécessaires à la prise en charge des urgences. Ceci comprend notamment le recours à un chirurgien et à un anesthésiste expérimentés en pédiatrie.

Ces structures sont placées sous la responsabilité d'un médecin doté des qualifications appropriées. Elles doivent disposer d'effectifs minimaux de personnel médical et paramédical (art. D.6124-2, D.6124-3 et D.6124-5, CSP).

La circulaire du 28 octobre 2004 prévoit qu'au sein des zones de surveillance de très courte durée organisées dans les structures des urgences, un ou plusieurs boxes peuvent être individualisés pour la pédiatrie, dès lors que l'établissement de santé dispose d'une unité fonctionnelle d'accueil et de prise en charge des urgences pédiatriques[68].

Prise en charge de mineurs au sein d'une structure d'urgences « adultes »

L'organisation d'urgences pédiatriques dans certains établissements autorisés à cet effet ne s'oppose pas à une prise en charge des mineurs relevant de la médecine d'urgence dans d'autres structures d'urgences. Mais des dispositions particulières s'appliquent alors (art. R.6123-32-7 et D.6124-26-1, CSP). La prise en charge des enfants dans une structure des urgences « adultes » doit être organisée en collaboration avec une structure de pédiatrie, située ou non dans l'établissement ou avec les spécialistes concernés d'un établissement de santé privé, selon une filière d'accueil et de soins séparée.

La permanence médicale constituée pour ces urgences peut alors être assurée par les médecins de la structure de pédiatrie. Les moyens humains et techniques de la structure des urgences et de la structure de pédiatrie doivent, alors, être mis en commun pour la réalisation de ces prises en charge.

Lorsque l'activité le justifie, l'accueil des enfants doit être organisé dans des locaux individualisés de manière à permettre une prise en charge adaptée à leur

---

68. Circulaire DHOS/O1/DGS/DGAS n° 2004-517 du 28 octobre 2004 déjà citée ; circulaire DHOS/O1 n° 195 du 16 avril 2003 relative à la prise en charge des urgences.

âge et à leur état de santé. En tout état de cause, l'organisation doit être adaptée pour favoriser la présence des proches, et notamment des parents, auprès des enfants pris en charge.

Les hôpitaux dépourvus de structure d'urgence

Les établissements de santé qui ne sont pas autorisés à faire fonctionner une structure d'urgence (ni adulte, ni pédiatrique) ne sont pas pour autant dispensés des obligations générales de secours et de soins à des mineurs en danger, lorsqu'ils leur sont adressés. Tout établissement de santé est tenu dans cette situation (art. R.6123-12, CSP) de:

– dispenser des soins immédiats au mineur qui se présente aux heures d'ouverture de ses consultations. S'il y a lieu, il devra l'adresser ou le faire transférer, après régulation par le SAMU, dans un établissement de santé ayant l'autorisation d'exercer l'activité de médecine d'urgence;

– dispenser des soins non programmés à un mineur qui lui aura été adressé par un médecin libéral exerçant en cabinet, après examen et consentement des parents. Un accord préalable direct du médecin de l'établissement appelé à dispenser les soins est cependant requis;

– dispenser des soins non programmés à un mineur qui lui aura été adressé par le SAMU, mais l'établissement devra cependant donner son accord préalable.

D'une manière générale, ceci concernant tous les hôpitaux, chaque fois que l'état d'un malade ou d'un blessé (peu importe d'ailleurs qu'il soit ou non mineur) réclame des soins urgents, la prise en charge doit être effectuée

> « même en l'absence de toutes pièces d'état civil et de tout renseignement sur les conditions dans lesquelles les frais de séjour seront remboursés à l'établissement » (art. R.1112-13, CSP).

Les urgences psychiatriques

Dispositions générales

La loi prévoit que dans chaque territoire de santé, l'agence régionale de santé doit organiser un dispositif de réponse aux urgences psychiatriques. Ce dispositif doit mettre notamment en relation le service d'aide médicale urgente (SAMU), le service départemental d'incendie et de secours (SDIS), les services de la police ou de gendarmerie nationale, les établissements psychiatriques et les groupements de psychiatres libéraux. L'objectif est de faire assurer aux personnes atteintes de troubles mentaux, en quelque endroit qu'elles se trouvent, les soins d'urgence appropriés à leur état, ainsi que leur transport vers un établissement de santé habilité aux soins psychiatriques sans consentement (art. L.3222-1-1A, CSP).

L'hôpital doit par ailleurs organiser dans sa structure d'urgences une prise en charge par un psychiatre « lorsque l'analyse de l'activité [de la structure] fait apparaître un nombre important de passages de patients nécessitant des soins psychiatriques » (art. D.6124-26-6, CSP). La prise en charge des patients nécessitant des soins psychiatriques doit être réalisée avec sa structure de psychiatrie, lorsqu'il en est doté, soit avec un autre établissement de santé qui en est doté (art. R.6123-32-9, CSP).

De façon plus détaillée, une circulaire du 11 décembre 1992[69] précise les organisations requises pour la prise en charge des urgences psychiatriques. Elle traite en particulier des modalités d'accueil des adolescents (notamment suicidants).

On retiendra que :

– en amont de l'hôpital, la prise en charge des situations d'urgence par le secteur infanto-juvénile doit être organisée dans les lieux mêmes où vivent les jeunes, prioritairement auprès de ceux qui sont en difficulté. Cette prise en charge peut prendre la forme d'une présence et d'une aide technique auprès des professionnels exerçant auprès des adolescents, notamment les services de santé scolaire ;

– leur prise en charge doit être organisée aussi bien au sein des services hospitaliers de soins « généraux » qui reçoivent des adolescents, que dans les unités d'hospitalisation spécifiques lorsqu'elles existent et dans les structures extra-hospitalières ;

– les secteurs de psychiatrie infanto-juvénile doivent apporter leur collaboration aux équipes psychiatriques des services ainsi qu'aux unités d'urgences hospitalières et déterminer avec elles l'aide à apporter et l'articulation à mettre en place.

Plusieurs objectifs spécifiques ont été fixés par ce texte aux établissements de santé :

– l'organisation d'un accueil continu en soins psychiatriques dans les services d'urgences ;

– la création de lieux spécifiques d'hospitalisation psychiatrique d'urgence pour adolescents[70] ;

– dans certains cas, la création de *centres de crise* offrant des possibilités d'un accueil immédiat et d'un séjour de brève durée, permettant le traitement de certaines situations aiguës en lien étroit avec l'entourage ;

– l'installation de lits d'urgence psychiatrique.

Le transport vers l'établissement

En matière psychiatrique, lorsque le patient mineur requiert une hospitalisation qu'il refuse, il revient souvent aux parents de l'acheminer vers l'hôpital ou une structure extra-hospitalière qui en dépend.

À défaut des parents et dans les situations les plus difficiles, les SMUR peuvent être amenés (de même que les forces de police ou les pompiers) à participer à ce transport. Aucune disposition réglementaire n'en prévoit les modalités. Par analogie avec les situations comparables concernant des patients adultes hospitalisés

69. Circulaire n° 70 du 11 décembre 1992 relative aux orientations de la politique de santé mentale en faveur des enfants et des adolescents.

70. Ce type d'équipement très spécialisé doit, en principe, avoir une vocation plurisectorielle, voire régionale.

à la demande d'un tiers, il faut veiller à ce que « le transport d'urgence bénéficie de la présence d'infirmiers psychiatriques pour que dès le transport, la prise en charge soit la moins traumatisante possible pour le malade[71] ».

Lorsque le jeune patient requiert des soins psychiatriques sous contrainte, le transport doit être effectué par des moyens adaptés à son état et par un transporteur sanitaire agréé (art. L.3222-1-1, CSP).

Enfants scolarisés : premiers secours et soins d'urgence

Les services d'urgences des hôpitaux sont fréquemment appelés à examiner ou soigner des patients mineurs qui leur sont amenés à partir des établissements scolaires.

Les dispositions qui doivent être prises par les établissements scolaires sont précisées par un « Protocole national sur l'organisation des soins et des urgences dans les écoles et les établissements publics locaux d'enseignement (EPLE)[72] ».

Ce protocole prévoit notamment les « procédures d'intervention à mettre en œuvre dans les situations médicales d'urgence ». Il distingue d'une part l'organisation des premiers secours au sein de l'établissement scolaire, d'autre part les secours d'urgence.

Il indique :

– qu'il revient aux responsables éducatifs de prévenir immédiatement la famille ;

– que les services de l'hôpital peuvent également contribuer à cette information, en cas de défaillance des services de l'enseignement (par impossibilité ou pour toute autre raison) ou pour apporter des indications médicales nécessaires.

Premiers secours : l'établissement scolaire est tenu de définir au début de chaque année scolaire une organisation, mentionnée dans son règlement intérieur et portée à la connaissance des élèves et des familles. Elle doit notamment prévoir :

– la remise d'une fiche d'urgence aux parents, non confidentielle et renseignée chaque année (document 5.1) ; cette fiche comprenait jusqu'en 2004 une autorisation d'opérer qui devait être signée par les parents en début d'année scolaire[73] ;

– les modalités d'accueil des élèves malades ou accidentés (intervenants souhaités dans ces circonstances, lieux de prise en charge) ;

– les conditions d'administration des soins.

---

71. H. Strohl, M. Clemente (dir.), *Rapport du groupe national d'évaluation de la loi du 27 juin 1990*, IGAS, 1997.

72. Note ministérielle (EN) du 29 décembre 1999, *BOEN*, HS n° 1 du 6 janvier 2000. Sur les accidents scolaires et l'information des familles, voir aussi circulaire EN n° 2009-154 du 27 octobre 2009, *BOEN*, n° 43 du 19 novembre 2009.

73. La lettre-circulaire DESCO B4 n° 2004-0196 du 6 juillet 2004 « Autorisation parentale d'intervention chirurgicale d'un élève donnée par les parents dans le cadre de sa fréquentation d'une école publique ou d'un établissement public local d'enseignement » a supprimé cette autorisation d'opérer en considérant que la loi du 4 mars 2002 relative aux droits des malades et à la qualité du système de santé requérait désormais un consentement une autorisation « acte par acte » qui ne pouvait s'accommoder avec une autorisation générale (voir chap. 2, « La participation aux actes médicaux »).

Document 5.1. **Fiche-type du ministère de l'Éducation nationale devant être remplie par les parents pour les situations médicales d'urgence**

FICHE D'URGENCE À L'INTENTION DES PARENTS

Nom de l'établissement : .... **Année scolaire :** ....

Nom de l'élève : .... Prénom : ....

Classe : .... Date de naissance : ....

Nom et adresse du ou des représentant(s) légal(aux) : ....

....

N° et adresse du centre de sécurité sociale : ....

....

N° et adresse de l'assurance scolaire : ....

....

En cas d'accident, l'établissement s'efforce de prévenir la famille par les moyens les plus rapides.
Merci de faciliter notre tâche en nous communiquant au moins deux numéros de téléphone.

N° du domicile : ....

N° du travail du père : .... Poste : .... Portable : ....

N° du travail de la mère : .... Poste : .... Portable : ....

Nom et n° de téléphone d'une personne susceptible de vous prévenir rapidement et lien avec la famille : ....

....

En cas d'urgence, un élève accidenté ou malade est orienté et transporté par les services de secours vers l'hôpital le mieux adapté. La famille est immédiatement avertie par nos soins. Un élève mineur ne peut sortir de l'hôpital qu'accompagné de sa famille.

Date du dernier rappel antitétanique : ....

Observations particulières que vous jugerez utiles de porter à la connaissance de l'établissement : *(allergies, traitement en cours, précautions particulières à prendre...)* ....

Nom, adresse et n° de téléphone du médecin traitant : ....

....

DOCUMENT NON CONFIDENTIEL à remplir par les familles à chaque début d'année scolaire.
Si vous souhaitez transmettre des informations confidentielles, vous pouvez le faire sous enveloppe fermée à l'intention du médecin ou de l'infirmière de l'établissement.

Chaque établissement scolaire doit également tenir un registre spécifique, sur lequel doit être porté le nom de l'élève ayant bénéficié de soins, la date et l'heure de l'intervention, les mesures de soins et d'urgence, ainsi que les éventuelles décisions d'orientation prises (retour dans la famille, prise en charge par des structures de soins).

Secours d'urgence: le Protocole national souligne que, dans ces circonstances, seul le service d'aide médicale urgente (SAMU), « centre 15 », est habilité à réguler à distance la prise en charge médicale d'un jeune patient en détresse.

En dehors de l'intervention d'un SMUR, les élèves dont l'état le nécessite doivent être transportés vers une structure de soins par une ambulance. La prescription médicale de ce transport sera effectuée, lorsqu'elle est justifiée, par un médecin hospitalier du service d'urgence, ce qui permettra à la famille d'en obtenir le remboursement par les organismes de protection sociale.

Une circulaire ministérielle ancienne et destinée aux recteurs (1963)[74] précise qu'en cas d'urgence:

> « – 1°. Dans l'attente d'une prise en charge médicale, les personnels éducatifs ne doivent apporter des secours immédiats que si l'urgence l'impose absolument. Ces secours doivent alors être dispensés avec une extrême prudence et limités à l'indispensable;
>
> – 2°. Dès que l'accidenté ou le malade a été confié à un médecin, le rôle [des responsables éducatifs] se bornera à mettre celui-ci en relation directe avec les parents ou à l'informer que ceux-ci ont exprimé le désir que tel praticien fût, en pareil cas, appelé comme consultant. C'est au médecin dûment averti qu'il reviendra alors d'assumer pleinement ses responsabilités et de prendre les décisions qui s'imposent. »

Les dispositions qui précèdent et qui concernent les élèves des établissements publics d'enseignement peuvent, sous des formes comparables, trouver application lorsque l'hôpital est amené à prendre en charge en urgence des jeunes touristes dépendant de groupes, centres de loisirs, colonies de vacances, associations sportives, etc. et bien entendu d'établissements d'enseignement privé.

L'accueil des mineurs en état d'ivresse

Souvent occasionnelle, mais massive et « festive », de la part des adolescents, la surconsommation d'alcool peut parfois dériver vers des cas sévères et précoces d'alcoolisme.

L'ANAES a publié des recommandations spécifiques sur les modalités d'accueil et de prise en charge des adolescents dans les services d'urgences dans ces circonstances[75] (encadré ci-contre).

---

74. Circulaire Éducation nationale du 20 novembre 1963 relative aux accidents scolaires.

75. ANAES, *Orientations diagnostiques et prise en charge, au décours d'une intoxication éthylique aiguë, des patients admis aux urgences des établissements de soins*, septembre 2001.

Intoxications éthyliques aiguës : Problèmes spécifiques liés à la prise en charge des adolescents aux urgences

« Une intoxication éthylique aiguë de l'adolescent conduisant à une admission en service d'urgence ne doit pas être banalisée. En effet, l'adolescent admis pour une (telle intoxication) est souvent dans une situation d'alcoolisation problématique par ses conséquences immédiates, et qui révèle une perturbation psychosociale importante.

Il existe un accord professionnel pour recommander l'hospitalisation des adolescents admis aux urgences pour intoxication éthylique aiguë au minimum pendant 72 heures, avec l'accord des parents ou du tuteur. Cette hospitalisation (doit être) réalisée au mieux dans une structure spécialisée pour l'accueil des adolescents, si elle existe. D'une manière générale, la prise en charge recommandée de ces adolescents est similaire à celle des adolescents ayant fait une tentative de suicide, l'association étant souvent observée (20 à 30 % des cas).

Cette hospitalisation permet une surveillance somatique initiale, une évaluation médico-psychosociale et une prise en charge adaptée. Outre l'examen somatique, une évaluation psychologique et sociale (doit être) effectuée réunissant les éléments sociaux, familiaux, scolaires, biographiques, les conditions de l'intoxication éthylique aiguë, les autres conduites à risques, la recherche d'épisodes identiques, d'antécédents psychiatriques et d'autres addictions.

Le degré de dépendance à l'alcool reste difficile à apprécier [...].

Par rapport à l'adulte, il existe des particularités dans le suivi ultérieur. Il paraît dangereux d'identifier l'adolescent à un groupe, au risque de fixer la pathologie. L'orientation vers une association d'entraide ne semble pas souhaitable à cet âge. L'adolescent [doit être] orienté — après l'hospitalisation — préférentiellement vers une prise en charge ambulatoire du type de celles effectuées en cas de tentative de suicide. Des consultations de suite [doivent être] organisées au centre médico-psychologique pour adolescent. Le lien, essentiel à cet âge, [doit être] fait en présentant ce lieu de suite au cours de l'hospitalisation.

Une des grandes difficultés est d'obtenir de l'adolescent une adhésion à cette consultation de suite. Le maintien d'un contact fort avec le tissu médico-social habituel de l'adolescent, notamment avec le médecin généraliste, constitue un objectif important. [...]

La prévention des risques encourus par les adolescents lors des intoxications éthyliques aiguës est un objectif majeur de santé publique. »

Les soins de santé mentale

Le contexte général[76]

Depuis de nombreuses années, la *santé mentale* est une préoccupation majeure de santé publique[77]. Des indicateurs tels que les motifs de consultation ou les pathologies rencontrées dans l'ensemble du dispositif de soins, les causes d'invalidité ou de handicap[78], ou encore la consommation médicamenteuse situent les troubles mentaux dans les premiers rangs des pathologies prises en charge. Ces troubles concernent toutes les classes d'âge. Les études menées en ce domaine ont montré que d'importants besoins de santé mentale restent mal couverts, notamment chez les jeunes enfants et les adolescents.

Deux importantes circulaires ministérielles du 14 mars 1990 et du 11 décembre 1992[79] ont précisé les conditions de mise en œuvre de la législation propre à ces activités médicales (art. L.3211-1 et suiv., CSP), notamment en pédopsychiatrie[80]. Elles demeurent des textes de référence, dans un contexte où une

---

76. M. Coldefy, E. Salines, « Les secteurs de psychiatrie infanto-juvénile en 2000 : évolutions et disparités », *Études et résultats*, n° 341, septembre 2004. Cette étude a souligné que les secteurs ont connu une forte diminution du nombre de lits d'hospitalisation à temps plein et un important développement de structures alternatives permettant des prises en charge à temps partiel et ambulatoire. En 2000, les pratiques ont suivi cette évolution puisque les enfants et adolescents sont désormais pris en charge à 97 % en ambulatoire. Quand l'hospitalisation demeure nécessaire, elle tend à être de plus en plus courte (elle est passée de près de 160 jours en moyenne en 1986 à 42 en 2000) pour un nombre d'enfants demeuré stable.

77. D. Jourdain-Menninger, H. Strohl-Maffessoli (dir.), *Enquête sur la prévention et la prise en charge des adolescents et jeunes adultes souffrant de troubles psychiatriques*, IGAS, 2004 ; J.-R. Buisson, *La pédopsychiatrie : prévention et prise en charge*, avis du Conseil économique, social et environnemental, 2010.

78. La remise en cause du caractère définitivement fixé de la symptomatologie psycho-intellectuelle présentée par les enfants a rendu progressivement de moins en moins précise la différenciation entre handicap ou inadaptation d'une part, et maladie évolutive d'autre part : « Les catégories nosographiques utilisées dans les classifications usuelles ne rendent pas compte du dynamisme évolutif des organisations pathologiques de l'enfant. Elles ne sauraient conduire à ce qu'un enfant donné soit placé de façon irrémédiable dans une catégorie immuable » (circulaire DGS n° 892 MS1 du 9 mai 1974). La circulaire ministérielle n° 443 du 11 décembre 1992 a contesté dans cette même perspective « la séparation trop rigoureuse entre maladie et déficience mentale ainsi que la catégorisation trop formelle au sein de la déficience mentale ».

79. Circulaires du 14 mars 1990 relative aux orientations de la politique de santé mentale (*JO*, 3 avril 1990) et n° 70 du 11 décembre 1992 relative aux orientations de la politique de santé mentale en faveur des enfants et adolescents.

80. La pédopsychiatrie est « la branche de la psychiatrie concernant l'étude et le traitement des troubles mentaux chez l'enfant et l'adolescent » *(Encyclopédie Larousse)*.

réforme des organisations en psychiatrie est annoncée depuis plusieurs années. Elles ont défini durablement la politique des pouvoirs publics en ce domaine et ont souligné d'une manière générale :

– la fréquence des troubles de la santé mentale ;

– leur caractère souvent extrêmement durable ;

– leur effet sur l'entourage du patient ;

– le risque grave qu'ils représentent pour la qualité de vie des patients ainsi que pour leurs relations sociales ;

– leur répercussion souvent lourde sur tout le cours de leur existence (les troubles mentaux sont une cause principale de l'entrée en invalidité).

L'organisation des soins psychiatriques en secteurs

La prise en charge des patients souffrant de troubles psychiques, qui comprend « des actions de prévention, de diagnostic, de soins, de réadaptation et de réinsertion sociale » (art. L.3221-1, CSP), est organisée dans notre pays, aussi bien pour les enfants que pour les adultes, selon un dispositif spécifique, fondé sur une répartition géographique des professionnels et des institutions de santé, en *secteurs* (on parle pour cette raison de « sectorisation psychiatrique[81] »).

Le « secteur psychiatrique » est la circonscription géographique élémentaire servant de base à l'organisation de l'offre de soins contre les maladies mentales. La loi prévoit que « Chaque établissement autorisé en psychiatrie et participant à la lutte contre les maladies mentales est responsable de celle-ci dans les secteurs psychiatriques qui lui sont rattachés[82]. » Il doit mettre à la disposition de la population, dans ces secteurs, des services et des équipements de prévention, de diagnostic, de soins, de réadaptation et de réinsertion sociale. Ces services exercent leurs activités « non seulement à l'intérieur de l'établissement mais aussi en dehors de celui-ci » (art. L.3221-4, CSP).

Pour chaque territoire de santé, le directeur général de l'agence régionale de santé désigne, après avis du représentant de l'État dans le département, un ou plusieurs établissements autorisés en psychiatrie et habilités à soigner des patients sans leur consentement (art. L.3222-1, CSP) : ces établissements doivent assurer cette prise en charge spécifique des patients, à temps complet, à temps partiel et sous forme de consultations. Ils exercent cette mission dans une zone géographique déterminée dans le contrat pluriannuel d'objectifs et de moyens signé avec l'agence régionale de santé.

S'agissant plus particulièrement des enfants et des adolescents, le dispositif prévoit notamment que :

– les secteurs psychiatriques « sont appelés secteurs de psychiatrie infanto-juvénile lorsqu'ils répondent aux besoins de santé mentale des enfants et adolescents »

---

81. Intitulé du chapitre 1er du titre II du livre II de la 3e partie du CSP.

82. Ceci s'inscrit toutefois dans les organisations de droit commun : ces établissements exercent leurs missions dans le cadre des « territoires de santé » (art. L.1434-16 et L.3221-1, CSP).

(art. R.3221-1, CSP)[83]. Mais le même article, en précisant que les secteurs de *psychiatrie générale* répondent « principalement » aux besoins de santé mentale d'une population âgée de plus de 16 ans, permet une certaine souplesse s'agissant de l'accueil des patients mineurs de 16 à 18 ans dans l'un ou l'autre de ces types de secteurs : le choix devra être déterminé dans l'intérêt du jeune patient, après discussion entre le secteur infanto-juvénile et le secteur « adultes » concerné ;

– « chaque secteur de psychiatrie infanto-juvénile correspond à une aire géographique desservie par un ou plusieurs secteurs de psychiatrie générale » (même art.). Ce critère reste cependant une base indicative et ne constitue donc pas une norme[84] ;

– chaque secteur de psychiatrie infanto-juvénile « est placé sous l'autorité d'un psychiatre hospitalier assisté d'une équipe pluridisciplinaire » (art. R.3221-4, CSP) ;

– les différents services et structures liés au secteur doivent s'organiser pour permettre à chaque patient, non seulement d'être suivi par le professionnel ou l'institution qui correspond le mieux à son état de santé, mais également de passer de l'un à l'autre en fonction de l'évolution de cet état.

Bien que la politique de secteur se soit organisée en opposition avec les modes de prise en charge de type asilaire et dans le but de limiter au strict nécessaire le recours aux hospitalisations complètes, l'hôpital est demeuré le pivot de cette organisation.

Objectifs de la sectorisation psychiatrique

Ils sont principalement au nombre de trois :

– la promotion d'actions propres à éviter l'émergence, le développement et la persistance d'affections mentales : prévention, prestations de soins ambulatoires, hospitalisation centrée sur sa vocation thérapeutique, participation à la meilleure insertion sociale possible des malades mentaux ;

– une proximité des services auprès de la population propre à faciliter l'accès aux soins, à permettre des soins plus précoces, les suivis ambulatoires et un maintien des malades dans leur milieu naturel, et à favoriser pour les équipes de

83. Il existe aujourd'hui environ 320 secteurs de pédo-psychiatrie en France.

84. Circulaire du 14 mars 1990. À titre indicatif, on notera les principes retenus par l'ARS d'Île-de-France (« Principes généraux en matière de sectorisation psychiatrique des patients en Île-de-France », note non publiée du 23 septembre 2013) : « L'équipe de santé mentale de référence est désignée en fonction du domicile des parents ou de la personne titulaire de l'autorité parentale. Si les deux parents ne sont pas domiciliés dans le même secteur, un accord doit être trouvé entre eux privilégiant le critère de résidence habituelle et de scolarisation de l'enfant. À défaut, le secteur retenu sera celui indiqué par le parent présent lors de la demande de soins, sauf s'il semble contraire à l'intérêt du mineur. Si l'autorité parentale, détenue par une institution (Aide sociale à l'enfance, conseil général,…) est déléguée à un service d'accueil (famille d'accueil ou foyer), l'adresse de celui-ci ne peut valoir sectorisation sauf si c'est le domicile effectif du jeune depuis plus de trois mois. C'est aussi le cas des mineurs étrangers isolés ou des jeunes hospitalisés de longue durée et dépendant de l'Aide sociale à l'enfance (ASE). En cas de suivi, ou si le suivi antérieur est interrompu depuis moins de trois ans, c'est le secteur de psychiatrie de l'équipe de santé mentale qui connaît l'enfant qui est désigné. »

santé mentale une juste appréhension des besoins de la population et une juste évaluation de leurs prises en charge ;

– la coordination entre les professionnels et institutions de santé et les autres intervenants du champ de la santé mentale.

La sectorisation comprend plusieurs niveaux d'organisation[85] :

– Une équipe pluridisciplinaire : placée sous l'autorité d'un psychiatre hospitalier, elle constitue, dans chaque secteur, la base de l'organisation thérapeutique. Elle doit garantir aux malades la continuité, la complémentarité et la coordination des prestations et prises en charge nécessaires.

Cette équipe et l'ensemble des moyens matériels, immobiliers et mobiliers dont elle dispose quel que soit le lieu dans le secteur, constituent *le* « plateau technique de psychiatrie de secteur ». Au-delà donc du découpage géo-démographique, ce qui caractérise le secteur est la mise à la disposition de la « communauté des malades » d'une équipe dont les objectifs sont autant préventifs que thérapeutiques. Chaque secteur doit, sinon assurer lui-même toutes les prestations nécessaires, du moins fournir une évaluation et une orientation effective des demandes qui lui sont adressées. La collaboration avec d'autres partenaires est de ce fait essentielle : elle permet de coordonner l'utilisation des structures et services entre la psychiatrie infanto-juvénile publique et les services et institutions privées de statut associatif ou autre.

– Un équipement diversifié implanté à proximité immédiate des populations à servir ; les établissements et professionnels participant au secteur doivent mettre à la disposition d'une population résidant sur l'aire géographique concernée une gamme de prestations diversifiées de prévention, de diagnostic, de soins et de réinsertion. Un arrêté du 14 mars 1986[86] définit les catégories de ces équipements et services ; parmi ceux-ci, le centre médico-psychologique (CMP) assure une fonction de pivot.

L'organisation en secteurs a pour perspective une intégration des soins de santé mentale dans les dispositifs de soins généraux (non psychiatriques), soit directement (présence de l'équipe spécialisée dans les services), soit indirectement (prestations de conseil et de formation auprès des médecins et de l'ensemble du personnel soignant). Elle doit permettre de créer et développer un travail conjoint entre les équipes des secteurs de psychiatrie infanto-juvénile et les services de pédiatrie, de néonatologie, de maternité, d'urgences des hôpitaux. Ceci ne s'oppose pas à ce que ces services soient eux-mêmes dotés de personnels spécialisés en psychopathologie de l'enfant et de l'adolescent.

85. « L'offre de soins spécialisée en psychiatrie infanto-juvénile s'organise sur la base de principes généraux fondant la politique de secteur que sont l'accessibilité, la continuité, la qualité des soins, le soutien et l'implication des familles [...]. L'offre de soins psychiatriques doit proposer une réponse graduée, diversifiée et coordonnée assurant une réelle prise en charge de proximité » (circulaire DHOS/O1/DGS/DGAS n° 2004-517 du 28 octobre 2004 déjà citée).

86. Arrêté du 14 mars 1986 relatif aux équipements et services de lutte contre les maladies mentales, comportant ou non des possibilités d'hébergement.

Psychiatrie infanto-juvénile et psychiatrie générale

La distinction entre une psychiatrie pour l'enfant et l'adolescent et une psychiatrie pour les adultes a pour but de garantir la prise en charge spécifique de la psychiatrie infanto-juvénile et de proposer de la sorte aux enfants et adolescents des prestations pensées pour eux et répondant à leurs besoins propres[87].

Elle ne doit cependant pas conduire à un clivage cloisonnant les deux types de secteur[88]. Les équipes de psychiatrie générale et les équipes de psychiatrie infanto-juvénile dont les secteurs couvrent une même aire géographique servent en effet une même population, formée de familles et de réseaux qui mettent en relation enfants et adultes. Les soins à un enfant malade ne peuvent se concevoir sans une attention portée à son entourage ; à l'inverse, les équipes de psychiatrie générale doivent porter attention aux enfants des adultes qu'ils soignent.

Compte tenu des difficultés que pose l'entrée dans l'âge adulte d'enfants pris en charge en psychiatrie infanto-juvénile, seule une étroite collaboration entre secteurs de psychiatrie générale et de psychiatrie infanto-juvénile peut aménager le passage d'une équipe à l'autre dans des conditions satisfaisantes.

Les critères d'âge

Un décret du 14 mars 1986[89] fixe à 16 ans la limite d'âge inférieure applicable pour la prise en charge des patients par le secteur de psychiatrie générale. En revanche, il ne délimite pas précisément la tranche d'âge des enfants et adolescents auxquels les secteurs de psychiatrie infanto-juvénile offrent des soins et services.

La pratique psychiatrique doit pouvoir utiliser au mieux cette souplesse offerte par les textes[90], en sachant qu'il fait partie intégrante de la mission des secteurs de psychiatrie infanto-juvénile de répondre aux besoins de santé mentale des adolescents, quel que soit leur âge.

Le libre choix

La sectorisation entraîne pour les équipes de soins et les établissements qui y participent des obligations envers la population du secteur. En aucun cas cependant, l'organisation sectorielle ne doit amener à une étanchéité des territoires, à des filières cloisonnées, à des refus motivés par la seule « non-appartenance » au secteur.

---

87. Sur l'ensemble du sujet, on se reportera utilement à la circulaire DHOS/O1/DGS/DGAS n° 2004-517 du 28 octobre 2004 déjà citée.

88. Sur ce point, circulaire ministérielle du 14 mars 1990.

89. Décret n° 86-602 du 14 mars 1986 relatif à la lutte contre les maladies mentales et à l'organisation de la sectorisation psychiatrique.

90. Selon les termes de la circulaire du 11 décembre 1992.

Le droit des titulaires de l'autorité parentale au libre choix du praticien et de l'établissement de soins est en effet un des principes fondamentaux de la législation sanitaire (art. L.1111-8, CSP), d'application générale.

Ce principe a valeur légale :

> « Toute personne hospitalisée ou sa famille dispose du droit de s'adresser au praticien ou à l'équipe de santé mentale, publique ou privée, de son choix tant à l'intérieur qu'à l'extérieur du secteur psychiatrique correspondant à son lieu de résidence » (art. L.3211-1, CSP).

Ces dispositions peuvent certes ne pas s'appliquer en situation d'urgence, mais les titulaires de l'autorité parentale, auxquels revient la demande d'hospitalisation, doivent conserver la liberté de choisir, dès que cette situation d'urgence n'y fait plus obstacle[91].

La psychiatrie « sectorisée » a donc vocation à prendre en charge, bien que non exclusivement, l'ensemble de la population du secteur, sans discrimination[92], et notamment :

– les populations très démunies, et la plupart des patients les plus invalidés par la maladie :

> « Ces missions ne sont pas aisées à remplir ; elles demandent aux établissements de soins qui participent au service public hospitalier créativité autant que persévérance[93] » ;

– les enfants et adolescents souffrant d'autisme et d'autres formes de psychose infantile.

La coordination avec les dispositifs médico-social, social et scolaire

L'organisation du secteur psychiatrique doit être mise en œuvre de telle sorte que puissent exister, dans le cheminement des jeunes patients, des possibilités de changement et de choix.

Les structures hospitalières, comprenant ou non un hébergement, en sont une composante. L'existence, à côté du secteur public, d'un secteur associatif et privé libéral permet également de répondre à ce souci :

> « Dans le respect des différences entre les institutions et services concernés, il est essentiel de rechercher entre eux les modes de relation qui répondent le mieux aux besoins des enfants, afin d'articuler les modes d'accueil selon l'évolution des jeunes et les choix des familles[94]. »

---

91. CE 21 octobre 1998, *Union nationale des établissements psychiatriques d'hospitalisation privés*, req. n° 189185.

92. Cette faculté de libre choix ne saurait cependant s'imposer sans limite au médecin hospitalier : « hors le cas d'urgence et celui où il manquerait à ses devoirs d'humanité », celui-ci conserve le droit de refuser ses soins « pour des raisons professionnelles ou personnelles » (art. 57 du Code de déontologie médicale ; art. R.4127-57, CSP).

93. Circulaire ministérielle du 14 mars 1990.

94. Circulaire ministérielle du 11 décembre 1992.

Sont notamment concernés les lieux de vie et lieux d'accueil[95], les différentes structures médico-sociales en charge de mineurs[96], ainsi que le milieu scolaire[97].

Présentation synthétique des différentes structures extra-hospitalières de la pédopsychiatrie

Structure	Statut	Mission	Rattachement	Financement	Public
Centre médico-psychologique (CMP)	Service rattaché à l'hôpital	Unité de coordination et d'accueil en milieu ouvert, organise des actions de prévention, de diagnostic, de soins ambulatoires et d'interventions à domicile.	Secteur de psychiatrie infanto-juvénile	Budget de l'hôpital	Enfants Adolescents
Centre d'accueil thérapeutique à temps partiel (CATTP)	Service rattaché à l'hôpital	Propose des activités à visée thérapeutique (musique, peinture, expression corporelle, théâtre...).	Hôpital (dépend de la sectorisation psychiatrique)	Budget de l'hôpital	Enfants Adolescents Adultes
Centre d'action médico-sociale (CAMSP)	Association	Prise en charge précoce du handicap de l'enfant. Conseil et soutien aux familles Structure ambulatoire.	Structure médico-sociale Agence régionale de santé (ARS) et Conseil général	Assurance maladie 80 % Conseil général 20 %	0 à 6 ans

95. Circulaire n° 83-3 FE 3 du 27 janvier 1983 relative au placement d'enfants en structure d'accueil non traditionnelle.

96. Ces structures sont classifiées par le Code de l'action sociale et des familles : établissements accueillant des enfants ou adolescents présentant des déficiences intellectuelles et nécessitant une éducation spéciale (art. D.312-11 à D.312-59) ; instituts médico-pédagogiques (IMP) et médico-professionnels (IMPRO), centres d'accueil familial spécialisés, instituts thérapeutiques, éducatifs et pédagogiques (ITEP) (art. D.312-59-1 à D.312-59-18) : ces structures accueillent « les enfants, adolescents ou jeunes adultes qui présentent des difficultés psychologiques dont l'expression, notamment l'intensité des troubles du comportement, perturbe gravement la socialisation et l'accès aux apprentissages. Ces enfants, adolescents et jeunes adultes se trouvent, malgré des potentialités intellectuelles et cognitives préservées, engagés dans un processus handicapant qui nécessite le recours à des actions conjuguées et à un accompagnement personnalisé » ; établissements et services prenant en charge des enfants ou adolescents présentant une déficience motrice (art. D.312-60 à D.312-82) ; établissements et services prenant en charge des enfants ou adolescents polyhandicapés (art. D.312-83 à D.312-97).

97. Circulaire du 11 décembre 1992.

Structure	Statut	Mission	Rattachement	Financement	Public
Centre médico-psycho-pédagogique (CMPP)	Association	Accueille des jeunes présentant des troubles psychiques nécessitant un accompagnement ponctuel ou régulier. Structure ambulatoire.	ARS	Assurance maladie	0 à 18 ans
Institut thérapeutique, éducatif et pédagogique (ITEP)	Association	Accueille des enfants en internat ou à la journée pour les accompagner dans leur développement et favoriser leur intégration en milieu scolaire.	ARS	Assurance maladie	0 à 18 ans
Service d'éducation et de soins spécialisés à domicile (SESSAD)	Association	Prise en charge précoce des enfants sous forme d'accompagnement des familles, de rééducation, d'aide au développement. Soutien lors de la scolarisation de l'enfant pour l'acquisition de l'autonomie et coordination des soins.	Structure médico-sociale Assurance maladie	Assurance maladie	0 à 20 ans
Centre de ressources pour l'autisme (CRA)	Association	Information des parents, formation des professionnels, coordination de la recherche dans le domaine de l'autisme.	Structure médico-sociale ARS	Ministère des affaires sociales	Enfants Adolescents Adultes
Institut médico-éducatif (IME)	Association	Accueille des jeunes déficients intellectuels ou ayant des troubles du comportement. Prend en compte les aspects physiologiques. Recourt à des techniques de rééducation (orthophonie, kinésithérapie, psychomotricité...).	ARS	Assurance maladie	Enfants Adolescents

Source : Buisson J.-R. (dir.), *La pédopsychiatrie : prévention et prise en charge*, Avis du Conseil économique, social et environnemental, 2010, p. 21-22.

Limiter l'hospitalisation aux strictes nécessités thérapeutiques est un principe fondateur de la sectorisation psychiatrique. Il n'induit cependant pas la suppression de toute capacité d'hospitalisation. Tout secteur de psychiatrie infanto-juvénile doit offrir une prise en charge 24 heures sur 24 lorsque cela est nécessaire aux soins, en particulier lors de situations de crise (et, *a fortiori*, lors de l'hospitalisation contrainte d'un patient). Ceci selon des modalités qui peuvent être diverses : hospitalisation proprement dite, articulation avec les services de pédiatrie, placement familial thérapeutique, centre de crise pour adolescents…

La sectorisation psychiatrique : des modes de prise en charge diversifiés

Les structures participant à l'intersecteur infanto-juvénile ont vocation à recevoir des enfants et adolescents pour des motifs extrêmement variés, allant de simples variations de la normale à des troubles très graves. Cette mission induit des formes d'accueil et de prise en charge adaptées, et donc diversifiées.

L'équipement de l'intersecteur pédopsychiatrique

Il n'existe pas de normes définissant l'équipement type d'un secteur psychiatrique. La circulaire du 14 mars 1990 avait fixé un seuil minimum de structures ambulatoires propres à chaque secteur : au moins deux centres médico-psychologiques (CMP) répondant à un certain nombre de critères de fonctionnement, ceci sauf dans des cas très particuliers de secteur urbain peu étendu ; au moins deux formules de soins institutionnels à temps partiel ou séquentiel : accueil à la journée, à la demi-journée, accueil du soir, du mercredi… permettant d'assurer aux enfants une meilleure intégration dans l'école.

Ce même texte imposait aux secteurs de faire face aux obligations de soins en toutes circonstances, même et surtout lorsque l'état du patient rend difficile de lui apporter ces soins et nécessite une surveillance attentive.

L'article R.3221-3 du Code de la santé publique précise que la prévention, le diagnostic, les soins, la réadaptation et la réinsertion sociale organisés dans le cadre d'un secteur psychiatrique sont assurés notamment :

– dans les services spécialisés comportant ou non des possibilités d'hébergement total ou d'hébergement de jour ou de nuit ;

– à la résidence des patients ;

– dans les établissements de santé, sociaux ou médico-sociaux où résident les patients ;

– par des séjours thérapeutiques temporaires ;

– par des actions d'information auprès de la population et des professionnels concernés.

Il renvoie à un arrêté[98] les catégories de services et structures pouvant participer à la sectorisation psychiatrique :

98. Arrêté du 14 mars 1986 relatif aux équipements et services de lutte contre les maladies mentales comportant ou non des possibilités d'hébergement.

– les équipements et services ne comportant pas d'hébergement, qui comprennent (outre les unités de consultation et de soins pour malades externes dans les hôpitaux et cliniques) :

- des centres médico-psychologiques (CMP) ;
- des centres d'accueil, ouverts en permanence et habilités à répondre à l'urgence psychiatrique ;
- des hôpitaux de jour ;
- des ateliers thérapeutiques ;
- des centres d'accueil thérapeutiques à temps partiel ;
- des services d'hospitalisation à domicile.

– les équipements et services comportant hébergement qui comprennent :

- des unités d'hospitalisation à temps partiel ;
- des centres de crise, destinés à la prise en charge intensive et de courte durée des situations d'urgence et de détresse aiguës ;
- des appartements thérapeutiques ;
- des centres de post-cure ;
- des services de placement familial thérapeutique.

L'arrêté du 14 mars 1986 définit ainsi une gamme importante de possibilités. À partir de celle-ci, il appartient aux établissements et aux équipes de définir des choix d'organisation et de modes thérapeutiques, en fonction de leurs projets, et de s'associer pour des projets communs.

Les structures de prise en charge

Ces structures sont soit distinctes, soit communes avec les structures de la psychiatrie générale. S'agissant de la pédopsychiatrie, les caractéristiques des structures ont été précisées par la circulaire du 11 décembre 1992, à laquelle il revient de se reporter.

Les prises en charge ambulatoires

– Le plus souvent, les malades sont vus dans le cadre de consultations en centre médico-psychologique (CMP). Les CMP sont des unités de coordination et d'accueil en milieu ouvert, organisant des actions de prévention, de diagnostic, de soins ambulatoires et d'interventions à domicile. Depuis la circulaire du 14 mars 1990, le CMP est conçu comme le pivot du dispositif de soins du secteur ; il a pour mission d'organiser et de coordonner toutes les actions extra-hospitalières en articulation avec les unités d'hospitalisation.

Certains CMP sont aussi habilités à répondre à l'urgence psychiatrique.

Ouverts 24 heures sur 24, ils disposent notamment d'une permanence téléphonique reliée à des organismes d'aide médicale urgente, et organisent l'accueil, l'orientation, et le cas échéant les soins d'urgence nécessaires. Il s'agit alors de centres d'accueil permanent (CAP).

Les CMP sont également chargés de coordonner les visites à domicile ou en institutions substitutives au domicile (structures médico-sociales…) effectuées par les équipes soignantes attachées aux secteurs.

– Les centres médico-psycho-pédagogiques (CMPP)[99] ont également une place importante dans le dispositif. Il s'agit d'établissements médico-sociaux, gérés le plus souvent par des associations régies par la loi du 1er juillet 1901[100].

Ils s'adressent aux enfants et aux adolescents présentant des difficultés d'apprentissage, des troubles psychiques, psychomoteurs ou du comportement. Ils ont pour fonction d'effectuer des bilans, de diagnostiquer d'éventuelles manifestations pathologiques et de mettre en œuvre une action thérapeutique ou rééducative sous la responsabilité d'un médecin. Leur activité est exclusivement ambulatoire et prend la forme de consultations, de séances de traitement occupant au maximum quelques heures par semaine. L'enfant est donc maintenu autant que possible dans son milieu familial.

– En psychiatrie infanto-juvénile, l'équipe du secteur est souvent amenée à intervenir en établissement médico-éducatif, en PMI, en milieu scolaire ou en centre de formation.

– Les soins ou interventions en unités d'hospitalisation somatique s'intègrent dans l'activité des urgences ainsi que dans la psychiatrie dite « de liaison ». Cette dernière forme d'activité est ainsi dénommée, car elle correspond principalement à des consultations dans des services d'hospitalisation autres que psychiatriques et doit permettre une prise en charge globale de l'état de santé physique et psychique du patient.

Les prises en charge à temps partiel

En psychiatrie infanto-juvénile, on distingue essentiellement trois formes de prises en charge à temps partiel, qui correspondent à trois types de structures différentes :

– Les hospitalisations en hôpital de jour : des soins polyvalents et intensifs y sont prodigués durant la journée. Cette prise en charge peut se faire durant tout ou partie de la journée, au cours d'un ou de quelques jours par semaine.

Les protocoles thérapeutiques y sont individualisés et sont en principe révisés périodiquement pour éviter la chronicisation et préparer la réinsertion dans le milieu de vie.

– Les prises en charge dans les centres d'accueil thérapeutique à temps partiel (CATTP) qui ont pour objectif de maintenir ou favoriser une existence autonome par des actions de soutien et de thérapie de groupe.

Ils se différencient *a priori* des structures précédentes sur plusieurs points : la venue en CATTP se fait de manière plus discontinue ; dans leurs activités thérapeutiques et occupationnelles, les CATPP se situent, en principe, en aval de l'hôpital de jour, s'adressant à des patients plus stabilisés sur le plan symptomatique et orientant plus largement leur activité vers la reconstruction de

99. M. Coldefy *et al.*, « Les enfants et adolescents pris en charge dans les centres médico-psycho-pédagogiques », *Études et résultats*, n° 392, avril 2005.

100. Ces associations peuvent être de taille très diverse, allant de l'association *ad hoc* gérant un établissement à de grandes associations d'audience nationale (Pupilles de l'enseignement public [PEP], Croix-Rouge française...). Cependant, certains centres sont gérés par des collectivités territoriales (municipalités, conseils généraux) ou de grands organismes (SNCF, CAF...).

l'autonomie et la réadaptation sociale ; enfin, les équipes soignantes y sont en général plus réduites et moins médicalisées.

– L'hospitalisation en hôpital de nuit : elle permet une prise en charge thérapeutique en fin de journée et une surveillance médicale de nuit et, dans certains cas, en fin de semaine. Elle s'adresse à des patients qui ont acquis une certaine autonomie dans la journée, mais ont besoin, sur une période donnée, d'une prise en charge la nuit et le week-end qui constituent des moments de particulière vulnérabilité et d'angoisse.

Les prises en charge à temps complet

Les hospitalisations à temps plein constituent le mode « traditionnel » de prise en charge des malades dans un hôpital. Celui-ci peut être un centre hospitalier *spécialisé* (CHS), un centre hospitalier *général* ou *régional* (CHG, CHR) ou un établissement de santé privé[101].

Elles s'effectuent dans des lieux de soins où les patients sont placés sous surveillance 24 heures sur 24. L'hospitalisation à temps plein entraînant une coupure avec le milieu social et familial, ses indications principales sont en principe réservées aux situations aiguës et aux malades les plus difficiles et les plus lourds.

Elles peuvent également prendre la forme d'une hospitalisation à domicile (HAD) : les services d'HAD en psychiatrie organisent des prises en charge thérapeutiques au domicile du patient, associées s'il y a lieu à des prestations d'entretien nécessitées par l'état de dépendance du patient. Il s'agit de soins réguliers, voire quotidiens.

Les placements en accueil familial thérapeutique[102] ont pour but de permettre le traitement de malades mentaux de tous âges, placés dans des familles d'accueil, pour lesquels le maintien ou le retour à leur domicile ou dans leur famille naturelle ne paraît pas souhaitable ou possible. Ils s'adressent à des patients pour qui une prise en charge sociale et affective est indispensable en complément du suivi thérapeutique.

Il n'existe actuellement aucune réglementation régissant les séjours thérapeutiques (déplacement d'une équipe de soins et des patients qu'elle prend en charge pour leur offrir dans un milieu inhabituel des expériences nouvelles). Une note interministérielle[103], désormais ancienne, traite des transferts temporaires des

---

101. La circulaire DHOS/O1/DGS/DGAS n° 2004-517 du 28 octobre 2004 déjà citée précise que « Les services de pédiatrie sont amenés à accueillir de nombreux enfants et adolescents présentant des signes de souffrance psychique (tentatives de suicide, manifestations somatiques…) à condition qu'ils disposent d'un cadre et d'une équipe adaptés, ainsi que d'une collaboration avec les services de pédopsychiatrie. Les services de pédiatrie n'ont cependant pas vocation à assurer l'hospitalisation de toutes les pathologies pédopsychiatriques, et notamment de celles qui rendent indispensable une hospitalisation en service de pédopsychiatrie. »

102. Arrêté du 1er octobre 1990 relatif à l'organisation et au fonctionnement des services d'accueil familial thérapeutique.

103. Note conjointe des ministères chargés de la santé, de l'éducation nationale, de la jeunesse et des sports du 18 décembre 1980 (*BO* 1986 n° 86/18 bis) : circulaire n° 80-529 2 et 80-350/B du 18 décembre 1980 relative aux transferts temporaires dans les établissements ou services pour enfants et adolescents handicapés et inadaptés (annexe XXIV, XXIV bis, ter, quater et quinquies du décret du 9 mars 1956)/circulaire DGAS/3 C/MEN/DES/MS/DS n° 2003/149 du 26 mars 2003.

enfants et adolescents handicapés et inadaptés ; elle apporte des indications sur la procédure administrative à prévoir.

Les soins sous contrainte

Les dispositions issues de la loi du 5 juillet 2011

L'hospitalisation du mineur relève en principe d'une décision des titulaires de l'autorité parentale. Cette prérogative — qui doit s'exercer dans l'intérêt de l'enfant — autorise les parents à contraindre leur enfant à se soigner et à demander son maintien à l'hôpital, même s'il s'y oppose.

Ces dispositions s'appliquent pour tous les soins, dans les autres disciplines médicales, mais selon des modalités spécifiques s'agissant de soins psychiatriques : la loi stipule en effet que :

> « Hormis les cas [de soins sous contrainte sur décision du représentant de l'État], la décision d'admission en soins psychiatriques d'un mineur ou la levée de cette mesure sont demandées, selon les situations, par les personnes titulaires de l'exercice de l'autorité parentale ou par le tuteur. En cas de désaccord entre les titulaires de l'exercice de l'autorité parentale, le juge aux affaires familiales statue » (art. L.3211-10, CSP).

Si la décision d'admission en soins psychiatrique à la demande d'un tiers ne se justifie donc pas pour un mineur, en revanche, une admission en soins psychiatriques est possible « sur décision du représentant de l'État » (SDRE) (art. L.3213-1, CSP). Elle demeure cependant, en principe, exceptionnelle[104].

Pour que ce mode d'hospitalisation[105] puisse être effectué, il est nécessaire que les troubles mentaux présentés par le mineur « nécessitent des soins » et
– soit compromettent la sûreté des personnes ;
– soit portent atteinte, de façon grave, à l'ordre public.

Il est admis que ces circonstances comprennent celles où le patient est susceptible de se porter atteinte à lui-même (risque de mutilation, de suicide, etc.).

Des dispositions légales précises (art. L.3213-1, CSP) encadrent ce type d'hospitalisation effectué hors le consentement du patient : notamment, l'obligation pour y procéder, sauf cas d'urgence, de se fonder sur un certificat médical circonstancié émanant d'un médecin n'exerçant pas dans l'établissement de santé « d'accueil », c'est-à-dire celui où le patient sera hospitalisé.

Dans ces différentes circonstances, l'hôpital doit mettre en œuvre les mesures appropriées permettant aux soins d'être dispensés, en veillant à prévenir toute

104. Voir sur ce point les fiches d'information (et plus particulièrement la fiche n° 1) du 13 mai 1991 relatives à l'application de la loi du 27 juin 1990 relative aux droits et à la protection des personnes hospitalisée en raison de troubles mentaux et à leurs conditions d'hospitalisation (ministère des affaires sociales et de la solidarité, 1991).

105. La loi du 5 juillet 2011 a étendu les modalités d'hospitalisation sous contrainte aux « soins sous contrainte » : c'est donc toute la prise en charge thérapeutique par l'hôpital qui est désormais susceptible, selon des formes prévues par la loi, d'inclure des formes de prise en charge imposées au patient, dans l'enceinte de l'établissement et en dehors.

sortie spontanée du mineur. En pratique, le maintien d'un mineur dans une unité psychiatrique pour des soins qui lui sont nécessaires et qu'il refuse, ou plus généralement la mise en place de mesures permettant d'empêcher sa sortie de l'hôpital, seront parfois délicats. Mais l'hôpital est ici en charge, sur un fondement légal, d'imposer des soins, donc sans le consentement de l'intéressé, bien que dans son intérêt.

Dans les cas d'urgence — « en cas de danger imminent pour la sûreté des personnes, attesté par avis médical » (art. L.3213-2, CSP) —, qui ne permettent pas d'attendre la décision du préfet (ou du préfet de police, à Paris), l'hospitalisation sur décision du représentant de l'État peut également être effectuée à l'initiative du maire (ou à Paris, des commissaires de police).

En tout état de cause, l'hospitalisation forcée sur décision du représentant de l'État est placée sous le contrôle du juge des libertés et de la détention (JLD)[106] qui, en dehors du contrôle périodique prévu par la loi (notamment un premier contrôle « avant l'expiration d'un délai de douze jours », puis tous les six mois ; art. L.3211-12-1, CSP), « peut être saisi, à tout moment, aux fins d'ordonner, à bref délai, la mainlevée immédiate d'une mesure de soins psychiatriques [mise en œuvre sans le consentement du mineur ou de ses parents], quelle qu'en soit la forme ». Le texte prévoit que cette saisine peut être formée notamment par les titulaires de l'autorité parentale, le tuteur, un parent ou encore une personne susceptible d'agir dans l'intérêt de la personne faisant l'objet des soins, tout tiers intéressé pouvant porter à la connaissance du JLD des informations dont il dispose, utiles sur la situation du mineur (art. L.3211-12, CSP)[107].

L'ordonnance du juge des enfants

Le juge des enfants peut solliciter l'hospitalisation d'un mineur en unité psychiatrique sur le fondement de l'assistance éducative lorsque l'action ou l'abstention des parents met en danger la santé, la sécurité ou la moralité de leur enfant ou encore lorsque les conditions de son éducation sont gravement compromises (art. 375-3, C. civ.) : il s'agira notamment, mais pas uniquement, de tous les cas où la famille s'oppose ou empêche l'hospitalisation ou le traitement ambulatoire d'un enfant ou adolescent qui a besoin de soins psychiatriques (voir *infra*, « Les soins imposés au mineur »).

Le juge des enfants, que le procureur de la République aura pu saisir de la situation du mineur, agira dans ce cas sous la forme d'une « ordonnance de placement provisoire » (OPP). Cette mesure lui permet de placer un mineur dans une structure susceptible d'assurer son accueil et son hébergement. Cette structure sera selon le cas judiciaire, sociale, médico-sociale ou sanitaire. Elle pourra être une institution de soin psychiatrique lorsque le juge l'estimera nécessaire à

106. Il s'agit du juge des libertés et de la détention du tribunal de grande instance dans le ressort duquel se situe l'établissement d'accueil.

107. La Convention internationale des droits de l'enfant (1989) stipule dans son article 25 que « Les États parties reconnaissent à l'enfant qui a été placé par les autorités compétentes pour recevoir des soins, une protection ou un traitement physique ou mental, le droit à un examen périodique dudit traitement et de toute autre circonstance relative à son placement. »

des fins d'évaluation et/ou de traitement spécialisé[108]. L'hospitalisation pourra être ordonnée ou non en unité habilitée aux soins sous contrainte pour troubles mentaux.

La loi du 4 mars 2002[109] a précisé que cette décision judiciaire ne peut être ordonnée qu'« après avis médical circonstancié d'un médecin extérieur à l'établissement, pour une durée ne pouvant excéder quinze jours » et que « la mesure peut être renouvelée, après avis médical conforme d'un psychiatre de l'établissement d'accueil, pour une durée d'un mois renouvelable » (art. 375-9, C. civ.).

■ Le respect de la dignité du mineur

Une hospitalisation sous contrainte pour troubles mentaux ne peut entraîner que des restrictions limitées à l'exercice des libertés individuelles du patient et ces restrictions doivent être strictement proportionnées aux nécessités tirées de son état de santé et de la mise en œuvre du traitement (art. L.3211-3, CSP).

La loi ne précise pas les modalités de soins qui peuvent être justifiées dans le cadre de l'hospitalisation sous contrainte et n'évoque pas l'utilisation de la contention (enfermement en pavillon, en chambre d'isolement, traitement médicamenteux). Un principe essentiel énoncé par la loi est en revanche qu'« en toutes circonstances, la dignité de la personne hospitalisée doit être respectée et sa réinsertion recherchée » (même art.).

L'hospitalisation sous contrainte doit, avant toute autre préoccupation, être justifiée par les soins requis par l'état du mineur. L'équipe hospitalière doit veiller à ce que ces soins (tout comme les modalités du transport initial vers l'hôpital, lorsqu'il est nécessaire d'y procéder en urgence) soient le moins traumatisants possibles pour le jeune patient.

Dispositifs spécifiques

Des circulaires ministérielles[110] et des recommandations professionnelles ont attiré l'attention sur les difficultés propres à certaines catégories de jeunes patients : nourrissons et très jeunes enfants ; adolescents ; enfants et adolescents atteints d'un syndrome autistique ; jeunes anorexiques ; enfants et adolescents en grande difficulté. Elles ont énoncé des recommandations pour leur prise en charge.

---

108. L'OPP constitue ainsi, chez les mineurs, une modalité spécifique d'hospitalisation sous contrainte en dehors du cadre des dispositions générales de l'hospitalisation sans consentement prévu par la loi du 11 juillet 2011. Voir sur ce sujet M. Botbol, L.-H. Choquet, J. Grousset, H. Hamon, « Ordonnance de placement provisoire et obligation de soin en psychiatrie de l'adolescent », *Encyclopédie médico-chirurgicale (EMC)*, Masson, 2010.

109. Loi n° 2002-303 du 4 mars 2002 relative aux droits des malades et à la qualité du système de santé.

110. Circulaires n° 70 du 11 décembre 1992 et n° 23 du 31 juillet 1995.

Les nourrissons et les très jeunes enfants

Plusieurs objectifs prioritaires, faisant référence à « la reconnaissance encore récente des compétences du nouveau-né », aux « données recueillies à partir de l'observation des bébés [qui] ont contribué à élaborer une clinique du premier âge » ainsi qu'à l'ensemble des travaux contemporains sur les premiers mois de la vie[111], ont été fixés il y a une vingtaine d'années :

– identifier les manifestations les plus précoces des troubles du très jeune enfant en faisant la part de ce qui n'est que variation de la normale, labile et transitoire de ce qui prend l'aspect de troubles susceptibles de s'organiser ;

– procéder systématiquement à l'observation du bébé et faire en sorte que les modalités d'action en direction de ce groupe de population s'appuient sur les relations nouées avec les intervenants de la petite enfance, dans le domaine sanitaire (PMI, généralistes et pédiatres, services de maternité ou de néonatologie), médico-social (CAMSP[112]), social (travailleurs sociaux, centres maternels), et dans les lieux d'accueil (crèches, haltes-garderies, assistantes maternelles, pouponnières) ;

– veiller, avant toute chose, à la qualité du dialogue entre les familles et les intervenants, afin que s'établisse une relation de confiance avec les parents : la perception de difficultés, leur reconnaissance doivent être considérées comme des moments clés pour instaurer une aide acceptée par les familles ;

– proposer à l'enfant et à sa mère une période d'accompagnement et d'observation dans un lieu thérapeutique : formules de soins et d'accueil à temps partiel en CATTP pouvant, selon les besoins, accueillir conjointement le jeune enfant et sa mère ; hospitalisation conjointe du très jeune enfant avec sa mère, à temps complet ou à temps partiel (unités d'hospitalisation « mère-enfant ») ;

– d'une manière générale, allier les nécessités thérapeutiques et un environnement accueillant, proche d'un rythme familial et non selon un modèle hospitalier classique.

Les adolescents

Une instruction ministérielle du 24 août 1981[113] avait abordé une première fois la prise en charge psychiatrique des adolescents et souligné qu'« il ne saurait être question de considérer que les difficultés courantes d'adaptation à la vie familiale ou sociale nécessitent une intervention psychiatrique », et que « ce n'est

111. Circulaire ministérielle n° 443 du 11 décembre 1992.

112. Les centres d'action médico-sociale précoce sont des structures médico-sociales dont la mission est définie dans le Code de la santé publique (art. L.2132-4). Ils ont pour but de prévenir ou de réduire l'aggravation des handicaps chez les jeunes enfants par une intervention précoce, globale et coordonnée (notamment, en relation avec la PMI) des enfants de moins de six ans chez qui a été détecté ou suspecté un handicap. La prise en charge est effectuée par une équipe pluridisciplinaire ; elle comporte des soins ambulatoires pour l'enfant, ainsi qu'une guidance et un accompagnement de ses parents, ou des personnes à qui il a été confié, et de sa fratrie. Il existe actuellement environ 260 CAMSP, dont certains sont spécialisés pour un type particulier de handicap. Le quart des CAMSP est actuellement géré par des établissements hospitaliers, les autres ont une gestion associative.

113. Instruction ministérielle DGSH/POS. 3C 3208 du 24 août 1981.

que dans les cas pathologiques patents » que le recours au soutien médical spécialisé doit être envisagé. Les objectifs prioritaires retenus par les pouvoirs publics étaient alors les suivants :

– 1° promouvoir la mobilité et la polyvalence de l'équipe médicale ;

– 2° « veiller à ne pas porter de manière trop évidente l'étiquette de médecine psychiatrique et observer, dans ce domaine, toute la discrétion nécessaire », afin de tenir compte de la réticence à consulter de nombreux adolescents, et de prévenir les évolutions vers des états pathologiques ;

– 3° assurer une information claire sur la nature psychiatrique de l'intervention et avoir « pour base un contrat thérapeutique, à durée définie, proposé par l'équipe et librement accepté par l'adolescent » ;

– 4° organiser dans cette perspective des points de consultation lié au dispositif général de soins, situés dans des lieux ouverts non spécifiques et non thérapeutiques, tels que maisons de jeunes, centres d'accueil où les adolescents puissent être accueillis sur leur propre initiative et dans l'anonymat, et bénéficier d'une écoute spécialisée.

Dans la même perspective, la circulaire n° 70 du 11 décembre 1992 relative aux orientations de la politique de santé mentale en faveur des enfants et des adolescents a énoncé différentes recommandations, parmi lesquelles :

– l'intervention des professionnels de l'intersecteur dans les services d'accueil et de soins généraux qui reçoivent des adolescents et, lorsqu'elles existent, dans les unités d'hospitalisation spécifiques ou structures de santé extra-hospitalières telles que prévues dans la circulaire du 16 mars 1988[114] ;

– la nécessité d'une prise en charge adaptée des adolescents *suicidants* dans les services d'urgence, au moment de l'accueil, mais aussi pour proposer un suivi. Les secteurs de psychiatrie infanto-juvénile doivent apporter leur collaboration aux équipes psychiatriques des urgences et déterminer avec elles des modalités de collaboration[115], prenant éventuellement la forme d'une utilisation « contractuelle », au sein des établissements de santé, de lits de pédiatrie ou de médecine destinés à ces adolescents particulièrement vulnérables ;

– la mise en place de *structures d'observation* en hospitalisation, permettant de mettre en œuvre un projet thérapeutique défini au cas par cas ;

– la création de lieux spécifiques d'hospitalisation psychiatrique d'urgence pour adolescents, et dans certains cas, celle de centres de crise offrant des possibilités d'accueil immédiat et de séjour de brève durée, adaptées au traitement de certaines situations aiguës ;

– la mise en place d'unités de soins permettant des temps d'hospitalisation plus longs : appartement thérapeutique, hospitalisation de nuit, prises en charge peu formalisées en complément éventuel de modalités plus classiques ;

– la création en hôpital général d'unités d'hospitalisation, de structures de consultation, de soins à temps partiel ou d'accueil des urgences spécialisées en psychiatrie.

---

114. Circulaire du 16 mars 1988 relative à l'amélioration des conditions d'hospitalisation des adolescents.

115. Renvoi sur ce point à la circulaire n° 39-92 DH/PE/DGS 3C du 30 juillet 1992 relative à la prise en charge des urgences psychiatriques.

Les enfants et adolescents atteints d'un syndrome autistique

L'autisme a été reconnu comme un handicap en 1996 par la loi[116]. Ce trouble neuro-développemental entraîne différents types de déficiences, très variables d'un patient à l'autre, parfois très lourds et nécessite des réponses adaptées et individualisées[117].

Plusieurs plans nationaux « autisme »[118] ont été engagés par les pouvoirs publics au cours des dernières années, sur le constat de conditions de prise en charge de ces patients très insuffisantes[119].

La prise en charge des enfants et adolescents atteints d'un syndrome autistique a fait initialement l'objet d'un rapport de l'Agence nationale pour le développement de l'évaluation médicale (ANDEM) en 1994[120], puis d'une circulaire ministérielle du 31 juillet 1995[121], qui a exposé la politique des pouvoirs publics en ce domaine.

Ce texte a précisé que « dans le respect du libre choix des familles », la prise en charge doit être « le plus souvent à dominante sanitaire en faveur des enfants les plus jeunes, relayées par des actions à dominante médico-sociale notamment pour les adolescents [...], en intégrant une composante pédagogique et éducative dans le premier cas et un suivi thérapeutique dans le second ».

Un certain nombre de recommandations sont ensuite énoncées :

– pour les enfants les plus jeunes, de 0 à 3 ans, une prise en charge dans un cadre institutionnel à temps complet n'apparaît pas généralement pertinente ; la priorité doit être donnée aux traitements ambulatoires et à des actions de guidance parentale par les CAMPS et les équipes de pédopsychiatrie (en centre médico-psychologique ou en centre d'accueil thérapeutique à temps partiel) ;

– pour les enfants de 3 à 12 ans, la prise en charge peut s'effectuer soit par les équipes de pédopsychiatrie dans un cadre ambulatoire adapté (hospitalisation de jour ou de nuit, suivi en centre d'accueil thérapeutique à temps partiel) ou, si nécessaire et pour une période déterminée, au sein d'unités cliniques à temps complet ;

---

116. Loi n° 96-1076 du 11 décembre 1996 modifiant la loi n° 75-535 du 30 juin 1975, dite « loi Chossy ».

117. Les troubles envahissants du développement (TED), y compris l'autisme, sont inclus par la Classification internationale des maladies (CIM-10) dans les troubles du développement psychologique : « Les TED sont un groupe de troubles caractérisés par des altérations qualitatives des interactions sociales réciproques et des modalités de communication, ainsi que par un répertoire d'intérêts et d'activités restreint, stéréotypé et répétitif. Ces anomalies qualitatives constituent une caractéristique envahissante du fonctionnement du sujet, en toutes situations. » Les TED regroupent des situations cliniques diverses (principalement le trouble autistique, le trouble du spectre de l'autisme et le syndrome d'Asperger), entraînant des situations de handicap hétérogènes. La Haute Autorité de santé (HAS, 2005) a estimé, sur la base des études internationales, qu'un nouveau-né sur 150 serait concerné par l'autisme et les autres troubles envahissants du développement.

118. Plans « autisme » 2005-2007, 2008-2011 et 2012-2015.

119. Voir sur ce point, IGAS, Rapport n° 94099 sur la prise en charge des enfants et adolescents autistes, 1994 ; Comité consultatif national d'éthique (CCNE), *Avis sur la prise en charge des personnes autistes en France*, n° 47, 1996.

120. Rapport de l'ANDEM sur l'autisme, novembre 1994.

121. Circulaire n° 23 du 31 juillet 1995 relative à la prise en charge thérapeutique, pédagogique et éducative et à l'insertion des enfants, adolescents et adultes atteints d'un syndrome autistique.

– pour les adolescents de 12 à 18 ans, diverses solutions doivent être envisagées, selon le niveau d'évolution des adolescents : accueil en institut médico-éducatif (IME), unités d'accueil avec ou sans hébergement (pour les adolescents les plus handicapés), unités de jour de petite capacité, adaptées au traitement des adolescents autistes et psychotiques et pouvant être communes à plusieurs secteurs de psychiatrie infanto-juvénile, voire de psychiatrie générale.

Des recommandations professionnelles ont été publiées s'agissant de la prise en charge de l'autisme, dans un contexte polémique où s'affrontent des appréciations différentes sur ces pathologies et l'efficacité respective des traitements :

– les recommandations de la Haute Autorité de santé pour la pratique professionnelle du diagnostic de l'autisme[122], qui portent sur le diagnostic de l'autisme et des autres troubles envahissants du développement chez les enfants et les adolescents âgés de moins de 18 ans : elles ont pour objectif d'optimiser le repérage (sensibilisation dès les premiers signes évocateurs), ainsi que d'homogénéiser les pratiques et procédures de diagnostic. ;

– les recommandations de la Haute Autorité de santé et de l'Agence nationale de l'évaluation et de la qualité des établissements et services sociaux et médico-sociaux (ANESM) sur l'autisme et les autres troubles envahissants du développement (TED)[123]. Ces recommandations ont pour objectif principal l'amélioration des pratiques des équipes amenées à mettre en œuvre les interventions auprès des enfants/adolescents avec TED, afin de mettre en place un projet personnalisé d'interventions coordonnées pour répondre à leurs besoins avec l'apport d'un réseau libéral coordonné, des établissements ou services médico-sociaux, des services de psychiatrie infanto-juvénile ou générale des établissements de santé.

Problématiques de l'anorexie mentale

L'anorexie mentale est un trouble psychique qui se traduit notamment par une perte de poids importante, liée à une restriction alimentaire volontaire. Elle constitue une préoccupation importante de santé publique et concerne en grande partie des mineurs, notamment des adolescentes. Des recommandations ont été établies par la Haute Autorité de santé en 2010, *Anorexie mentale : prise en charge*, auxquelles il convient de se reporter : elles précisent notamment les critères somatiques et psychiatriques de l'hospitalisation, ainsi que les critères environnementaux[124].

Sur un aspect de cette question, celui de l'hospitalisation sous contrainte pour la mise en œuvre d'un traitement somatique, la HAS préconise que « la contrainte

122. A. Baghdadli (dir.), *Recommandations pour la pratique professionnelle du diagnostic de l'autisme*, Fédération française de psychiatrie/Haute Autorité de santé, 2005.

123. Service Bonnes pratiques professionnelles (HAS) et service Recommandations (ANESM), *Autisme et autres troubles envahissants du développement : interventions éducatives et thérapeutiques coordonnées chez l'enfant et l'adolescent, recommandations*, HAS/ANESM, mars 2012.

124. *Anorexie mentale, prise en charge, 3 : Critères d'hospitalisation à temps plein*, synthèse des Recommandations pour la pratique clinique, HAS/Association française pour le développement des approches spécialisées des troubles du comportement alimentaire (AFDAS-TCA)/Direction générale de la santé, juin 2010.

ne [soit] utilisée que lorsque le risque vital est engagé et que des soins consentis sont impossibles ».

Si elle est possible pour les majeurs sous forme d'hospitalisation à la demande d'un tiers (HDT), dans un service de psychiatrie de secteur qui peut, en cas d'urgence somatique, déléguer les soins à un service compétent, il en est autrement pour les mineurs. Lorsque ceux-ci refusent l'hospitalisation, il revient aux parents de prendre la décision, selon les règles communes et en qualité de représentants légaux. En cas de refus des soins d'un ou des deux parents, le médecin doit solliciter auprès du procureur de la République une ordonnance de placement provisoire (OPP).

Lors d'une hospitalisation sous contrainte organisée dans ce cadre, les modalités de soins restent les mêmes, l'objectif n'étant pas seulement l'obtention d'un poids particulier, mais la poursuite du traitement de façon consentie. La HAS recommande que le patient stabilise le poids atteint au sein du service hospitalier avant sa sortie, afin de diminuer le risque de rechute.

Les troubles psychiques des enfants et adolescents « en grande difficulté »

Sont ici concernés les jeunes identifiés « en grande difficulté », qui témoignent notamment d'une souffrance psychique souvent importante, laissant les institutions démunies et nécessitant des prises en charge très complexes[125].

Les pouvoirs publics ont défini quelques principes d'action à l'égard de ces mineurs, exposés dans une circulaire du 3 mai 2002[126] :

– la nécessité d'une approche pluridisciplinaire et partenariale : proposer des réponses multiples à la fois éducatives, sociales, médico-sociales, judiciaires ou thérapeutiques qui ne se substituent pas les unes aux autres, peuvent se cumuler en tant que de besoin ou se relayer sans discontinuité, en recherchant une cohérence du parcours du mineur sur toute la durée de la prise en charge[127] ;

– mettre en place une réponse appropriée à la crise et à l'urgence. La circulaire du 3 mai 2002 souligne que l'urgence est souvent liée à un manque d'anticipation ou à un retard de prise en charge, pouvant induire la recherche de solutions précipitées souvent mal adaptées aux enfants et adolescents (hospitalisation, placement en urgence dans un foyer, garde à vue ou incarcération).

---

125. Les parcours de vie de ces jeunes sont faits de ruptures successives que traduisent les échecs répétés des prises en charge — échec scolaire, exclusion des institutions, renvoi de la famille. Nombre de ces adolescents « difficiles » ne trouvent pas de réponse adéquate dans leur environnement, mis en tension ou en échec, ceci induisant des attitudes de ruptures et de rejet. Il en résulte parfois un renvoi sur d'autres filières de prise en charge, souhaitées plus « contenantes », en particulier l'hôpital. La prise en charge de ces adolescents, compte tenu de comportements parfois très violents, peut toutefois y être tout autant difficile.

126. Circulaire DGS/DGAS/DHOS/DPJJ n° 2002-282 du 3 mai 2002 relative à la prise en charge concertée des troubles psychiques des enfants et adolescents en grande difficulté.

127. Également sur ce point la circulaire interministérielle DGS/SD6 C, DHOS/O 2/DESCO no 2005-471 du 18 octobre 2005 relative à la mise en œuvre d'un dispositif de partenariat enter équipes éducatives et de santé mentale pour améliorer le repérage et la prise en charge des signes de souffrances psychiques des enfants et adolescents.

L'hospitalisation de ces enfants et adolescents en grande difficulté doit être conçue comme un moment particulier dans le projet thérapeutique et socio-éducatif d'ensemble : l'hospitalisation doit être négociée et préparée en amont, dans ses différentes modalités, avec l'adolescent et sa famille, entre les équipes soignantes, sociales et éducatives. Elle doit répondre à une indication précise. La préparation de l'hospitalisation en amont doit permettre qu'elle ne soit pas vécue par l'enfant ou l'adolescent comme une sanction ou comme une contrainte insupportable, ou comme une stigmatisation en cas de prise en charge en structure psychiatrique. Une hospitalisation en dernier recours, réalisée en urgence, est de manière générale peu favorable à une bonne mise en place des soins.

Les hospitalisations des enfants et adolescents en grande difficulté se répartissent généralement entre les services de pédiatrie et de médecine adolescente et les services de pédopsychiatrie, voire de psychiatrie générale.

L'hospitalisation complète sert principalement à déployer des soins intensifs et permanents autour de l'adolescent. Elle a également pour fonction de contenir et contrôler le comportement extrême du jeune, de le séparer de son environnement et d'observer son comportement. Elle doit permettre également de transférer la charge du soin de la famille ou du milieu de vie vers les professionnels soignants et de réguler les tensions.

L'hospitalisation doit être conçue un acte médical et doit le rester, même si la décision d'hospitaliser peut être négociée ou considérée comme un moment de rupture profitable à l'adolescent comme aux professionnels médico-sociaux ou socio-éducatifs qui en ont la responsabilité. Elle peut permettre de reconsidérer les modalités de prise en charge.

La circulaire du 3 mai 2002 insiste sur la nécessité de disposer de lits spécifiques pour adolescents au sein de petites unités intersectorielles.

Les adolescents suicidants

Les conduites suicidaires constituent un grave problème de santé publique en France[128]. Même si le nombre de suicides chez les 15-24 ans est très inférieur à celui des suicides dans les classes d'âge plus élevées[129], le suicide représente la deuxième cause de mortalité après les accidents[130].

Dans le cadre de la certification des établissements de santé, les établissements et leurs personnels ont été incités à améliorer le repérage des patients à

128. Notamment M. Choquet, S. Ledoux, *op. cit.* : 6,5 % des adolescents scolarisés avaient déclaré dans cette étude avoir fait une tentative de suicide.

129. M.-C. Mouquet et V. Bellamy, « Suicides et tentatives de suicide en France », *Études et résultats*, n° 488, mai 2006 ; « Suicide et tentatives de suicide : état des lieux en France », *Bulletin épidémiologique hebdomadaire (BEH)*, numéro thématique, n° 47-48, 13 décembre 2011.

130. Mais par ailleurs, les tentatives de suicide dans la même tranche d'âge sont estimées être environ 30 à 60 fois plus fréquentes que les suicides. Les séjours hospitaliers pour TS concernant les adolescentes de 15 à 19 ans présentaient les taux les plus élevés avoisinant 43 pour 10 000, correspondant à environ 8 300 hospitalisations pour TS par an pour cette classe d'âge sur la période 2004-2007. Avant 15 ans, ces taux étaient autour de 14 pour 10 000. Le chiffre de 40 000 tentatives annuelles est habituellement retenu pour les jeunes de moins de 25 ans (source : *BEH*, *op. cit.*).

risque suicidaire[131] et l'organisation de leur prise en charge. *Le manuel de certification des établissements de santé*[132] a été adapté en ce sens, pour certains de ses critères applicables aux établissements ayant une activité de psychiatrie.

Par ailleurs, un programme d'actions engagé en septembre 2011 par les pouvoirs publics pour la période 2011-2014, qui vise notamment l'« amélioration de la prise en charge des personnes en risque suicidaire » (axe II), comprend une mesure (mesure 4) dont l'objectif est de « renforcer la prévention en établissement de santé », ainsi qu'une action spécifique intitulée « Poursuivre et adapter l'attention portée à la prévention et la prise en charge du suicide dans le manuel de certification des établissements sanitaires ».

En matière hospitalière, il convient de se référer :

– aux recommandations établies par l'ANAES en 1998, dont sont tirés les développements qui suivent, et qui s'appliquent principalement aux adolescents et jeunes *suicidants* âgés de 11 à 20 ans[133] ;

– aux dispositions de la circulaire du 28 octobre 2004[134].

Les tentatives de suicide : dans de nombreux cas, la tentative de suicide est sous-tendue par des facteurs de risque et par des situations de conflit ou de rupture qui n'ont pu trouver d'autre voie de résolution que l'atteinte corporelle[135]. Il revient alors à l'équipe hospitalière d'identifier la souffrance exprimée au travers de ce comportement et de déterminer, à un rythme adapté à chaque situation individuelle, des modalités d'intervention permettant la résolution de la crise et la prévention d'une récidive. Une tentative de suicide est aussi un événement permettant la mise en route d'une prise en charge et de soins.

Les recommandations de l'ANAES distinguent deux étapes de la prise en charge ; lors de l'accueil en urgence et après le traitement en urgence.

---

131. On lira utilement sur ce point : *Conférence de consensus, la crise suicidaire : reconnaître et prendre en charge*, 19 au 20 octobre 2000, texte des recommandations, ANAES/Fédération française de psychiatrie, Direction générale de la santé, 2000.

132. V2010, révisé en avril 2011.

133. Service Recommandations professionnelles, *Prise en charge hospitalière des adolescents après une tentative de suicide*, ANAES, novembre 1998.

134. Circulaire DHOS/O1/DGS/DGAS n° 2004-517 du 28 octobre 2004 déjà citée. Elle prévoit notamment que « Les services de pédiatrie peuvent accueillir des adolescents ayant fait une tentative de suicide, dans le cadre d'une collaboration formalisée entre équipes psychiatrique et pédiatrique, afin d'éviter toute stigmatisation, à un âge où les symptômes peuvent n'être que transitoires. Par contre, il apparaît tout aussi important qu'un adolescent puisse être transféré en pédopsychiatrie, si sa prise en charge le nécessite, en particulier en cas de décompensation psychique ou de manifestation de violence ne relevant plus du cadre de soins proposé. »

135. Les recommandations de l'ANAES ont insisté sur le fait que les tentatives de suicide ne doivent jamais être banalisées, si minimes soient-elles dans leur dangerosité ; elles ne sont jamais une conduite anodine à mettre sur le compte d'une « crise d'adolescence » ; pour 20 à 30 % d'entre elles, il existe une pathologie psychiatrique sous-jacente (dépression, troubles sévères de la personnalité) qui favorise le passage à l'acte ; environ un tiers des suicidants récidivent, le plus souvent au cours de la première année, et 1 à 2 % des suicidants décèdent par suicide dans ce délai. Les risques principaux sont à la fois la prolongation d'une souffrance psychique, qui peut aboutir à une récidive suicidaire et doit donc être systématiquement recherchée, identifiée et traitée, et la possibilité de survenue de complications somatiques potentiellement mortelles à court terme.

L'accueil en urgence

Face à une tentative de suicide, la qualité de l'accueil aux urgences, celle des premiers contacts, et en particulier le respect de la confidentialité, sont généralement déterminants pour la suite des soins et pour obtenir l'adhésion de l'adolescent. Les soins prévus doivent être présentés au mineur dès que son état somatique et sa vigilance le permettent. Tout en fixant un cadre strict à la prise en charge, l'équipe hospitalière doit favoriser un climat d'empathie, de proximité relationnelle et de sécurité.

– L'examen somatique initial doit poursuivre simultanément plusieurs objectifs :

• évaluer la gravité immédiate et différée du geste suicidaire et définir le traitement et la surveillance adaptés ;

• procéder à une évaluation plus complète, dans un second temps, de l'état général, de l'état nutritionnel et staturo-pondéral, des co-morbidités, de l'hygiène de vie, ainsi que du développement pubertaire et de la vie sexuelle (en particulier la recherche d'une éventuelle grossesse en cours) ;

• réunir des éléments utiles à l'évaluation psychologique ;

• guider le choix des examens complémentaires, des consultations spécialisées et des traitements éventuellement nécessaires.

– L'évaluation psychologique requiert l'intervention d'un psychiatre, si possible formé à l'approche des adolescents. Il est recommandé de commencer cette évaluation très précocement, si possible dans les 24 heures qui suivent l'admission, dès que l'état somatique et la vigilance de l'adolescent le permettent. Cette évaluation doit se dérouler dans un climat de confidentialité et de compréhension permettant de poser les bases du projet thérapeutique.

Les objectifs de l'entretien initial doivent être :

• le recueil des premières plaintes psychiques ;

• l'étude du contexte de la crise ;

• la recherche d'une éventuelle pathologie psychiatrique et de signes de gravité pouvant faire craindre une récidive à court terme. Il est généralement impossible de recueillir dans le contexte des urgences tous les éléments nécessaires à l'évaluation psychologique, mais l'essentiel est de préparer alors les entretiens qui suivront.

Les éléments à réunir concernent en particulier :

• *le geste suicidaire :* modalités, intentionnalité, but, facteurs déclenchants, idées suicidaires passées et actuelles, antécédents de tentative de suicide personnels ou dans l'entourage ;

• *la santé mentale :* antécédents psychiatriques personnels ou familiaux, modalités de prise en charge, adhésion aux traitements proposés, prise de médicaments psychotropes, prise de drogues, abus d'alcool, abus de tabac ;

• *la biographie* (l'itinéraire personnel du mineur) : maltraitance, abus sexuels, événements entraînant une rupture ou une menace de rupture (en particulier amoureuse), fugues, grossesses, interruptions volontaires de grossesse ;

• *le mode de vie et l'insertion sociale :* situation familiale, scolaire ou professionnelle, degré et désir d'autonomie, étayage par l'entourage, conduites avec prises de risques (activités ou sports dangereux, relations sexuelles non protégées, conduites violentes), projets scolaires, professionnels et relationnels.

Cette évaluation doit, là également, avoir pour but de rechercher les éléments qui peuvent faire craindre une récidive à court terme de la tentative de suicide (intentionnalité suicidaire), notamment : antécédent de tentative de suicide, en particulier dans le jeune âge ; antécédent de tentative de suicide dans l'entourage ; absence de facteur déclenchant explicite ; pathologie psychiatrique, en premier lieu les états dépressifs, particulièrement polymorphes chez l'adolescent ; abus sexuels, maltraitance ; conduites violentes et comportements à risque, prise de drogues, abus régulier d'alcool.

La rencontre des parents et/ou l'entourage proche est déterminante afin d'appréhender leur propre expérience personnelle, de recueillir leurs difficultés et leurs plaintes, et d'apprécier la qualité des relations interpersonnelles à l'extérieur de l'hôpital.

L'évaluation sociale, menée par une assistante sociale doit préciser le contexte social de l'entourage, la situation scolaire ou professionnelle de l'adolescent, son niveau d'adaptation et l'existence éventuelle d'un suivi social en cours. Elle peut conduire à alerter les services sociaux et/ou les autorités judiciaires en cas de maltraitance ou d'abus sexuels.

Après le traitement en urgence

Au-delà de l'accueil en urgence, l'évaluation psychologique, familiale et sociale doit être poursuivie, parallèlement à la mise en œuvre des soins. Deux modes de prise en charge peuvent être envisagés (prise en charge à l'hôpital ou par un réseau ambulatoire) en fonction des possibilités locales et de chaque cas particulier. Il n'existe pas d'étude, selon l'ANAES, comparant ces deux modalités et permettant de définir si l'une est meilleure que l'autre. À défaut de cette donnée, un accord professionnel existe actuellement pour favoriser la prise en charge hospitalière des adolescents.

La prise en charge hospitalière

L'hospitalisation doit être la règle dans certains cas :

– en présence de risques de récidive immédiate de la tentative de suicide, en particulier s'il existe une forte intentionnalité suicidaire, afin d'assurer la sécurité du patient ;

– en cas de pathologie psychiatrique non stabilisée, patente ou suspectée, dans le but de préciser le diagnostic et d'instaurer un traitement adapté au trouble ;

– lorsque l'environnement extérieur est jugé particulièrement défavorable, voire délétère (maltraitance, abus sexuels), et qu'une protection immédiate du mineur est nécessaire ;

– lorsque l'adolescent la désire ;

– s'il n'est pas possible de mettre en place rapidement un suivi suffisamment structuré par un réseau ambulatoire.

Chaque fois que cela est possible, l'hospitalisation du patient doit se dérouler dans une unité adaptée à recevoir des adolescents et reconnue pour sa compétence dans ce domaine. Selon les contraintes locales et le contexte de la tentative de suicide, il peut s'agir d'unités ou de services de crise et d'urgences psychiatriques, de psychiatrie infanto-juvénile ou d'adultes, de pédiatrie, voire de médecine.

Il n'y a pas de référence obligée fixant une durée optimale de séjour hospitalier. L'expérience semble montrer toutefois qu'une durée d'une semaine est souvent nécessaire pour procéder à une évaluation complète et mettre en place un projet de sortie.

Selon les recommandations de l'ANAES, une hospitalisation qui viserait seulement à mettre temporairement l'adolescent à l'écart de ses difficultés extérieures, sans autre forme de soins, ne peut suffire et ne paraît d'ailleurs pas être supérieure en efficacité à un suivi ambulatoire. Il est jugé essentiel que soient développés simultanément et dès le début du séjour hospitalier des soins somatiques et psychiques.

La prise en charge par un réseau ambulatoire

Lorsque l'hospitalisation n'est pas indiquée, une prise en charge ambulatoire intensive par un réseau d'intervenants extra-hospitaliers peut être également envisagée. Ce réseau doit dans ce cas pouvoir assurer la poursuite de l'évaluation et les soins. Selon les circonstances, ce réseau peut faire intervenir les centres médico-psychologiques du secteur ou de l'intersecteur psychiatrique, mais aussi les centres d'accueil et de crise, les praticiens libéraux, médecins généralistes ou psychiatres.

Les soins imposés au mineur

Si en principe le mineur doit participer, et adhérer autant que possible, aux décisions concernant ses soins, les titulaires de l'autorité parentale disposent comme on l'a vu de prérogatives importantes en ce domaine et pourront *in fine* imposer au mineur des soins et une hospitalisation auxquels pourtant il se refuse.

Il en sera ainsi notamment lorsque le mineur nécessite des soins psychiatriques : les parents pourront agir pour que ces soins soient dispensés, contre la volonté du mineur[136].

Le représentant de l'État pourra décider de même d'une hospitalisation psychiatrique lorsque le comportement du mineur peut compromettre la sécurité des personnes ou en cas de troubles graves à l'ordre public (voir *supra*, « Les soins de santé mentale »).

Mais il existe des situations dans lesquelles ce sont les autorités sanitaires ou le juge lui-même qui décideront de l'hospitalisation[137], et ceci quelle que soit la volonté des parents eux-mêmes.

La procédure d'assistance éducative

Le juge des enfants peut intervenir en matière d'assistance éducative lorsque l'action ou l'abstention des parents met en danger la santé, la sécurité ou la moralité de leur enfant ou encore lorsque les conditions de son éducation sont gravement compromises (art. 375-3, C. civ.) : il s'agira notamment de tous les cas où la famille s'oppose ou empêche l'hospitalisation ou le traitement ambulatoire d'un enfant ou adolescent qui a besoin de soins psychiatriques. Mais aussi lorsque le mineur, usager de drogues, doit être protégé quelque temps dans un environnement sanitaire ou éducatif.

La décision du juge, entre autres possibilités, pourra être de confier le mineur à un établissement de santé nommément désigné ou à telle ou telle de ses unités médicales (« à un service ou à un établissement sanitaire ou d'éducation, ordinaire ou spécialisé »).

---

136. Sur le traitement imposé de l'anorexie mentale, voir *supra*, « Les soins de santé mentale ».

137. X. Laqueille, K. Liot, C. Launay, « Toxicomanie, obligation de soins et injonction thérapeutique, les lois du 31 décembre 1970 et du 5 mars 2007 », EMC (Elsevier Masson SAS, Paris), Psychiatrie, 37-901-A-40, 2010.

Elle pourra prévoir le maintien du mineur dans son milieu d'origine en le soumettant à des obligations particulières, telles que celle de « fréquenter régulièrement un établissement sanitaire ou d'éducation, ordinaire ou spécialisé » (art. 375-2, C. civ.).

La décision fixera le contenu et la durée de la mesure, sans que celle-ci puisse excéder deux ans. Elle pourra toutefois être renouvelée par décision motivée (art. 375, C. civ.).

Cependant, « lorsque les parents présentent des difficultés relationnelles et éducatives graves, sévères et chroniques, évaluées comme telles dans l'état actuel des connaissances, affectant durablement leurs compétences dans l'exercice de leur responsabilité parentale », la mesure peut être ordonnée pour une durée supérieure, « afin de permettre à l'enfant de bénéficier d'une continuité relationnelle, affective et géographique dans son lieu de vie dès lors qu'il est adapté à ses besoins immédiats et à venir » (art. 375, C. civ.).

Un rapport concernant la situation de l'enfant doit dans ce cas être transmis annuellement par l'établissement au juge des enfants

La loi du 4 mars 2002[138] a toutefois précisé que cette décision judiciaire (une « ordonnance de placement provisoire » ou « OPP ») ne peut être ordonnée qu'« après avis médical circonstancié d'un médecin extérieur à l'établissement, pour une durée ne pouvant excéder quinze jours » et que « la mesure peut être renouvelée, après avis médical conforme d'un psychiatre de l'établissement d'accueil, pour une durée d'un mois renouvelable » (art. 375-9, C. civ.).

Le juge des enfants, qui intervient ici dans une logique d'aide à l'exercice de l'autorité parentale, que les intéressés l'acceptent ou non d'ailleurs, s'efforcera de recueillir l'adhésion de la famille à la mesure qu'il envisage (art. 375-1, C. civ.). Il posera un diagnostic sur l'existence d'une situation de danger, puis déterminera les moyens les mieux appropriés pour que cette situation cesse. Garant d'un projet éducatif pour le mineur, il en contrôlera la mise en œuvre.

Le lieu d'accueil du mineur doit être recherché par le juge dans l'intérêt de celui-ci et afin de faciliter l'exercice du droit de visite et d'hébergement par le ou les parents et le maintien de ses liens avec ses frères et sœurs. En effet, dans cette situation, les parents conservent un droit de correspondance ainsi qu'un droit de visite et d'hébergement, selon des modalités fixées par le juge, qui peut, si l'intérêt de l'enfant l'exige, décider que l'exercice de ces droits, ou de l'un d'eux, est provisoirement suspendu. Le juge peut également décider que le droit de visite du ou des parents ne peut être exercé qu'en présence d'un tiers désigné par l'établissement ou le service à qui l'enfant est confié. Le juge peut décider que les conditions de l'hospitalisation soient déterminées conjointement entre les titulaires de l'autorité parentale et la personne, le service ou l'établissement à qui l'enfant est confié, dans un document qui lui est alors transmis (art. 375-7, C. civ.).

138. Loi n° 2002-303 du 4 mars 2002 relative aux droits des malades et à la qualité du système de santé.

Le juge peut décider des modalités de l'accueil de l'enfant en considération de l'intérêt de celui-ci. Si l'intérêt de l'enfant le nécessite ou en cas de danger, le juge décide de l'anonymat du lieu d'accueil.

Les parents qui contestent cette mesure d'hospitalisation pourront agir de deux façons[139]:

– à tout moment, par requête simple auprès du juge (art. 375-6, C. civ.);
– par appel interjeté auprès de la cour d'appel.

L'hospitalisation de mineurs délinquants

Les établissements de santé habilités peuvent être amenés à se voir confier des mineurs délinquants au titre de l'ordonnance du 2 février 1945 relative à l'enfance délinquante[140]:

– pour les mineurs mis en examen, durant le temps de l'instruction (art. 10);
– par le juge des enfants et au tribunal des enfants, à titre de mesure éducative, en vertu des articles 10, 15 et 16.

Le dispositif propre à la lutte contre la toxicomanie

L'injonction de se soigner trouvera principalement à s'appliquer à l'égard d'un mineur usager de drogues. On connaît l'importance de cette question de santé publique. L'adolescence est en effet un âge propice aux expériences, parfois extrêmes, parmi lesquelles l'usage de produits visant l'évasion, des postures nouvelles et les émotions violentes trouve facilement sa place: les drogues *douces* et *dures*, sont pourvues de forts attraits, particulièrement lorsqu'ils ne sont pas compensés par une éducation dans ce domaine. Certains mineurs — parfois très jeunes — s'adonnent par ailleurs à l'usage de toxiques spécifiques, tels que des solvants: colles, trichloréthylène, éther, etc.

Si l'usage de certaines drogues est pénalement réprimé[141], pour l'hôpital les conduites addictives[142] relèvent, avant tout, d'une approche sanitaire, sociale et éducative visant à prévenir et soigner ces dépendances.

---

139. Cette requête peut être effectuée par les parents eux-mêmes ou l'un d'entre eux, mais également par le tuteur, l'établissement de santé, le mineur ou le procureur de la République (art. 375-6, C. civ.). L'établissement de santé peut donc demander au juge de revenir sur sa décision, si celle-ci lui paraît inadéquate ou présente des difficultés particulières de mise en œuvre.

140. Ordonnance n° 45-174 du 2 février 1945 relative à l'enfance délinquante.

141. L'usage personnel des stupéfiants est puni d'emprisonnement et d'amende (art. L.3421-1, CSP). L'article L.5132-7 du CSP renvoie à un arrêté ministériel la fixation de la liste (longue) des plantes, substances ou préparations vénéneuses classées comme stupéfiants. L'arrêté en vigueur au moment de la rédaction de l'ouvrage date du 22 février 1990 (*JO* du 7 juillet 1990).

142. Depuis le début des années 2000, l'organisation des soins fait de façon croissante référence à la notion globale d'« addictions », plutôt qu'au clivage entre alcoolisme et toxicomanie notamment. Une importante circulaire DHOS/O 2-DGS/SD 6 B n° 2000-460 du 8 septembre 2000 relative à l'organisation des soins hospitaliers pour les personnes ayant des conduites addictives a défini les comportements *addictifs* comme « l'impossibilité répétée de contrôler un comportement de consommation de substances psychoactives qui vise à produire un plaisir ou écarter une sensation de malaise interne, poursuivi en dépit de ses conséquences négatives ». Tenant compte que beaucoup des patients concernés sont polyconsommateurs, l'attention s'est davantage déportée du produit vers l'individu.

La législation relative aux stupéfiants[143] ne distingue pas selon que l'usage est commis par un mineur ou un majeur. En revanche l'ordonnance du 2 février 1945 relative à l'enfance délinquante invite les juges, s'agissant des mineurs, à donner la priorité aux mesures de protection, d'assistance et d'éducation. De manière générale, les juges ne condamnent pas les mineurs simples usagers à l'emprisonnement, ni même à l'amende, mais cherchent tout d'abord à les protéger d'une éventuelle dépendance en prononçant des mesures éducatives. Mais les mineurs âgés de plus de 16 ans qui commettent des actes de trafic ne sont pas exemptés de toute possibilité de condamnation. Lorsque le mineur est arrêté, la police réalise une enquête de personnalité et informe les parents. Le mineur pourra être placé en garde à vue le temps nécessaire à cette enquête. Ensuite, le procureur de la République comme le juge des enfants pourront décider de mesures éducatives propres à éviter que le mineur ne consomme de nouveau des stupéfiants.

Le traitement volontaire du jeune toxicomane

Ce point est traité au chapitre 2.

Les soins à l'initiative des autorités sanitaires

Le Code de la santé publique prévoit que la « personne usant d'une façon illicite de substances ou plantes classées comme stupéfiants[144] bénéficie d'une prise en charge sanitaire organisée par l'agence régionale de santé » (art. L.3411-1, CSP).

L'autorité sanitaire (le texte désigne le directeur général de l'agence régionale de santé), lorsqu'elle est saisie du cas d'un mineur usant d'une façon illicite de stupéfiants « soit par le certificat d'un médecin, soit par le rapport d'une assistante sociale », peut faire procéder à un examen médical et à une enquête sur sa vie familiale, professionnelle et sociale (art. L.3412-1, CSP).

À la suite de l'examen médical, deux cas peuvent se présenter :

– soit le mineur est intoxiqué. Dans cette hypothèse, l'autorité sanitaire peut lui enjoindre de se présenter dans un établissement agréé, choisi par lui-même ou ses parents, ou, à défaut, désigné d'office, pour suivre une cure de désintoxication. Il devra ultérieurement apporter la preuve de ce suivi (art. L.3412-2, CSP)[145] ;

– soit l'état du mineur ne justifie pas une cure de désintoxication. L'autorité sanitaire peut alors lui enjoindre de se placer, le temps nécessaire, sous

143. Loi n° 70-1320 du 31 décembre 1970 relative aux mesures sanitaires de lutte contre la toxicomanie et la répression du trafic et de l'usage illicite des substances vénéneuses.

144. Cet usage étant réprimé pénalement d'un an d'emprisonnement et de 3 800 euros d'amende (art. L.3421-1, CSP).

145. Dans le cadre du Plan gouvernemental de lutte contre les drogues illicites, le tabac et l'alcool 2008-2011, une organisation des soins a été prévue par les pouvoirs publics, instituant une graduation des soins distinguant successivement des consultations spécialisées, des services spécialisés et des services spécialisés universitaires (circulaire n° DGS/MC2/2008/79 du 28 février 2008 relative à la mise en place des centres de soins, d'accompagnement et de prévention en addictologie et à la mise en place des schémas régionaux médico-sociaux d'addictologie).

surveillance médicale, soit du médecin choisi par l'agence régionale de santé, soit d'un dispensaire d'hygiène sociale ou d'un établissement agréé, public ou privé (art. L.3412-3, CSP).

L'injonction thérapeutique par le juge

La loi du 31 décembre 1970 relative aux « mesures sanitaires de lutte contre la toxicomanie et à la répression du trafic et de l'usage de substances vénéneuses » a institué une procédure spécifique : l'injonction thérapeutique[146], délivrée par le procureur de la République en alternative aux poursuites pénales. L'article L.3423-1 du Code de la santé publique[147] permet au procureur d'enjoindre l'usager de drogue de suivre une cure de désintoxication ou de se placer sous surveillance médicale. En cas de respect du traitement, le procureur renoncera aux poursuites pénales.

Le juge des enfants pourra astreindre les mêmes mineurs poursuivis pour usage de produits stupéfiants aux mêmes prises en charge (art. L.3424-1, CSP). Si la personne s'y soumet, les peines prévues par la loi ne pourront pas être prononcées.

Pour mettre en œuvre l'injonction thérapeutique, le procureur informe l'autorité sanitaire (en pratique, la délégation territoriale de l'ARS). Celle-ci peut alors faire procéder à un examen médical par un médecin habilité en qualité de « médecin relais », ainsi qu'à une enquête familiale et sociale sur le mineur, puis l'inviter, selon son état, à suivre une cure de désintoxication auprès d'un centre de soins, d'accompagnement et de prévention en addictologie (CSAPSA)[148] ou à se placer sous surveillance médicale. L'autorité sanitaire contrôlera ensuite le déroulement du traitement grâce aux renseignements transmis par le médecin responsable du traitement ou le directeur de l'établissement de santé. Elle informera le procureur de tout incident et lui rendra compte de la situation médicale et sociale de la personne. Lorsque l'injonction thérapeutique est faite par le juge des enfants, c'est l'établissement spécialisé ou le médecin agréé spécialement désigné par le juge, et non plus la délégation territoriale de l'ARS qui sera l'interlocuteur de la justice.

---

146. M. Eglin, « Quand la justice impose des soins », *Enfances et psy*, n° 30(1), 1er janvier 2006, <www.cairn.info>.

147. La durée de la mesure est de six mois, renouvelable trois fois selon les mêmes modalités.

148. Les centres de soins, d'accompagnement et de prévention en addictologie (art. D.3411-1, CSP) ont été créés par la loi du 2 janvier 2002. Ils ont remplacé les structures auparavant distinctes qu'étaient les centres de cure ambulatoire en alcoologie (CCAA) et les centres de soins spécialisés en toxicomanies (CSST) en les réunissant en un statut unique. Ils doivent être en capacité de prendre en charge toutes les addictions, y compris celles des mineurs (ainsi des consultations jeunes consommateurs : ex-« consultations cannabis »). Ils s'adressent aux personnes en difficulté avec leur consommation de substances psycho-actives, licites ou illicites. Ils reçoivent également, entre autres, des jeunes souffrant de dépendances comportementales. Ces structures se caractérisent par leur caractère multidisciplinaire. Leurs équipes regroupent professionnels de santé et travailleurs sociaux, avec pour objectif la réalisation de prises en charge globales médico-psychologiques. Bien que médico-sociales, ces structures peuvent toutefois être gérées par des établissements de santé (art. L.6113-1, CSP).

Depuis la loi du 5 mars 2007, un « médecin relais » est chargé pour chaque patient concerné de la mise en œuvre de la mesure d'injonction thérapeutique, d'en proposer les modalités et d'en contrôler le suivi sur le plan sanitaire. Il doit informer l'autorité judiciaire de l'évolution de la situation médicale du patient, de toute interruption du suivi à l'initiative de l'intéressé et de tout autre incident survenant au cours de la mesure (art. L.3413-1 à L.3413-4, CSP).

■ L'obligation de soins

Cette procédure, prévue par l'article 138 du Code de procédure pénale relatif au contrôle judiciaire, prévoit que ce contrôle peut être ordonné par le juge d'instruction ou par le juge des libertés et de la détention (JLD), si la personne mise en examen encourt une peine d'emprisonnement correctionnel ou une peine plus grave. Cette mesure peut être décidée à l'occasion de la commission de tout type de délit ou de crime, dès lors que le juge estime que la personne a besoin de soins

Le contrôle judiciaire peut astreindre le mineur concerné à se soumettre, selon la décision du juge, à des « mesures d'examen, de traitement ou de soins, même sous le régime de l'hospitalisation, notamment aux fins de désintoxication » (art. 138, al. 10, CPP). Une copie de l'ordonnance de placement sous contrôle judiciaire est alors adressée par le juge d'instruction au médecin ou au psychologue qui doit suivre la personne mise en examen. Les rapports des expertises réalisées pendant l'enquête ou l'instruction sont adressés au médecin ou au psychologue, à leur demande ou à l'initiative du juge d'instruction. Celui-ci peut également leur adresser toute autre pièce utile du dossier.

L'objectif des soins dans un tel cadre est avant tout de prévenir la récidive.

Les activités médicales réglementées

La législation hospitalière conditionne la mise en œuvre de la plupart des activités hospitalières à un régime d'autorisation[149]. Les autorisations ne sont délivrées par les autorités sanitaires que lorsque les activités sont mises en œuvre dans le strict respect de dispositions réglementaires, prévues par le Code de la santé publique (art. L.6122-2 et R.6122-25, R.6123-1 à D.6124-311).

Ces normes, qui portent, d'une part, sur les conditions d'implantation des activités concernées et, d'autre part, sur les conditions techniques de leur fonctionnement, s'imposent aux établissements de santé. Elles induisent le mode de prise en charge dont devront bénéficier *a minima* les patients, et en l'occurrence les enfants et les adolescents hospitalisés.

Les activités liées à la maternité, celles de médecine d'urgence et de psychiatrie, qui font également partie de ces activités réglementées, ont déjà été évoquées.

D'autres activités spécialisées relevant du régime d'autorisation sont de même dotées de dispositions spécifiques aux enfants et aux adolescents.

Dans ces différents textes s'exprime la volonté des pouvoirs publics de garantir à l'enfant hospitalisé et aussi à sa famille une prise en charge spécifique, spécialisée et dotée des organisations, des personnels et de l'environnement matériel et technique propres à assurer un accueil adapté. Cette prise en charge est généralement conçue de façon globale, en liant l'autorisation dédiée à l'activité elle-même à une obligation pour l'établissement de disposer en cas de nécessité, à proximité au sein de l'hôpital ou par voie de convention avec d'autres établissements, de capacités de prise en charge dans d'autres spécialités (notamment en réanimation pédiatrique).

Réanimation et surveillance continue pédiatriques

La réanimation

Les soins de réanimation sont « destinés à des patients qui présentent ou sont susceptibles de présenter plusieurs défaillances viscérales aiguës mettant directement en jeu le pronostic vital et impliquant le recours à des méthodes de suppléance » (art. R.6123-33, CSP).

149. Art. L.6122-2 et R.6122-25, CSP.

Ils sont aujourd'hui régis par un décret du 5 avril 2002[150]. Ce texte prévoit notamment que les unités de réanimation doivent assurer 24 heures sur 24, tous les jours de l'année, l'accueil et la prise en charge diagnostique et thérapeutique ainsi que la surveillance des patients nécessitant ces soins ; ils doivent par ailleurs assurer la sécurité et la continuité des soins en organisant le retour et le transfert des patients dans les unités de surveillance continue ou dans toute autre unité d'hospitalisation complète dès que leur état de santé le permet (art. R.6123-34, CSP). Ils doivent si nécessaire passer des conventions avec d'autres établissements disposant de telles unités pour définir les modalités d'un éventuel transfert des patients.

Des dispositions spécifiques s'imposent aux unités de réanimation pédiatrique et de réanimation pédiatrique spécialisée (art. R.6123-38-1, CSP), unités à orientation médicale et chirurgicale, qui sont distinctes des unités « adultes »[151].

La réanimation pédiatrique a pour mission le traitement des détresses vitales les plus fréquentes des nourrissons, enfants et adolescents. Elle est également en charge de la réanimation postopératoire des enfants de la chirurgie pédiatrique et, le cas échéant, de la chirurgie néonatale (art. R.6123-38-3, CSP).

En sus des missions de la réanimation pédiatrique, la réanimation pédiatrique spécialisée prend en charge des nourrissons, enfants et adolescents dont l'affection requiert des avis et prises en charge spécialisés du fait de sa rareté ou de sa complexité (art. R.6123-38-5, CSP).

Conditions d'implantation

Les autorisations de réanimation pédiatrique et de réanimation pédiatrique spécialisée ne peuvent être accordées ou renouvelées que si les unités concernées sont conformes à différentes conditions relatives à leur implantation (art. R.6123-38-2 à R.6123-38-5, CSP) :

– l'établissement doit justifier d'une activité minimale annuelle précisée par arrêté du ministre chargé de la santé. Exprimé en nombre de nourrissons, d'enfants et d'adolescents de moins de 18 ans (ne sont pas compris les nouveau-nés relevant de la réanimation néonatale), un seuil minimal d'activité a été fixé à 200 séjours par an pour la réanimation pédiatrique et à 400 pour la réanimation pédiatrique spécialisée[152] ;

– l'autorisation de réanimation pédiatrique peut toutefois être accordée à titre dérogatoire, lorsque l'éloignement des établissements qui la pratiquent impose des temps de trajet excessifs, mettant en cause l'accès aux soins d'une partie significative de la population de la région ou des régions concernées. Elle requiert en tout état de cause des compétences en pédiatrie, chirurgie pédiatrique, anesthésie pédiatrique et radiologie pédiatrique, ainsi que des équipements permettant la réalisation 24 heures sur 24 d'explorations invasives et non invasives ;

---

150. Décret n° 2002-466 relatif aux conditions techniques de fonctionnement auxquelles doivent satisfaire les établissements de santé pour exercer les activités de réanimation, de soins intensifs et de surveillance continue.

151. Art. R.6123-33, CSP.

152. Arrêté du 4 août 2006 fixant l'activité minimale annuelle des unités de réanimation pédiatrique et de réanimation pédiatrique spécialisée.

– l'activité de soins de réanimation pédiatrique spécialisée, pour être autorisée, requiert en sus la disposition, en propre ou par convention, des spécialistes nécessaires pour répondre aux affections complexes ou rares prises en charge.

Conditions techniques de fonctionnement

Ces conditions, qui doivent obligatoirement être réunies pour mettre en œuvre ces activités, sont prévues par les articles D.6124-34 à D.6124-34-5 du Code de la santé publique et sont constituées pour l'essentiel de normes d'effectifs et de qualification des personnels.

Une circulaire d'application spécifique à la réanimation pédiatrique apporte une série de précisions sur l'organisation de cette activité[153]. Elle décrit en particulier la constitution architecturale des unités de soins dans cette discipline : situation au sein de l'établissement et différentes zones les composant (zone d'accueil ou zone « filtre », zone d'hospitalisation, zone technique de nettoyage, de décontamination et de rangement de matériel, etc.).

■ La surveillance continue

Le Code de la santé publique prévoit une série de dispositions s'imposant à l'organisation des unités de surveillance continue pédiatrique :

> « – la surveillance continue pédiatrique a pour mission de prendre en charge les nourrissons, enfants et adolescents qui nécessitent une surveillance rapprochée ou continue en raison d'un risque de défaillance d'un ou de plusieurs organes ne nécessitant pas la mise en œuvre de méthode de suppléance ;
>
> – la surveillance continue pédiatrique est médicale et chirurgicale ;
>
> – des établissements ayant une activité de transplantation d'organes ou de cancérologie pédiatrique peuvent disposer d'unités de surveillance continue en pédiatrie spécialisées dans ces activités ;
>
> – lorsque l'activité chirurgicale de l'établissement le justifie, une unité de surveillance continue chirurgicale pédiatrique peut être individualisée ;
>
> – lorsque l'établissement est autorisé pour la réanimation pédiatrique, l'unité de réanimation pédiatrique est associée à une unité de surveillance continue en pédiatrie individualisée au sein de cette unité ou à proximité immédiate de celle-ci.
>
> Un établissement de santé ne disposant pas de réanimation pédiatrique peut disposer d'une unité de surveillance continue pédiatrique s'il a conclu une convention de transferts des enfants avec un (ou des) établissement(s) de santé autorisé(s) pour la réanimation pédiatrique. L'unité de surveillance continue pédiatrique a également pour mission d'assurer la continuité des soins et de la préparation à un éventuel transfert en réanimation pédiatrique » (art. R.6123-38-7).

Par ailleurs, les articles D.6124-119 et D.6124-120 du Code de la santé publique précisent la composition de l'équipe médicale de l'unité et sa

---

153. Circulaire DHOS/O n° 2006/396 du 8 septembre 2006 relative à l'application des décrets n° 2006-72 et 2006-74 du 24 janvier 2006 relatifs à la réanimation pédiatrique.

qualification en distinguant le cas particulier des unités pédiatriques spécialisées en transplantation d'organes ou en cancérologie pédiatrique.

La réanimation pédiatrique neurochirurgicale

Cette activité, dont les conditions techniques de fonctionnement sont prévues par les articles D.6124-144 à D.6124-146 du Code de la santé publique, ne peut être exercée que dans un secteur individualisé au sein d'une unité de réanimation pédiatrique.

Toutefois, dans un contexte d'urgence, elle peut être pratiquée dans une unité de soins de neurochirurgie « adultes ». Un espace doit dans ce cas être réservé aux enfants hospitalisés dans cette unité.

Les greffes pédiatriques

Les greffes d'organes et celles de cellules hématopoïétiques relèvent également d'un régime d'autorisation préalable par les autorités sanitaires. L'implantation sur site d'une activité autorisée de réanimation (selon le cas pédiatrique, pédiatrique spécialisée ou néonatale) est obligatoire. En matière pédiatrique, l'autorisation à les pratiquer doit préciser le cas échéant si l'activité concerne uniquement des enfants ou des enfants et des adultes (art. R.6123-78, CSP).

Les conditions techniques applicables à cette activité sont notamment prévues aux articles D.6124-166 à D.6124-168 et D.6124-173 à D.6124-176 du Code de la santé publique.

L'hospitalisation de l'enfant pris en charge pour greffe doit être réalisée dans un secteur dédié d'une unité de pédiatrie ou, lorsque l'âge ou les caractéristiques du patient le justifient, dans une zone individualisée d'un secteur d'hospitalisation disposant d'un environnement pédiatrique.

Il est précisé que l'établissement de santé doit permettre la présence des parents auprès de l'enfant.

Le traitement du cancer de l'enfant

Malgré d'importants progrès, les cancers chez l'enfant demeurent la deuxième cause de mortalité entre 1 et 15 ans, après les décès liés aux accidents.

L'organisation spécifique des soins aux mineurs atteints de cancers a été construite dans le cadre du Plan national de lutte contre le cancer « 2003-2007 », dont la mesure 37, spécifique à la cancérologie pédiatrique, a prévu de reconnaître des sites spécialisés dans la prise en charge des enfants atteints de cancer.

Une circulaire ministérielle du 29 mars 2004[154] en a établi les lignes directrices. Son champ d'application est l'enfant et l'adolescent, jusqu'à 18 ans, atteint de tumeur solide ou d'hémopathie maligne.

---

154. Circulaire DHOS/O n° 2004-161 du 29 mars 2004 relative à l'organisation des soins en cancérologie pédiatrique.

L'organisation de la cancérologie pédiatrique

La circulaire du 29 mars 2004 a affirmé que l'organisation de la cancérologie pédiatrique devait répondre aux enjeux actuels de cette discipline et aux attentes exprimées par les familles :

– garantir l'égalité de l'accès à des soins de qualité ;

– développer la coordination entre les équipes, la continuité des soins ;

– intégrer dans la prise en charge la dimension sociale et familiale de ces pathologies graves.

Pour répondre à ces objectifs, deux niveaux d'organisation des soins, complémentaires, ont été définis :

– au niveau régional, un ou plusieurs centres de cancérologie pédiatrique, identifiés par les agences régionales de santé, chargés d'assurer et de coordonner la prise en charge des cancers de l'enfant. Ces centres doivent répondre à des critères formalisés dans la circulaire et animer un réseau régional centré sur la continuité des soins avec les services de pédiatrie des centres hospitaliers, les structures de soins, et les professionnels médicaux et non médicaux intervenant au domicile ;

– au niveau interrégional et/ou national, certains centres de cancérologie pédiatrique doivent assurer en plus une fonction de centre d'expertise et de recours, afin de mettre en œuvre certaines techniques ou prendre en charge certaines pathologies.

Cependant, la circulaire du 29 mars 2004 insiste sur le fait que les parents doivent pouvoir conserver le choix du centre de cancérologie pédiatrique qui va suivre leur enfant et ceci quel que soit leur lieu de résidence.

L'identification de centres de cancérologie pédiatrique

Cette identification s'effectue en fonction d'une série de critères établis par la circulaire du 29 mars 2004, parmi lesquels :

– *un seuil d'activité et une participation aux procédures d'évaluation :* la reconnaissance d'une structure en tant que centre spécialisé en cancérologie pédiatrique implique qu'elle traite annuellement au moins 25 à 30 nouveaux enfants et adolescents, que ceux-ci soient ou non inclus dans des essais. Ce nombre de nouveaux malades annuels intègre les activités de thérapie cellulaire des patients adressés spécifiquement pour cette étape thérapeutique et s'ajoute à ceux en cours de traitement et de suivi pour constituer la file active du centre ;

– *l'organisation de la continuité des soins :* les centres de cancérologie pédiatrique doivent assurer la continuité des soins médicaux et paramédicaux. Pour y répondre, l'équipe soignante doit s'organiser pour être disponible, y compris le week-end et les jours fériés ;

– *l'accès à un plateau technique :* les centres de cancérologie pédiatrique doivent offrir l'accès à un plateau technique complet et aux moyens diagnostiques et thérapeutiques nécessaires ;

– *une organisation des soins garantissant la qualité des pratiques* et incluant en particulier un exercice pluridisciplinaire systématisé, la mise en place d'un « dispositif d'annonce » de la maladie et l'accès à des soins de support[155] ;

– *la dimension sociale, familiale et relationnelle* de la prise en charge ;

– *des locaux médicaux et locaux de vie adaptés* qui doivent comporter :

• un lieu exclusivement dédié aux enfants, du type d'une salle de jeux et d'animation,

• un lieu exclusivement dédié aux parents, du type d'une salle de repos, de repas, de documentation et de réunion,

• une chambre dédiée exclusivement aux parents dont l'enfant est en secteur protégé ou en secteur de réanimation ou qui, pour toute autre raison, seraient dans l'impossibilité d'être hébergés à proximité du centre ;

– *la participation* des centres de cancérologie pédiatrique *à la recherche* clinique et épidémiologique.

En sus des critères qui viennent d'être exposés et qui sont nécessaires à la reconnaissance par les agences régionales de santé des centres de cancérologie pédiatrique, s'ajoute celui de la continuité des soins assurée par la mise en place de filières de soins et d'une organisation en réseau.

La coordination nécessaire entre les centres de cancérologie pédiatrique, les services de pédiatrie des centres hospitaliers et la médecine libérale a notamment pour but :

– de faciliter les diagnostics précoces ;

– d'assurer la continuité des soins lors du traitement initial, en intercure et en accompagnement de fin de vie ;

– de favoriser les soins de proximité au plus près du domicile des enfants.

Le réseau régional de cancérologie doit permettre l'organisation d'un partenariat entre les différents acteurs, établissements de soins, médecins (généralistes et pédiatres) et paramédicaux libéraux intervenant dans la prise en charge des enfants atteints d'un cancer. Ce partenariat doit être formalisé et s'appuyer sur des réunions au moins semestrielles des membres du réseau.

Le réseau régional de cancérologie pédiatrique doit s'intégrer dans un réseau régional de cancérologie, dont il constitue une entité spécifique qui témoigne de l'organisation des filières de soins mises en place pour la prise en charge des cancers de l'enfant.

La circulaire du 29 mars 2004 comprend par ailleurs en son annexe 2 des recommandations sur les effectifs des centres de cancérologie pédiatrique ainsi qu'en annexe 3, des points de référence pour les activités de recherche clinique en ce domaine.

---

155. Les soins de support *(supportive care)* sont généralement définis ainsi : l'ensemble des moyens mis en œuvre autour d'une personne atteinte d'une maladie chronique, ou en fin de vie dans le cadre des soins palliatifs. Ils permettent de fournir une approche pluri-disciplinaire et pluri-professionnelle à la personne ou à sa famille élargie dans le processus d'évolution de sa maladie : assistance psychologique, lutte contre la douleur, assistance au plan social, soins des troubles alimentaires, etc.

Critères d'agrément en cancérologie pédiatrique

Depuis 2008, et conformément aux dispositions de l'article L.1515-2 du Code de la santé publique qui charge l'Institut national du cancer (INCa) de définir des « critères d'agrément des établissements et des professionnels pratiquant la cancérologie », de tels critères ont été établis pour la cancérologie pédiatrique.

Critères d'agrément pour la pratique du traitement des cancers des enfants et adolescents de moins de 18 ans[1]

« Ces critères sont applicables à tout établissement de santé exerçant l'activité de soins de traitement du cancer, prenant en charge les patients de moins de 18 ans et qui répond notamment à l'identification comme centre spécialisé en cancérologie pédiatrique ou centre de référence en cancérologie pédiatrique au sein du schéma régional d'organisation des soins (SROS).

Ils complètent les critères d'agrément pour la pratique de la chirurgie des cancers, de la chimiothérapie et de la radiothérapie externe, adoptés par délibération du conseil d'administration de l'INCa le 20 décembre 2007.

1. En sus des obligations attachées aux autorisations prévues à l'article R.6123-87 du Code de la santé publique, les critères de qualité suivants doivent être respectés :

– L'établissement dispose sur place ou par convention :
- de moyens d'imagerie pédiatrique, avec possibilité de sédation profonde ;
- d'un secteur opératoire incluant le matériel, les dispositifs médicaux et les compétences adaptés à la prise en charge des enfants ;
- d'une unité de réanimation pédiatrique. Les procédures de conditionnement initial du patient ainsi que les modalités de son transfert vers cette unité doivent faire l'objet d'une formalisation par écrit.

– L'établissement garantit que chaque patient puisse bénéficier d'une stratégie de préservation de sa fertilité incluant l'accès, sur place ou par convention, à une structure autorisée à effectuer la conservation à usage autologue des gamètes et des tissus germinaux[2].

– L'établissement est membre d'une organisation hospitalière interrégionale de recours en oncologie pédiatrique, identifiée par l'Institut national du cancer. Celle-ci a notamment pour mission d'organiser et d'assurer la concertation pluridisciplinaire interrégionale pédiatrique [...].

– L'établissement soumet le dossier de chaque patient de moins de 18 ans, à la réunion de concertation pluridisciplinaire interrégionale pédiatrique, se tenant dans les conditions suivantes :
- le dossier de chaque patient est enregistré et fait toujours l'objet d'une discussion, y compris en cas de réorientation thérapeutique ou de rechute ;
- le médecin qui présente le dossier du patient est celui qui assurera le traitement ou la coordination du traitement.

Dans les situations cliniques qui nécessitent l'administration d'un premier traitement en urgence, la discussion a lieu après l'administration de ce traitement.

– La réunion de concertation pluridisciplinaire interrégionale pédiatrique :
- valide l'indication thérapeutique de chirurgie, de chimiothérapie ou de radiothérapie,
- propose le plateau technique, sans préjudice du libre choix du patient et de sa famille, qu'elle estime adéquat aux actes prévus et à la continuité des soins, ainsi que le parcours de prise en charge en s'appuyant sur les filières existantes.

•••

– Pour les adolescents âgés de 16 à 18 ans, la réunion de concertation pluridisciplinaire interrégionale pédiatrique peut proposer une prise en charge dans une structure traitant le cancer des patients adultes, au sein d'un établissement autorisé pour cette activité de soins. Cette orientation nécessite l'accord explicite du patient et sa famille. [...]

Tout changement de thérapeutique est discuté en réunion de concertation pluridisciplinaire interrégionale pédiatrique.

– L'établissement :

• organise l'accueil, la présence des parents et les visites de la fratrie, et formaliser une organisation assurant l'hébergement des parents.
• assure la prise en charge psychologique du patient et, s'il y a lieu, de la famille et des proches.
• assure l'évaluation des besoins sociaux, l'information de la famille à cet égard et apporte son appui aux demandes de prestations sociales.
• assure les conditions permettant le maintien de la scolarité et la mise en place d'un projet éducatif.
• organise et coordonne la continuité de la prise en charge du patient en relation avec les structures de proximité et les professionnels intervenant au domicile. »

II. Les critères par pratique thérapeutique en cancérologie pédiatrique dans les conditions spécifiques s'agissant de la chirurgie des cancers, de la chimiothérapie, de la radiothérapie externe *(voir le texte complet des critères d'agrément).*

1. Source : Institut national du cancer, 2008, <www.e-cancer.fr.>.
2. Voir aussi sur ce point l'article L.2141-11, CSP.

Le traitement de l'insuffisance rénale chronique

Les dispositions réglementaires relatives à ces pathologies comprennent des dispositions spécifiques relatives aux centres d'hémodialyse pour enfants (art. R.6123-60 à R.6123-62, D.6174-71 et suiv., CSP).

Elles prévoient notamment que les centres d'hémodialyse pour enfants, définis à l'article R.6123-61, doivent comporter de deux à huit postes (art. D.6124-71) et définissent des normes d'effectifs et de qualification des personnels.

Les centres d'hémodialyse pour enfants doivent être en mesure d'accueillir des enfants en déplacement ou en séjour de vacances.

Interventions en cardiologie

Différentes dispositions sont prévues en chirurgie cardiaque et pour les activités interventionnelles sous imagerie médicale :

– L'activité de chirurgie cardiaque ne peut être autorisée pour une prise en charge pédiatrique qu'en respectant différentes conditions, parmi lesquelles l'usage de locaux permettant de disposer sur le même site d'une unité de réanimation pédiatrique et le respect de différentes normes relatives aux effectifs et aux qualifications des personnels (art. R.6123-72 et D.6124-126 à D.6124-130, CSP).

L'unité d'hospitalisation doit comporter un nombre de lits dédiés suffisant et dispose du personnel nécessaire pour être en mesure de prendre en charge à tout moment les soins pré- et post-opératoires de chirurgie cardiaque du nouveau-né ou de l'enfant.

La réanimation doit être exercée soit dans une unité de réanimation pédiatrique spécialisée pour la chirurgie cardiaque, soit dans un secteur individualisé au sein d'une unité de réanimation pédiatrique. Elle doit comporter des dispositifs médicaux adaptés au nouveau-né et à l'enfant, dont notamment un appareil d'épuration extra-rénale et un appareil de photothérapie.

Le bloc opératoire dans lequel s'exerce l'activité de chirurgie cardiaque pédiatrique doit comporter des dispositifs médicaux adaptés au nouveau-né et à l'enfant, notamment pour les appareils de circulation sanguine extracorporelle, les respirateurs et les appareils d'assistance circulatoire prolongée.

– Les activités interventionnelles sous imagerie médicale, par voie endovasculaire, en cardiologie, qui comprennent les « actes portant sur les cardiopathies de l'enfant, y compris les éventuelles réinterventions à l'âge adulte sur les cardiopathies congénitales, à l'exclusion des actes réalisés en urgence » (art. R.6123-128, CSP) ne peuvent être autorisées s'agissant de mineurs que si l'établissement dispose sur le même site d'une unité d'hospitalisation de médecine à temps complet et d'une salle d'angioplastie numérisée (art. R.6123-130, CSP).

La neurochirurgie pédiatrique

La règlementation prévoit notamment que cette activité doit être pratiquée dans une unité qui lui est dédiée, dans un environnement pédiatrique ou à proximité d'une unité de neurochirurgie adultes (art. D.6124-141, CSP).

L'unité d'hospitalisation de neurochirurgie pédiatrique doit par ailleurs comporter un nombre de lits dédiés suffisant et disposer du personnel nécessaire pour être en mesure de prendre en charge à tout moment les soins pré- et post-opératoires du nouveau-né ou de l'enfant, ces lits pouvant être situés dans une unité de pédiatrie.

Elle doit disposer de moyens permettant d'assurer la présence continue des parents auprès des enfants hospitalisés (art. D.6124-142, CSP).

L'accueil des enfants atteints de brûlures graves

Les structures soignant les enfants affectés de graves brûlures (« grands brûlés ») doivent également répondre à une série de normes relatives à la capacité en lits et aux effectifs de personnels requis (art. D.164-153 à D.164-161, CSP).

Lorsqu'elles prennent en charge à la fois des adultes et des enfants, les lits d'hospitalisation pour les enfants doivent être situés dans un environnement pédiatrique et dans un espace réservé aux enfants. Elles doivent disposer d'équipements et de matériels adaptés aux enfants et disposer de moyens permettant d'assurer l'accueil et la présence des parents auprès de l'enfant.

Les soins de suite et de réadaptation

Ces soins (longtemps désignés sous les termes de « soins de moyen séjour ») ont pour objet de « prévenir ou de réduire les conséquences fonctionnelles, physiques, cognitives, psychologiques ou sociales des déficiences et des limitations de capacité des patients et de promouvoir leur réadaptation et leur réinsertion. Ils comprennent, le cas échéant, des actes à visée diagnostique ou thérapeutique » (art. R.6123-118, CSP). Les mineurs pris en charge dans les structures qui les assurent sont soit directement admis, soit transférés à partir d'un autre hôpital ou d'une structure médico-sociale.

Cette catégorie de soins recouvre de nombreuses prises en charge spécialisées, faisant suite à des affections de l'appareil locomoteur, du système nerveux, cardio-vasculaires, respiratoires, des systèmes digestif, métabolique et endocrinien, onco-hématologiques, des brûlés ou liées aux conduites addictives (art. R.6123-120, CSP)[156].

L'autorisation administrative requise pour assurer ces activités doit mentionner si l'établissement prend en charge des enfants ou des adolescents, à titre exclusif ou non, ainsi que la ou les tranches d'âge de ces enfants, en distinguant :

– les enfants de moins de six ans,
– les enfants de plus de six ans et les adolescents (art. R.6123-120, CSP).

L'hôpital doit assurer l'ensemble des aspects sanitaire, éducatif, psychologique et social de la prise en charge des enfants ou adolescents selon les besoins propres à ces catégories d'âge.

Parmi les conditions techniques de fonctionnement spécifiques prévues par les textes (art. D.6124-177-10 à D.6124-177-16, CSP), on retiendra que l'équipe pluridisciplinaire est tenue d'élaborer et de mettre en œuvre un projet thérapeutique avec le patient, lorsque son âge et son état de santé le permettent, et avec sa famille. Le projet thérapeutique doit comporter la prise en charge psychologique du patient et tenir compte de son environnement social et familial. Il doit être personnalisé, réévalué et adapté au fur et à mesure de la croissance de l'enfant. Si les chambres d'hospitalisation peuvent par dérogation comporter quatre lits au maximum, elles doivent alors être suffisamment spacieuses et organisées de façon à garantir le respect de l'intimité des enfants ou des adolescents. Des espaces de vie et de jeux intérieurs et extérieurs doivent être prévus pour les mineurs accueillis.

Enfin, en accord avec la famille et selon l'état de santé du mineur, l'hôpital prend les dispositions nécessaires pour lui assurer le bénéfice de l'instruction obligatoire prévue par la loi (art. L.131-1, C. de l'éducation, voir chap. 6, « La scolarité »).

---

156. L'activité en soins de suite et de réadaptation pour les enfants représentait, en 2010, 32 000 enfants de moins de 19 ans, pris en charge au cours de 73 000 séjours. Les principales pathologies prises en charge étaient les paralysies, l'obésité, les arthropathies, ainsi que les troubles mentaux et du développement (F. Coquelet, H. Valdelièvre, « Les enfants en soins de suite et de réadaptation en 2010 », *Études et résultats,* n° 861, décembre 2013.

Les soins de suite et de réadaptation dans les pathologies de l'obésité pédiatrique

– Les recommandations de la Haute Autorité de santé (HAS)[1] sur la prise en charge de ces pathologies viennent illustrer la diversité et l'originalité des modes d'organisation en soins de suite et de réadaptation (SSR).
– Le problème de santé publique constitué par le surpoids et l'obésité chez les mineurs est de première importance : en France, la proportion d'enfants entre 5 et 12 ans en surpoids a progressé de 6 % à la fin des années 1970 à 13 % en 1996 ; en 2006, la prévalence estimée du surpoids incluant l'obésité était de 18 % chez les enfants de 3 à 17 ans, dont 3,5 % présentaient une obésité. Dans certains cas, une hospitalisation s'avère nécessaire.
– Les enfants nécessitent alors une hospitalisation thérapeutique et éducative de moyenne et longue durée (supérieure à trois semaines) ou éducative de courte durée. Les établissements de santé spécialisés peuvent toutefois mettre à la disposition des professionnels leur personnel expert et leur plate-forme (exploration, installation sportive, éducation) pour une prise en charge ambulatoire de proximité.

Les enfants et adolescents bénéficient dans ce cadre d'une prise en charge multiprofessionnelle associée à une scolarité dans le cas des séjours prolongés en dehors des vacances scolaires. Les établissements s'articulent généralement avec l'offre de soins régionale (voire interrégionales) à travers, soit un réseau formel lorsqu'il existe, soit un réseau informel. L'offre de soins doit s'inscrire dans un projet thérapeutique personnalisé, structuré et cohérent.

– Plusieurs types de prise en charge sont possibles :
• les séjours courts (< 2 mois) : en deuxième ou troisième recours. Il peut s'agir de séjours d'éducation thérapeutique se déroulant sur une période de deux à quatre semaines (vacances scolaires).
• les séjours prolongés (> 2 mois) : troisième recours. Ces séjours peuvent se dérouler sur un ou plusieurs trimestres et être associés à une scolarité.
• le suivi ambulatoire à travers des hospitalisations de jour et des consultations.

Chaque parcours de soins étant personnalisé et devant s'inscrire dans la durée, il peut être nécessaire pour un patient d'avoir recours à différents types de prises en charge dans le temps.

– L'objectif d'un séjour est de permettre une modification comportementale durable qui aura pour conséquence une diminution de la corpulence qui permettra de limiter l'incidence des comorbidités, de traiter les complications existantes, d'améliorer la qualité de vie du patient tout en favorisant le soutien et l'accompagnement des parents tout au long de l'hospitalisation.
– L'indication d'un séjour en unité de soins de suite et de réadaptation (SSR) dépend de l'analyse préalable experte de chaque cas et de la définition d'un projet thérapeutique (médical, psychologique, scolaire, social et éducatif). L'évaluation doit tenir compte de l'origine de l'obésité (génétique, familiale, réactionnelle) et de sa sévérité. Il s'agit de situations correspondant à un deuxième ou troisième recours de prise en charge. L'admission en institution nécessite la constitution d'un dossier d'admission. Elle repose sur l'indication posée par le médecin qui suit l'enfant. Elle est en règle générale soumise à l'accord préalable du médecin-conseil de l'organisme d'assurance maladie d'affiliation.

Le séjour permet d'offrir un cadre de vie réglé avec une nouvelle socialisation, ce qui facilite l'amaigrissement, et fournit l'espace personnel nécessaire à l'adolescent en prise avec une problématique de dépendance. En effet, ce dernier doit pouvoir supporter la séparation avec le milieu familial.

●●●

La meilleure indication pour un séjour prolongé est la période de l'adolescence, période de « séparation-individuation » et par conséquent moment idéal pour utiliser la séparation comme levier thérapeutique, favorisant la mise en place de changements propices au traitement de l'obésité. Cette séparation doit être aménagée et s'appuyer sur des retours réguliers au domicile, tant pour favoriser l'implication des parents que la mise en mouvement du jeune patient dans une dynamique personnelle de changement : visée thérapeutique de la permission.

Pour les patients plus jeunes, l'indication d'un séjour prolongé est plus rare. Il est aussi possible de proposer des séjours parents-enfants dans les cas qui le justifient.

Dans certains cas particuliers, le séjour peut s'inscrire dans la préparation et le suivi d'une chirurgie bariatrique.

Chaque établissement doit définir des critères d'admission selon ses possibilités d'accueil en termes de nombre de patients, de tranche d'âge, de scolarité, de lieu d'habitation et de type de séjour.

Différentes contre-indications sont identifiées par la HAS :

- une prise en charge ambulatoire satisfaisante ;
- une pathologie psychiatrique associée et risquant de se décompenser au fil de l'amaigrissement ;
- l'absence d'adhésion du patient et de sa famille au projet thérapeutique ;
- une difficulté importante à supporter la séparation ;
- l'existence de troubles du comportement rendant la vie en collectivité impossible.

1. HAS, *Surpoids et obésité de l'enfant et de l'adolescent : actualisation des recommandations 2003*, « Recommandations pour la pratique clinique », septembre 2011.

La prise en charge de la douleur

Il est désormais admis et démontré que, dès sa naissance, l'enfant est susceptible de ressentir la douleur et notamment la douleur aiguë, définie comme « une sensation vive et cuisante, qui s'inscrit dans un tableau clinique d'évolution rapide[157] », marqué par son intensité et sa brutalité.

L'hôpital est souvent pour l'enfant un lieu de rencontre avec la douleur. Le problème de santé qui l'y amène peut être douloureux (par exemple, une fracture), les soins peuvent provoquer des douleurs (par exemple, une intervention chirurgicale), enfin, les examens qui lui sont nécessaires peuvent être douloureux (par exemple une ponction lombaire). L'intensité de cette douleur est parfois très importante, sans commune mesure avec celles que cet enfant a déjà pu rencontrer dans sa vie à la maison et à l'école. Le contexte de stress lié à l'environnement hospitalier ne peut qu'amplifier la sensation douloureuse.

La Haute Autorité de santé (HAS), dans ses recommandations en vue de la certification des établissements de santé[158] a souligné qu'« une douleur niée ou non prise en charge est mémorisée par l'enfant, quel que soit son âge. L'expérience douloureuse peut avoir des conséquences sur sa perception ultérieure de la douleur et sur son acceptation des soins ». Ainsi,

> « La prévention de la douleur est l'affaire de tous. La qualité de la prise en charge doit être homogène et non pas *personne-dépendante*, d'où l'importance de la formation de l'équipe. La prévention de la douleur est à concevoir et à organiser en équipe de manière systématique et pas seulement au coup par coup. »

La HAS a également rappelé qu'il était

> « important de tenir compte des composantes socioculturelles et éducatives. L'équipe soignante dispose actuellement d'une palette de moyens et d'actions, au-delà de la prescription d'antalgiques, permettant d'améliorer significativement la prise en charge de la douleur ».

En France, les douleurs de l'enfant et leur traitement ont été un objet de discussion au cours des dernières années, notamment sous l'influence des expériences étrangères (surtout anglo-saxonnes). Le problème particulier des douleurs

---

157. Circulaire DGS/DH/DAS n° 99/84 du 11 février 1999 relative à la mise en place de protocoles de prise en charge de la douleur aiguë par les équipes pluridisciplinaires médicales et soignantes des établissements de santé et institutions médico-sociales.

158. HAS, *Enjeux et spécificités…*, *op. cit.*, p. 20.

du petit enfant, en raison de son importance et de sa nouveauté, a été l'objet de réflexions spécifiques[159].

À plusieurs reprises, le ministère de la santé a fait de la prise en charge de la douleur de l'enfant une priorité nationale[160].

Cadre général

Des dispositions légales, réglementaires et déontologiques spécifiques sont consacrées au traitement et au soulagement de la douleur[161] :

– Le Code de la santé publique prévoit le droit de toute personne à

> « recevoir des soins visant à soulager sa douleur. Celle-ci doit être en toute circonstance prévenue, évaluée, prise en compte et traitée. À cet effet, les professionnels de santé mettent en œuvre tous les moyens à leur disposition » (art. L.1110-5).

Il stipule également que

> « Les établissements de santé [...] [doivent mettre] en œuvre les moyens propres à prendre en charge la douleur des patients qu'ils accueillent [...], quelles que soient l'unité et la structure de soins dans laquelle ils sont accueillis ».

La mise en œuvre de ces moyens (qui doivent être définis dans le projet d'établissement) au bénéfice des patients mineurs constitue une obligation légale explicite des établissements qui

> « s'applique notamment lorsqu'ils accueillent des mineurs » (art. L.1112-4) ;

– Le Code de déontologie médicale dispose par ailleurs qu'« en toutes circonstances, le médecin doit s'efforcer de soulager les souffrances de son malade » (art. R.4127-37, CSP), les dispositions réglementaires encadrant les actes professionnels des infirmiers et infirmières prévoyant qu'ils ont notamment pour objet « de participer à la prévention, à l'évaluation et au soulagement de la douleur » (art. R.4311-2, CSP). La Charte de la personne hospitalisée (II) affirme les mêmes principes[162].

---

159. C. Wood, M. Vignes, A. Suc, « Prise en charge de la douleur », *in* D. Sommelet (dir.), *Rapport de mission sur l'amélioration de la santé de l'enfant et de l'adolescent*, 2006, « Annexe 2 ».

160. Plans nationaux contre la douleur 1998-2001, 2002-2005 et 2006-2010 ; <www.santé.gouv.fr> ; voir aussi « La douleur n'est pas une fatalité », fiche du secrétariat d'État à la santé et aux handicapés, 2000, <www.pediadol.org>.

161. On y ajoutera les dispositions de la Charte de l'enfant hospitalisé : « Les enfants et leurs parents ont le droit de recevoir une information sur la maladie et les soins, adaptée à leur âge et leur compréhension, afin de participer aux décisions les concernant. On essaiera de réduire au minimum les agressions physiques ou émotionnelles et la douleur » (art. 4). « On évitera tout examen ou traitement qui n'est pas indispensable. On essayera de réduire au minimum les agressions physiques et émotionnelles et la douleur » (art. 5).

162. Elle souligne notamment que « L'évolution des connaissances scientifiques et techniques ainsi que la mise en place d'organisations spécifiques permettent d'apporter, dans la quasi-totalité des cas, un soulagement des douleurs, qu'elles soient chroniques ou non, qu'elles soient ressenties par des enfants ou des adultes. »

– Une circulaire ministérielle du 30 avril 2002[163] a prévu un « contrat d'engagement contre la douleur » qui doit être intégré dans le livret d'accueil (disponible sur le site <www.sante.gouv.fr>, dossier douleur) et par ailleurs la mise en place dans chaque établissement de santé d'un comité pilote, devant intégrer dans sa réflexion celle relative aux soins palliatifs et pouvant être constitué sous le nom de comité de lutte contre la douleur (CLUD).

Recommandations de la Haute Autorité de santé

Dans le prolongement de plusieurs rapports et circulaires, ainsi que des recommandations professionnelles de différents organismes[164], la Haute Autorité de santé (HAS) a réuni, dans ses recommandations en vue de la certification des établissements de santé, une série de préconisations pour la prise en charge de la douleur pédiatrique.

Ces « préconisations » recommandent la mise en place d'un volet spécifique sur la prise en charge de la douleur de l'enfant dans le projet d'établissement, le projet médical ou le projet de soins. Ce volet doit comprendre :

– la désignation éventuelle d'un référent douleur, la présence d'intervenants spécialisés, la mise en place de conventions avec des équipes « douleur » et l'accès à des consultations douleur ;

– la mise en œuvre en cette matière d'une formation continue des professionnels, médecins et soignants, dans tous les secteurs pédiatriques, y compris celui des urgences ;

– une évaluation de la douleur et sa traçabilité indispensable : échelle visuelle analogique (EVA), échelle des visages, Evendol (douleurs aux urgences), échelle de San Salvadour (enfants non communicants), DN4 (douleurs de type

---

163. Circulaire ministérielle DHOS/E2 n° 2002-266 du 30 avril 2002 relative à la mise en œuvre du programme national de lutte contre la douleur 2002-2005 dans les établissements de santé.

164. Deux circulaires ministérielles DGS 98-586 du 22 septembre 1998 et DGS 99-84 du 11 février 1999 ont promu la mise en place de protocoles de prise en charge de la douleur aiguë par des équipes pluridisciplinaires soignantes dans les établissements de santé (notamment la mise en place de protocoles préétablis pour la prise en charge en urgence de la douleur par l'infirmière, en l'absence d'un médecin). Le service Recommandations et références professionnelles de l'ANAES a publié en mars 2000 un document intitulé *Évaluation et stratégies de prise en charge de la douleur aiguë en ambulatoire chez l'enfant de 1 mois à 15 ans* qui énonce en préambule que « la douleur peut avoir des conséquences néfastes sur l'enfant, tandis qu'il n'y a pas d'argument permettant de penser que la douleur puisse lui être profitable ». L'Académie nationale de médecine a adopté en mars 2001 le rapport des professeurs L. Auquier et M. Arthuis, *Les avancées dans le domaine des douleurs et de leur traitement chez l'adulte et l'enfant* qui fait un point sur l'ensemble du sujet (historique, évolutions thérapeutiques, évaluation). Les recommandations de bonne pratique de l'Agence française de sécurité sanitaire des produits de santé (AFSSAPS) devenue en mai 2012 Agence nationale de sécurité du médicament et des produits de santé (ANSM), *Prise en charge médicamenteuse de la douleur aiguë et chronique chez l'enfant*, juillet 2009 abordent principalement les situations relatives à la prise en charge de la douleur en milieu hospitalier et pré-hospitalier, les soins douloureux et quelques situations particulières en médecine de ville telles que la vaccination et les otites. Pour chacune de ces situations, l'ANSM propose une stratégie médicamenteuse à suivre. Elle rappelle également les principes généraux de la prise en charge de la douleur de l'enfant et la nécessité de l'évaluer systématiquement en cas de prescription médicamenteuse.

neuro-pathique), échelles DAN et EDIN chez le nouveau-né[165]. La HAS juge essentiel d'effectuer des transmissions écrites dans le dossier de soins du patient, dans le suivi du soin potentiellement douloureux pour l'enfant, en prenant soin de noter les méthodes utilisées afin de pouvoir les réutiliser lors d'un même type de soin ;

– l'information orale de l'enfant et de ses parents et la mise à disposition de documents d'information, notamment le « contrat d'engagement » dans le livret d'accueil, des brochures d'information adressées aux enfants sur la prise en charge de la douleur avant les soins — mélange gazeux analgésique (MEOPA), anesthésique par voie locale [EMLA], sutures, etc. —, sur les « soins et examens douloureux » dans les guides destinés aux parents, des affiches dans les salles d'examen, etc. ;

– le repérage des situations douloureuses (actes et soins douloureux, douleurs liées à la maladie et aux traitements, douleur chez les enfants et les adolescents non communicants), en lien avec les parents dont le rôle est naturellement essentiel dans le repérage d'un inconfort ou d'une douleur ;

– l'anticipation, la planification, la coordination pour organiser les soins douloureux (possibilité d'une anesthésie générale, ordonnances remises à l'avance pour les hospitalisations programmées, hypnose, MEOPA, conditionnement par le jeu, musique, intervention d'une psychomotricienne, etc.) ;

– la préférence donnée aux techniques diagnostiques non invasives (saturomètre, bilirubinomètre, microméthodes) ;

– la disponibilité de formes galéniques pédiatriques des médicaments antalgiques, l'existence de protocoles (par exemple, aux urgences : l'accueil « fracture », la prise en charge de la crise vaso-occlusive chez le drépanocytaire) ;

– les approches non médicamenteuses, dont la possibilité doit être systématiquement recherchée, comme par exemple :

• solliciter la collaboration des parents tout en laissant le choix, expliquer la pathologie et les soins ;

• créer un environnement agréable : musique, chant, jeux, distraction, contact physique, doudous, tétines, tétée au sein, etc. ;

• l'hypnose médicale, les séances de relaxation ;

• la reconnaissance de la douleur : consoler et féliciter à la fin du soin, instituer un « diplôme du courage » par exemple ;

– la présence nécessaire de deux, voire de trois personnes pour réaliser certains soins (ponction lombaire, pansement de brûlure), les parents pouvant y participer s'ils sont bien préparés et volontaires ;

– l'évaluation de la prise en charge de la douleur et notamment la mesure de la satisfaction de cette prise en charge par les enfants et les adolescents et leurs parents.

---

165. Les échelles de la douleur sont téléchargeables sur le site de Pédiadol, <www.pediadol.org>.

Les soins palliatifs

Les soins palliatifs sont définis par le Code de la santé publique comme

> « des soins actifs et continus pratiqués par une équipe interdisciplinaire en institution ou à domicile (qui) visent à soulager la douleur, à apaiser la souffrance psychique, à sauvegarder la dignité de la personne malade et à soutenir son entourage » (art. L.1111-4).

Ils s'adressent à des patients à un stade de leur maladie ou de leur vie auquel font défaut des thérapeutiques efficaces et la perspective d'une guérison[166].

Bien que les soins palliatifs soient généralement associés dans l'opinion à la prise en charge de personnes adultes et principalement à celle de personnes âgées, ils peuvent tout autant concerner des enfants gravement malades[167]. Ils font dans ce cas partie intégrante des soins pédiatriques. Ils peuvent être mis en œuvre parallèlement à des soins dits *curatifs*. « La mise en œuvre d'une démarche palliative vise à garantir une qualité de vie optimale à l'enfant, à ses parents et à ses proches, malgré la maladie et les éventuels handicaps qui en résultent[168]. »

Les enfants hospitalisés doivent pouvoir en bénéficier[169]. La loi du 9 juin 1999 en fait d'ailleurs une obligation légale, en énonçant le principe que

> « toute personne malade dont l'état le requiert a le droit d'accéder à des soins et à un accompagnement » (art. L.1111-3, CSP),

et en consacrant l'action des associations de bénévoles qui apportent leur concours aux équipes soignantes en ce domaine (art. L.1110-11, CSP)[170].

---

166. Circulaire du 19 février 2002 relative à l'organisation des soins palliatifs et de l'accompagnement, en application de la loi n° 99-477 du 9 juin 1999 visant à garantir le droit à l'accès aux soins palliatifs ; circulaire DHOS/O2/2008/99 du 25 mars 2008 relative à l'organisation des soins palliatifs.

167. « Les soins palliatifs pédiatriques ne se réduisent pas à la prise en charge des derniers jours de vie des enfants en phase terminale, mais concernent au contraire l'ensemble des enfants atteints d'une maladie grave (neuro-dégénérative, cancéreuse, métabolique, respiratoire, etc.) qui limite ou menace leur espérance de vie » (HAS, *Enjeux…*, *op. cit.*, p. 22).

168. HAS, *Enjeux…*, *op. cit.*, p. 22.

169. P. Canouï, A. de Broca, A. Suc, J.-M. Zucker, *in* D. Sommelet (dir.), *L'enfant et l'adolescent : un enjeu de société, une priorité du système de santé…*, *op. cit.*, Annexe 3.

170. Un modèle-type de convention entre les hôpitaux et ces associations a été établi par le décret n° 2000-1004 du 16 octobre 2000 relatif à la convention type prévue à l'article L.1111-5 du code de la santé publique.

Les soins palliatifs à l'hôpital ou au domicile

Il convient en la matière de se référer aux travaux de la Haute Autorité de santé[171]. Celle-ci a recommandé[172] qu'en fonction du choix de l'enfant et de celui de ses parents, les soins palliatifs pédiatriques puissent être organisés :

– dans les unités qui ont suivi l'enfant malade ;

– au sein d'un établissement médico-social ;

– à domicile dans le cadre d'une hospitalisation à domicile ou d'un réseau de santé en soins palliatifs.

On retiendra également que :

– les soins palliatifs au domicile de l'enfant requièrent plusieurs conditions : le désir des parents, un environnement matériel approprié sur place, la présence d'une équipe de soins palliatifs disponible et, à tout moment, la possibilité de retourner en hospitalisation en établissement de santé ;

– lorsque la situation clinique, éthique ou sociale apparaît particulièrement complexe, une équipe « ressource » en soins palliatifs[173] peut être sollicitée afin d'apporter un appui technique et/ou un soutien psychologique à l'équipe de soins ainsi qu'aux proches. L'intervention de cette équipe doit permettre d'orienter l'enfant vers le lieu de prise en charge le plus adapté : domicile, établissement médico-social, maison d'accompagnement, établissement de soins de suite et de réadaptation spécialisé, etc. ;

– en tout état de cause, un interlocuteur privilégié au sein de l'équipe hospitalière doit être en mesure de s'assurer de la continuité et de la pertinence des soins au regard des besoins de l'enfant et de sa famille (parents et fratrie, proches) ;

– si besoin, des soins « de répit[174] » doivent être organisés ;

– le soutien psychologique de l'enfant malade, des parents, de la fratrie et des proches fait partie intégrante des soins palliatifs à domicile comme dans l'établissement. De même que le suivi du deuil fait également partie des soins palliatifs, quelle que soit la cause du décès, y compris quand le décès se produit en période périnatale.

---

171. On lira utilement par ailleurs la circulaire DHOS/O1/DGS/DGAS n° 2004-517 du 28 octobre 2004 déjà citée.

172. HAS, *Enjeux…*, *op. cit.*, p. 22.

173. Cette équipe « ressource » pouvant notamment être une équipe mobile de soins palliatifs, une équipe régionale ressource en soins palliatifs pédiatriques, réseau de santé.

174. Selon la définition retenue par la Haute Autorité de santé, un programme de soins « de répit » (ou soins « de relève ») consiste à offrir les services d'une personne spécialement formée pour prendre soin des enfants atteints d'une maladie qui limite leur espérance de vie ou qui ont besoin de soins complexes, pour que les personnes qui prennent habituellement soin de l'enfant profitent d'un répit complet ; S. Liben, « Les soins de répit : les soins pour les enfants atteints d'une maladie qui abrège l'espérance de vie », *Le Clinicien*, juin 2002, p. 37-42, <www.stacommunications.com>.

Préconisations de la Haute Autorité de santé

La Haute Autorité a énoncé une série de préconisations dans la perspective des procédures de certification des établissements de santé[175] :

Les soins palliatifs de l'enfant : organisation préconisée par la Haute Autorité de santé

L'établissement

Il doit organiser la prise en charge des enfants dans les services de pédiatrie, de maternité, de néonatalogie, de réanimation confrontés à des situations nécessitant la mise en place de soins palliatifs, que ces services disposent ou non de lits identifiés de soins palliatifs, avec :

- la mise en place des formations nécessaires aux soins palliatifs ;
- l'organisation d'une collaboration avec l'équipe mobile de soins palliatifs (EMSP) ou de l'unité de soins palliatifs (USP) implantées dans l'établissement, ou avec l'équipe régionale ressource en soins palliatifs pédiatriques, avec qui l'établissement formalise une convention et suit l'effectivité de cette collaboration. Cette collaboration doit être inscrite dans le projet d'établissement ;
- l'organisation, à l'échelle du territoire dans lequel il est implanté, de la possibilité pour les intervenants à domicile (médecins généralistes, pédiatres libéraux, structures d'HAD, réseaux de santé, etc.) de solliciter les services de pédiatrie pour un séjour de répit, afin de stabiliser une situation clinique difficile et/ou de soulager une situation familiale sensible pour permettre aux proches (et à l'enfant) de « souffler » quelques jours.

Les équipes de soins pédiatriques

Elles doivent mettre en place une organisation destinée à identifier les enfants et les adolescents relevant d'une démarche palliative, à adapter leur prise en charge au regard des objectifs poursuivis (curatifs et/ou palliatifs) et à apporter aux enfants, à leurs proches et aux soignants le soutien psychologique nécessaire. Les soins palliatifs pédiatriques supposent un véritable travail d'équipe avec des échanges réguliers et une parole libre entre tous les intervenants ainsi qu'avec les enfants et les adolescents et leurs parents.

Cette organisation doit prévoir :

- la garantie de la continuité et la pertinence des soins au regard des besoins de l'enfant et de sa famille grâce à un interlocuteur privilégié formé aux soins palliatifs. Ce « référent », soumis au secret médical, entretiendra des liens étroits avec l'équipe mobile de soins palliatifs implantée dans l'établissement et/ou avec une équipe ressource sur cette thématique (équipe régionale ressource en soins palliatifs pédiatriques, unité de soins palliatifs, réseau de santé en soins palliatifs, etc.). Le médecin traitant doit être inscrit dans la « démarche palliative ».
- la mise en œuvre de protocoles afin de soulager la douleur et de maîtriser les symptômes pénibles (dyspnée, diarrhée, vomissements, migraine, souffrance morale, etc.) ;
- l'association de la famille préalablement à la mise en place des soins palliatifs et l'accompagnement de la famille durant la phase palliative et la phase de deuil ;
- l'information de l'enfant et de sa famille, essentielle, qui nécessite du temps et l'aide de psychologues (faisant partie de l'équipe de pédiatrie ou de l'équipe mobile de soins palliatifs). L'information de l'enfant doit se faire en tenant compte de sa maturité, des questions qu'il pose ou qu'il suggère, en lien avec les parents ;

•••

175. HAS, *Enjeux*, *op. cit.*, p. 23

– la mise à disposition de la famille d'un lieu de vie. La présence des parents au côté de leur enfant, jour et nuit, doit être possible. Celle-ci doit prévoir la possibilité pour les parents de prendre des repas sur place, d'avoir accès à une salle de bains. Les visites des frères et sœurs, des amis de l'enfant, de la famille doivent être possibles;
– l'organisation du soutien psychologique spécifique pour l'enfant, ses parents, et sa fratrie et l'organisation du soutien des soignants, avec des lieux de parole et d'analyse des pratiques.
– l'intervention d'une équipe mobile de soins palliatifs, et/ou de l'équipe régionale ressource en soins palliatifs pédiatriques, nécessaire lors de l'indication d'une sédation chez l'enfant, au vu de la complexité des enjeux éthiques de la sédation. L'anticipation de la réflexion autour de la mise en œuvre d'une sédation chez l'enfant chaque fois que possible est précieuse, et doit être partagée avec l'enfant, les parents et l'équipe soignante.

La Société française d'accompagnement et de soins palliatifs (SFAP) a établi, pour certaines situations où se pose la question de la sédation, des recommandations venant compléter et préciser celles de la Haute Autorité[176].

176. SFAP, *Sédation pour détresse en phase terminale et dans des situations spécifiques et complexes : recommandations chez l'enfant en cas de détresse en soins palliatifs et en phase terminale*, « Recommandations de bonne pratique », 2010.

Le séjour du mineur hospitalisé

6

Les évolutions récentes

Les unités de soins pédiatriques sont, autant que des lieux de soins, des lieux de vie. Cette affirmation, si elle s'applique en réalité à toutes les unités hospitalières, quel que soit l'âge des patients accueillis, prend une acception particulière dès lors qu'il s'agit d'enfants ou d'adolescents.

L'accueil dans l'hôpital d'aujourd'hui

La diminution générale des durées moyennes de séjour dans les hôpitaux, l'évolution vers des prises en charge *extra-hospitalières* dans de nombreuses disciplines médicales et, d'une manière générale, l'intensité croissante des soins dispensés à l'hôpital autour de son plateau médico-technique, n'ont pas fait disparaître cette dimension essentielle de l'activité hospitalière : recevoir et servir des patients contraints par leur état de santé à demeurer hébergés pour plusieurs jours, voire davantage, dans une unité de soins.

Les séjours hospitaliers sont aujourd'hui souvent plus courts, fragmentés de retours à domicile, notamment le week-end ; ils requièrent de l'hôpital des prestations hôtelières d'une plus grande qualité qu'hier ; leur médicalisation est généralement intensive et justifie en compensation l'aménagement, chaque fois que possible, de moments de détente. Ils correspondent souvent à des périodes d'anxiété et parfois de détresse : leur organisation doit tenir compte des besoins psychologiques des enfants et de leur entourage, ainsi que de l'attente, toujours présente, de sollicitude et de bienveillance. Le Pr de Forges soulignait il y a plus de trente-cinq ans que le patient hospitalisé est un « déraciné »[1] : cette situation conserve toute sa réalité dans l'hôpital d'aujourd'hui.

Bien qu'étant principalement organisé pour assurer des prestations individualisées, l'hôpital demeure par ailleurs avant tout un lieu de vie collective, qui rend indispensable le respect par tous de règles de fonctionnement : droits et devoirs s'y rejoignent[2].

1. J.-M. de Forges, J.-F. Seuvic, *L'hospitalisé*, Berger-Levrault, 1984, p. 232 ; F. Galland et D. Cohen-Salmon soulignent de même que « le cadre de l'hôpital, agencé pour des buts bien précis, est en fait éloigné de la vie de tous les jours et soumet les enfants à une série de ruptures et d'agressions » (« Quelques regards d'enfants sur l'hôpital », *in* S. Rosenberg-Reiner, B. Roy (dir.), *Guide de l'hospitalisation des enfants*, Apache, 2001, p. 35).

2. La loi précise que « les droits reconnus aux usagers s'accompagnent des responsabilités de nature à garantir la pérennité du système de santé et des principes sur lequel il repose » (art. L.1111-1, CSP). Un texte européen souvent méconnu, la Charte européenne du malade usager de l'hôpital,

La qualité de l'accueil d'un mineur à l'hôpital résulte de la convergence de multiples facteurs : des conditions matérielles de son hébergement, des bonnes relations qu'il pourra entretenir avec ses compagnons de chambre ou d'unité, de l'attention des personnels à son égard, de la possibilité pour son entourage de l'accompagner pendant son séjour. L'enfant et l'adolescent, qui doivent avoir le sentiment d'être placés « entre de bonnes mains », ne sont pas voués pour autant à être coupés de la vie ordinaire : ils doivent trouver à l'hôpital, autant que possible, des activités adaptées à leur âge. Rien ne s'oppose à ce qu'ils y poursuivent, en fonction de leur état de santé, des activités scolaires.

De nombreuses équipes hospitalières ont aménagé leurs unités en fonction des pathologies traitées, des lieux et des moyens disponibles, de leurs propres histoires et « culture » de service[3]. Ces organisations ont souvent infléchi le fonctionnement traditionnel des services, bouleversé leurs règles internes et imposé des modifications architecturales. Un objectif généralement partagé est de constituer des « services accueillants pour les jeunes » (l'OMS utilise les termes de « *youth friendly services*[4] »)

Les droits de l'enfant en pratique

Si les conditions de séjour des enfants hospitalisés se sont « humanisées », le mérite en revient pour beaucoup à des initiatives associatives : depuis de nombreuses années, des associations régies par la loi du 1er juillet 1901 ont en effet constitué, en complément des équipes hospitalières, un savoir-faire et organisé des activités qui ont modifié sensiblement le déroulement des séjours : activités de jeux, spectacles, divertissements[5], moments de rencontre et d'échange, aide psychologique, enseignement, réalisation de documents (écrits ou audiovisuels) d'information visant à une meilleure compréhension des soins par les mineurs et leurs parents. Sur ce dernier point — l'information sur le mécanisme de la maladie et sa durée, le déroulement du séjour et des soins, le cheminement de l'hospitalisation, les fonctions des professionnels au sein de l'équipe, l'effet des traitements, etc. — tout un corpus documentaire a été réuni à l'attention des enfants, de leurs familles et des équipes hospitalières[6].

---

adoptée le 9 mai 1979 par le Comité hospitalier de la Communauté européenne, souligne par ailleurs l'équilibre nécessaire entre droits et devoirs ; elle cite en son préambule quelques devoirs des malades hospitalisés : leur comportement doit être raisonnable, chacun doit manifester respect et compréhension des droits des autres malades, tous doivent manifester une volonté de collaborer avec le personnel et la direction de l'hôpital.

3. Préoccupation parfois portée par les architectes, dont P. Riboulet qui, dans les années 1980, a porté le projet architectural de l'hôpital pédiatrique Robert-Debré à Paris : « L'hôpital est un lieu si dur à vivre, surtout pour un enfant, qu'il faut tout faire pour que ce lieu dépasse sa fonction et dise autre chose, pour qu'on s'y sente différent, soutenu par une force et une signification supérieures » (P. Riboulet, *Naissance d'un hôpital*, L'Imprimeur, p. 118).

4. <www.euro.who.int>.

5. Des associations comme Le Rire Médecin (www.leriremedecin.org) ou Enfance et musique (www.enfancemusique.asso.fr), par exemple, ont montré tout le profit qui peut être tiré de l'introduction d'artistes, de clowns et de musiciens dans la vie hospitalière.

6. Voir notamment les publications et réalisations de l'association Sparadrap, <www.sparadrap.org>.

Il s'agit au fond, de faire de l'enfant un acteur de ses soins, d'y associer étroitement les parents, de dédramatiser autant que possible les actes médicaux (les prélèvements…), les différents épisodes de la prise en charge (préparer et faire comprendre l'intervention chirurgicale, l'anesthésie…) et l'environnement hospitalier (comment fonctionne cette structure complexe qu'est l'hôpital moderne). La contribution des associations est dans ce domaine, à bien des égards, exemplaire[7].

Enfin, l'hospitalisation constitue une période particulière qui peut être dans certains cas vécue comme une mise entre parenthèses. Elle peut alors être mise à profit pour protéger un adolescent ; elle peut à l'inverse justifier une attention particulière permettant d'atténuer la coupure avec le monde extérieur. La poursuite de l'enseignement, la place dévolue aux activités culturelles, l'offre d'activités éducatives jouent alors un rôle déterminant dans le déroulement du séjour.

La Charte de l'enfant hospitalisé (1988)[8] énonce que « L'hôpital doit fournir aux enfants un environnement correspondant à leurs besoins physiques, affectifs et éducatifs, tant sur le plan de l'équipement que du personnel et de la sécurité » (art. 7).

Le projet d'établissement et l'organisation de la prise en charge

La Haute Autorité de santé, dans ses recommandations en vue de la certification des établissements de santé, a jugé essentiel que chaque établissement recevant des mineurs mène « une réflexion sur ses capacités et les difficultés auxquelles il a ou aurait à faire face pour prendre en charge les enfants et les adolescents dans des conditions optimales de qualité et de sécurité des soins ».

Ainsi, « lorsqu'un établissement n'a pas pour mission de prendre en charge des enfants ou des adolescents, il doit être en mesure de transférer dès que possible un enfant dans un service de pédiatrie avec lequel il a mis en place une

7. Le *Guide de l'hospitalisation de l'enfant*, *op. cit.*, en donne de nombreux témoignages.

8. La Charte de l'enfant hospitalisé a été rédigée en 1988 par un réseau d'associations au niveau européen, prenant pour base une résolution du Parlement européen de 1986, laquelle, par nature non contraignante, invitait « la Commission à présenter dès que possible une proposition de Charte européenne des droits des enfants hospitalisés », et demandait que certains droits y soient proclamés, comme « le droit de garder auprès de [soi] ses parents ou la personne qui en tient lieu autant que possible pendant la durée de son hospitalisation […] sans que cela donne lieu à des frais supplémentaires ». Pour autant, en 2003 et 2004, la Commission européenne a rappelé que « le traitement des enfants hospitalisés et les droits dont bénéficient ces patients relèvent de la seule responsabilité des États membres, et non de celle de la Communauté ». Elle estime n'avoir « pas compétence pour présenter des propositions relatives à une charte européenne des droits du malade et à une charte européenne des droits de l'enfant hospitalisé » (Question écrite E-1464/03 posée par José Ribeiro e Castro à la Commission, Charte européenne de l'enfant hospitalisé). Bien que ce texte constitue une référence, la HAS a bien rappelé dans son manuel *Enjeux et spécificités de la prise en charge des enfants…* que « le texte associatif de la Charte de l'enfant hospitalisé […] ne constitue pas une norme opposable » (p. 6). Par ailleurs, si la HAS fait explicitement référence à plusieurs articles de cette charte dans ce manuel, son article 3 n'est jamais cité.

convention ». Il doit assurer la prise en charge immédiate en mettant en œuvre une conduite à tenir formalisée.

« Dès lors qu'un établissement prend en charge des enfants et adolescents, sa politique, déclinée dans son projet d'établissement et dans le projet médical et de soins » doit prendre en compte l'ensemble de leurs besoins : sanitaire, social, éducatif et scolaire, jeux, etc., et intégrer les éléments spécifiques de leur parcours lors de l'hospitalisation, de l'accueil à la sortie[9].

Charte de l'enfant hospitalisé (1988)

« *Le droit aux meilleurs soins possibles est un droit fondamental, particulièrement pour les enfants.* » (Unesco)

Cette charte résume et réaffirme les droits des enfants hospitalisés.

1. L'admission à l'hôpital d'un enfant ne doit être réalisée que si les soins nécessités par sa maladie ne peuvent être prodigués à la maison, en consultation externe ou en hôpital de jour.
2. Un enfant hospitalisé a le droit d'avoir ses parents ou leur substitut auprès de lui, jour et nuit, quel que soit son âge ou son état.
3. On encouragera les parents à rester auprès de leur enfant et on leur offrira pour cela toutes les facilités matérielles, sans que cela n'entraîne un supplément financier ou une perte de salaire. On informera les parents sur les règles de vie et les modes de faire propres au service afin qu'ils participent activement aux soins de leur enfant.
4. Les enfants et leurs parents ont le droit de recevoir une information sur la maladie et les soins, adaptée à leur âge et leur compréhension, afin de participer aux décisions les concernant.
5. On évitera tout examen ou traitement qui n'est pas indispensable. On essaiera de réduire au maximum les agressions physiques ou émotionnelles et la douleur.
6. Les enfants ne doivent pas être admis dans des services adultes. Ils doivent être réunis par groupes d'âge pour bénéficier de jeux, loisirs, activités éducatives adaptés à leur âge, en toute sécurité. Leurs visiteurs doivent être acceptés sans limite d'âge.
7. L'hôpital doit fournir aux enfants un environnement correspondant à leurs besoins physiques, affectifs et éducatifs, tant sur le plan de l'équipement que du personnel et de la sécurité.
8. L'équipe soignante doit être formée à répondre aux besoins psychologiques et émotionnels des enfants et de leur famille.
9. L'équipe soignante doit être organisée de façon à assurer une continuité dans les soins donnés à chaque enfant.
10. L'intimité de chaque enfant doit être respectée. Il doit être traité avec tact et compréhension en toutes circonstances.

9. HAS, *Enjeux…*, *op. cit.*, p. 7.

L'accueil

Pour les mineurs comme pour les autres patients s'impose le principe selon lequel « l'accueil des malades et des accompagnants doit être assuré, à tous les niveaux, par un personnel spécialement préparé à cette mission » (art. R.1112-40, CSP).

Un accueil de qualité

Cette préoccupation parcourt les préconisations récentes de la Haute Autorité de santé en vue de la certification des unités et établissements recevant des mineurs[10].

Ceci notamment dans ces dispositions générales :

> « Tous les établissements de santé et tous les services d'hospitalisation qui acceptent d'accueillir des enfants et des adolescents doivent se donner les moyens de les accueillir avec leur entourage dans des conditions de sécurité, de confidentialité et de dignité adaptées à leur âge et à leur situation de confort moral et physique. [...]
>
> Les enfants et les adolescents doivent être hospitalisés dans une structure où les locaux et matériels sont adaptés aux différentes classes d'âge, où les compétences nécessaires en pédiatrie sont présentes et où les effectifs sont en nombre suffisant pour prendre en charge les enfants. Les unités permettent l'organisation d'activités essentielles pour leur développement somatique, psychologique et social (activités culturelles, sportives "adaptées", de loisirs, scolaires, etc.).
>
> Cependant, en cas d'impossibilité avérée de recourir à une unité d'enfants, il y a alors nécessité d'aménagements (secteur dédié dans un service pour adultes notamment), pour assurer une prise en charge adaptée. »

On ajoutera que :

– la qualité de l'accueil doit concerner aussi bien l'accueil des enfants que celui de leur entourage ;

– l'accueil doit être conçu comme une fonction multidisciplinaire au sein des services, organisée en équipe et associant toutes les professions de l'hôpital ;

– cette fonction doit être organisée en fonction des attentes des patients et de leurs familles, donner lieu à des procédures connues de tous (et si possible

10. HAS, *Enjeux...*, *op. cit.*, p. 10.

écrites) et définissant clairement le rôle de chacun dans l'équipe. Elle doit être *professionnalisée* et soutenue à la fois par les formations appropriées et des réflexions menées en réunion de service ou en conseil de pôle ;

– l'accueil doit être conçu pour assurer au mineur hospitalier les conditions requises de confort, dans tous les sens du terme, comprenant la sécurité, la confidentialité et la dignité mentionnées par la Haute Autorité de santé.

Les règles ordinaires du droit médical et hospitalier s'appliquent par ailleurs pour interdire toute sélection des malades et toute discrimination dans l'admission ou les soins. Ces dispositions résultent de dispositions légales, mais également de la déontologie médicale et des règles professionnelles des infirmières :

– un principe général commande qu'« aucune personne ne peut faire l'objet de discriminations dans l'accès à la prévention et aux soins » (art. 1110-3, CSP) ;

– les établissements de santé chargés d'une mission de service public doivent garantir l'égal accès de tous à des soins de qualité, la permanence de l'accueil et de la prise en charge ou l'orientation vers un autre établissement ou une autre institution, ainsi qu'une prise en charge aux tarifs « opposables » (art. L.6112-3, CSP) ;

– tout médecin doit « écouter, examiner, conseiller ou soigner avec la même conscience toutes les personnes quels que soit leur origine, leurs mœurs et leur situation de famille, leur appartenance ou leur non-appartenance à une ethnie, une nation ou une religion déterminée, leur handicap ou leur état de santé, leur réputation ou les sentiments qu'il peut éprouver à leur égard » (art. 7, C. de déontologie médicale ; art. R.4127-7, CSP). Des obligations comparables s'imposent aux infirmières (art. R.4312-25, CSP).

Le libre choix

Les parents ont d'une manière générale, en vertu d'un « principe fondamental de la législation sanitaire », le libre choix de leur praticien et de leur établissement de santé (art. L.1110-8, CSP). En application de ce principe, le droit à l'admission n'est soumis à aucune condition de résidence. L'organisation de la sectorisation psychiatrique ne peut y faire obstacle.

Des limitations financières peuvent toutefois être apportées à l'exercice de ce droit par les régimes de protection sociale lorsque les parents choisissent pour convenances personnelles un établissement ne présentant pas les capacités techniques appropriées ou non conventionnés par l'assurance maladie (*ibid.* ; sur le dernier point, art. L.162-21, CSS).

Les parents ont le libre choix du service médical au sein duquel ils souhaitent que leur enfant soit admis dans le cas où l'établissement comporte plusieurs services de même discipline. Mais cette faculté peut être limitée en cas d'urgence ou compte tenu des disponibilités en lits (art. R.1112-17, CSP).

Sous réserve des contraintes liées à l'organisation du service public, les patients peuvent en principe invoquer le libre choix du praticien au sein même du service hospitalier, si ce dernier dispose de plusieurs praticiens de même spécialité, et exprimer une demande en ce sens.

Pour autant, les parents ne peuvent exiger la prise en charge de leur enfant par un praticien déterminé de l'hôpital. L'usager de l'hôpital, placé dans une situation légale et réglementaire et non pas contractuelle à l'égard de l'établissement, ne peut en effet modifier à son gré les modalités de prise en charge dans le service, ni nouer de relations juridiques personnelles avec un médecin hospitalier. Les parents ne peuvent ainsi contester que leur enfant, examiné par le médecin chef de service ou tel autre praticien, soit ultérieurement opéré par un de leurs collaborateurs du service. Ceci précisé, un devoir d'information s'impose au médecin hospitalier pour informer précisément les parents sur le déroulement exact des soins et pour leur indiquer les praticiens qui y concourent.

De même, la famille ne peut récuser un praticien ou plus généralement un professionnel hospitalier, notamment pour des raisons à caractère culturel ou religieux (refus d'être soigné par une personne d'un autre sexe, par exemple), le libre choix devant s'accommoder des règles d'organisation du service, des tours de garde, etc.[11]. Le Conseil d'État a souligné qu'« à l'hôpital, la demande de se faire soigner par un médecin du même sexe ne saurait primer sur les contraintes d'organisation du service »[12].

L'admission au plan médical

L'admission du mineur doit être préparée avec l'enfant et ses parents. La circulaire n° 83-24 du 1er août 1983 relative à l'hospitalisation des enfants souligne qu'il s'agit là d'une précaution indispensable pour réduire leur anxiété commune et maîtriser leurs émotions. Pourvus des indications principales, leur « entrée » sera dispensée de mauvaises surprises et contrariétés évitables, ainsi que du sentiment d'être abandonnés à eux-mêmes. Les admissions en urgence ne dispensent *a priori* pas de l'obligation de donner aux intéressés les informations les plus utiles.

La procédure d'admission doit prévoir en principe un entretien avec l'enfant et sa famille : un membre de l'équipe médicale doit leur expliquer à ce moment (ou antérieurement, lorsque les circonstances s'y prêtent) :

– la raison de l'hospitalisation ;

– sa durée approximative (s'il est possible de l'indiquer, avec les précautions requises) ;

– la nature des examens ou des soins qui seront entrepris.

L'équipe de l'unité de soins doit si possible leur être présentée, ainsi que le médecin référent (« médecin responsable[13] ») qui sera leur interlocuteur principal durant le séjour[14].

11. Voir circulaire DHOS n° 57 du 2 février 2005 relative à la laïcité dans les établissements de santé.

12. Conseil d'État, *Un siècle de laïcité : rapport public 2004*, La Documentation française, p. 332.

13. Voir sur ce point M. Dupont, A. Fourcade, *L'information médicale du patient : règles et recommandations*, Doin, 2000, p. 87-88.

14. Voir également les recommandations de la HAS, *Délivrance de l'information à la personne sur son état de santé : principes généraux*, « Recommandation de bonne pratique », mai 2012, p. 8, soulignant l'intérêt d'une synthèse de l'information, tout le long de la prise en charge, par un interlocuteur unique : « Un référent unique, professionnel de santé, remet à la personne une synthèse des données médicales la concernant, et cela aux différentes étapes du processus de soin. Le choix du référent tient compte des souhaits exprimés par la personne. »

De telles explications, données en termes simples, permettent à l'enfant comme à ses parents de se préparer psychologiquement à ce qui les attend ; elles facilitent souvent les soins ultérieurs. Il est souhaitable que l'admission et l'hospitalisation soient présentées au cours de cet entretien comme une étape dans un projet de soins, qui certes s'impose à l'enfant, mais gagne à être vécu dans une perspective positive.

Les parents tout comme l'enfant hospitalisé (dans la mesure de ses capacités de compréhension) doivent recevoir à cette occasion les renseignements pratiques dont ils ont besoin : horaires des repas et des visites ; conditions de dépôt des objets personnels, etc. Ils doivent être informés de ce qu'ils peuvent faire, de leur côté, pour préparer et faciliter le bon déroulement de l'hospitalisation. Les informations orales données alors seront utilement rappelées dans un ou deux documents succincts, rédigés dans un style familier[15]. Le livret d'accueil de l'hôpital (ou celui de l'unité de soins) peut également être remis lors de cet entretien.

Une visite des locaux d'hospitalisation après la consultation, en cas d'hospitalisation programmée, peut permettre à l'enfant et à sa famille de se familiariser avec l'environnement hospitalier et l'équipe de l'unité de soins.

Les documents d'information

Au-delà de l'information orale délivrée aux parents et à l'enfant lui-même, les recommandations professionnelles insistent sur l'importance des documents qui peuvent leur être remis, écrits ou sur d'autres supports[16].

Il est recommandé, ainsi que le font de nombreux hôpitaux, d'adapter ces documents d'information et d'évaluation, qui ont vocation à être lus conjointement par les parents et les enfants (dès que ces derniers sont en mesure de le faire), à leurs besoins spécifiques[17]. Procéder autrement conduit le plus souvent à diffuser en vain des documents dépourvus de sens et peut au contraire contribuer à donner de l'hôpital l'image d'une institution décidément étrangère aux préoccupations des enfants.

Le livret d'accueil

La loi prévoit que chaque établissement de santé doit remettre au patient (ou à ses parents), lors de son admission, un livret d'accueil auquel est annexée la Charte de la personne hospitalisée[18]. Des dispositions complémentaires ont prévu d'y joindre un « contrat d'engagement contre la douleur » (voir chap. 5, « La prise en charge de la douleur »). Un questionnaire de sortie, dont la remise est également obligatoire (art. R.1112-7, CSP) est généralement joint au livret.

---

15. Un modèle-type est proposé en annexe de la circulaire du 1er août 1983.

16. Voir en particulier HAS, *Délivrance de l'information…*, *op. cit.*, p. 7 et 8.

17. Préconisation de la HAS : « Mettre à disposition des livrets d'accueil adaptés pour les parents et les enfants et les adolescents » (*Enjeux*, *op. cit.*, p. 10).

18. Circulaire DHOS/E1/DGS/SD1B/SD1C/SD4A no 2006-90 du 2 mars 2006 relative aux droits des personnes hospitalisées et comportant une charte de la personne hospitalisée ; art. L.1112-2, CSP.

Le livret d'accueil doit être conforme aux dispositions d'un arrêté du 15 avril 2008[19] qui prévoit que doivent y être prises en compte les spécificités des hospitalisations pédiatriques ; la réalisation de livrets propres aux différentes unités est souvent une initiative utile.

■ Autres documents

Les recommandations de la Haute Autorité de santé établies en vue de la certification des établissements de santé prévoient également[20] :

– la remise ou la mise à la disposition des parents et des enfants et adolescents de documents rédigés par un groupe composé de professionnels compétents sur le sujet et de représentants de parents ;

– l'explication systématique et répétée des documents d'information, notamment dans les pathologies chroniques, tout le long de la maladie ;

– la possibilité d'un accès à Internet dans le service aux parents avec une liste régulièrement mise à jour de quelques sites utiles et vérifiés sur les pathologies prises en charge par le service. Il existe des sites destinés aux enfants ou adolescents soit sur des maladies spécifiques, soit sur la maladie et « l'hôpital » en général. Une liste de ces sites sera utilement établie et proposée aux enfants en collaboration avec les parents.

Prise en charge psychologique et sociale

Au-delà des soins techniques, l'accueil d'un enfant en prise en charge hospitalière doit être global et requiert la prise en compte de la personne de l'enfant dans ses différentes dimensions, notamment psychologique et sociale.

La présence de psychologues disposant d'un temps d'intervention suffisant sera précieuse pour les services qui reçoivent des enfants. Elle permettra également, dans les rencontres avec les familles et les réunions entre les diverses catégories de personnels, de favoriser l'expression des difficultés, y compris celles qui sont liées à la nature de la pathologie (cancers, maladies invalidantes...).

Le rôle des assistantes sociales hospitalières est de même capital en pédiatrie. Elles peuvent en effet :

– informer et orienter les familles pour les questions administratives, financières et sociales ;

– éclairer l'équipe médicale et soignante sur le contexte familial et social de l'hospitalisation ;

– d'une manière générale, faciliter la collaboration entre l'équipe hospitalière et les services ou établissements extérieurs (circ. du 1er août 1983).

---

19. Arrêté du 15 avril 2008 relatif au contenu du livret d'accueil des établissements de santé.
20. HAS, *Enjeux...*, *op. cit.*, p. 14.

L'admission : les formalités administratives

L'admission du mineur à l'hôpital est prononcée par le directeur de l'hôpital sur avis d'un médecin ou d'un interne de l'établissement (art. R.1112-11, CSP). Il s'agit donc d'une *décision administrative.*

L'admission est prononcée, « sauf nécessité » (on doit entendre par là toutes les situations d'urgence ou d'impossibilité de joindre les titulaires de l'autorité parentale : dans ces cas, l'existence d'une *nécessité* autorise l'établissement à admettre le mineur, à la demande de toute personne), à la demande des père et mère, du tuteur légal ou de l'autorité judiciaire.

Ces dispositions doivent être interprétées de façon stricte : le parent dépourvu de l'autorité parentale, le grand-parent, la tante ou l'oncle, le grand frère ou la grande sœur, etc., même pourvus des meilleures intentions, ne peuvent se prévaloir de l'autorité parentale et formuler personnellement une demande d'admission. Seul un mandat exprès des titulaires de l'autorité parentale, accompagné de la présentation des pièces d'identité appropriées, peut leur permettre (en dehors d'une situation d'urgence) d'engager ces formalités.

La présentation d'une pièce d'identité peut être exigée des parents eux-mêmes : depuis la loi du 13 août 2004, la loi prévoit expressément que dès lors qu'un patient (et ici les titulaires de l'autorité parentale) prétend à une prise en charge par l'assurance maladie, il doit se soumettre à l'obligation d'attester sur demande, auprès des services administratifs de l'établissement, de son identité par la production d'un titre d'identité comportant sa photographie (art. L.162-21, CSS).

L'admission est décidée, hors les cas d'urgence reconnus par le médecin ou l'interne de l'établissement, sur présentation d'un certificat d'un médecin traitant ou appartenant au service de consultation de l'établissement attestant la nécessité du traitement hospitalier.

Ce certificat peut indiquer la discipline dans laquelle devrait être admis l'enfant sans mentionner le diagnostic de l'affection qui motive l'admission. Il doit en principe[21] être accompagné d'une lettre cachetée du médecin traitant ou du médecin de consultation adressée au médecin du service hospitalier donnant tous renseignements d'ordre médical utiles à ce dernier pour le diagnostic et le traitement (art. R.1112-11, CSP).

Lors de l'admission, quelques formalités visent à s'assurer de la nature du lien existant entre la personne majeure accompagnante et le mineur (voir *infra*).

Par ailleurs, l'hôpital doit veiller à ce que figure au dossier administratif du mineur le nom de la personne à prévenir, ses coordonnées (au minimum téléphone et adresse) et les liens de parenté qui l'unissent au mineur.

Ces formalités administratives « ne doivent évidemment jamais prendre le pas sur l'accueil de l'enfant et de ses parents. Cet accueil doit être aussi chaleureux et personnalisé que possible » (circ. du 1er août 1983).

---

21. Ces dispositions (lettre « cachetée »), anciennes mais figurant toujours au Code de la santé publique, sont particulièrement contestables au regard des obligations d'information et de transparence à l'égard des patients qui prévalent dans le droit médical d'aujourd'hui.

Situations particulières

– L'admission à l'hôpital d'un mineur, qui a été placé dans un établissement d'éducation ou confié à un particulier sur décision de l'autorité judiciaire (statuant en matière d'assistance éducative ou en application des textes qui régissent l'enfance délinquante), est prononcée respectivement à la demande du directeur de cet établissement d'éducation, ou à celle du gardien (art. R.1112-34, CSP).

– Lorsqu'il s'agit d'un mineur relevant du service de l'Aide sociale à l'enfance (ASE), l'admission est prononcée à la demande de ce service, sauf si le mineur a été confié à ce service par une personne exerçant l'autorité parentale (dans ce dernier cas, le droit commun s'applique). Toutefois, lorsqu'aucune personne exerçant l'autorité parentale ne peut être jointe en temps utile, l'admission est demandée par le service de l'ASE (*ibid.*).

Dans tous ces cas, le directeur de l'hôpital doit adresser sous pli cacheté au directeur du service de l'ASE (pli libellé à l'attention du responsable médical du service de l'ASE), dans les 48 heures suivant l'admission, un certificat confidentiel établi par le médecin chef du service où l'enfant est hospitalisé, indiquant le diagnostic et la durée probable de l'hospitalisation (art. R.1112-36, CSP).

– En cas d'admission faisant suite à un accident de la voie publique, un certain nombre d'informations doivent être portées au dossier administratif du patient, chaque fois du moins que ses informations sont disponibles :

- les références du rapport de police ;
- le commissariat où a été déposé le rapport ;
- le lieu de l'accident.

Ces indications peuvent en effet être nécessaires pour permettre à la famille de se retourner ultérieurement contre le responsable de l'accident ou sa compagnie d'assurances.

– En cas d'accueil en urgence de mineurs étrangers en voyage en France sans leurs parents (souvent conduits à l'hôpital, dans ce cas, par un accompagnateur ou responsable de groupe), l'hôpital doit tenter de se mettre en contact le plus rapidement possible avec les parents, de préférence par téléphone et avec l'assistance d'un interprète. L'assistance de l'accompagnateur ou d'un responsable de l'ambassade ou du consulat concerné est généralement de grande utilité. Il est conseillé de solliciter l'envoi par télécopie des pièces d'identité des parents et d'une attestation de leur consentement aux soins, s'ils envisagent, passée la période d'urgence, de faire poursuivre les soins au sein de l'hôpital.

Le cas du mineur venu seul à l'hôpital

Lorsqu'un mineur se présente seul à l'hôpital pour s'y faire examiner ou soigner, de sa propre initiative, deux préoccupations s'imposent :

– celle de donner au mineur les soins qui lui sont nécessaires et qui ne peuvent être différés. L'urgence commande que les actes médicaux indispensables dans l'immédiat soient effectués, quel que puisse être le point de vue ultérieur des parents. Parallèlement, l'hôpital doit s'efforcer de joindre les parents afin de les informer de la situation : « toutes mesures utiles doivent être prises pour que [sa famille] soit prévenue » (art. R.1112-15, CSP) ;

– celle de s'assurer au préalable (par tout moyen, et notamment par téléphone), pour les soins non urgents, que les titulaires de l'autorité parentale sont informés de l'initiative du mineur et n'y sont pas opposés : en principe, l'admission ou les soins ne peuvent en effet être effectués qu'avec l'accord explicite des titulaires de l'autorité parentale, sauf demande de confidentialité du mineur (voir chap. 2, « Secret et confidentialité »).

En cas de désintérêt manifeste exprimé par les parents (témoignant le cas échéant de liens familiaux distendus), il revient à l'équipe hospitalière d'examiner la situation exacte du mineur, d'évaluer l'éventuel danger dans lequel il se trouve et de tenter de convaincre les parents d'assurer au plus tôt leurs obligations à l'égard du mineur. Les soins peuvent alors être dispensés, dès lors qu'ils sont usuels[22], les frais hospitaliers étant adressés aux parents, à l'adresse indiquée par le mineur[23]. Un courrier sera adressé par les responsables de l'unité de soins aux parents pour les informer des soins dispensés et des suites à donner, et pour leur proposer de prendre contact avec l'équipe hospitalière.

L'attitude des personnels hospitaliers devra être différente selon la demande du mineur, selon son âge et selon qu'il s'agit d'une consultation externe pour des soins usuels ou d'une hospitalisation. Le refus de soins, le désintérêt ou l'absence délibérée des parents dans une situation où l'hospitalisation s'impose justifient l'engagement systématique d'une procédure de signalement ; cette procédure permettra d'organiser, sur décision du juge des enfants, les soins imposés par l'état de santé du mineur (voir chap. 1, « Les attributs de l'autorité parentale »).

La venue non accompagnée d'un mineur qui souhaite explicitement bénéficier d'une prise en charge confidentielle relève de dispositions légales particulières qui ont été exposées ci-dessus.

Enfin, la constatation d'une situation durable de rupture familiale concernant un adolescent de plus de 16 ans doit en principe conduire à engager les formalités permettant de le faire bénéficier de la couverture maladie universelle (« CMU », voir *infra,* « Les frais de soins et d'hospitalisation »).

■ Les pièces demandées lors de l'admission du mineur

L'hôpital doit s'assurer que les soins donnés aux mineurs sont dispensés avec l'accord des titulaires de l'autorité parentale. Une vérification systématique de l'identité des accompagnants, mais aussi du régime d'exercice de l'autorité parentale, doit être effectuée lors de l'admission, avec le tact et le discernement appropriés. Une attention particulière est requise lorsque sont présumés des conflits familiaux.

Si les soins et examens envisagés sont usuels, *la demande d'admission est recevable de la part d'un seul parent* (chacun des parents étant réputé agir avec l'accord de l'autre). En revanche, si des soins non usuels sont programmés, l'accord des deux parents est requis : une autorisation de soins doit être signée (voir chap. 1, « Les attributs de l'autorité parentale »), en principe dès l'admission.

---

22. Sur cette notion, voir chap. 1, « Les attributs de l'autorité parentale ».
23. Sur le cas des mineurs étrangers et isolés, voir *infra,* « Les frais de soins et d'hospitalisation ».

Il y a lieu ainsi de demander systématiquement aux personnes accompagnant le mineur leur qualité vis-à-vis du mineur (père, mère, grand-parent, tuteur etc.) et les documents suivants seront réunis, puis joints au dossier du patient[24].

■ Documents à joindre au dossier

Les pièces permettant de justifier de l'exercice de l'autorité parentale ou de l'émancipation	Carte d'identité du ou des titulaires de l'autorité parentale (une copie de ces documents est à conserver au dossier administratif).
	Livret de famille.
	Éventuelles décisions de justice de l'accompagnant (ordonnance du juge des enfants ou aux affaires familiales, etc.) ou du mineur se disant émancipé (décision du juge des tutelles ou mention du mariage sur un acte d'état civil).
Les pièces justifiant l'ouverture des droits	Carte Vitale de la personne assurant l'enfant (carte Vitale de l'enfant de plus de seize ans).
	Toute autre attestation de prise en charge : couverture complémentaire (carte mutuelle, couverture maladie universelle complémentaire [CMUc]), aide médicale de l'État [AME]).
La fiche individuelle d'admission : il est recommandé qu'elle soit signée par un titulaire de l'autorité parentale, cette formalité permettant d'attester la demande d'admission.	

Source : Circulaire DHOS/F4 n° 2009-319 du 19 octobre 2009 relative aux règles de facturation des soins dispensées dans les établissements de santé, p. 23.

Une fois ces formalités effectuées et portées sur le dossier du mineur, les vérifications d'identité ultérieures seront allégées, notamment lors de la prise de contact avec l'équipe hospitalière.

En dehors des cas d'urgence, l'absence de pièces justificatives probantes doit amener l'hôpital à suspendre la procédure d'admission.

En cas d'accueil en urgence effectué en présence des parents et sans que ceux-ci soient en mesure de présenter immédiatement les pièces justificatives nécessaires, il faut :

– effectuer l'admission ;

– signaler aux cadres du service que les pièces d'identité font défaut et leur demander d'obtenir auprès des parents, dans les meilleurs délais, les pièces complémentaires permettant de déterminer l'identité du titulaire de l'autorité parentale.

La signature de la fiche d'admission par un titulaire de l'autorité parentale permet de justifier de la fiabilité des informations recueillies auprès de celui-ci, de l'accord présumé de l'autre titulaire de l'autorité parentale pour l'hospitalisation et pour les actes usuels qui y seront pratiqués. Elle ne doit pas être considérée comme un accord à des soins graves (notamment les

24. Circulaire DHOS/F4 n° 2009-319 du 19 octobre 2009 relative aux règles de facturation des soins dispensées dans les établissements de santé.

interventions chirurgicales), qui nécessiteront la signature préalable d'un second document, l'« autorisation de soins », que devront nécessairement signer les deux parents.

En cas d'impossibilité à obtenir dès l'admission les deux signatures nécessaires pour l'autorisation de soins (pour cause d'empêchement, d'éloignement, etc.), il doit être demandé aux parents de ramener le document dûment signé dans les meilleurs délais.

À défaut, les parents doivent être tenus de le faire parvenir :
– par courrier exprès ;
– ou par télécopie ou mél (dans ce cas, la copie d'une pièce d'identité du ou des parents doit être jointe).

Cette formalité est indispensable, hors situation d'urgence, avant d'entreprendre des soins non usuels. Seuls l'impossibilité manifeste à entrer en contact avec un des parents ou son désintérêt manifeste (qui doit être explicitement établi) peuvent en dispenser.

Dans le cas d'une hospitalisation programmée, la remise d'une liste des documents à apporter le jour de l'admission permet que les dossiers des patients soient complets au plus tôt et d'éviter des désagréments et des litiges. Cette pratique s'impose, chaque fois qu'elle est possible. Telle est l'un des intérêts de la « préadmission ».

L'hospitalisation confidentielle

Les parents peuvent demander que l'hospitalisation soit strictement confidentielle[25]. Comme cela a été exposé (chap. 2, « Secret et confidentialité »), le mineur lui-même dispose également de cette faculté, sous différentes conditions, depuis la loi n° 2002-303 du 4 mars 2002 relative aux droits des malades et à la qualité du système de santé.

Les parents peuvent ainsi demander qu'aucune indication ne soit donnée par téléphone ou d'une autre manière sur la présence du mineur dans l'hôpital ou sur son état de santé. Les dispositions qui s'appliquent alors sont similaires à celles applicables en cas d'accouchement « confidentiel » (voir chap. 3, « L'enfant né dans le secret »).

Ils peuvent demander à l'équipe hospitalière de ne pas permettre aux personnes qu'ils désignent d'avoir accès aux mineurs.

---

25. Ce régime d'hospitalisation doit être distingué de l'hospitalisation anonyme, qui peut être demandée par un mineur toxicomane acceptant son traitement pour cette pathologie (voir chap. 2, « Secret et confidentialité »).

Des contextes particuliers

L'accueil des enfants de familles défavorisées

L'expérience montre que les enfants de familles socialement défavorisées font généralement davantage appel aux prises en charge hospitalières que les autres enfants. Ils le supportent parfois d'autant plus mal que leurs conditions de vie familiale sont instables et précaires, que l'isolement en établissement constitue une rupture supplémentaire, faute d'accompagnement attentif par la famille.

Traitant de ces situations, la circulaire n° 83-24 du 1er août 1983 a souligné que :

> « Lorsque l'hospitalisation n'a pu être évitée, ou lorsqu'elle est médicalement nécessaire, il faut veiller tout spécialement à la qualité de l'accueil de la famille. Celle-ci, en effet, se sent souvent mal à l'aise, observée et jugée. Elle craint un placement de l'enfant dont l'hospitalisation peut signifier, pour elle et parfois pour le personnel, qu'elle ne sait pas s'occuper de lui convenablement. De son côté, le personnel est désemparé devant ces familles "difficiles" à l'égard desquelles l'action menée semble sans cesse à recommencer. »

La recherche d'un dialogue associant différents membres de l'équipe hospitalière (cadre infirmier, psychologue, assistante sociale), une prise en charge plus attentive sans être « stigmatisante » et l'établissement de liens de confiance mutuels avec au moins un membre de l'équipe soignante peuvent souvent permettre d'éviter des situations difficiles.

Les permanences d'accès aux soins de santé

La lutte contre toutes les exclusions est un objectif national affirmé par la loi[26]. L'accueil des enfants de familles défavorisées doit dans cette perspective être considéré, en soi, comme un objectif prioritaire, tant ont pu être constatées, parallèlement à l'émergence contemporaine de situations de grande pauvreté, les réticences des patients démunis à s'adresser au système de santé, pour des raisons à la fois culturelles et économiques.

Au cours des dernières années, les pouvoirs publics ont mis en œuvre des programmes en faveur de l'égalité d'accès à la santé au sens large, intégrant les droits, les soins et la prévention : d'une manière générale, ces dispositifs ont vocation à mettre en application le principe légal (art. L.1110-3, CSP) selon lequel « aucune personne ne peut faire l'objet de discrimination dans l'accès à la prévention et aux soins », et à assumer la mission de service public consistant pour les établissements qui en sont chargés de lutter contre l'exclusion sociale[27].

---

26. Loi d'orientation du 29 juillet 1998 relative à la lutte contre les exclusions, art. 1er.

27. Le Code de la santé publique prévoit en son article L.6112-1, parmi les missions de service public pouvant être dévolues aux établissements de santé, « la lutte contre l'exclusion sociale, en relation avec les autres professions et institutions compétentes en ce domaine, ainsi que les associations qui oeuvrent dans le domaine de l'insertion et de la lutte contre l'exclusion et la discrimination ».

Concrètement, la montée de la pauvreté et de la précarité s'est traduite par l'accueil, aux portes des hôpitaux — en général dans les services d'urgences — d'un nombre croissant de malades qui parfois connaissent des difficultés d'accès aux soins de ville. La précarité et la pauvreté ont donc exigé des adaptations structurelles, des changements dans les mentalités et les pratiques professionnelles.

L'article L.6112-6 du Code de la santé publique dispose que :

> « les établissements publics de santé [...] mettent en place des permanences d'accès aux soins de santé, comprenant notamment des permanences d'orthogénie, adaptées aux personnes en situation de précarité visant à faciliter leur accès au système de santé et à les accompagner dans les démarches nécessaires à la reconnaissance de leurs droits ».

Ces permanences (PASS) sont des cellules de prise en charge médico-sociale qui doivent faciliter l'accès des personnes et familles démunies et vulnérables, non seulement au système hospitalier, mais aussi aux réseaux institutionnels ou associatifs de soins, d'accueil et d'accompagnement social[28]. Elles ont aussi pour fonction un repérage des personnes en difficulté, la prise en charge ambulatoire sans délai et l'accompagnement des personnes et familles concernées dans les démarches nécessaires à la reconnaissance de leurs droits, notamment en matière de couverture sociale (régime de base ou régime complémentaire d'assurance maladie, accès rapide à l'aide médicale de l'État). Leur objectif principal est donc la réintégration des personnes, au plus tôt, dans le système de soins de droit commun.

Les PASS peuvent être situées à proximité des services d'urgence ou intégrées à ces services, pour lesquels elles peuvent servir de relais. Ces dispositifs ne doivent pour autant, en aucun cas, organiser au sein de l'hôpital des filières spécifiques pour les familles les plus démunies : ces dernières doivent avoir accès aux soins dans les mêmes conditions que l'ensemble de la population, notamment dans le cadre des consultations de médecine générale. Les PASS doivent être des dispositifs simples et souples facilitant l'accès des familles à la prévention et aux soins, par :

– une circulation facile au sein de l'hôpital entre les différents lieux de consultation, d'examens et de soins depuis leur accueil par la permanence ;

– l'obtention gratuite des soins et de médicaments.

Les dispositifs décrits ci-dessus s'adressent aux patients de toutes les classes d'âge. Ils ne sont donc pas réservés prioritairement à des publics de patients adultes. Ils doivent être organisés dans tous les hôpitaux à activité pédiatrique[29].

---

28. Circulaire DH/AF 1/DGS/SP 2/DAS/RV 3 n° 98-736 du 17 décembre 1998 relative à la mission de lutte contre l'exclusion sociale des établissements de santé participant au service public hospitalier et à l'accès aux soins des personnes les plus démunies.

29. Le rapport « Lebas » a souligné que la prise en charge médico-sociale (consultations) d'enfants et adolescents en situation précaire doit viser en particulier : les enfants de familles monoparentales démunies, les adolescents en rupture, les mineurs en errance, les mineurs relevant d'un dépistage et d'une orientation pour des problèmes d'addictions aux médicaments, aux produits illicites ou à l'alcool, les enfants malnutris ou victimes de violences familiales (J. Lebas, *Rapport relatif à la mission d'accompagnement à la mise en pace des PASS*, Direction des hôpitaux, mai 2000).

Enfin, la prise en charge des enfants d'étrangers dépourvus de titres de séjour et ne pouvant être soignés au titre de l'aide médicale qu'à l'hôpital, justifie à lui seul l'organisation de modalités d'accueil adaptées (voir *infra*).

L'accueil des enfants de familles migrantes

Les enfants de familles migrantes constituent, surtout dans les hôpitaux des grandes métropoles, une proportion importante des enfants accueillis dans les services de pédiatrie et d'urgences pédiatriques.

Au plan administratif, aucune discrimination ne doit exister en raison de la nationalité de l'enfant (art. L.1110-3, CSP).

S'agissant des frais de séjour, la situation est distincte selon que :

– les parents sont assurés sociaux ou répondent aux conditions pour l'être (le cas échéant dans le cadre de la couverture maladie universelle, « CMU ») : leurs enfants en bénéficient en qualité d'ayants droit ;

– ou qu'ils ne le sont pas, notamment du fait de leur arrivée récente sur le territoire et qu'ils sont dépourvus de titre de séjour[30].

D'une manière générale, les particularismes culturels pouvant être à l'origine de fréquents malentendus entre les familles et le personnel, à propos de l'alimentation des enfants ou compte tenu de difficultés linguistiques par exemple, il est nécessaire :

– de tenir compte, dans la mesure du possible, des habitudes alimentaires des mineurs dans la composition des menus et de leur permettre d'exercer un choix correspondant à leurs goûts ;

– d'éviter l'intermédiaire des enfants hospitalisés pour servir d'interprètes pour des entretiens médicaux concernant d'autres enfants parlant la même langue ; l'expérience montre que ce recours aux enfants, effectué avec les meilleures intentions, les immisce le plus souvent dans des échanges qui doivent demeurer confidentiels, ceci aussi bien lorsqu'il s'agit d'un entretien concernant un membre de la famille ;

– de faire appel en tant que de besoin aux services d'interprètes (solution souvent préférable à l'aide apportée par des membres du personnel ayant une connaissance partielle de la langue du mineur ou de ses parents) : la Charte de la personne hospitalisée (I) recommande ainsi que « Le recours à des interprètes ou à des associations spécialisées dans les actions d'accompagnement des personnes

30. Dans un arrêt rendu le 7 juin 2006, le Conseil d'État reconnaît un véritable droit aux soins du mineur étranger en situation irrégulière. Il a en effet considéré qu'était contraire à la Convention internationale des droits de l'enfant l'obligation pour les mineurs de prouver qu'ils résidaient depuis trois mois en France pour bénéficier de l'aide médicale d'État sauf s'il s'agit de « soins urgents dont l'absence mettrait en jeu le pronostic vital ou pourrait conduire à une altération grave et durable pour la santé de la personne ou d'un enfant à naître » (art. L.251-1 et suiv., CASF). Le Conseil d'État a annulé les décrets d'application du 28 juillet 2005, énumérant entre autres les documents à fournir pour faire preuve de la condition de résidence. Cette position de la Haute Juridiction administrative est d'autant plus remarquable que le Conseil constitutionnel avait validé la loi (Décision n° 2003-488 DC du 29 décembre 2003, *Recueil des décisions du Conseil constitutionnel*, p. 480).

qui ne comprennent pas le français, ainsi que des personnes sourdes ou malentendantes sera recherché[31] » ;

– de favoriser toutes les initiatives qui peuvent apporter une aide utile aux patients et aux équipes hospitalières : il en est ainsi des expériences de « médiateurs interculturels[32] », rémunérés par les hôpitaux et qui assurent des services de différentes sortes aux patients d'origine étrangère : l'aide à la traduction à la demande des personnels en constitue un élément important : pour les traitements médicamenteux, la compréhension de la maladie et de ses représentations[33], les examens médico-techniques, le régime diététique, les démarches administratives, le suivi et les rendez-vous à l'extérieur, les règles de fonctionnement de l'hôpital, la demande d'un téléphone, d'un certificat médical, etc.

D'une manière générale, ces initiatives partent du constat que les malentendus interculturels se paient cher : en temps (à la fois pour le patient et pour le personnel hospitalier), en souffrance supplémentaire évitable du patient, en dépenses superflues résultant de diagnostics erronés ou de traitements inadéquats[34]. Elles postulent à juste titre que l'efficacité des soins doit s'appuyer sur la qualité du dialogue et des relations soignants-soignés, ainsi que sur la participation du jeune patient et de ses parents à un traitement dont il comprend à la fois les enjeux et le déroulement

Les mineurs isolés et non identifiés

Il n'est pas rare, notamment dans les hôpitaux des grandes métropoles, que des mineurs (ou présumés mineurs) non identifiés, apparemment de nationalité étrangère et en errance (ainsi les « enfants de Roissy »)[35], se présentent aux urgences hospitalières pour des soins.

Les incertitudes sur l'identité du mineur et sur la présence de référents familiaux ou nationaux sur le territoire, l'impossibilité le cas échéant de les joindre, l'insolvabilité manifeste du mineur, ne peuvent d'aucune façon motiver une restriction des soins, *a fortiori* s'ils sont nécessaires en urgence.

Ceci résulte notamment, au plan réglementaire, des dispositions prévoyant que « si l'état d'un malade ou d'un blessé réclame des soins urgents, [le directeur] doit prononcer l'admission, même en l'absence de toutes pièces d'état civil et de

31. L'AP-HP fait ainsi appel en ce domaine, sous forme de prestations de service, aux interprètes multiculturels de l'association Inter-Service-Migrants. Il est en effet important que les interprètes auxquels fait appel l'hôpital connaissent bien les modes de vie et d'éducation des enfants d'origine étrangère et que le personnel accepte des réactions et comportements différents de ceux auxquels il est accoutumé.

32. Voir au sein de l'AP-HP, les initiatives des hôpitaux Avicenne (Bobigny) et Robert-Debré (Paris 19e).

33. « La famille entend souvent que l'enfant sorte guéri de l'hôpital, alors que l'équipe hospitalière, après examens et diagnostic, estime possible un traitement ambulatoire. Une information mutuelle respectueuse de chaque culture suffit généralement à aplanir ces difficultés » (circulaire n° 83-24 du 1er août 1983).

34. Selon les termes du Dr N. Lasne ; sur tous ces points, voir M. Dupont, B. Thélot, « L'accueil des patients non francophones au sein des hôpitaux de l'AP-HP », *Gestions hospitalières*, n° 394, mars 2000.

35. On parle généralement de « mineur isolé étranger » (MIE).

tout renseignement sur les conditions dans lesquelles les frais de séjour seront remboursés à l'établissement » (art. R.1112-13, CSP).

L'isolement ou l'errance du mineur constitue un caractère manifeste de la situation de danger, telle que prévue par l'article 375 du Code civil : elle justifie un signalement systématique, administratif ou judiciaire (voir chap. 7, « Information préoccupante et signalement »), visant la protection du mineur. Ce signalement pourra permettre de rétablir le lien avec des référents familiaux, qui peuvent d'ailleurs rechercher l'enfant.

Il revient alors aux autorités concernées de décider des mesures devant être prises, étant entendu que le mineur, une fois les soins dispensés, doit en principe demeurer à l'hôpital en attendant cette décision.

En tout état de cause, et même à défaut de solution immédiate, il importe que le mineur sente qu'il pourra toujours trouver aide et protection au sein de l'hôpital, qu'il y sente en confiance pour venir ultérieurement chercher refuge en cas de nécessité.

La compétence du juge des enfants s'étend à tous les mineurs situés sur le territoire national qu'elle que soit leur nationalité. Lorsqu'un mineur est « trouvé dans la rue », le juge des enfants du lieu où il a été trouvé est provisoirement compétent en attendant que soit déterminé le lieu de son domicile. S'il s'avère qu'il s'agit d'un mineur étranger, la compétence provisoire de ce juge devient définitive[36].

La prise en charge de ces enfants relève du conseil général en vertu des textes (en particulier l'art. L.112-3, CASF), qui prévoient que la protection de l'enfance a pour but, notamment, de prévenir les difficultés que peuvent rencontrer les mineurs privés temporairement ou définitivement de la protection de leur famille et d'assurer leur prise en charge.

La loi prévoit également l'intervention d'un administrateur *ad hoc*[37] pour représenter les intérêts du mineur étranger arrivant seul sur le territoire français, sans un adulte pour assurer l'exercice de ses droits[38].

---

36. Versailles, 11 septembre 2003, *Revue trimestrielle de droit civil*, 2004. 7, obs. J. Hauser.

37. Loi n° 2002-305 du 4 mars 2002 relative à l'autorité parentale.

38. L'article L.221-5 du Code de l'entrée et du séjour des étrangers issu de la loi n° 2006-911 du 24 juillet 2006 relative à l'immigration et l'intégration prévoit désormais que : « Lorsqu'un étranger mineur non accompagné d'un représentant légal n'est pas autorisé à entrer en France, le procureur de la République, avisé immédiatement par l'autorité administrative, lui désigne sans délai un administrateur *ad hoc*. Celui-ci assiste le mineur durant son maintien en zone d'attente et assure sa représentation dans le cadre des procédures administratives et juridictionnelles relatives à ce maintien. Il assure également la représentation du mineur dans toutes les procédures administratives et juridictionnelles afférentes à son entrée en France. » L'administrateur *ad hoc* est désigné sur une liste de personnes morales ou physiques spécialement élaborée pour les mineurs étrangers. Un administrateur *ad hoc* est également désigné, en vertu de l'article L.751-1 du même code, lorsqu'une demande d'asile est formée par un mineur sans représentant légal sur le territoire français.

Un hôpital adapté à l'enfant

L'hôpital doit autant que possible organiser le séjour hospitalier des mineurs en tenant compte de leurs habitudes et de leur état psychologique. Une présence diligente et bienveillante des équipes hospitalières est indispensable pour acquérir la confiance des jeunes patients, obtenir leur adhésion au programme de soins et limiter à la fois leur inquiétude et leur isolement.

Tout autant que dans les autres lieux de la vie collective (famille, école, loisirs, etc.), les modes de vie infantile, puis juvénile, la place nécessaire des activités ludiques pour leur développement personnel ou tout simplement pour leur distraction, doivent être prises en compte dans l'organisation du séjour des mineurs et dans l'aménagement de leur environnement, aussi bien au plan matériel que relationnel[39].

Ainsi que le soulignait, de façon générale, le rapport *Rénover le droit de la famille*[40], « l'enfant a droit à l'enfance, dans le respect des temps et des attentes de son évolution ».

Le respect de l'enfant

Les titulaires de l'autorité parentale sont des interlocuteurs naturels et privilégiés de l'équipe hospitalière. Leur présence et leurs demandes ne doivent pas avoir pour effet de placer au second plan le jeune patient lui-même : dès ses premières années, l'enfant a tout autant qu'un adulte besoin d'être respecté[41], d'être considéré et soigné globalement, comme une personne. Il ne doit pas se voir imposer unilatéralement une série d'interventions purement techniques, dispersée entre de multiples intervenants, résultant de décisions prises entre ses parents et le médecin dont il serait exclu par principe.

La qualité des soins au mineur hospitalisé gagnera à pouvoir s'appuyer sur une relation continue avec un membre désigné de l'équipe médicale et soignante, tout au long de son séjour à l'hôpital[42].

---

39. Les enfants ne doivent pas être admis dans des services adultes. Ils doivent être réunis par groupes d'âge pour bénéficier de jeux, loisirs, activités éducatives adaptés à leur âge, en toute sécurité. Leurs visiteurs doivent être acceptés sans limite d'âge (Charte de l'enfant hospitalisé, art. 6).

40. *Op. cit.*, p. 6

41. Le Code civil, évoquant les titulaires de l'autorité parentale, affirme ainsi « le respect dû à l'enfant ». Il s'impose en réalité à toutes les personnes le prenant en charge (art. 371-1).

42. Sur la notion de médecin responsable, voir M. Dupont, A. Fourcade, *L'information médicale du patient : règles et recommandations*, Doin, 2000, p. 87-88.

Cette organisation, même si elle est exigeante, est tout particulièrement requise lorsque le mineur est pris en charge par plusieurs équipes au sein de l'hôpital ou que la famille ne paraît pas en mesure de lui apporter pendant son hospitalisation un soutien affectif suffisant.

Différentes attitudes et précautions concourront au respect de l'enfant[43] :

– tout acte pratiqué pour la première fois, surtout s'il peut provoquer douleur ou crainte, doit lui être expliqué à l'avance en fonction de ses possibilités de compréhension ;

– davantage encore qu'avec les patients adultes, les membres de l'équipe doivent faire preuve d'un tact et d'une discrétion extrêmes lorsqu'ils parlent entre eux d'un enfant, que ce soit de son état ou de sa famille :

> « Les enfants, même très jeunes, comprennent bien plus qu'on ne le pense ; à l'inverse, ils peuvent mal interpréter des propos d'adultes. Dans les deux cas, des paroles inconsidérées peuvent avoir un retentissement désastreux[44]. »

Le jeune âge ne peut d'aucune façon justifier une familiarité, un comportement autoritaire ou une absence de précautions, qu'il pourra juger selon le cas désagréables, infantilisants, voire humiliants :

– l'usage du tutoiement ne doit pas être systématique, ni imposé : ce mode d'expression naturellement convivial peut, s'il est abusif, devenir l'élément d'une relation fondée sur l'autorité et la soumission ;

– moins encore qu'en tout autre âge, la rudesse, les attitudes impatientes ou désinvoltes ne sont acceptables de la part des personnels (elles ne le sont d'ailleurs pas davantage à l'égard des personnels eux-mêmes) : elles ne peuvent permettre l'instauration d'un climat de confiance ;

– l'intimité du mineur et sa pudeur doivent être respectées (le cas échéant avec des adaptations liées aux habitudes de vie des jeunes), au même titre que pour un patient adulte, à tout moment du séjour hospitalier : lors des soins, des toilettes, des consultations et des visites médicales, des traitements pré- et post-opératoires, des examens médico-techniques, des brancardages, etc. ;

– dans la même perspective, les jeunes patients hospitalisés ne peuvent être amenés à participer à des présentations de cas destinées à des étudiants ou stagiaires sans leur consentement et celui de leurs parents. Il ne peut être passé outre leur refus[45]. La participation des mineurs sera strictement limitée aux besoins réels des observations pédagogiques, exclura toute situation humiliante et sera accompagnée au fur et à mesure des explications nécessaires pour le mineur et sa famille ;

---

43. « [L'enfant] doit être traité avec tact et compréhension en toute circonstance » (Charte de l'enfant hospitalisé, art. 10).

44. Circulaire n° 83-24 du 1er août 1983.

45. Voir art. L.1111-4, CSP : « L'examen d'une personne malade dans le cadre d'un enseignement clinique requiert son consentement préalable. Les étudiants qui reçoivent cet enseignement doivent être au préalable informés de la nécessité de respecter les droits des malades ».

– par respect au droit à l'image, la réalisation et l'usage de représentations photographiques des mineurs, pour des travaux scientifiques, pédagogiques ou pour autre objectif, est strictement assujetti à l'accord préalable des parents[46]. Ils doivent être limités à des usages dont l'intérêt est incontestable. Des formulaires type ont été établis à cet effet (voir *infra*).

■ Droits liés à la personnalité

Le consentement commun du mineur et de ses parents est nécessaire dans tous les contrats portant sur les droits de la personnalité du mineur : par exemple, droit à l'image[47], droit d'auteur, etc.[48].

En vertu du droit au respect de leur vie privée, les films et photographies des adolescents, et plus généralement des mineurs doués du discernement approprié, doivent être effectués avec l'accord formel de ces derniers[49], l'usage ultérieur de ces images étant clairement précisé et pouvant être remis en cause à tout moment par les intéressés[50]. Ceci vaut quelle que soit la forme de l'acceptation ou de la demande des intéressés, qui peuvent relever d'une démarche exhibitionniste (document 6.1).

46. L'autorisation de l'image du mineur constitue une décision relative à la personnalité du mineur et doit à ce titre être prises par les deux titulaires de l'autorité parentale. Elle relève en effet de l'exercice en commun de l'autorité parentale (P. Bonfils, A. Gouttenoire, *op. cit.*, p. 360). La cour d'appel de Versailles a ainsi considéré que le passage de l'enfant à la télévision ne constitue pas un acte usuel de l'autorité parentale et rend nécessaire l'accord des deux parents (Versailles 11 septembre 2003, Aj fam. 2003. 383). Sur le préjudice moral d'un parent dont une photographie est publiée sans son accord (Cass. 27 février 2007, pourvoi n° P06-14.273 ; *RTD civ.* 327, obs. J. Hauser).

47. Cass. 1re civ., 27 mars 1990, *Bulletin civil de la Cour de cassation (Bull. civ.)*, I, n° 72.

48. F. Dekeuwer-Defossez, *Les droits de l'enfant*, PUF, « Que sais-je ? », 8e éd., 2009, p. 34.

49. L'affirmation de l'article 371-1 du Code civil selon laquelle « les parents associent l'enfant aux décisions qui le concernent, selon son âge et son degré de maturité » impose aux parents de consulter le mineur doué de discernement lorsqu'ils décident d'autoriser une atteinte à sa vie privée et de tenir compte de son avis. L'auteur de la publication n'a à rechercher le consentement du mineur ; ainsi s'agissant de la publication de la photographie du fils de Gérard Philippe sur son lit d'hôpital, Paris, 23 mars 1965, JCP G 1965.II.14223 ; voir également, par ex., Cass. 1re civ., 27 mars 1990, *Bull. civ.*, I, n° 72.

50. On se référera à différentes décisions de jurisprudence. Ainsi, le directeur d'un établissement auquel l'enfant a été confié ne peut autoriser la diffusion de photographies ou de films dans lesquels un enfant est représenté sans le consentement de ses parents (Paris, 17 décembre 1991, D. 1993.366, note Ravanas). De même, la photographie de deux mineurs gravement malades, pour lesquelles les parents avaient accepté qu'ils participent à une émission de télévision — au cours de laquelle a été prise la photographie — ne peut, sans autre autorisation, être publiée dans un manuel scolaire (Civ. 1re, 14 juin 2007, D. 2007, AJ. 1979, obs. Delaporte-Carré ; *RTD civ.* 2007.753, obs. J. Hauser). Par analogie, la reproduction d'images représentant des personnes mentalement handicapées dans l'intimité de leur existence quotidienne dans l'établissement où ils vivent et ce, sans l'autorisation de leurs représentants légaux, constitue, à elle seule, une atteinte illicite à l'intimité de leur vie privée (Civ. 1re, 24 février 1993, *Bull. civ.* I, n° 87).

Document 6.1. **Consentement à la fixation, reproduction et exploitation de l'image ou d'un autre attribut de la personnalité**

Identification de la personne morale ou physique sous la responsabilité de laquelle le consentement est recueilli (cadre réservé au responsable du recueil du consentement)

Nom de la personne morale ou physique :……………………………………………………
……………………………………………………………………………………………
Pôle, service : ………………………………, du Pr./Dr. ………………………………

Identification du patient et/ou de son représentant légal (à remplir par l'auteur du consentement)

Je soussigné(e) : Madame, Monsieur, ……………………………………(*nom et prénom*),
Né(e) le : ……………………………, à ……………………………
Domicilié(e) :……………………………………………………
Ayant la qualité de représentant légal, en qualité de (*titre*), de……………… (*nom et prénom du mineur*),
né le ……………………………, *à*……………………………, :

AUTORISE……………………………………, pendant la durée de son séjour hospitalier :
☐ à le filmer
☐ à le photographier
☐ à enregistrer sa voix

Conditions du consentement (cadre réservé au responsable du recueil du consentement)

Cette autorisation est consentie à titre gratuit, pour une utilisation dans les strictes conditions suivantes :
Pour la diffusion strictement définie ci-après :
– diffusion à titre de communication
– diffusion dans le cadre de (*préciser*)……………………………………
Sur les supports suivants : tout support connu ou inconnu à ce jour, à savoir support papier (plaquettes, brochures, rapports d'activités), support mural, support numérique ou électronique, carte mémoire, Cd Rom, Dvd Rom, site intranet, site internet ;
Pour une conservation et diffusion pour la durée suivante : pendant une durée de cinquante (50) ans à compter de la date de signature du présent consentement.

Toute exploitation ou utilisation à but lucratif ou commercial de son image est strictement interdite.
Toute autre exploitation ou utilisation de son image devra faire l'objet d'un nouvel accord.

La présente autorisation est délivrée en deux exemplaires, le premier m'étant remis, le second étant conservé par le responsable du recueil du consentement.

Fait à ……………………………, le ……………………………
(*indiquer la date avant signature*)
Signature

Le respect de l'intimité

D'une manière générale, il doit être fait référence aux dispositions de la Convention internationale relative aux droits de l'enfant (ONU) prévoyant que « nul enfant ne (doit) faire l'objet d'immixtions arbitraires ou illégales dans sa vie privée, sa famille, son domicile ou sa correspondance, ni d'atteintes illégales à son honneur et à sa réputation » (art. 16).

Parmi les applications de ces dispositions, très nombreuses en pratique, retenons :

– la confidentialité due sauf exception (notamment en matière de signalement) à ce qui est confié par le mineur, mais aussi ce qui est vu, entendu et compris pendant son séjour ;

– les précautions pour aborder — seulement en cas de nécessité pouvant être justifiée et sans que le mineur puisse d'ailleurs y être tenu — des aspects de sa vie familiale, de sa vie affective et le cas échéant amoureuse, de sa vie relationnelle au sens large ;

– le respect du secret des correspondances[51] ;

– les personnels et visiteurs extérieurs doivent frapper avant d'entrer dans la chambre du jeune patient et n'y pénétrer, dans toute la mesure du possible, qu'après y avoir été invités par l'intéressé[52]. Le respect de l'enfant ou de l'adolescent comprend en effet également celui de sa liberté personnelle. Il consiste notamment à tenir compte de ses souhaits, autant que possible, lorsqu'il désire recevoir ses ami(e)s de l'un et de l'autre sexe, lorsqu'il revendique de mener dans sa chambre les activités auxquelles il est habitué à la maison, de voir ses objets personnels ou ses lectures respectés, etc. ;

– les informations sur le mineur ne peuvent être livrées à la presse[53].

D'une manière générale, le mineur doit bénéficier de la tranquillité au sein de sa chambre d'hospitalisation, cette dernière devant être considérée, conformément à la jurisprudence pénale, comme un espace privatif[54]. Il en résulte qu'une intrusion dans la chambre du mineur ou une fouille de ses effets personnels constitue une infraction, et que seul l'état de nécessité[55] (par exemple un danger encouru par le mineur) est susceptible de la justifier. Dans ce type de situations, l'accord du patient et de sa famille est requis et la fouille sera effectuée si possible en leur présence. À défaut d'accord, toutes les explications doivent être données au mineur et à ses parents.

L'aménagement des lieux d'hospitalisation

L'expérience montre que les enfants ressentent fortement, et souvent avec difficulté, la rupture avec leur cadre de vie habituel et les contraintes imposées par l'hospitalisation. Ceci justifie que les services d'enfants soient aménagés de

---

51. P. Bonfils et A. Gouttenoire précisent toutefois que « le droit de correspondance de l'enfant n'échappe pas au contrôle des parents qui peuvent ouvrir les lettres adressées au mineur, et même les confisquer, quelle que soit leur forme (écrite, téléphonique, électronique) pour leur permettre de le protéger d'influences néfastes » (*op. cit.*, p. 340).

52. Cette disposition figure à l'article 133 du règlement intérieur de l'AP-HP.

53. L'article 39 bis de la loi du 29 juillet 1881 sur la liberté de la presse sanctionne le fait de diffuser, de quelque manière que ce soit, des informations relatives à l'identité ou permettant l'identification d'un mineur ayant quitté ses parents, son tuteur, la personne ou l'institution qui était chargée de sa garde ou à laquelle il était confié ; d'un mineur délaissé ; d'un mineur qui s'est suicidé ; d'un mineur victime d'une infraction. Ces dispositions ne sont toutefois pas applicables lorsque la publication est réalisée à la demande des personnes ayant la garde du mineur ou des autorités administratives ou judiciaires.

54. Cour d'appel de Paris, 17 mars 1986, *Gazette du Palais : jurisprudence*, 1986, II-429.

55. L'état de nécessité est caractérisé par le Code pénal (art. 122-7) comme la situation dans laquelle se trouve une personne qui, pour sauvegarder un intérêt supérieur, n'a d'autre possibilité que d'accomplir un acte interdit par la loi pénale. Le règlement intérieur-type de l'AP-HP prévoit ainsi qu'en raison de circonstances exceptionnelles, « le directeur (de l'hôpital) peut faire procéder, avec l'accord et en présence des intéressés, à l'ouverture des vestiaires, armoires individuelles » et qu'« en cas de péril grave et imminent pour le groupe hospitalier, pour son personnel ou pour un ou plusieurs de ses usagers, le directeur peut en outre et même à défaut de consentement des intéressés, faire procéder en urgence à l'inspection de certains locaux » (art. 29).

telle sorte qu'ils puissent y mener les activités quotidiennes généralement propres à leur âge : salles de jeux, salles à manger conviviales, bibliothèques, possibilités de sortir dans un jardin, une cour, etc.

L'organisation de l'espace d'hospitalisation pour l'accueil et les soins des jeunes patients a donné lieu à de nombreuses initiatives et réalisations[56], souvent soutenues financièrement par des organismes et œuvres[57] et guidées par le souci de constituer des lieux de vie chaleureux et vécus comme tels.

Certains enfants relèvent de traitements spécialisés : chirurgie, dermatologie, ORL, etc. qui ne sont pas effectués en service de pédiatrie. Il est souhaitable néanmoins qu'« ils soient du moins rassemblés dans un secteur où ils bénéficient d'un personnel et d'un environnement adaptés. En aucun cas, ils ne doivent partager la chambre d'un adulte » (circ. du 1er août 1983). De même, la proximité de malades dont l'état ou le comportement pourrait accroître leur propre anxiété doit, autant que possible, être évitée.

Le regroupement des adolescents par l'individualisation de « secteurs adolescents » ou d'unités spécifiques a fait pour cette raison l'objet de recommandations ministérielles[58].

La sécurité matérielle

Sur cet autre plan, l'hôpital doit adapter ses locaux afin de se prémunir des risques divers qui peuvent mettre l'enfant en danger (barrière fermant les escaliers, fermeture des portes de service, mise à l'écart des matériels médicaux non indispensables, prises électriques de sécurité, etc...). On sait que de 2 à 4 ans, l'enfant traverse une période *exploratoire* qui le conduit à vouloir découvrir, surtout en touchant, le monde qui l'entoure. En résulte pour lui un grand nombre de dangers aux premiers rangs desquels les brûlures (par liquides ou objets), les ingestions de produits toxiques, les accidents électriques, enfin les chutes.

> « La vigilance du personnel doit donc s'exercer de façon permanente pour éviter la survenance d'événements parfois dramatiques et en prévenir la cause. On pense ici aux ciseaux, seringues d'usage permanent dans les services de soins (et donc banalisé), aux médicaments aux couleurs particulièrement attractives, à la distribution de repas au moyen de chariots chauffants, etc.[59]. »

La juridiction administrative a été amenée à plusieurs reprises à sanctionner les précautions insuffisantes prises à l'égard de mineurs hospitalisés, en considérant que leur âge ou leur état physique justifiaient une surveillance particulière[60].

---

56. On se référera utilement sur ces sujets au *Guide de l'hospitalisation des enfants, op. cit.*

57. Tout particulièrement la Fondation Hôpitaux de Paris-Hôpitaux de France, <www.fondation-hopitaux.fr>.

58. Circulaire DGS/DH n° 132 du 16 mars 1988 relative à l'amélioration des conditions d'hospitalisation des adolescents.

59. L. Daubech, *Le malade à l'hôpital*, Érès, 2000, p. 664.

60. Par exemple CE, 17 novembre 1961, *Époux Edme*, *Rec. Lebon*, p. 644 : enfant hospitalisé ayant fait une chute en jouant dans la galerie d'un hôpital. Si l'aménagement de cette galerie n'était pas en lui-même dangereux, il y avait en l'espèce nécessité d'une surveillance particulière compte tenu de l'âge des patients ; CE, 13 janvier 1988, *Centre hospitalier de La Ciotat : Rec. Lebon*, p. 1006 : blessures causées par une armoire instable installée dans la chambre de l'enfant hospitalisé.

Les repas du mineur hospitalisé

Un rapport important sur *L'alimentation en milieu hospitalier*, remis au secrétariat d'État à la santé en avril 1997[61], a souligné des insuffisances hospitalières en matière d'alimentation et de nutrition et énoncé une série de propositions, notamment pour les mineurs, permettant d'assurer une meilleure qualité de leur prise en charge dans ce domaine.

Il a notamment indiqué[62] que :

> « L'enfant, en croissance, a des réserves protéino-énergétiques faibles mais des besoins élevés. L'évaluation de l'état nutritionnel fait donc partie de la pratique quotidienne pédiatrique : enquête anamnésique et alimentaire, analyse auxologique. Dès que la pathologie est sévère et chronique, la dénutrition est la règle (et requiert) des mesures urgentes et spécifiques. »

Le rapport, insistant sur le fait qu'« au lieu de demander au patient de s'adapter aux contraintes de l'établissement, il conviendrait que l'hôpital s'adapte au système de vie de l'usager malade », a tracé quelques objectifs principaux parmi lesquels :

– offrir des possibilités réelles de choix personnels dans les menus afin de respecter autant que faire se peut les habitudes culturelles alimentaires tout en gardant à l'esprit que la fonction d'« éducation nutritionnelle » peut justifier, sans qu'elle vienne à constituer une contrainte, une orientation de ces choix par les personnels concernés ;

– adapter les horaires aux nécessités biologiques et les rendre compatibles avec les nécessités de la prise en charge médicalisée ;

– assurer des rythmes alimentaires et des quantités correspondant aux besoins réels de façon souple et adaptable et se référant au rythme personnel du patient ;

– veiller au maximum aux aspects conviviaux du repas ;

– médicaliser davantage qu'elle ne l'est à l'heure actuelle la fonction alimentaire à l'hôpital.

Les activités d'animation et de loisirs

Les activités d'animation, sous toutes leurs formes, permettent de rompre la monotonie des journées à l'hôpital et de répondre aux besoins de jeu et de détente des mineurs[63]. Elles donnent l'occasion aux jeunes hospitalisés de se retrouver ensemble. En conséquence, l'action des éducateurs de jeunes enfants ou d'animateurs qualifiés dans les services de pédiatrie ne doit pas être considérée comme un luxe, mais comme une partie intégrante du traitement. « Le concours de tels personnels (doit être recherché) dans toute la mesure compatible avec le budget de l'établissement » (circ. du 1er août 1983).

---

61. B. Guy-Grand, *Alimentation en milieu hospitalier*, rapport de mission à Monsieur le Ministre chargé de la santé, La Documentation française, 1997.

62. *Ibid.*, p. 13.

63. La Convention internationale des droits de l'enfant affirme le « droit au jeu » de l'enfant (art. 31).

Le recours à des bénévoles œuvrant dans le cadre d'une association est traité ultérieurement. Leur intervention doit s'inscrire dans le cadre d'une mission bien définie et, tout en laissant aux associations un volant d'initiatives, être attentivement encadrée par l'équipe hospitalière ; les activités de distraction qui sont proposées aux enfants doivent faire l'objet de programmes organisés sur lesquels les enfants puissent normalement compter.

Parallèlement à ces activités, de nombreux hôpitaux d'enfants ont constitué des bibliothèques, médiathèques et ludothèques, ateliers de pâte à sel, etc. démontrant ainsi que l'hôpital peut être un lieu de lecture et d'apprentissage, de jeux et loisirs : l'enfant peut y lire sur place, écouter de la musique, assister à l'heure du conte, rencontrer un enseignant, emprunter des documents, et tout simplement… jouer[64].

Enfin, l'expérience des « maisons des enfants » et des « maisons des adolescents », locaux dédiés aux activités de loisirs au sein des hôpitaux et dans lesquels les enfants et adolescents peuvent se rendre en dehors des séquences de soins, mérite d'être soulignée[65].

Adaptations spécifiques aux adolescents

La circulaire DGS/DH n° 132 du 16 mars 1988 réaffirme l'essentiel des indications qui précèdent concernant l'ensemble des mineurs hospitalisés (circ. du 1er août 1983). Elle les complète par quelques recommandations destinées plus spécialement aux adolescents[66] :

– prendre en compte dans la mesure du possible leurs habitudes dans le fonctionnement des services (horaires des visites, possibilité de téléphoner, horaires des levers et couchers) ;

– créer des lieux de rencontre où ils peuvent se retrouver en dehors des séquences de soins ;

– leur offrir des activités informatives et récréatives (lecture, musique, vidéo et micro-informatique, activités manuelles, rencontres d'artistes…), si possible

64. Sur ce point, voir C. Guérin, « Lire à l'hôpital », *in* S. Rosenberg-Reiner, B. Roy (dir.), *op. cit.*, p. 110-112 : la bibliothèque de l'hôpital comme lieu de continuité avec la vie ordinaire, de repère, de liberté et d'ouverture sur le monde, de plaisir et de découverte.

65. Voir à ce propos, sur l'expérience au sein du groupe hospitalier Necker-Enfants malades, G. Jouanno, « L'espace Plein Ciel : un espace pour les pré-ados et adolescents », *in* S. Rosenberg-Reiner, B. Roy (dir.), *op. cit.*, p. 226.

66. « Les mutations physiques et psychologiques qui surviennent à l'adolescence en font une période de grande vulnérabilité. L'hospitalisation et la maladie ont un retentissement profond, en superposant la "crise" qui leur est liée à une autre "crise", celle de l'adolescence. Maintenu dans un état de passivité forcée et de dépendance physique, confronté à un rétrécissement de son territoire privé qu'il s'employait péniblement à agrandir, l'adolescent peut réagir en développant des attitudes de contestation et de refus, souvent mal vécues par le personnel soignant, ou de régression, dommageables à son développement. Éviter que l'hospitalisation n'ait un impact négatif et faire en sorte qu'elle se transforme dans la mesure du possible en expérience positive, tels sont les objectifs qui doivent présider à l'amélioration des conditions d'accueil et de prise en charge de l'adolescent à l'hôpital » (circulaire DGS/DH n° 132 du 16 mars 1988).

dans une perspective de découverte, chaque fois que possible avec le concours d'animateurs chargés d'encourager ces activités et de les diriger ;

– réagir avec souplesse et bienveillance à l'égard de leurs absences ou de leurs retards alors même qu'ils ont pris rendez-vous, tout en procédant si nécessaire aux mises au point nécessaires ;

– surtout peut-être, veiller à toujours organiser un accueil attentif et chaleureux, afin de pouvoir les rassurer et à répondre à leurs demandes urgentes.

L'expérience montre que dès l'accueil initial, il est souhaitable que le cadre thérapeutique soit clairement précisé à l'adolescent, en l'organisant autour du concept de limites : celles de l'espace individuel et celles de l'espace collectif par exemple. « Les soignants doivent avoir pour habitude d'être le moins intrusifs possible, en frappant notamment à la porte de la chambre de l'adolescent avant d'entrer, mais les espaces collectifs doivent eux aussi être respectés par l'ensemble du personnel et des patients[67]. »

---

67. X. Pommereau, « Unités d'accueil pour adolescents en crise », *Impact médecin*, 2 novembre 2001.

Le mineur et son entourage

La famille contemporaine est construite principalement sur l'affection réciproque que se portent les parents et les enfants[68]. Il en résulte que le séjour hospitalier de l'enfant est le plus souvent vécu comme un moment inhabituel de rupture, et ce d'autant plus que l'enfant est jeune et que la famille n'a pas ou peu connu de trêves dans sa vie commune.

La présence de la famille des enfants hospitalisés dans les services hospitaliers a longtemps été volontairement restreinte. L'exécution des soins était jugée peu compatible avec les sentiments d'anxiété et les demandes des familles, l'intérêt des parents comme celui de l'enfant commandant donc une séparation difficile, mais nécessaire.

Ces restrictions n'ont plus lieu d'être aujourd'hui[69]. La proximité ou, mieux, la présence des parents doivent être comprises comme un facteur de la qualité des soins et un moyen d'assurer une information appropriée, de limiter l'angoisse liée à l'hospitalisation et aux actes médicaux, et de prévenir les malentendus et les litiges[70].

Au-delà, la présence des parents est en réalité indispensable dans la construction du projet thérapeutique. Même dans des situations très difficiles d'affrontement ou de délaissement, la démarche de soins ne peut que pâtir d'une déqualification (voire d'une disqualification) de l'entourage parental, qui serait cautionnée par l'équipe soignante.

Enfin, les parents doivent être tenus informés aussitôt que possible, par tout moyen, des évolutions importantes de l'état de santé de leur enfant. En cas

68. On se reportera sur ce sujet aux réflexions de Philippe Ariès, qui parcourent son ouvrage de référence *L'enfant et la vie familiale sous l'Ancien Régime*, *op. cit.*

69. « Un enfant hospitalisé a le droit d'avoir ses parents ou leur substitut auprès de lui jour et nuit, quel que soit son âge ou son état » (Charte de l'enfant hospitalisé, art. 2). « On encouragera les parents à rester auprès de leur enfant et on leur offrira pour cela toutes les facilités matérielles, sans que cela n'entraîne un supplément financier ou une perte de salaire. On informera les parents sur les règles de vie et les modes de faire propres au service afin qu'ils participent activement aux soins de leur enfant » (*ibid.*, art. 3).

70. Le droit, pour les parents comme pour les enfants, de mener une vie familiale normale, c'est-à-dire ensemble, est proclamé par la Convention européenne des droits de l'homme (art. 8 et 12). Le sens de ces dispositions est qu'il ne faut séparer les enfants de leurs parents que dans la stricte mesure de ce qui est indispensable pour le bien des enfants. Le ministère de la santé a souligné que « Les enfants et adolescents, leurs parents et fratrie sont acteurs et partenaires à part entière de la prise en charge » (circulaire DHOS/01/DGS/DGAS n° 2004-517 du 28 octobre 2004 relative à l'élaboration des SROS de l'enfant et de l'adolescent, préambule).

d'hospitalisation en urgence dont les parents n'ont pas eu connaissance, « toutes mesures utiles [doivent être] prises pour que la famille [...] soit prévenue » (art. R.1112-15, CSP).

Dispositions générales

La circulaire du 1er août 1983 a énoncé quelques recommandations principales, aujourd'hui largement consensuelles, qui ont été précisées par des textes ultérieurs :

– la prise en charge par les parents, auprès de leur enfant hospitalisé, des soins de la vie quotidienne (nourrir l'enfant, le changer, faire sa toilette, aller lui chercher quelque chose, l'accompagner, le calmer...) doit être favorisée chaque fois qu'elle est possible : elle est d'autant plus importante que « la technicité des soins médicaux ou infirmiers, les problèmes de sécurité et de responsabilité interdisent le plus souvent de confier ces soins aux parents » et placent l'enfant entre des mains qui lui sont inconnues ;

– cette participation des parents à la prise en charge de l'enfant ne doit pas être considérée comme un dessaisissement de l'équipe hospitalière, ni davantage comme un report sur les parents de tâches entrant dans le champ du service hospitalier, mais plutôt comme un prolongement à l'hôpital de la vie ordinaire. Il en résulte certes que « les agents sont ainsi libérés pour des tâches plus techniques ou pour mieux soigner des enfants dont les parents ne sont pas là », mais l'objectif est avant tout d'éviter la coupure entre l'hôpital et la vie normale en famille, ainsi que le sentiment d'abandon ressenti par des enfants qui n'ont parfois jamais quitté antérieurement la cellule familiale. Mieux vaut par ailleurs « une mère occupée auprès de son enfant, qu'une mère inactive, anxieuse, qui harcèle le personnel » ;

– les formalités, notamment administratives « ne doivent évidemment jamais prendre le pas sur l'accueil de l'enfant et de ses parents. Cet accueil doit être aussi chaleureux et personnalisé que possible ». En particulier, rien ne remplace la présence d'un proche au moment de l'admission et « il est donc très important d'aider un membre de la famille à demeurer avec l'enfant pendant ses premières heures à l'hôpital. Cette personne devrait, dans toute la mesure du possible, être présente quand il s'endort le premier soir » ;

– la proximité d'un proche est également importante lorsque l'enfant est transféré dans un autre service. Cette situation doit être traitée comme une nouvelle admission. De même, la présence d'un proche est particulièrement nécessaire aux moments les plus angoissants d'une hospitalisation, quand l'enfant s'endort, puis se réveille, ou à l'occasion d'une opération ;

– les parents doivent pouvoir assister aux soins médicaux et infirmiers s'ils le souhaitent et si, à l'expérience, leur présence ou leur comportement ne s'avèrent pas gênants[71]. L'intégration partielle des parents à la vie du service leur permet en effet de s'initier aux gestes qu'ils auront à accomplir après la sortie de l'enfant

71. Voir par exemple S. Herbeau, « Présence des parents lors de l'induction anesthésique : est-elle souhaitable ? est-elle possible ? », *in* S. Rosenberg-Reiner, B. Roy (dir.), *op. cit.*, p. 102-104.

(suivi d'un régime alimentaire, pansements, etc.) et peut contribuer à réduire la durée de l'hospitalisation. Elle constituera un élément de l'« éducation thérapeutique » (voir chap. 4, « Hôpital et prévention »).

Des livrets d'information présentant les caractéristiques pathologiques, les précautions à prendre, etc. sont souvent utiles pour l'information des parents, leur association aux soins et pour éviter anxiété et malentendus inutiles.

Aspects psychologiques de l'hospitalisation[72]

Ils sont évoqués en ces termes, en introduction de la circulaire n° 83-24 du 1er août 1983 :

> « En dehors des aspects purement médicaux, l'hospitalisation des enfants soulève des problèmes délicats d'ordre psychologique et affectif.
>
> De nombreux travaux scientifiques [...] ont éclairé cette question. On sait aujourd'hui qu'un enfant ne peut se développer normalement que dans un climat de continuité et de sécurité affectives. Il a besoin pour cela de maintenir une relation personnelle étroite, à la fois précoce et ininterrompue, avec quelques personnes proches : sa mère (ou son père, ou une autre personne qui s'occupe de lui) et, progressivement, son entourage immédiat. C'est seulement à cette condition qu'il peut ressentir la tranquillité et la confiance indispensables pour structurer sa personnalité et faire face aux événements de la vie.
>
> Une relation mal engagée avec la mère après la naissance ou, par la suite, une séparation brutale avec le milieu habituel de vie entraîne toujours des effets néfastes. Dans l'immédiat, elle est vécue douloureusement par l'enfant ; à moyen et long terme, elle peut avoir un retentissement profond sur son équilibre. Elle risque de perturber ses relations ultérieures avec sa famille. Dans les cas les plus graves, elle peut même déclencher un processus d'intolérance réciproque aboutissant à des mauvais traitements.
>
> Ces données de base de la psychologie infantile montrent que toute hospitalisation comporte inévitablement un danger pour la personnalité de l'enfant. Celui-ci ressent en effet l'hôpital comme un monde étranger potentiellement hostile. Comme l'adulte, il éprouve et redoute la souffrance physique, d'autant qu'il n'en comprend pas la raison. Mais, en outre, il craint de perdre la protection de ceux qui l'aiment et dont il a encore plus besoin dans cette période de peur et de douleur.
>
> Les risques de détresse et de traumatisme sont particulièrement élevés :
>
> – quand l'enfant est jeune, le temps lui paraît démesurément long et il peut très vite se croire abandonné ; s'il ne sait pas parler, il ne peut ni poser des questions, ni exprimer son angoisse ;
>
> – si l'hospitalisation a eu lieu en urgence ou dans des circonstances perturbantes (par exemple à l'occasion de difficultés familiales) ;
>
> – si elle s'accompagne d'un diagnostic grave ou de soins douloureux ;

72. « L'équipe soignante doit être formée à répondre aux besoins psychologiques des enfants et de leur famille [...]. (L'enfant) doit être traité avec tact et compréhension en toute circonstance » (Charte de l'enfant hospitalisé, art. 8 et 10).

– si l'enfant ne bénéficie pas, dans sa propre famille, de conditions affectives satisfaisantes ;
– ou, si, étant étranger, il ne peut communiquer en français. »

Le respect des habitudes du jeune enfant

La circulaire du 1er août 1983 a énoncé également quelques recommandations sur ce point :
– consulter les parents sur les habitudes et les aversions de l'enfant (alimentation ou autres) et sur son vocabulaire particulier (pour aller aux toilettes, désigner un objet familier, etc.). Ces indications doivent être portées sur le dossier de soins afin que tous les membres de l'équipe puissent en avoir connaissance ;
– éviter de mettre l'enfant au lit, chaque fois que des soins ne lui sont pas prodigués immédiatement. L'enfant doit en effet avoir la liberté de jouer ou de renouer avec ses activités habituelles ;
– veiller à la présence rassurante d'un objet privilégié (animal en peluche, poupée, linge, couverture…). Il doit être demandé à la famille, lors de la consultation préalable ou de l'admission de l'enfant, de lui remettre l'objet auquel il est attaché. De même, il est préférable que l'enfant conserve ses vêtements qui sont un lien de plus avec son univers familier. Ces principes ne s'opposent pas, bien entendu, aux précautions de sécurité et d'hygiène (décontamination) pouvant s'avérer nécessaires, notamment dans la perspective d'échanges de jouets entre enfants[73].

La Déclaration de New York a affirmé un véritable droit de l'enfant aux jeux en lui reconnaissant « le droit au repos et aux loisirs, de se livrer au jeu et à des activités récréatives propres à son âge, et de participer librement à la vie culturelle et artistique » (art. 31).

Les recommandations de la Haute Autorité de santé

Elles précisent[74] que :

> « Tous les établissements de santé et tous les services d'hospitalisation qui acceptent d'accueillir des enfants et des adolescents doivent se donner les moyens de les accueillir avec leur entourage dans des conditions de sécurité, de confidentialité et de dignité adaptées à leur âge et à leur situation de confort moral et physique. L'hospitalisation ne doit pas rajouter un traumatisme à la maladie et doit permettre de maintenir le lien familial. L'accueil de l'entourage doit être organisé, pour son hébergement comme pour la possibilité d'accès permanent des parents auprès de l'enfant (hormis prescription particulière dans l'intérêt de l'enfant). »

---

73. Le décret n° 74-17 du 14 janvier 1974 relatif aux règles de fonctionnement des centres hospitaliers et des hôpitaux locaux, aujourd'hui abrogé, prévoyait en annexe que « les jouets appartenant aux enfants ou qui leur sont apportés ne doivent leur être remis qu'avec l'accord de la surveillante ».

74. HAS, *Enjeux…*, *op. cit.*, p. 10.

La Haute Autorité de santé retient les préconisations suivantes :

> « – Organiser l'accueil de l'entourage pour faciliter un hébergement en toutes circonstances de la famille (parents, fratrie), essentiel notamment lorsque la famille vient de loin ou dans les situations de fin de vie ;
> – rendre possible l'accès permanent des parents à leur enfant hormis dans des situations spécifiques prévues (en pédopsychiatrie, MECSS), dans le cadre du "contrat" du projet de soins, et cela dans l'intérêt de l'enfant. Par exemple : possibilité pour les parents d'accompagner l'enfant jusqu'à son endormissement ;
> – écouter l'enfant, l'adolescent et ses parents, dans le respect des références culturelles et éducatives des parents : le cas échéant, recourir à tous les moyens mis à disposition par l'établissement de santé pour faciliter la communication et la compréhension (traducteur, assistants sociaux, etc.). Organiser la possibilité de la présence de médiateurs interculturels pour aider à l'accueil des enfants étrangers. »

Les visites

La durée et la fréquence des visites des parents de l'enfant hospitalisé ont longtemps été limitées, car s'appliquait aux enfants hospitalisés et à leurs familles le régime ordinaire — jusqu'alors très restrictif — des visites à l'hôpital[75].

Une évolution importante a eu lieu avec les politiques d'*humanisation* des hôpitaux (à partir des années 1960-1970) et a été consacrée une première fois par la circulaire du 1er août 1983. Il n'a plus alors été contesté que des visites fréquentes, une présence régulière ou continue sont souhaitables pour le bon déroulement des soins. Elles sont devenues un véritable droit des enfants et de leurs familles, et une condition nécessaire de l'accompagnement de l'enfant hospitalisé par son entourage. Il est apparu avec évidence qu'elles permettent dans de nombreux cas à l'équipe hospitalière, à partir des indications données par les familles, de mieux comprendre les sentiments et réactions de l'enfant (notamment « toute attitude de sa part qui pourrait traduire une douleur physique[76] »).

La notion même de visite n'est plus complètement appropriée quand il s'agit des parents : leur présence dans la mise en œuvre des soins doit aujourd'hui les faire considérer comme des partenaires ; chaque fois que possible, elle doit être recherchée et aller bien au-delà de venues plus ou moins régulières dans l'unité de soins.

D'une manière générale, les principes essentiels suivants s'appliquent en la matière :

---

75. Une circulaire du 5 avril 1948 précisait encore que les visiteurs « ne devront voir les enfants qu'à travers la vitre qui sépare la chambre du couloir de visite. Si la disposition des locaux ne le permet pas, on pourra autoriser les visiteurs à pénétrer dans les chambres, à la condition expresse de porter un masque » (J.-M. de Forges, J.-F. Seuvic, *op. cit.*, p. 254). Cette situation découlait notamment de la prévalence des maladies infectieuses, justifiant elle-même la construction d'hôpitaux « pavillonnaires ».

76. Circulaire ministérielle DH/E03/98 n° 68 du 23 novembre 1988 relative au régime de visite des enfants hospitalisés en pédiatrie.

– Le régime des visites relève d'une organisation à la fois administrative et médicale : le directeur de l'hôpital doit en arrêter les modalités avec les responsables médicaux des unités de soins, les possibilités d'accompagnement des enfants par leurs parents au cours de leur hospitalisation pouvant aller de la simple visite à l'admission conjointe de l'enfant et de son parent.

Le régime général des visites doit figurer au règlement intérieur de l'hôpital. Les horaires propres à l'unité doivent s'ils existent être clairement affichés à l'entrée de l'unité. L'hôpital doit veiller au respect de ces dispositions.

– Les parents ou toute autre personne qui s'occupe de l'enfant doivent pouvoir demeurer auprès de lui aussi longtemps qu'ils le souhaitent[77], y compris la nuit, à condition de ne pas contrarier la dispensation des soins, de ne pas exposer les parents ou l'enfant à un risque sanitaire (et notamment à une maladie contagieuse) et de ne pas troubler le repos des autres malades[78].

Leurs possibilités de visite ne doivent donc pas se limiter aux heures de la journée où les soins sont les moins intensifs : ils doivent pouvoir assister aux soins médicaux et infirmiers, s'ils le souhaitent, et si, à l'expérience, leur présence ou leur comportement ne s'avère pas incompatible avec une bonne exécution des soins ; ils doivent pouvoir assister aux activités d'animation proposées aux enfants.

– Les parents, s'ils ne peuvent demeurer auprès de leur enfant pendant son hospitalisation (compte tenu par exemple d'une incompatibilité des locaux, en pratique encore fréquente), doivent avoir la possibilité de s'informer régulièrement de son état de santé auprès du personnel qualifié pour y procéder (médecin référent, cadre infirmier) et, lorsque cet état le permet, ils doivent pouvoir communiquer avec lui par téléphone.

– Les autres visiteurs (autres parents, amis, frères et sœurs[79]) ne sont en revanche pas dispensés d'horaires de visites : pour ces derniers, les règles ordinaires s'appliquent et ils doivent se conformer aux horaires affichés à l'entrée des unités de soins.

– Les camarades peuvent être admis, en nombre limité et sous l'autorité de l'équipe responsable, en principe quel que soit leur âge[80] et à toute heure raisonnable de la journée. En cas contraire, une pancarte précisant les restrictions d'horaires ou d'âge doit l'indiquer explicitement. Les besoins de repos du malade hospitalisé doivent bien entendu être pris en compte, notamment pour fixer la durée des visites.

– Un membre de l'équipe hospitalière doit expliquer avec attention aux parents et proches les décisions prises concernant les visites et apporter toutes les justifications nécessaires aux restrictions éventuelles qui y sont apportées, notamment dans les cas de conflits familiaux.

---

77. *Ibid.*

78. Ces principes sont affirmés par la Charte de la personne hospitalisée, IX.

79. Frères et sœurs sont en principe dans une situation privilégiée, et l'on peut se référer aux dispositions du Code civil, concernant certes davantage les problématiques de cohabitation, selon lesquelles « L'enfant ne doit pas être séparé de ses frères et sœurs, sauf si cela n'est pas possible ou si son intérêt commande une autre solution » (art. 371-5).

80. Les visiteurs « de l'enfant doivent être acceptés sans limite d'âge » (Charte de l'enfant hospitalisé, art. 6).

Les mêmes explications doivent être données dans les cas où a été définie une limitation ou une interdiction des visites par des mineurs (cette restriction parfois justifiée par la prévention des maladies infectieuses concerne généralement les enfants de moins de 15 ans[81]). Cette mesure peut en effet être médicalement définie par le service, en l'absence de règle générale en ce domaine.

Enfin, les limitations des visites par des « bandes d'amis » (propres aux hospitalisations d'adolescents) doivent être gérées selon les mêmes principes.

– Les parents disposent d'un droit de visite auquel le mineur ne peut s'opposer[82].

Ils peuvent par ailleurs s'opposer à certaines visites, ceci renvoyant à la question de l'autorité parentale (voir *supra*). Toute relation choisie par le mineur est en effet soumise au contrôle parental[83].

Des dispositions spécifiques s'appliquent cependant pour les grands-parents[84] (chap. 1, « Les attributs de l'autorité parentale »). Cette question est parfois l'objet de litiges lorsqu'à la suite de la séparation des parents, les liens avec les anciens beaux-parents respectifs se sont détériorés, alors qu'enfants et grands-parents ont conservé une affection réciproque. Sous les réserves prévues par la loi (« motifs graves ») ou résultant au cas par cas de motifs médicaux dûment justifiés (limitation des visites aux seuls parents par ex.), les grands-parents doivent pouvoir bénéficier d'un droit de visite. Le cas échéant, ils pourront bénéficier d'un droit de visite à tels ou tels jours sur décision du juge des affaires familiales.

De manière générale, les grands-parents, comme les autres tiers auxquels les parents refusent le droit de visite de l'enfant peuvent en saisir le juge des affaires familiales et solliciter auprès de lui un droit de visite fondé sur l'article 371-4 du Code civil.

– Le droit de visite peut être refusé au père ou à la mère dépourvus de l'autorité parentale, lorsqu'une décision de justice le prévoit (uniquement « pour des motifs graves », voir chap. 1, « Les attributs de l'autorité parentale »), notamment lorsque l'exercice de ce droit est de nature à troubler le comportement des enfants[85] : exercice de violences sur l'enfant, passé tumultueux du parent, etc.

En cas de conflit entre les titulaires de l'autorité parentale, qui ne peuvent être résolus par l'équipe hospitalière, la conduite à tenir pourra être d'appliquer

81. De nombreux services ont supprimé cette restriction générale, en veillant à l'information donnée aux parents dès l'admission sur les limitations de visites concernant la fratrie en cas de maladie intercurrente, quelle qu'elle soit (témoignage recueilli auprès du Pr P. Hubert, AP-HP, groupe hospitalier Necker-Enfants malades).

82. « Le droit aux relations personnelles entre parents et enfants apparaît essentiellement comme une prérogative parentale s'imposant au mineur quels que soient ses sentiments et quelles que soient les carences et les fautes parentales » (J. Pousson-Petit, « Le juge et les droits aux relations personnelles des parents séparés de leurs enfants en France et en Europe », *Revue internationale de droit comparé,* 1992/4, p. 795).

83. P. Bonfils et A. Gouttenoire soulignent ainsi, dans un contexte qui n'est *a priori* pas celui de l'hôpital, que « le pouvoir de contrôle des parents sur la vie de leur enfant permet à ceux-ci d'interdire au mineur la fréquentation de certaines personnes et peut même se traduire par une contrainte physique, empêchant par exemple le mineur de se rendre à un rendez-vous ou de participer à une activité » (*op. cit.*, p. 335).

84. Art. 371-4, C. civ.

85. Cour d'appel, Rennes, 6e ch. B, Juris-Data n° 045185.

stricto sensu, en cas de séjour prolongé, les décisions judiciaires fixant le droit de visite et d'hébergement : le parent dont par hypothèse le droit de visite est prévu aux premier et troisième week-ends du mois pourra le visiter et obtenir des permissions de sortie à ces dates.

– Les relations suivies qui s'instituent entre l'équipe hospitalière et la famille, les entretiens successifs qui ponctuent les soins et les examens, l'immixtion de fait des soignants dans l'intimité de la cellule familiale requièrent par ailleurs de leur part un respect strict de la confidentialité et du secret professionnel. Les précautions issues de la déontologie médicale[86] s'appliquent plus généralement à tous les soignants :

> « Le médecin doit s'interdire [...] la curiosité et s'en tenir, dans la vie privée du patient et de sa famille, aux informations nécessaires à la compréhension de la situation qu'il prend en charge [...]. Le médecin ne doit jamais se départir de son impartialité. En cas de conflit, il doit analyser les faits et prodiguer ses conseils sans jamais prendre un parti quelconque. Il peut chercher à concilier les points de vue en présence, mais doit savoir constater l'échec de sa mission et refuser alors de s'ériger en juge de la situation ou effectuer un arbitrage, particulièrement dans les situations de divorce où il ne doit jamais prendre le parti de l'un ou de l'autre, pour la garde des enfants notamment[87]. »

Enfin, tous les avantages liés à l'absence de séparation entre l'enfant et ses parents ne doivent pas occulter les situations de « rivalité » plus ou moins explicites pouvant apparaître entre l'équipe soignante et les parents (notamment entre les mères et les infirmières de référence). Des motifs de conflit peuvent en résulter qui doivent être résolues par le dialogue et une répartition des rôles dépourvue d'ambiguïté[88].

Des précautions particulières s'appliqueront à l'adolescence : l'implication des parents dans la stratégie thérapeutique doit reposer sur un juste dosage de responsabilisation et de soutien, sur la clarification des rôles de chacun (réassurance des parents et de l'adolescent sur leurs compétences propres) ; elle

86. Le Code de déontologie médicale prévoit que « le médecin ne doit pas s'immiscer sans raison professionnelle dans les affaires de famille ni dans la vie privée de ses patients » (art. R.4127-51, CSP).

87. Conseil national de l'Ordre des médecins, *Commentaires du Code de déontologie médicale*, p. 172.

88. Cet aspect de l'hospitalisation a été développé, dans une approche psychologique, par I. Funck-Brentano : « La maladie est un événement traumatique qui modifie les relations parents-enfant et donne aux parents le sentiment plus ou moins fort d'être dépossédés de leur enfant. À travers l'épreuve de la maladie, les parents sont confrontés à l'expérience de la perte de l'enfant tel qu'il était avant la maladie et à l'épreuve du partage de l'enfant avec d'autres qui sont vécus comme ayant un pouvoir de vie et/ou de mort, sentiment éprouvé par les parents comme par les soignants. Cette idée donne lieu à des sentiments ambivalents entre les parents et les soignants, oscillant entre une idéalisation extrême et son inverse [...]. Créer ou renforcer l'alliance thérapeutique [...] repose sur une confiance et une compréhension mutuelle qu'il convient d'entretenir avec le plus grand soin tout au long de la prise en charge de l'enfant » (« Le dit et l'entendu dans le dialogue soignant-enfant-parents en pédiatrie », *in* S. Rosenberg-Reiner, B. Roy (dir.), *op. cit.*, p. 64).

doit donner lieu aux échanges et informations indispensables, en associant bien entendu l'adolescent, afin d'éviter, notamment, les litiges et malentendus.

L'accueil conjoint de l'enfant et de ses parents

Les possibilités d'admission conjointe de l'enfant et de ses parents à l'hôpital, sous différentes formes (chambres mère-enfant, chambres pour parent au sein du service, maisons des parents, etc.) permettent à la mère ou au père de rester auprès de leur enfant, dans des conditions à définir au cas par cas : jusqu'à la sortie, pendant le temps de l'adaptation, pendant une période particulièrement aiguë des soins, plus généralement à la convenance des parents, lorsqu'ils souhaitent demeurer avec l'enfant et dormir auprès de lui.

Cette faculté ouverte aux parents a été évoquée pour la première fois par la circulaire du 1er août 1983. La circulaire du 23 novembre 1998[89] a par la suite transformé ce qui constituait jusqu'alors une simple facilité en une véritable obligation de moyens pour les hôpitaux, en précisant qu'« en tout état de cause la mère, le père ou toute autre personne qui s'occupe habituellement de l'enfant doit pouvoir accéder au service de pédiatrie quelle que soit l'heure et rester auprès de son enfant aussi longtemps que ce dernier le souhaite, y compris la nuit ». Différentes dispositions réglementaires sont venues ultérieurement donner une assise textuelle supplémentaire à cet accueil, pour certaines activités de soins[90].

Ainsi, l'admission conjointe doit être possible quelle que soit la nature de la maladie et non pas seulement dans les cas les plus graves : l'angoisse de l'enfant ne dépend, en effet, pas nécessairement de la gravité objective de son état. Le séjour du père ou de la mère doit évidemment être organisé en collaboration étroite avec l'équipe médicale et soignante.

Les aménagements permettant au sein des services une admission conjointe parent/enfant, ne sont pas généralisés à ce jour. À défaut de tels équipements en chambres mixtes, des aménagements peu coûteux (lits pliants ou fauteuils amovibles par exemple) peuvent à tout le moins permettre la présence d'un des parents. « Quelques chambres d'accueil d'un parent peuvent également être installées à proximité de certaines unités (réanimation par exemple) pour permettre le maintien d'une relation, même discontinue, ou seulement visuelle, à travers une vitre » (circ. du 1er août 1983).

Enfin, compte tenu qu'il n'est souhaitable ni pour l'enfant, ni pour le personnel, ni pour le parent que ce dernier soit contraint de rester toute la journée dans

89. Circulaire ministérielle DH/E03/98 n° 68 du 23 novembre 1988 relative au régime de visite des enfants hospitalisés en pédiatrie.

90. Ainsi de la neurochirurgie pédiatrique par exemple (« L'unité d'hospitalisation de neurochirurgie pédiatrique dispose de moyens permettant d'assurer la présence continue des parents auprès des enfants hospitalisés », art. D.6124-142, CSP) ou encore du traitement des enfants atteints de brûlures graves (« La structure dispose des moyens permettant l'accueil et la présence des parents auprès de l'enfant », art. D.6124-161, CSP) ou de l'accueil dans une structure d'urgences (art. R.6123-32-7, CSP).

la chambre ou dans les couloirs voisins, il est important de prévoir, à proximité des services intéressés, une pièce où les membres des familles accueillis temporairement puissent se reposer ou échapper à la tension qu'ils peuvent ressentir.

L'admission conjointe est souvent difficile à organiser par les parents sans une aide extérieure (mode de garde ou aide ménagère), lorsque les parents ont d'autres enfants à la maison. Il appartient à l'équipe hospitalière et notamment au service social hospitalier d'éclairer les parents à ce sujet et de les aider au besoin à prendre contact avec les équipes compétentes.

Au plan financier, les accompagnants bénéficiant d'un lit ne sont pas tenus au paiement des frais d'hébergement, l'accompagnement des enfants de moins de 16 ans pouvant être considéré comme « un accessoire du traitement [...] entrant dans le cadre normal de l'activité des hôpitaux ». En revanche, les frais des repas servis doivent être facturés aux accompagnants au prix de revient réel des prestations fournies[91].

Il doit être demandé aux parents d'apporter leurs affaires personnelles (linge de nuit, affaires de toilette, serviettes, etc.). Afin d'éviter tout malentendu, il convient également de leur préciser les modalités de leur séjour (heure de rangement du lit ou du fauteuil, endroit où ils peuvent placer leurs affaires personnelles, conditions d'accès à une salle de bains ou une douche, possibilités de restauration, etc.).

La participation des parents à l'hospitalisation

La circulaire ministérielle du 1er août 1983 a abordé ce point dans ces termes :

> « Il arrive souvent que les familles, intimidées par l'hôpital, habituées à des modes de fonctionnement traditionnels des services ou mesurant mal les facteurs psychologiques en jeu, hésitent à profiter des facilités [qui leur sont offertes de participer aux modalités d'hospitalisation de leur enfant]. Il ne suffit donc pas de prévoir ces dernières. Les équipes devront les proposer activement, en expliquant leur raison d'être dans le respect, bien entendu, de la liberté des parents qui doit rester entière[92].
>
> Le temps passé auprès des parents demande un effort réel aux membres du personnel. Or, ceux-ci sont préoccupés avant tout, et c'est normal, par la gravité des cas auxquels ils doivent faire face et par la technicité des soins à prodiguer. Mais cet effort leur apportera en contrepartie évidente, immédiate, en donnant aux enfants hospitalisés un sentiment de sécurité qu'ils n'auraient jamais pu connaître autrement. C'est aussi un investissement

91. Circulaire ministérielle du 14 juin 1960.

92. « Un enfant hospitalisé a le droit d'avoir ses parents ou leur substitut auprès de lui jour et nuit, quel que soit son âge ou son état. On encouragera les parents à rester auprès de leur enfant et on leur offrira pour cela toutes les facilités matérielles, sans que cela n'entraîne un supplément financier ou une perte de salaire. On informera les parents sur les règles de vie et les modes de faire propres au service afin qu'ils participent activement aux soins de leur enfant » (Charte de l'enfant hospitalisé, art. 2 et 3 ; on rappellera le caractère juridiquement non opposable de cette Charte, voir note 8).

> à long terme, permettant un retour et un développement harmonieux des enfants et de leurs familles.
>
> Ces nouvelles orientations n'entraînent aucun dessaisissement pour les membres des équipes soignantes. Au contraire : déchargées, à l'occasion de certaines tâches non techniques, leur rôle indispensable auprès de l'enfant s'enrichit d'une relation plus large avec sa famille.
>
> Enfin, les progrès (souhaités des conditions de séjour des enfants hospitalisés) resteraient hors d'atteinte sans une coopération permanente entre tous les acteurs de l'hospitalisation : la direction de l'établissement, les médecins hospitaliers, le personnel soignant, les assistantes sociales, psychologues et éducateurs, médecins traitants, services médico-sociaux de secteur et parents. »

Plus récemment, dans ses recommandations dans la perspective de la certification ds établissements de santé, la Haute Autorité de santé a préconisé dans le même sens de « former les parents aux gestes techniques et à la conduite à tenir en cas d'urgence, et donner la possibilité aux parents qui le souhaitent de participer aux soins de leur enfant[93] ».

Les maisons des parents

Au cours des dernières années, des structures d'hébergement des familles dénommées « maisons des parents » ont souvent été implantées dans les hôpitaux d'enfants ou à leur proximité. Elles sont pour la plupart gérées par des associations relevant de la loi de 1901, fonctionnent grâce à des bénévoles qui en assurent la gestion au quotidien et sont liées par convention aux hôpitaux dans lesquels elles sont installées.

Leur fonction essentielle est de proposer un hébergement à des familles de jeunes patients hospitalisés, notamment quand l'hospitalisation est longue ou que la famille réside loin de l'hôpital.

Les maisons des parents facturent directement leurs prestations aux familles, en tenant généralement compte de leur niveau de ressources. Elles ne sont en principe pas destinées à l'accueil des jeunes patients.

En maternité

La présence d'un accompagnant est importante lors de la naissance. À ce titre, elle a été encouragée par les textes. Les parents ne doivent pas être considérés comme des visiteurs de passage, mais comme des acteurs à part entière de la santé physique et surtout psychique de leur enfant. Les inconvénients de la médicalisation intense et d'une communication réduite avec l'entourage familial ne font pas de doute.

Il s'agit là d'une évolution importante avec les organisations antérieures : les hospitalisations y étaient longues, présentaient une tendance à la *surmédicalisation*, dans des services fermés, véritables « camps retranchés » où, en raison de

93. HAS, *Enjeux…*, *op. cit.*, p. 15.

précautions d'hygiène, l'accès des familles était au mieux toléré. De fortes réticences se manifestaient pour « rendre » le bébé à ses parents[94].

Un arrêté ministériel du 25 avril 2000[95] précise de façon spécifique pour les visites dans les unités d'obstétrique[96] que :

> « – la conception et la surface des locaux (doivent) tenir compte de la surface supplémentaire nécessaire à la présence des accompagnants si celle-ci est autorisée ;
> – sauf si le personnel médical ou d'encadrement du secteur ne l'estime pas souhaitable, le père et les frères et sœurs du nouveau-né doivent pouvoir bénéficier d'un régime de visite le plus souple possible ;
> – le personnel (doit veiller) en outre à réduire les désagréments que les visites sont susceptibles d'occasionner pour les autres hospitalisées et leur nouveau-né ;
> – l'accès auprès des enfants relevant d'affections sans gravité (doit s'effectuer) dans le respect des soins. L'accès à ces enfants par des personnes autres que les parents doit être contrôlé ;
> – les parents doivent être informés des conditions de visite, y compris lors des consultations prénatales ».

Le même arrêté ajoute, au sujet des unités de néonatologie et de réanimation néonatale, que « dès que l'état de leur enfant le rend possible et qu'ils y sont autorisés par le corps médical, les parents peuvent demeurer auprès de lui » (réanimation néonatale) et « sont associés aux soins » (néonatologie).

Les sorties en cours de séjour

Les mineurs hospitalisés pour plus de quelques jours peuvent être autorisés à retourner périodiquement à leur domicile (pour les fins de semaine par exemple), si le médecin responsable juge que leur état le permet.

Il s'agit là d'une application de la règle générale (art. R.1112-56, CSP) selon laquelle « les hospitalisés peuvent, compte tenu de la longueur de leur séjour et de leur état de santé, bénéficier à titre exceptionnel de permissions de sortie soit de quelques heures sans découcher, soit d'une durée maxima de quarante-huit heures » (disposition qui autorise donc le mineur à passer deux nuits consécutives hors de l'hôpital).

Une autorisation de sortie (terme plus adapté aujourd'hui que celui de *permission* de sortie) doit dans ce cas être signée par le médecin hospitalier (document 6.2).

---

94. J.-R. Nelson, « Accueillir un bébé et ses parents à l'hôpital », *in* S. Rosenberg-Reiner, B. Roy (dir.), *op. cit.*, p. 203-206.

95. Arrêté du 25 avril 2000 relatif aux locaux de prétravail et de travail, aux dispositifs médicaux et aux examens pratiqués en néonatologie et en réanimation néonatale prévus à la sous-section IV « Conditions techniques de fonctionnement relatives à l'obstétrique, à la néonatologie et à la réanimation néonatale » du code de la santé publique (livre VII, titre Ier, chapitre II, section III, troisième partie : Décrets)

96. Une circulaire ministérielle n° 69 du 3 mai 1968 préconisait antérieurement un régime de visites strict dans les unités recevant des nouveau-nés : « Les visites doivent être réglementées dans leur nombre, leur horaire, leur durée, avec interdiction absolue de pénétrer dans les chambres d'accouchées pour les visiteurs malades. »

Document **6.2. Demande d'autorisation de sortie**

Je soussigné(e) .... sollicite du Directeur

de l'hôpital .... une autorisation de sortie pour mon enfant :

Nom : .... Prénom : ....

Hospitalisé dans le service de : ....

Date et heure de la sortie : ....

Date et heure du retour : ....

Je conviens de ramener mon enfant au service d'hospitalisation à l'issue de cette sortie à l'heure indiquée par le service. À défaut, la sortie administrative de mon enfant sera prononcée et une nouvelle procédure d'admission devra le cas échéant être effectuée.

À .... , le ....

Signature du médecin — Signature du cadre de soins — Signature des parents

NB : Les autorisations de sortie ne peuvent excéder 48 heures. Les sorties du week-end sont ainsi autorisées, en principe, du samedi au lundi matin.

L'article R.1112-57 du Code de la santé publique précise que :

> « Sous réserve des dispositions de l'article L.1111-5 [qui prévoient la possibilité pour un médecin d'accepter de soigner un mineur sans en avoir informé les parents] ou d'éventuelles décisions de l'autorité judiciaire, les mineurs ne peuvent être, pour les sorties en cours d'hospitalisation, confiés qu'aux personnes exerçant l'autorité parentale ou aux tierces personnes expressément autorisées par elles. »

La remise du mineur à un tiers désigné par les titulaires de l'autorité parentale doit s'entourer de précautions (voir *infra*, « La sortie »).

Lorsqu'un patient mineur qui a été autorisé à quitter l'hôpital ne rentre pas dans les délais qui ont été fixés avec lui, l'hôpital doit le porter sortant, sauf justification acceptable, et il ne peut être admis à nouveau que dans la limite des places disponibles.

L'évaluation de la qualité du séjour

Dans les unités d'enfants et d'adolescents comme dans les autres unités hospitalières, « la qualité de la prise en charge des patients est un objectif essentiel » (art. L.1112-2, CSP).

Les hôpitaux doivent de manière générale procéder à une évaluation régulière de la satisfaction des patients, portant notamment sur les conditions d'accueil et de séjour *(ibid.)*, les résultats de ces évaluations devant être pris en compte dans l'accréditation.

Dans les unités recevant des mineurs, les modalités de cette évaluation doivent bien entendu être adaptées à l'âge des patients et de leurs capacités d'expression. Autant que possible, elle doit s'attacher à recueillir les appréciations propres aux mineurs et celles de leurs parents ; la formulation des questionnaires de sortie, des enquêtes de satisfaction (baromètres de satisfaction, enquêtes un jour donné...) doit en tenir compte.

L'examen des réclamations adressées à l'hôpital ou directement aux professionnels et unités doit être systématique, s'appuyer sur une méthode rigoureuse et s'efforcer, après enquête, à la fois de répondre rapidement et explicite aux réclamants et d'en tirer des actions correctrices si nécessaire[97].

97. Sur ces points, voir la plaquette « Évaluation de la satisfaction à l'AP-HP » (DPM/SEQASS) et AP-HP, Département des droits du malade, *Les réclamations à l'hôpital : écouter, informer, orienter : les réclamations à l'hôpital*, Doin, « Les guides de l'AP-HP, 1999.

Les règles de la vie quotidienne

Le comportement des enfants et des adolescents, et les besoins liés à leur âge justifient à l'évidence, au sein des services qui les accueillent, des modes d'organisation et des règles de vie collective spécifiques. La présence régulière de parents et de visiteurs y apporte une ouverture sur l'extérieur plus importante qu'à des âges antérieurs. Les services pédiatriques ont ainsi le plus souvent, chacun à leur manière et compte tenu de l'âge des mineurs, de leurs pathologies, de la configuration des locaux, aménagé en conséquence l'espace et le déroulement de leur vie quotidienne.

La plupart des principes généraux qui régissent les droits et devoirs des patients hospitalisés sont néanmoins transposables au cas du patient mineur. Il revient à chaque établissement de les adapter au sein de son règlement intérieur[98]. Leur bonne application relève de la compétence du directeur de l'hôpital, chargé de la *police administrative* au sein de l'hôpital qu'il dirige[99] et, d'une manière générale, de celle de tous les personnels de l'hôpital : sont concernés en premier lieu les chefs de pôle, qui doivent organiser le fonctionnement de leur structure avec les équipes médicales, soignantes, administratives et l'encadrement du pôle, et les responsables médicaux des structures internes du pôle, chefs de service et responsables d'unité fonctionnelle (art. L.6146-1, CSP). La définition de « règles de vie » propres à telle ou telle unité[100] doit être recommandée. Il est important qu'elles soient clairement délibérées et expliquées au sein du pôle ou du service, afin de pouvoir être appliquées en cohérence par les différents membres de l'équipe.

Les dispositions principales applicables résultent d'un décret du 14 janvier 1974, partiellement codifié dans le Code de la santé publique en 2000 aux articles R.1112-10 et suivants[101]. Certaines dispositions s'y ajoutent aujourd'hui, résultant des nouveaux modes de vie des jeunes, davantage habitués à aller et venir sans contrainte, à se vêtir à leur guise, à utiliser les nouveaux moyens de télécommunication et, d'une manière générale, à être des interlocuteurs actifs de l'équipe hospitalière.

---

98. Voir par exemple le règlement intérieur de l'hôpital Robert-Debré (Paris 19e).

99. Le directeur « assure la gestion et la conduite générale de l'établissement » (art. L.6143-7, CSP).

100. Voir par exemple les règlements des unités d'adolescents de l'hôpital Jean-Verdier (Bondy) ou de l'hôpital de Bicêtre.

101. Décret n° 74-27 du 14 janvier 1974 relatif aux règles de fonctionnement des centres hospitaliers, abrogé.

Dispositions générales

Un certain nombre de règles s'imposent nécessairement dans ce lieu de vie collective qu'est l'hôpital, qui connaît des contraintes de fonctionnement et de sécurité spécifiques. Ces règles doivent bien entendu être expliquées, notamment en cas de difficultés, avec la pédagogie appropriée et en mettant en avant le fait qu'elles s'appliquent *in fine* dans l'intérêt du mineur comme dans celui des autres patients.

Sans prétendre à l'exhaustivité, on retiendra les règles suivantes :

– Les médecins doivent recevoir les parents des hospitalisés soit sur rendez-vous, soit aux heures qui sont portées à leur connaissance. Il est important de déterminer avec eux un numéro de téléphone pour prendre des nouvelles ou convenir d'un rendez-vous.

Un entretien médical est d'autant plus utile qu'il est préparé, aussi bien par la famille que par le médecin. Le respect d'un certain formalisme pour l'organiser peut permettre d'éviter les entretiens précipités, sources de malentendus et de frustrations. La demande d'information, liée à une anxiété bien compréhensible, doit pour autant être prise en compte avec souplesse : l'équipe doit savoir se rendre disponible lorsque l'information est nécessaire.

– Les indications d'ordre médical — telles que diagnostic et évolution de la maladie — ne peuvent être données que par les médecins dans les conditions définies par le Code de déontologie médicale ; les renseignements courants sur l'état du malade peuvent être fournis par les personnels infirmiers.

Sous réserve de ce qui est indiqué au mineur lui-même, les informations doivent être exclusivement délivrées aux parents, sauf accord exprès de ces derniers (la plus grande prudence étant requise vis-à-vis de l'entourage plus éloigné, qui pourra être convié à s'informer auprès des parents). Elles doivent l'être, sauf exception, en leur présence physique dans l'unité : ceci signifie que l'information donnée par téléphone, notamment, doit être limitée aux indications indispensables ; elle doit dans ce cas, être mentionnée au dossier médical.

– L'accès des professionnels de la presse auprès d'un patient mineur est subordonné au consentement libre et éclairé de son représentant légal ainsi qu'à l'autorisation de l'administration hospitalière. Le consentement du représentant légal doit être recueilli par écrit.

– Les associations et organismes qui proposent aux malades la rencontre de visiteurs bénévoles doivent préalablement obtenir l'agrément de la direction de l'hôpital. Ils ne peuvent imposer leurs activités aux mineurs, dont la participation doit être autorisée par les parents. Il revient à l'équipe hospitalière à laquelle les bénévoles sont amenés à s'associer de leur donner les indications nécessaires à leur activité, de telle sorte d'éviter toute difficulté ou maladresse.

– Les jeunes patients, leur famille et les visiteurs ne doivent introduire dans l'hôpital :

• ni médicaments, sauf accord du médecin ;

• ni boissons alcoolisées. S'applique plus généralement l'interdiction de vendre ou d'offrir à titre gratuit dans les lieux publics des boissons alcooliques à des mineurs (art. L.3342-1, CSP).

Les cadres infirmiers du service doivent s'opposer, dans l'intérêt des malades, à l'achat par les mineurs ou à la remise à ceux-ci par leur entourage de denrées ou boissons, même non alcoolisées, qui ne sont pas compatibles avec le régime alimentaire prescrit. En tout état de cause, les visiteurs doivent signaler au personnel soignant les denrées alimentaires qu'ils apportent aux enfants. Ils doivent les reprendre si elles ne peuvent être admises. Dans des cas exceptionnels, il pourra être fait application des dispositions prévoyant que « les denrées et boissons introduites en fraude sont restituées aux visiteurs ou à défaut détruites » (art. R.1112-48, CSP).

– Les mineurs et leurs familles ne peuvent introduire d'animaux domestiques dans l'enceinte de l'hôpital.

– Les jeunes patients doivent, lorsque leur état de santé le permet, respecter les horaires et les modes d'organisation définis au sein de l'unité de soins : heure à laquelle ils doivent avoir fait leur toilette et s'être habillés ; heure et lieu des repas ; interdiction de pénétrer dans certains locaux, etc. Une explication préalable des motifs qui justifient les organisations et interdictions est bien entendu toujours recommandable : elle permet d'éviter des litiges inutiles et les situations contestées car jugées arbitraires.

– Les parents ne doivent verser aux personnels aucune somme d'argent, soit à titre de gratification, soit à titre de dépôt.

– Les jeunes patients sont tenus d'observer une hygiène corporelle minimale (compte tenu bien entendu de leur état de santé) et de se déplacer dans une tenue *convenable*.

– Dans la même perspective, ils doivent conserver un comportement correct, aussi bien vis-à-vis des personnels que des autres patients. Les difficultés psychologiques de l'enfant hospitalisé doivent bien entendu être prises en compte et justifier une indulgence particulière dans certains cas, mais la règle doit bien entendu être le respect strict, dans les propos comme dans les actes, des personnels hospitaliers et des autres patients hospitalisés. Une attitude inacceptable pour l'équipe, des comportements violents ne sont en effet pas compatibles avec une relation de soins satisfaisante. Une mise au point stricte s'impose de même en cas de comportement constamment hostile ou malveillant. Les parents doivent naturellement être constamment associés aux observations et aux mesures prises dans ces circonstances.

Bien entendu, l'attitude correcte est tout autant une obligation des parents et de l'entourage ; elle appelle en cas de difficulté à la fois la recherche d'un dialogue et à des mises au point lorsqu'elles sont nécessaires.

À l'inverse, toute attitude anormale du personnel hospitalier relève du droit à réclamation énoncé notamment par la loi (art. L.1112-3, CSP) et la Charte de la personne hospitalisée[102].

Les litiges à caractère médical avec la famille peuvent justifier, lorsque le dialogue est particulièrement difficile avec les membres de l'équipe, de proposer

102. « La personne hospitalisée exprime ses observations sur les soins et sur l'accueil. » « Une personne hospitalisée peut faire part de ses observations directement au représentant légal de l'établissement de santé. »

un entretien avec le médecin médiateur de l'hôpital, ce qui peut constituer dans de nombreux cas un moyen de rétablir des relations satisfaisantes. Les autres litiges relevant davantage des médiateurs non médicaux (art. R.1112-82, CSP).

– Les jeunes patients ne doivent quitter leur service d'accueil qu'avec l'autorisation du personnel médical. Ceci signifie notamment :

• pour les plus jeunes, qu'ils ne peuvent se déplacer au sein de l'hôpital, et notamment en dehors de l'unité de soins, sans être accompagnés soit par l'une des personnes autorisées par la famille, soit par un agent de l'hôpital ;

• pour les plus âgés, qu'ils doivent signaler à l'équipe hospitalière leurs déplacements au sein de l'hôpital pour convenances personnelles (petits achats, communications téléphoniques, visite d'autres malades ou rencontre de visiteurs, activités en salle de loisirs, etc.), préciser la durée de ces déplacements et les faire coïncider avec les périodes de la journée où leur présence dans l'unité de soins n'est pas indispensable pour les soins.

Les déplacements dans l'environnement extérieur immédiat de l'hôpital ne peuvent être autorisés qu'avec l'accord des parents noté et daté au dossier médical. Ces déplacements ne peuvent être que de durée très limitée : au-delà s'appliquent les dispositions relatives aux permissions de sortie (voir *supra*, « Le mineur et son entourage »).

Dans les unités pour adolescents, la mise à disposition d'un registre sur lequel les adolescents doivent indiquer les horaires et lieux de leurs « sorties » (cafétéria, jardins de l'hôpital…) ainsi que l'heure de leur retour dans l'unité peut constituer une aide pour l'équipe hospitalière.

– L'utilisation du téléphone portable est autorisée sous certaines conditions dans les locaux hospitaliers. Ces conditions sont indiquées pour les hôpitaux de l'AP-HP dans leur règlement intérieur[103].

Ainsi, en raison notamment des risques de perturbation avec les dispositifs médicaux fonctionnant avec des systèmes électroniques présents dans l'hôpital, les mineurs en possession de téléphones portables sont tenus de les mettre et de les maintenir sur la position « arrêt » dans les locaux présentant ces risques et signalés comme tels. Par ailleurs, l'utilisation des téléphones portables dans les locaux où elle n'est pas interdite peut être soumise à des restrictions spécifiques définies par la direction de l'hôpital après avis des responsables médicaux concernés.

– Les mineurs doivent s'abstenir de brancher des appareils électriques sans avoir préalablement demandé l'accord du cadre du service. Les téléviseurs, appareils « hi-fi » et autres appareils et jeux électroniques ne peuvent être utilisés que dans des conditions strictement compatibles avec le calme qui s'impose dans les services hospitaliers. En tout état de cause, ils doivent être éteints à l'heure

103. Le règlement intérieur de l'AP-HP prévoit en son article 167 que l'hôpital doit mettre en place une signalétique adaptée pour informer les patients, les visiteurs et les personnels de cette interdiction et doit prendre toutes les mesures nécessaires pour contrôler en permanence sa stricte application en toutes circonstances. Les mineurs faisant usage d'un téléphone portable au sein de l'hôpital doivent veiller à ne pas provoquer de ce fait de gêne pour les autres personnes, tout particulièrement en soirée et la nuit. Ils doivent conserver personnellement leur téléphone, la responsabilité de l'hôpital ne pouvant être engagée, sauf en cas de faute de celui-ci à l'origine d'un vol, d'une perte ou d'une détérioration.

convenue pour l'extinction des lumières dans les chambres ou, en toutes circonstances imposant de respecter le repos des autres patients, à la demande du personnel de l'unité.

– Le décret du 15 novembre 2006[104] a posé le principe d'une interdiction totale de fumer dans les lieux à usage collectif, notamment dans les établissements de santé. Il s'applique aux mineurs comme aux autres hospitalisés, aux visiteurs et aux personnels : sont concernés tous les lieux fermés et couverts de l'établissement, qui n'est plus autorisé, comme c'était le cas antérieurement, à aménager des emplacements réservés aux fumeurs.

À titre exceptionnel, et au regard des pathologies prises en charge, l'application de l'interdiction de fumer peut toutefois être progressive pour certains patients pour lesquels la mise en œuvre d'un sevrage tabagique rapide présente des difficultés médicales majeures.

L'hôpital doit apporter aux patients tout le soutien nécessaire à l'application effective de l'interdiction de fumer, en particulier en leur proposant d'accéder aux différents programmes de sevrage tabagique.

– Les jeunes hospitalisés ayant une pratique religieuse doivent être mis en mesure de participer à l'exercice de leur culte ; ils peuvent recevoir, sur demande de leur part, la visite du ministre du culte de leur choix. Au-delà, la pratique des rites religieux (au sens large et en tenant compte de la grande diversité des expressions religieuses) doit être facilitée, chaque fois que des demandes s'expriment en ce domaine, de la part de l'enfant ou de ses parents : possibilité donnée à l'enfant ou à son entourage de prier dans la chambre, départ pour le bloc opératoire avec un verset coranique, un « gris-gris » ou un autre objet sacré, etc.

– Le courrier destiné aux mineurs doit leur être distribué directement, sauf opposition des parents.

– « Toute personne est tenue au sein de l'hôpital au respect du principe de neutralité dans ses actes comme dans ses paroles[105] ». Ce principe s'applique aux patients et aux accompagnants : les signes d'appartenance religieuse, quelle qu'en soit la nature, ne peuvent être tolérés au sein de l'hôpital, qu'ils soient arborés, individuellement ou collectivement, par les malades, leurs familles ou les personnels, dès lors que ces signes constituent un acte de pression, de provocation, de prosélytisme ou de propagande, ou qu'ils perturbent le déroulement des activités hospitalières et, d'une manière générale, l'ordre et le fonctionnement normal du service public.

La question de la laïcité a donné lieu au cours des dernières années à des crispations et de nombreuses réflexions. Le ministère de la santé a rappelé par voie de circulaire, en 2005, les principes qui s'appliquent en cette matière[106].

---

104. Décret n° 2006-1386 du 15 novembre 2006 fixant les conditions d'application de l'interdiction de fumer dans les lieux affectés à un usage collectif, pris sur la base de l'article L.3511-7 du Code de la santé publique. Voir aussi la circulaire du 8 décembre 2006 relative à la mise en œuvre des conditions d'application de l'interdiction de fumer dans les établissements de santé.

105. Règlement intérieur-type de l'AP-HP, art. 160.

106. Circulaire DHOS/G no 2005-57 du 2 février 2005 relative à la laïcité dans les établissements de santé.

On se référera utilement également à la Charte de laïcité dans les services publics[107].

Les dépôts de sommes d'argent et d'objets de valeur

Dès sa pré-admission à l'hôpital et au plus tard lors de son admission, le jeune patient (si son âge le permet) et ses parents doivent être informés oralement et par une note écrite du régime de responsabilité applicable en cas de vol, perte ou détérioration d'un objet lui appartenant, selon qu'il a été ou non déposé, conformément aux dispositions de la loi n° 92-614 du 6 juillet 1992 et du décret n° 93-550 du 27 mars 1993[108].

Un accusé de réception de ces informations doit être versé au dossier administratif du mineur.

Document 6.3. **Modèle type de note d'information relative aux vols, pertes et dégradations d'objets appartenant aux patients**

Note d'information relative aux vols, pertes et dégradations d'objets appartenant aux patients

Les conditions de dépôt ou de conservation d'objets personnels par les patients pendant leur séjour à l'hôpital et les droits des patients en cas de vol, perte ou dégradation de ces objets sont prévus dans notre hôpital selon les conditions suivantes (loi du 6 juillet 1992 et décret du 27 mars 1993) :

La responsabilité de l'hôpital en cas de vol, de perte ou de détérioration de ces objets est limitée aux seuls objets dont la nature justifie la détention à l'hôpital.

Cette détention doit avoir été autorisée par la direction de l'hôpital et être mentionnée sur une fiche d'inventaire-type.

À cet effet, une liste type des objets pouvant être admis au sein des services est établie dans notre hôpital, en fonction de l'âge des enfants hospitalisés.

Tout objet ne figurant pas sur cette liste ne peut être introduit dans le service hospitalier qu'aux conditions suivantes :
- soit après une demande d'autorisation écrite, formulée auprès de la surveillante du service d'hospitalisation qui la consignera sur un registre ;
- soit après signature d'une décharge.

La surveillante du service hospitalier peut s'opposer à l'introduction dans le service d'un objet susceptible de compromettre la sécurité des malades ou le fonctionnement régulier du service.

Les objets de valeur, moyens de paiement et bijoux doivent être déposés auprès du comptable de l'établissement *(caisse-économat, régie ou autre dénomination, préciser le lieu et les horaires d'ouverture).*

Lors de la sortie, il vous sera demandé d'apposer votre signature au bas de la fiche d'inventaire-type afin de certifier que tous les objets apportés dans l'hôpital auront été repris.

En cas d'absence de reprise de ces objets dans un délai d'un an à compter de la date de la sortie, ceux-ci seront considérés comme étant abandonnés. Ils seront alors remis selon leur nature soit à la Caisse des dépôts et consignations, soit à France Domaine.

• • •

L'ensemble de ces dispositions ne concerne en aucun cas les objets personnels (sacs à main, etc.) détenus par les parents accompagnants, notamment dans les chambres « mère et enfant ». Ces objets demeurent sous la responsabilité exclusive de leur propriétaire. Les conditions de leur mise à l'abri doivent être examinées par les intéressés avec le cadre infirmier du service.

---

107. Circulaire n° 5209/SG du 13 avril 2007 relative à la Charte de laïcité dans les services publics.

108. Art. L.1113-1 à L.1113-10, R.1113-1 à R.1113-9, CSP.

La famille et le mineur doivent être invités à n'apporter à l'hôpital que les objets strictement utiles à l'hospitalisation. Ils doivent être informés qu'ils peuvent au moment de l'admission déposer des valeurs, moyens de paiement et bijoux auprès du régisseur de l'hôpital et que le jeune patient ne doit conserver auprès de lui que les objets de faible valeur visés sur une liste établie par le directeur de l'hôpital et qui leur est communiquée sur demande (document 6.3). Toutefois et à titre exceptionnel, le directeur de l'hôpital peut autoriser de façon expresse le mineur à conserver un ou plusieurs objets ne figurant pas sur la liste. En principe, les jouets, jeux et matériels électroniques laissés aux enfants par leurs parents ne peuvent pas être placés sous la responsabilité de l'hôpital.

Il doit être remis aux parents un reçu-inventaire des objets déposés entre les mains du comptable (ou régisseur) et des objets qu'il est autorisé à conserver sous la responsabilité de l'hôpital. Un second exemplaire de ce reçu doit être versé au dossier administratif du patient (document 6.4.).

Dès lors que sont accomplies ces formalités, l'hôpital est responsable de plein droit du vol, de la perte ou de la détérioration des objets mentionnés sur le reçu-inventaire, dans la limite du plafond mensuel de la Sécurité sociale (3 129 euros en 2014).

Ce plafond ne s'applique cependant pas lorsque le vol, la perte ou la détérioration résulte d'une faute de l'établissement ou de ses personnels.

Pour les objets conservés avec lui par le mineur sur autorisation du directeur, l'hôpital n'est responsable de leur vol, perte ou détérioration qu'en cas de faute établie de l'établissement ou de ses personnels.

La responsabilité de l'hôpital ne peut être engagée :

– lorsque la perte ou la détérioration résulte de la nature ou d'un vice de l'objet ;

– lorsque le dommage était nécessaire à la réalisation d'un acte médical ou d'un acte de soins ;

– lorsque la perte ou la détérioration résulte de l'usage normal d'un jouet par le mineur.

Document 6.4. **Reçu-inventaire des objets autorisés par le directeur de l'hôpital et conservés par le patient**

ASSISTANCE PUBLIQUE HOPITAUX DE PARIS

Reçu-inventaire des objets autorisés par le directeur de l'hôpital et conservés par le patient

L'inventaire ci-dessous a été établi à titre indicatif dans le but de vous aider. Il précise les objets qui sont conservés dans l'hôpital et sous sa responsabilité.

Le linge et les objets laissés aux enfants hospitalisés doivent être identifiés (sauf urgence) et être de faible valeur.

Le port des bijoux précieux ne peut relever du régime de responsabilité.

- Vêtement de nuit ☐
- Sous-vêtements ☐
- Chaussettes ☐
- Pull ou gilet ☐
- Vêtement de ville ☐
- Chaussons ou chaussures de ville ☐
- Survêtement ☐
- Chaussures de sport ☐
- Sac ☐
- Nécessaire de toilette ☐
- Serviette de toilette ☐
- Nounours ou autre ☐
- Affaires scolaires ☐

Autres objets déclarés par les parents et spécialement autorisés

1 – ....Valeur : ....

2 – ....Valeur : ....

3 – .... Valeur : ....

IMPORTANT :

Les moyens de paiement et bijoux doivent être déposés entre les mains du comptable de l'établissement/caisse-économat (heures d'ouverture : ....).

À.., le ....

Signature des parents Signature du cadre de soins

D'après le modèle établi par l'hôpital Robert-Debré (Paris 19e).

Les mesures disciplinaires

Comme dans tout établissement public, des règles viennent s'opposer aux comportements asociaux, aux *incivilités* et violences et d'une manière générale aux troubles volontairement apportés au bon fonctionnement des services.

Les différents droits de l'enfant évoqués dans le présent ouvrage n'ouvrent en effet aucunement un droit à des formes d'incivilité ou de désobéissance incompatibles avec la vie collective. Dans de telles situations, les personnels de l'équipe hospitalière sont dépositaires d'une autorité qui peut être nécessaire en l'absence des parents. Cette autorité qui ne peut pas s'exercer par n'importe quel moyen (les châtiments corporels ou toute forme de sanction dégradante ou humiliante sont bien entendu proscrits), trouve sa justification :

– dans le bon ordre nécessaire dans un service hospitalier ;

– dans la prise en considération des contraintes résultant d'une bonne exécution des soins (qui constitue l'objet même de l'hospitalisation et la raison pour laquelle les parents ont confié l'enfant à l'hôpital) ;

– dans le respect obligé des personnels et des autres patients (qui justifie une attitude correcte, le respect des horaires, du calme, etc.).

Le Code de la santé publique prévoit comme sanction ultime, « lorsqu'un [jeune] patient, dûment averti, cause des désordres persistants », que « le directeur peut prendre, avec l'accord du médecin chef de service, toutes les mesures appropriées pouvant aller, éventuellement, jusqu'à l'exclusion de l'intéressé » (art. R.1112-49).

Cette sortie disciplinaire peut constituer dans certains cas la seule mesure possible lorsque le comportement du mineur est manifestement incompatible avec la vie normale d'un service et qu'il conduit à des affrontements répétés et sans issue. Concernant un mineur hospitalisé qui nécessite manifestement des soins continus et une surveillance médicale, une telle décision ne peut qu'être exceptionnelle, réversible et ouverte sur une alternative thérapeutique auprès d'un autre service ou établissement. Elle doit être expliquée soigneusement et avec toute la clarté appropriée, aussi bien au mineur qu'à ses parents, qui doivent pouvoir être entendus et faire connaître leur point de vue.

Une bonne gestion des litiges et des conflits doit conduire à éviter les situations de rupture, chaque fois que cela est possible (le médecin conciliateur de l'hôpital peut ainsi être amené dans ces circonstances à jouer un rôle de médiation). Il est attendu de l'équipe un comportement professionnel, fondé sur la maîtrise de soi et la fermeté sur les points essentiels du traitement et du séjour, ceux sur lesquels un accord minimal est nécessaire. L'attrait naturel des adolescents pour les transgressions et provocations (ne pas se conformer ou enfreindre les règles définies par les adultes fait partie de leurs comportements habituels sinon normaux) est également à prendre en compte, sans complaisance, mais également avec discernement et souci de la proportionnalité.

La cohérence des règles au sein de l'unité, leur bonne compréhension par tous les membres de l'équipe est bien entendu un point essentiel pour que les jeunes mineurs y adhèrent.

Tous les faits en question doivent être systématiquement tracés et documentés dans un rapport écrit transmis au directeur. Les documents ainsi constitués seront indispensables pour un dépôt de plainte éventuel.

Les décisions à caractère disciplinaire peuvent notamment concerner les situations suivantes :

– *Les dégradations et vols.* Les jeunes hospitalisés « doivent veiller à respecter le bon état des locaux et objets qui sont à leur disposition. Des dégradations sciemment commises peuvent, sans préjudice de l'indemnisation des dégâts causés, entraîner l'exclusion du patient » (art. R.1112-50, CSP). Le directeur portera plainte s'il le juge nécessaire pour les dommages subis par l'hôpital.

Les dispositions au plan de la responsabilité civile sont exposées plus loin.

– *Les vols entre patients.* Au-delà de la sanction disciplinaire, on notera que les faits de délinquance perpétrés dans l'enceinte de l'hôpital engagent la responsabilité de leurs seuls auteurs, qu'ils soient identifiés ou non. La mise en œuvre par l'hôpital de mesures de protection et de surveillance pour éviter que n'y surviennent des événements préjudiciables à son bon fonctionnement ne modifie pas les règles normales de la responsabilité hospitalière.

Les victimes des dommages de toute nature doivent, s'ils souhaitent porter plainte, le faire en leur nom personnel.

– *Les comportements violents ou pouvant constituer un danger* pour autrui, les *menaces* ainsi que *le comportement incorrect et autres incivilités* à l'égard du personnel[109] ou des autres patients, au-delà de ce qui peut être admissible. Il revient dans ces cas d'apprécier, avec le discernement adapté, ce qui constitue une attitude ou un acte manifestement inacceptable, provoquant une rupture avec l'équipe hospitalière et incompatible avec la poursuite des soins.

– *La détention prohibée par la loi de certains objets ou produits.* Tout autant que le patient adulte, le mineur hospitalisé n'a le droit de détenir ni arme, ni stupéfiant au sein de l'hôpital.

La découverte de la détention par des mineurs (généralement adolescents) de drogues et d'armes, notamment dans les services d'urgence, n'est pas exceptionnelle. Les équipes peuvent également découvrir des pratiques de trafic de stupéfiants et autres produits illicites. Ces situations sont souvent délicates :

• les équipes hospitalières hésitent à signaler aux parents ou à la police cette détention découverte à l'insu des mineurs ;

• ils considèrent qu'une telle information revient à rompre toute relation de confiance avec le mineur, alors même que cette relation est souvent une condition pour que les soins se déroulent dans de bonnes conditions ;

Or, l'article 40 du Code de procédure pénale commande que :

> « Toute autorité constituée, tout officier public ou fonctionnaire qui, dans l'exercice de ses fonctions, acquiert la connaissance d'un crime ou d'un délit est tenu d'en donner avis sans délai au procureur de la République et de transmettre à ce magistrat tous les renseignements, procès-verbaux et actes qui y sont relatifs. »

Dans l'application de cet article, il faut donc considérer que les médecins chefs de service sont tenus à cette obligation, et ceci bien que n'ayant pas la

109. L'article 11 du statut général des fonctionnaires (loi n° 83-634 du 13 juillet 1983 portant droits et obligations des fonctionnaires, dite loi « Le Pors ») prévoit une protection juridique des personnels hospitaliers dans ces circonstances. Il dispose que l'établissement est tenu « de protéger les fonctionnaires contre les menaces, violences, voies de fait, injures, diffamations ou outrages dont ils pourraient être victimes à l'occasion de leurs fonctions, et de réparer, le cas échéant, le préjudice qui en est résulté ».

qualité de fonctionnaires, leurs fonctions étant constitutives d'une « autorité constituée »[110].

Ces situations doivent être traitées au cas par cas et avec le souci de la proportionnalité (nature ou volume des objets et produits). De manière générale, il est admis, avec toutes les précautions requises, que lorsque le cas se présente, l'objet ou le produit illicite doit être confisqué, placé au coffre de l'hôpital et :

- soit déposé au commissariat de police dont dépend l'hôpital ;
- soit, ce qui constitue une meilleure solution pour éviter toute difficulté relative au transport vers le commissariat, signalé aux autorités de police pour qu'elles viennent se le faire remettre[111].

Ce dépôt ou cette remise doivent être effectués sans mention de l'identité du mineur. L'ensemble des éléments de la situation et les décisions prises doivent être soigneusement consignés au dossier administratif du patient.

Les dommages causés par le mineur hospitalisé

Le mineur hospitalisé peut être à l'origine au cours de son séjour de dommages, causant préjudice selon le cas à l'hôpital, à un autre malade, à un membre du personnel ou encore à un visiteur.

> « Dans un souci de protection des victimes, la jurisprudence a renforcé l'automatisme de la responsabilité encourue : après avoir décidé qu'en cas de séparation, elle pèse sur le parent chez lequel l'enfant réside habituellement et sur lui seul, la Cour de cassation l'a récemment étendue aux tuteurs. Enfin et surtout, il n'est plus possible de s'en dégager en démontrant que le parent ou le tuteur n'a commis aucune faute[112]. »

Les parents peuvent être tenus à les réparer, dans les conditions générales du code civil :

– pour que cette responsabilité des parents puisse être établie, il est nécessaire que ce dernier ait commis un acte qui soit la cause directe du dommage ;

– pour autant, l'existence d'une faute du mineur n'est pas requise, ni le fait que le mineur était capable de discerner les conséquences de son acte ;

– seule la force majeure ou la faute éventuelle de la victime peut exonérer les parents de leur responsabilité ;

– lorsque les parents sont séparés, la responsabilité engagée en premier recours est celle du parent chez qui réside le mineur[113] et qui est tenu de souscrire une police de responsabilité civile ;

110. Voir l'article 217 du règlement intérieur-type de l'AP-HP.

111. Instruction ministérielle du 13 avril 2011.

112. Cass. 2e civ., 19 février 1997, D. 1997, 265 ; voir F. Dekeuwer-Défossez, *Les droits de l'enfant*, *op. cit.*, p. 66.

113. Cass. Crim. 6 novembre 2012, n° 11686857. En cas de divorce, la responsabilité de plein droit prévue par le quatrième alinéa de l'article 1384 du Code civil incombe au seul parent chez lequel la résidence habituelle de l'enfant a été fixée, quand bien même l'autre parent, bénéficiaire d'un droit de visite et d'hébergement, exercerait conjointement l'autorité parentale.

– le fait d'avoir confié provisoirement l'enfant à un tiers n'enlève pas aux parents la garde du mineur et la présomption de responsabilité pesant sur eux[114].

Cependant, la responsabilité de l'établissement pourra être engagée pour les dommages causés par le mineur hospitalisé, si le dommage révèle de la part du service un défaut de surveillance de l'enfant.

Il existe ainsi dans ce cas un partage de responsabilités entre l'hôpital et le représentant légal du mineur qui peut parfois donner naissance à des conflits, car la délimitation n'est pas précise.

Dans le cas d'une agression d'autres patients hospitalisés par un patient mineur, la responsabilité de ses parents sera en principe engagée, dès lors que l'établissement ne reçoit pas habituellement des patients susceptibles d'une surveillance spéciale et surtout que l'agresseur n'avait ni par ses antécédents, ni par son comportement précédant l'accident litigieux rendu son geste prévisible et nécessité une attention particulière[115].

Ceci précisé, les parents ne sont en principe pas tenus de souscrire de police d'assurance complémentaire, ni pendant la durée de l'hospitalisation, ni pendant les éventuelles sorties à caractère scolaire ou de divertissement effectuées dans le cadre du séjour hospitalier.

En effet, la plupart des contrats « multirisques habitation » contiennent des dispositions garantissant la responsabilité et la couverture personnelles des parents dans l'hypothèse d'un dommage causé par le jeune patient. Il appartient le cas échéant à l'hôpital ainsi qu'aux organisateurs des sorties effectuées en cours d'hospitalisation de s'assurer que le mineur est couvert par de telles garanties.

---

114. Cass. Crim. 11 octobre 1972 : D. 1973. 75.

115. TA Clermont-Ferrand, 7 avril 1987, *CHR de Clermont-Ferrand c/Courtine*, *RHF*, n° 407, 1988.

Les préconisations de la Haute Autorité de santé en matière de sécurité

« Il importe que l'établissement identifie les risques spécifiques liés à la prise en charge des enfants et des adolescents, les hiérarchise et priorise, et mette en place des mesures spécifiques de maîtrise des risques identifiés.

Différents aspects non exhaustifs de la prise en charge peuvent conditionner la sécurité des mineurs, comme par exemple :

- les conditions d'hospitalisation et de transport, la sécurité des locaux et du mobilier (siège enfant, ambulance spécialisée, contentions et barrières adaptées) ;
- les risques de fugue ou de rapt, notamment dans les nurseries ;
- la gestion des autorisations de sortie spécifique ;
- l'identification et la prise en charge d'une crise suicidaire chez un enfant ou un adolescent ;
- l'identification et la prise en charge des différentes formes d'addiction.

La prévention doit être adaptée à l'âge et compatible avec les principes d'aller et de venir qui s'appliquent aux établissements.

Préconisations pour la prise en charge :

- Anticiper et évaluer le risque de fugue ; la conception des locaux et de leurs équipements et le règlement intérieur des unités d'hospitalisation doivent intégrer ce risque. Il est recommandé d'avoir une photographie de l'enfant actualisée notamment dans le cas des séjours prolongés.
- Prévenir les erreurs d'identification du patient : de l'accueil à la sortie de l'enfant en s'appuyant sur le justificatif d'état civil, sur le bracelet d'identification, l'interrogatoire de l'enfant et de sa famille, sur la photographie conservée dans le dossier de l'enfant. La photographie de l'enfant est donnée par les parents ou réalisée dans l'établissement après autorisation de ceux-ci : dans tous les cas, l'établissement explique aux parents et aux enfants l'utilisation qui en est faite.
- Noter dans le dossier l'identité des personnes exerçant les prérogatives de l'autorité parentale et leurs coordonnées, et le cas échéant (procédure judiciaire de placement par exemple), les coordonnées de la personne physique ou morale à qui la garde de l'enfant a été confiée, et les restrictions éventuelles des droits de visite.
- Élaborer les protocoles d'autorisation de sortie spécifique. Le nom et la qualité des personnes exerçant les prérogatives de l'autorité parentale et les personnes éventuellement autorisées par ces dernières à sortir l'enfant de l'établissement doivent être clairement identifiés et notés dans le dossier de l'enfant.
- Mettre à disposition des protocoles, des personnels qualifiés, des matériels sécurisés pour un transport sécurisé des nouveau-nés, nourrissons et enfants.
- En cas de locaux communs pour la prise en charge des enfants et des adolescents, organiser des circulations distinctes, notamment en psychiatrie. »

Source : HAS, *Enjeux et spécificités de la prise en charge des enfants et des adolescents en établissement de santé, op. cit.*, p. 28.

Les associations

Les associations qui sont en lien avec les hôpitaux et unités recevant des patients mineurs sont très diverses par leur objet, leurs actions, leurs moyens, leur histoire et leur composition[116]. La loi organise depuis peu leur présence et leurs activités à l'hôpital, en visant les « associations ayant une activité dans le domaine de la qualité de la santé et de la prise en charge des malades » (art. 1114-1, CSP), les « associations de bénévoles » (art. L.1112-5, CSP) et les « associations de bénévoles formés à l'accompagnement de la fin de vie » (art. L.1111-5, CSP).

La présence des associations au sein des hôpitaux d'enfants contribue à l'amélioration de la qualité des soins et de l'accueil et permet de rompre partiellement l'isolement qui résulte souvent de la maladie et du séjour à l'hôpital. Les effets psychologiques très bénéfiques à l'hôpital des spectacles et divertissements ont été démontrés, ainsi que l'intérêt de la « thérapie par le jeu[117] ». Cette présence doit être favorisée.

Des précautions s'imposent cependant. Les associations « payantes » qui proposent, avec ou sans but lucratif, des activités d'animation doivent être considérées en prenant en compte que leur contribution aux loisirs des jeunes patients s'analyse d'abord comme une prestation de service et doit donc donner lieu aux formalités et contrôles qui en résultent. D'une manière générale, les relations de chaque association avec l'hôpital (direction et unités médicales) doivent être organisées et transparentes : elles doivent répondre à un certain nombre de conditions[118].

Sont présentées ici plus particulièrement les associations de patients et les associations de bénévoles qui sont en principe distinctes dans leurs origines et leurs buts, mais dont les actions sont parfois convergentes.

---

116. La variété des activités proposées par les associations est très grande, en raison des compétences et de la créativité qu'elles rassemblent. Chaque association définit son projet : Sparadrap crée et diffuse, entre autres activités, des documents originaux pour les enfants et leurs parents ; Volontariat au service de l'art (VSART) organise des ateliers d'art plastique, des conférences sur l'art ; Animation loisirs à l'hôpital anime des ateliers de travail manuel, de jeux, de marionnettes, de contes ; Tréteaux blancs met en scène des pièces de théâtre ; Choisir l'espoir et Locomotive prennent en charge les familles, la fratrie des enfants atteints de cancer ; d'autres associations s'occupent du maternage des tout-petits, de jeux éducatifs, de jeux de société, de jeux informatiques, de peinture, de musique, de contes, de clowns, etc. (T. Wallaert, « Travail des associations dans les services pédiatriques », *in* S. Rosenberg-Reiner, B. Roy (dir.), *op. cit.*, p. 169).

117. I. Lindqvist, *L'enfant à l'hôpital, la thérapie par le jeu*, ESF, 1976, <www.apache-France.com>.

118. Sur tous ces points, voir Direction des affaires juridiques et des droits du patient (DAJDP), *Les associations à l'hôpital*, AP-HP/Lamarre, 2010.

Les associations de patients

Les associations d'usagers du système de santé actives auprès des services d'hospitalisation pédiatrique réunissent surtout des parents, mais rien ne s'oppose à ce que des mineurs y jouent un rôle direct[119]. Leur importance est croissante à la fois en nombre d'associations, en nombre d'adhérents et sympathisants, en actions conduites et en budget[120].

Ces associations tirent généralement leur origine de l'initiative des familles de malades et concernent souvent une pathologie précise ou un ensemble de maladies. Leur création est souvent liée à des maladies ou handicaps insuffisamment pris en charge par la protection sociale, à des avancées scientifiques (description, localisation ou identification des maladies génétiques, notamment pour les maladies rares) ou médicales, ou encore à des stratégies de recherche ou de prise en charge de comportements addictifs (toxicomanies).

Ces associations conduisent des

> « missions très diverses, notamment d'information, d'accueil, d'entraide et de soutien des personnes concernées, de formation des malades, des familles et des professionnels, de développement et gestion de programmes sociaux, d'information thérapeutique, d'accompagnement aux soins, de participation aux essais thérapeutiques, mais aussi de soutien financier à la recherche scientifique, à la recherche clinique, aux expérimentations de politique de prévention et de dépistage, à l'amélioration des centres de soins et aux expérimentations des approches pluridisciplinaires et en réseau[121] ».

Pour toutes ces raisons, et même si elles ne représentent généralement pas l'ensemble des patients au sein d'un service ou d'une unité, leurs activités présentent un grand intérêt au sein des hôpitaux :

– elles permettent aux familles de se rencontrer, de pouvoir échanger leur expérience, leurs soucis, notamment dans le domaine de l'organisation de la vie quotidienne (scolarité, loisirs, etc.) ;

– elles jouent ainsi un rôle essentiel dans le soutien des parents et contribuent à les sortir de leur isolement ;

– elles aident aux actions d'information des familles, puis du « grand public », avec la perspective de modifier le regard sur les enfants malades chroniques et/ou handicapés ;

– enfin, elles peuvent jouer une fonction essentielle de médiation entre le jeune patient ou sa famille et l'équipe hospitalière en permettant une expression collective.

---

119. S'il est admis que l'adhésion à une association est un acte permis par l'usage aux mineurs, la jurisprudence comme les circulaires administratives exigent que ce soient des adultes qui occupent les postes importants du « bureau » : président, trésorier (voir F. Dekeuwer-Défossez, *Les droits de l'enfant, op. cit.*, p. 84).

120. E. Caniard, *La place des usagers dans le système de santé,* rapport et propositions du groupe de travail animé par Étienne Caniard, La Documentation française, 2000.

121. *Ibid.*, p. 15.

Certaines associations ont des représentants désignés pour représenter les usagers au sein des instances hospitalières — conseils de surveillance et commissions de relations avec les usagers et de la qualité de la prise en charge, notamment (art. L.6143-5 et L.1112-3, CSP). Ces représentants d'usagers sont désignés dans les conditions prévues par l'article R.6143-12 :

> « parmi les personnes proposées par les organisations agréées mentionnées à l'article L.1114-1 du Code de la santé publique [associations, régulièrement déclarées, ayant une activité dans le domaine de la qualité de la santé et de la prise en charge des malades] dont le directeur de l'agence régionale estime que l'objet social correspond le mieux à l'orientation médicale et médico-sociale de l'établissement ».

La loi du 4 mars 2002 a donné un véritable statut institutionnel à ces associations en organisant notamment une procédure d'agrément tenant compte de leur objet, de leur représentativité et de leurs activités[122]. Elle dispose ainsi que :

> « Les associations, régulièrement déclarées, ayant une activité dans le domaine de la qualité de la santé et de la prise en charge des malades peuvent faire l'objet d'un agrément par l'autorité administrative compétente soit au niveau régional, soit au niveau national. L'agrément est notamment subordonné à l'activité effective et publique de l'association en vue de la défense des droits des personnes malades et des usagers du système de santé ainsi que des actions de formation et d'information qu'elle conduit, de sa représentativité et de son indépendance. »

La loi ajoute que « seules les associations agréées peuvent représenter les usagers du système de santé dans les instances hospitalières ou de santé publique » et que « les représentants des usagers dans les instances mentionnées ci-dessus ont droit à une formation leur facilitant l'exercice de ce mandat » (art. L.1114-1, CSP).

Les associations de bénévoles

La même loi du 4 mars 2002 (art. L.1112-5, CSP) a également consacré les activités des associations de bénévoles au sein des établissements de santé. Elle a ainsi prévu que :

> « Les établissements de santé facilitent l'intervention des associations de bénévoles qui peuvent apporter un soutien à toute personne accueillie dans l'établissement, à sa demande ou avec son accord, ou développer des activités au sein de l'établissement, dans le respect des règles de fonctionnement de l'établissement et des activités médicales et paramédicales et sous réserve des dispositions prévues à l'article L.1110-10 [dispositions spécifiques concernant les bénévoles accompagnant des patients en fin de vie] ».

---

122. Les conditions d'agrément et du retrait de l'agrément de ces associations sont déterminées par les articles R.1114-1 à R.1114-17 du Code de la santé publique.

Elle a ajouté que :

> « Les associations qui organisent l'intervention des bénévoles dans des établissements de santé publics ou privés doivent conclure avec les établissements concernés une convention qui détermine les modalités de cette intervention » (art. L.1112-5, CSP).

Les conditions dans lesquelles les associations de bénévoles peuvent être autorisées à participer à l'accueil et à la prise en charge des patients étaient jusqu'alors uniquement prévues par la circulaire n° 661 du 4 mars 1975 relative au bénévolat dans les établissements d'hospitalisation publics.

Ce texte à caractère général, qui s'applique tout autant aux établissements à caractère pédiatrique qu'aux autres établissements, a souligné que :

> « Le bénévolat procède de l'effort général à accomplir afin d'obtenir une ouverture accrue de l'hôpital vers la cité puisqu'il permet d'associer plus étroitement les bonnes volontés locales à la vie de l'hôpital [...]. Il a pour objectif essentiel de rompre l'isolement du malade en établissant avec lui des relations humaines qui lui apportent l'aide morale, voire le soutien matériel dont il est parfois privé du fait de l'éloignement de son milieu de vie habituel. »

La circulaire du 4 mars 1975 donne des indications importantes sur les missions des associations de bénévoles à l'hôpital :

– l'activité de ces associations et de leurs volontaires peut se traduire par des actions à caractère individuel (visites, soutien, « parrainage », lecture, etc.) ou collectif (arbres de Noël, bibliothèque, etc.) qui ne nécessitent pas la mise en œuvre de techniques spécifiques. Elle peut comprendre également des activités collectives d'animation de groupe : par exemple, des activités d'animation culturelle ou artistique, des excursions, des concerts, des jeux de société, des séances d'ergothérapie, etc., sans qu'il soit nécessaire d'enfermer les initiatives associatives dans une liste limitant leur créativité et leur potentiel d'innovation ;

– il découle de la nature même de ces missions qu'elles ne recouvrent en principe aucune des tâches qui relèvent au sens strict des attributions du personnel soignant, du personnel administratif ou du service social de l'hôpital.

Quel que soit le type d'activité auquel se consacrent les personnes bénévoles, la circulaire prévoit que leurs actions doivent être réglées par plusieurs principes :

– le respect de la personnalité et de la dignité des malades, ce qui implique que les aides bénévoles doivent préserver le droit personnel des jeunes patients au repos et à l'intimité et ne peuvent s'imposer ni être imposés aux enfants ;

– la nécessité d'un support associatif, sauf exception.

En tout état de cause, aucune activité bénévole ne doit pouvoir s'exercer au sein des établissements sans autorisation préalable et sans que soient fixées avec précision les limites dans lesquelles cette action est appelée à s'inscrire :

– l'engagement d'exercer l'activité en cause de façon régulière, dans le cadre défini par l'établissement et sous le contrôle permanent du personnel hospitalier. Dans ce domaine, les concours épisodiques et aléatoires ne peuvent donc, en principe, être retenus. Les interventions des bénévoles sélectionnés dans le cadre d'une association, par exemple dans le cadre d'activité d'animation « doivent [...] s'inscrire dans le cadre d'une mission bien définie et être bien suivies. Les activités de distraction [...] proposées aux enfants doivent faire l'objet de programmes organisés sur lesquels les enfants puissent normalement compter[123] » ;

– l'absence de pratiques discriminatoires à l'égard des différentes catégories d'hospitalisés qui seraient fondées sur des motifs d'ordre religieux, philosophique ou politique. Ceci ne signifie pas pour autant que doivent être interdites les activités, auprès de certains malades, d'organismes religieux, philosophiques ou politiques, dès lors que celles-ci ne sont pas inspirées par un esprit partisan et qu'elles sont accessibles à tous ;

– enfin, l'interdiction des activités bénévoles qui revêtiraient de fait, fût-ce de façon partielle ou indirecte, un caractère intéressé.

Les associations de bénévoles œuvrant dans les unités et services de soins pédiatriques doivent respecter dans leur action (tout autant que les associations partenaires des équipes de soins palliatifs, art. L.1111-5, CSP) les principes de la Charte des associations de bénévoles. Ces principes comportent notamment le respect des opinions philosophiques et religieuses de la personne accompagnée, le respect de sa dignité et de son intimité, la discrétion, la confidentialité, l'absence d'interférence dans les soins (encadré).

Les dispositions relatives au secret professionnel prévues par l'article L.1110-4 s'appliquent aux bénévoles (ainsi qu'à « toute personne en relation, de par ses activités, avec les établissements de santé »).

Conventions avec l'établissement de santé

Les associations de bénévoles doivent conclure avec les établissements où elles interviennent une convention[124]. Un modèle type en a été proposé par une circulaire ministérielle du 4 octobre 2004[125].

123. Circulaire n° 83-24 du 1er août 1983.

124. Art. L.1112-5, CSP : « Les associations qui organisent l'intervention des bénévoles dans des établissements de santé publics ou privés doivent conclure avec les établissements concernés une convention qui détermine les modalités de cette intervention. »

125. Circulaire N°DHOS/SDE/E1/2004/471 du 4 octobre 2004 relative à la convention définissant les conditions d'intervention des associations de bénévoles dans les établissements de santé et comportant une convention type.

Charte des associations de bénévoles à l'hôpital[1]

Les associations de bénévoles à l'hôpital interviennent dans le cadre général de la mission des établissements sanitaires et sociaux, en complémentarité avec le personnel.

Chaque association de bénévoles apporte les réponses spécifiques aux attentes des personnes accueillies; elle intervient en complémentarité avec d'autres associations.

Les associations de bénévoles agissent en accord avec les établissements.

Dans le cadre de cet accord, les associations signataires de la charte s'engagent à:

- intervenir dans le respect des convictions et des opinions de chacun;
- n'intervenir ni dans le domaine médical, ni para-médical, ni administratif;
- respecter la confidentialité des informations qui pourraient leur parvenir, concernant tant l'établissement et le personnel que le patient lui-même;
- travailler en liaison avec l'équipe soignante.

L'action des bénévoles à l'hôpital est une action associative, collective et organisée, dont la qualité est garantie par les engagements suivants:

- les associations signataires de la charte assurent la sélection des bénévoles qu'elles mandatent;
- elles donnent une formation adaptée;
- elles assurent le suivi et l'encadrement des équipes;
- elles assurent une régularité et une continuité dans le cadre de l'engagement prévu.

Les associations de bénévoles à l'hôpital inscrivent leur action spécifique dans le projet de l'établissement pour la prise en compte de la personne dans sa totalité.

1. Les associations suivantes ont participé à la rédaction de cette charte et en ont été les premiers signataires à Paris le 29 mai 1991: Animations Loisirs à l'Hôpital, Choisir l'Espoir, l'Ecole à l'Hôpital, la Fédération nationale des associations de bibliothèques en établissement hospitalier, la Fondation Claude-Pompidou, Jusqu'à la Mort Accompagner la Vie (JALMALV), les Petits Frères des Pauvres, les Visiteurs des malades en établissement hospitalier (VMEH), le Volontariat au service de l'art.

La scolarité

Poursuivre la scolarité à l'hôpital est une condition importante pour que l'hospitalisation du mineur ne soit pas vécue comme une rupture complète avec sa vie ordinaire, normalement scandée par les rythmes et les apprentissages scolaires ; elle peut permettre au mineur de ne pas « décrocher » avec l'école qui structure son existence et son développement ; elle peut être également un moyen pour le mineur d'aborder d'une autre façon, grâce à une aide plus personnalisée, sa relation avec les enseignants et la « classe »[126].

C'est ainsi que la Haute Autorité de santé a souligné que :

> « La scolarisation est un élément déterminant dans la socialisation de l'enfant comme pour le développement de sa vie relationnelle [... Elle] fait partie intégrante du projet de soins dès lors que l'état somatique, l'état psychique, le niveau de soins et la durée d'hospitalisation le permettent. Cette mise en place conjointe du projet d'études et du projet de soins, à partir d'une analyse globale de la situation de chaque enfant, [doit être] adaptée à chaque patient-élève, dont elle contribue à reconstruire l'identité, l'acceptation de soi et la capacité de se penser[127]. »

Le cadre général

De nombreux textes, de portée variable, traitent aujourd'hui de cette question, issus autant des services de l'Éducation nationale que de ceux de la Santé :

– la loi affirme que « tout enfant a droit à une formation scolaire », que « l'instruction est obligatoire pour tous les enfants des deux sexes, de six à seize ans »

---

126. Cette préoccupation a plusieurs origines évoquées par la circulaire du 18 novembre 1991 : *les progrès de la médecine* et de la chirurgie qui permettent aujourd'hui des rémissions et des guérisons, et augmentent considérablement l'espérance de vie d'un grand nombre d'enfants malades ; *l'attention* de plus ou plus marquée des équipes hospitalières *aux aspects non strictement médicaux* de la vie hospitalière de leurs jeunes patients et la conviction que l'école, en constituant une référence à la vie ordinaire et en conférant à l'enfant une position active, peut jouer un rôle positif dans l'évolution des soins et contribuer, d'une certaine manière, au processus de guérison ; *l'évolution des thérapies* qui entraîne une réduction de la durée des séjours hospitaliers, ceux-ci prenant souvent des formes répétitives, entrecoupées de périodes de soins à domicile et parfois de retours momentanés en milieu scolaire ordinaire. Cette situation a du être prise en compte afin que la scolarité ait toute la continuité et le suivi nécessaires ; *les traces que laissent parfois la maladie, les gestes de soins secondaires* qu'elle implique et qui rendent difficile la réinsertion scolaire ou même la compromettent ; d'une manière générale, les *exigences croissantes de formation* pesant sur l'ensemble des enfants.

127. HAS, *Enjeux...*, *op. cit.*, p. 7 (scolarisation de l'enfant).

et que, dans le cadre de l'enseignement du premier degré, « l'État affecte le personnel enseignant nécessaire [aux] actions éducatives » (art. L.111-2, L.131-1 et L. 321-2, C. de l'Éducation) ;

– la loi du 4 mars 2002 a consacré l'obligation faite aux services de l'Éducation nationale d'assurer la scolarité des enfants hospitalisés[128] en énonçant que :

> « Dans la mesure où leurs conditions d'hospitalisation le permettent, les enfants en âge scolaire ont droit à un suivi scolaire adapté délivré au sein des établissements de santé » (art. L.1110-6, CSP).

Ces dispositions rejoignent l'obligation faites aux titulaires de l'autorité parentale de veiller à la scolarisation de leur enfant (voir chap. 1, « Les attributs de l'autorité parentale ») et une exigence générale mentionnée par la Charte de l'enfant hospitalisé[129] ;

– la circulaire du 1er août 1983 énonce que « le maintien des liens avec l'école constitue pour tous les enfants d'âge préscolaire et scolaire », même lorsqu'ils sont hospitalisés, « un objectif essentiel » et qu'il appartient aux hôpitaux de rechercher avec les responsables locaux de l'Éducation nationale des formules adaptées. Ce texte précise que les hôpitaux peuvent, au besoin, faire appel :

- soit à des enseignants détachés,
- soit à des membres d'associations spécialisées,

pour faire assurer aux enfants les cours ou le soutien scolaire nécessaires ;

– la circulaire du 16 mars 1988 relative aux conditions d'hospitalisation des adolescents réaffirme ces objectifs pour les adolescents hospitalisés et enjoint les directeurs d'hôpitaux, en cas de séjour prolongé, à « rechercher avec les autorités académiques locales et les chefs d'établissements scolaires toutes formules permettant aux adolescents hospitalisés de poursuivre leur scolarité » en contact avec leur milieu scolaire d'origine ;

– la loi d'orientation sur l'éducation n° 89-486 du 10 juillet 1989 affirme dans son article premier « que l'acquisition d'une culture générale et d'une qualification reconnue [doit être] assurée à tous les jeunes, quelle que soit leur origine sociale, culturelle et géographique [...], l'intégration scolaire des jeunes handicapés favorisée [et que] les établissements de soins et de santé y participent » ;

– la circulaire n° 91-303 du ministère de l'éducation nationale du 18 novembre 1991 relative à la scolarisation des enfants et adolescents accueillis dans les établissements à caractère médical, sanitaire ou social ;

128. Les conditions de scolarisation des enfants et adolescents hospitalisés étaient antérieurement définies par la seule circulaire ministérielle de l'Éducation nationale n° 91-303 du 18 novembre 1991 venue en application de la loi d'orientation n° 89-486 du 10 juillet 1989 sur l'éducation (voir *infra*). Le fonctionnement des classes hospitalières relevait encore précédemment d'une circulaire interministérielle (Éducation nationale et Santé) du 31 juillet 1959 et d'une circulaire ministérielle (Éducation nationale) du 28 décembre 1960 qui avaient organisé la création de postes d'instituteurs dans les divers établissements recevant des *enfants déficients ou inadaptés aux conditions ordinaires de la scolarité :* hôpitaux, sanatoriums, préventoriums, aériums, maisons à caractère sanitaire ou social, centres de rééducation, etc.

129. « L'hôpital doit fournir aux enfants un environnement correspondant à leurs besoins physiques, affectifs et éducatifs, tant sur le plan de l'équipement que du personnel et de la sécurité » (Charte de l'enfant hospitalisé, art. 7).

– le décret n° 2005-1752 du 30 décembre 2005 relatif au parcours de formation des élèves présentant un handicap ;

– l'arrêté du 2 avril 2009 relatif à la création et à l'organisation d'unités d'enseignement dans les établissements et services médico-sociaux ou de santé ;

– les recommandations de la Haute Autorité de santé *Enjeux et spécificités de la prise en charge des enfants et des adolescents en établissement de santé* (2011).

Il ressort de l'ensemble de ces textes que les enfants ou adolescents hospitalisés demeurent soumis à l'obligation scolaire (ils sont donc tenus de participer aux activités scolaires dès que leur état le permet au plan médical) et que le ministère chargé de l'éducation nationale doit remplir à leur égard, également à l'hôpital, sa mission constitutionnelle de scolarisation, le cas échéant d'ailleurs avant et après l'âge de scolarisation obligatoire.

La circulaire du 18 novembre 1991

Rappelant « la création d'un certain nombre de postes d'enseignants dans les hôpitaux [...] effectuée à la demande d'hôpitaux, relayant les projets de certains chefs de service » et que « lorsque ces enseignements ont pu être mis en place, la salle de classe est devenue souvent un point de repère, de rencontre et d'action aidant l'enfant à structurer le temps et l'espace hospitalier et à vivre autrement le séjour hospitalier », la circulaire du 18 novembre 1991 énonce plusieurs objectifs :

– assurer la scolarisation pendant les temps d'hospitalisation, soit en favorisant la constitution de groupes d'enfants et d'adolescents dans l'établissement de soins, soit en proposant un enseignement individualisé auprès du malade ;

– amener chaque enfant hospitalisé à une activité intellectuelle et scolaire correspondant à son âge et à ses possibilités ;

– maintenir un lien avec l'école d'origine, lorsqu'elle existe, et avec la vie extérieure à l'établissement hospitalier ;

– travailler à l'insertion ou à la réinsertion des enfants et adolescents malades dans le système scolaire ordinaire après les hospitalisations, en la préparant suffisamment tôt, avec l'équipe qui assurera l'accueil, en relation avec les parents et l'équipe médicale ;

– mettre en place, quand c'est nécessaire, un dispositif permettant une scolarité du mineur à domicile, même provisoire, afin d'assurer le suivi et de préparer le retour au système scolaire ordinaire ;

– élaborer un projet scolaire. Ce projet scolaire, à caractère général, a pour corollaire l'élaboration d'un *projet global individualisé* pour chaque élève : il s'agit d'un contrat harmonisant soins et enseignement, passé entre l'enfant ou l'adolescent, sa famille, les équipes médicales et les enseignants responsables de son suivi.

Les unités d'enseignement

L'organisation des unités d'enseignement au sein des hôpitaux (entre autres institutions) a été prévue par le décret n° 2005-1752 du 30 décembre 2005 (dont sont issus les articles D.351-17 à D.351-20 du Code de l'éducation) relatif au parcours de formation des élèves présentant un handicap.

Leur création nécessite la conclusion d'une convention signée entre l'établissement de santé « gestionnaire » (qui peut être un établissement d'hospitalisation à domicile[130]) et l'État, représenté conjointement par le préfet de département et par le directeur académique des services de l'Éducation nationale agissant sur délégation du recteur d'académie.

Ces unités ont pour fonction d'« assurer la scolarisation et la continuité des parcours de formation des enfants et adolescents présentant un handicap ou un trouble de la santé invalidant qui nécessite un séjour dans un établissement de santé ou un établissement médico-social ». Elles peuvent être constituées notamment dans les établissements de santé accueillant des enfants ou des adolescents qui ne peuvent effectuer leur scolarité à temps plein dans une école ou un établissement scolaire (art. D.351-17, C. de l'éducation).

Elles doivent mettre en œuvre « tout dispositif d'enseignement concourant à la réalisation du projet personnalisé de scolarisation, au service du parcours de formation de l'élève ». Le projet pédagogique de l'unité d'enseignement doit constituer un volet du projet d'établissement ainsi que du pôle d'activité (arrêté du 2 novembre 2009). La convention qui les organise doit préciser notamment les caractéristiques de la population de jeunes accueillis, l'organisation de l'unité d'enseignement, le nombre et la qualification des enseignants qui y exercent, les modalités de coopération avec les autres écoles ou les établissements scolaires, le rôle du directeur et du responsable pédagogique ainsi que les locaux scolaires.

Dans le cadre de cette convention, le directeur de l'établissement de santé est responsable de la mise en œuvre des modalités de fonctionnement de l'unité d'enseignement (art. D.351-18, C. de l'éducation).

Un arrêté du 2 avril 2009[131] apporte de nombreuses précisions sur le contenu des conventions relatives aux unités d'enseignement, qui en organisent notamment le projet pédagogique et doivent en principe être révisées en totalité tous les trois ans.

■ La tenue à distance d'épreuves du baccalauréat

Un décret et un arrêté du 10 mars 2014[132] ont prévu la faculté de recourir à des moyens de communication audiovisuelle pour la tenue à distance d'épreuves et de réunions de jurys du baccalauréat pour des mineurs hospitalisés.

Une ou plusieurs épreuves ou parties d'épreuves terminales, orales et obligatoires peuvent être ainsi organisées, lorsque « les candidats ne peuvent se déplacer jusqu'au centre d'épreuves » en raison de leur handicap ou de leur hospitalisation.

---

130. Précision apportée par la HAS, *Enjeux…*, *op. cit.*

131. Arrêté du 2 avril 2009 précisant les modalités de création et d'organisation d'unités d'enseignement dans les établissements et services médico-sociaux ou de santé pris pour l'application des articles D.351-17 à D.351-20 du Code de l'éducation.

132. Décret n° 2014-314 du 10 mars 2014 autorisant la tenue à distance d'épreuves et de réunions de jurys du baccalauréat; Arrêté du 10 mars 2014 fixant les conditions et modalités de recours à des moyens de communication audiovisuelle pour la tenue à distance d'épreuves et de réunions de jurys du baccalauréat.

Les personnes chargées d'apporter une assistance médicale au mineur sont autorisées dans ce cas à être présents dans la même salle.

Les préconisations de la Haute Autorité de santé

Dans son document de référence pour la certification *Enjeux et spécificités de la prise en charge des enfants et des adolescents en établissement de santé* (2011), la Haute Autorité de santé a fait siennes les préconisations suivantes :

– mettre en place une convention avec l'inspection d'académie pour organiser un dispositif de scolarisation (projet pédagogique, organisation de l'unité d'enseignement, modalités de coopération, moyens des unités) ;

– mettre en œuvre le projet pédagogique personnalisé (après bilan approfondi des acquisitions de l'enfant) intégré au projet personnalisé de soins ;

– mettre en place des réunions de concertation régulières (équipe soignante et éducative) permettant notamment l'intégration de ce projet pédagogique dans le projet personnalisé de soins (ex. : emplois du temps individualisés, préparation à la sortie, coordination et contact avec l'établissement d'origine) ;

– adapter les locaux en fonction de l'âge, de la pathologie, avec des espaces collectifs de socialisation ;

– organiser des liens divers avec le service d'assistance pédagogique à domicile (SAPAD), le Centre national d'enseignement à distance (CNED) et les associations qui interviennent à l'hôpital ou en soutien à la maison (par exemple : L'école à l'hôpital, Votre école chez vous, etc.) ;

– informer la famille sur la scolarisation (panneau d'affichage, livret d'accueil, etc.) ;

– mettre en place des outils de coordination (réseau informatique Internet pour se connecter avec l'école d'origine par le biais de tableau numérique interactif, connexion en « intra » par le réseau informatique de la structure de soin entre la chambre du patient et l'espace dédié à la scolarité).

De façon plus générale, la Haute Autorité de santé recommande que les emplois du temps individualisés soient organisés avec une grande souplesse de façon à concilier les impératifs des traitements médicaux et les objectifs d'apprentissage. La situation de chaque jeune doit faire l'objet de réunions régulières de synthèse de l'équipe médico-soignante et éducative auxquelles participent tous les intervenants. Ces évaluations périodiques doivent permettre d'ajuster continuellement la nature et la forme de la prise en charge. Au terme de la période d'hospitalisation un suivi à la fois médical et pédagogique doit être mis en place.

Dès l'admission en établissement sanitaire, la situation scolaire de chaque patient-élève doit faire l'objet d'un bilan approfondi permettant une évaluation précise de ses acquisitions. Ce bilan doit prendre en compte la scolarité antérieure ainsi que les conséquences de la maladie ou de l'accident et les ruptures scolaires qui peuvent y être associées. En fonction de ce bilan et en liaison avec les équipes médicales de l'établissement, un projet pédagogique personnalisé est ainsi défini. La scolarisation peut se faire soit à l'extérieur soit à l'intérieur de l'établissement (classes normalisées ou spécialisées).

Des dispositifs tels que le télé-enseignement et l'« e-learning » peuvent être envisagés.

Les enseignants affectés dans les services de soins doivent mettre en œuvre le projet scolaire défini pour chaque jeune patient. Cet accompagnement doit être pensé dans une logique de parcours, de projet individuel. Il doit concerner également l'accompagnement aux devoirs et le passage des examens. Il peut s'exercer dans une configuration de classe ou au chevet du malade lorsque sa pathologie le bloque au lit ou l'empêche de croiser physiquement les autres élèves. La HAS juge souhaitable de favoriser le maintien du lien avec l'établissement scolaire où l'enfant/l'adolescent était scolarisé avant son hospitalisation afin de minimiser les séparations (échange entre enseignants, entre élèves...).

L'enseignement par des associations de bénévoles

Des associations de bénévoles ont depuis de nombreuses années — et avant même l'organisation du dispositif spécifique de l'Éducation nationale — pris des initiatives afin de permettre à des mineurs hospitalisés de bénéficier d'enseignements. Les conditions de réalisation de ces « prestations d'enseignement » et leur financement par les établissements de santé sont prévus par des conventions [133].

Ces enseignements se distinguent généralement des cours organisés par l'Éducation nationale sur plusieurs aspects :

– ils sont effectués par des enseignants bénévoles (non rémunérés) ;

– ces enseignants sont spécialisés dans les différentes disciplines scolaires (langues, mathématiques, disciplines artistiques, etc.) ;

– il s'agit de cours individuels assurés au chevet du patient et non de cours collectifs en classe ;

– ces cours, en raison même de leur caractère individuel et (de ce fait) intensif, sont généralement de courte durée (une demi-heure à une heure selon l'âge et le niveau scolaire) et peuvent souvent davantage convenir à des patients de court séjour ;

– ils s'adressent à tous les jeunes patients, y compris ceux qui, au-delà de 16 ans, ne sont plus tenus à l'obligation de scolarité.

Ces dispositions ne s'opposent pas, bien entendu, à la collaboration étroite, chaque fois qu'elle est possible ou souhaitable, avec les enseignants de l'Éducation nationale, qu'il s'agisse de ceux qui sont affectés au sein de l'hôpital ou des enseignants ordinaires du mineur.

Ces enseignements sont généralement organisés par des permanents salariés des associations concernées, en accord et en lien direct avec les responsables médicaux et soignants des différents services médicaux. Ces responsables indiquent notamment à partir de quelle date peuvent intervenir les enseignants.

La décision d'organiser un cours pour un jeune patient est prise avec l'accord de l'intéressé et de ses parents, après obtention d'une autorisation du médecin

---

133. Au sein de l'AP-HP, ces enseignements ont ainsi été assurés depuis 1929 par l'association L'École à l'hôpital Marie-Louise Imbert », œuvre reconnue d'utilité publique (décret du 19 septembre 1978). Cette association y assure « des tâches d'enseignement au chevet des malades qui ne peuvent bénéficier de la scolarité de l'Éducation nationale ». Une convention la lie à l'AP-HP depuis le 24 janvier 1980.

chef de service et sur sa proposition. Dans les hôpitaux où exercent des enseignants de l'Éducation nationale, ces derniers peuvent proposer à l'association de prendre en charge certains élèves, en fonction de leurs besoins propres ou de la spécialité des bénévoles.

Le responsable infirmier du service définit sur cette base les conditions pratiques de l'enseignement (horaires, lieu, etc.), informe l'enseignant bénévole des particularités du patient et des précautions éventuelles à prendre compte tenu de son état de santé.

La sortie

La sortie du mineur de l'hôpital, à l'issue des soins, est un moment toujours important. Il doit être attentivement organisé, et parfois « négocié ». Les enquêtes menées sur la satisfaction des usagers de l'hôpital montrent que les malades et leurs familles ne s'y trouvent pas toujours « entourés » comme ils l'attendraient dans ces circonstances : l'annonce de la date et de l'heure de la sortie n'est pas toujours effectuée en tenant compte des dispositions qui vont devoir être prises pour le retour à domicile ; les précautions et indications nécessaires pour la poursuite des soins sont parfois insuffisantes pour que l'enfant ou son entourage soient rassurés en quittant l'hôpital, alors même que quelques précisions permettraient d'éviter des difficultés ultérieures.

La sortie constitue normalement le retour dans le milieu ordinaire, le plus souvent familial. La remise de l'enfant à l'issue du séjour, après une période de séparation et les bouleversements qu'elle a pu induire, la redéfinition des rôles qu'elle a introduite parfois dans la famille, peuvent dans certains cas être conflictuelles. L'absence de l'entourage au moment programmé de la sortie ou encore le départ du mineur, de sa propre initiative ou à celle de ses parents, peuvent être à l'origine de situations délicates.

Le dossier médical doit retracer avec précision les dispositions prises, notamment en matière de surveillance, et ce qui a été convenu avec les parents ;

Les cas des sorties en cours de séjour et de celles qui ont un caractère disciplinaire sont évoqués précédemment (voir « Le mineur et son entourage » et « Les règles de la vie quotidienne »).

La sortie, décision administrative

Les conditions et formalités principales qui accompagnent la sortie du mineur hospitalisé sont précisées par le Code de la santé publique :

– La sortie de l'enfant hospitalisé est prononcée, selon le droit commun, par le directeur de l'hôpital, sur proposition du médecin responsable de l'unité médicale[134], lorsque l'état de santé de l'enfant ne requiert plus son maintien dans l'un des services de l'établissement (art. R.1112-58).

134. Le texte, antérieur aux évolutions récentes de la législation hospitalière, mentionne le « chef de service ».

Il en résulte que l'hôpital n'a en principe pas vocation à maintenir hospitalisés, à leur demande ou à celle de leurs parents, des mineurs « guéris » ou relevant médicalement d'autres modes de prise en charge.

– En cas de nécessité médicale, toutes les dispositions utiles doivent être prises, sur proposition du médecin responsable, pour organiser le transfert immédiat du mineur vers un établissement adapté à la poursuite de soins spécialisés.

– « Le père, la mère, le tuteur ou le gardien ou, le cas échéant, les tierces personnes expressément autorisées par ceux-ci » doivent être informés de la sortie prochaine du mineur (art. R.1112-57 ; on considérera que ces dispositions concernant les sorties en cours d'hospitalisation sont applicables également aux sorties en fin de séjour). La présomption d'entente entre les parents (voir chap. 1, « Les titulaires de l'autorité parentale ») s'applique *a priori* : sauf désaccord des parents connu ou présumé par l'équipe, l'hôpital n'est tenu d'informer qu'un des parents, qui devra se charger de répercuter l'information auprès de l'autre parent si nécessaire.

L'autorisation visant à confier le mineur à un tiers[135] doit être donnée sur un document écrit signé de la personne titulaire de l'autorité parentale (document 6.5). Des justificatifs doivent être exigés pour permettre la sortie du mineur (pièce d'identité, extrait de jugement, dont copie sera conservée au dossier du mineur). Selon le cas, la photocopie de ces documents ou les lieux et dates de leur émission seront conservés au dossier du mineur.

Dans tous les cas, lorsque la personne venant chercher l'enfant n'est pas connue du service, il convient de procéder à une vérification d'identité effectuée avec simplicité, en expliquant sa nécessité et son caractère systématique.

Les mêmes dispositions s'appliquent en cas de sortie en cours de séjour (autorisation de sortie ; voir *supra,* « Le mineur et son entourage »).

– Si l'âge du mineur permet de l'envisager, il doit être demandé aux personnes titulaires de l'autorité parentale, lors de l'admission ou au cours du séjour, si le mineur peut ou non quitter seul l'hôpital (art. R.1112-64), indication qui sera mentionnée au dossier médical.

– Il revient à l'équipe hospitalière de donner dès que possible au cours du séjour aux parents les indications disponibles sur la date de la sortie : les membres concernés de l'entourage doivent pouvoir prendre leurs dispositions pour venir chercher le mineur, organiser le retour à domicile ou un éventuel transfert. Cette information peut être délivrée par exemple lors de la dernière visite ou par téléphone.

– Les nouveau-nés doivent en principe quitter l'hôpital en même temps que leur mère, ces dispositions ne s'appliquant pas dans les cas suivants (art. R.1112-65, CSP) :

- la naissance prématurée,

---

135. L'article R.1112-57 du Code de la santé publique prévoit ainsi, curieusement pour les seules « sorties en cours d'hospitalisation », que « Sous réserve des dispositions de l'article L.1111-5 [dispositions relatives à la demande de soins sous le secret par le mineur] ou d'éventuelles décisions de l'autorité judiciaire, les mineurs ne peuvent être, pour les sorties en cours d'hospitalisation, confiés qu'aux personnes exerçant l'autorité parentale ou aux tierces personnes expressément autorisées par elles. »

- la nécessité médicale,
- le cas de force majeure constatée par le médecin responsable du service.

– Au plan administratif, la sortie du mineur est prononcée le jour où il a quitté l'hôpital, à minuit.

Document 6.5. **Autorisation visant à confier le mineur à un tiers : proposition de rédaction**

Hôpital :

Service :

Autorisation visant à confier le mineur à un tiers

Je soussigné(e),..

Qualité *(père, mère, tuteur)* :...

de l'enfant :..

autorise

en qualité de titulaire de l'autorité parentale, et sauf indication contraire ultérieure de ma part ou de M., Mme *(autre titulaire de l'autorité parentale, le cas échéant)*,

M., Mme *(prénom, nom, adresse, tél.)* : ....

Qualité *(grand-père, grand-mère, frère, sœur, parent dépourvu de l'autorité parentale...)* :.......................

à assurer le retour de *(mon fils, ma fille)* à son domicile *(préciser)* : ....

à l'issue de son séjour hospitalier.

Fait à..

Le *(date)* ....

Signature du titulaire de l'autorité parentale

La préparation de la sortie

– La façon dont la sortie est organisée dans l'unité de soins conditionne le plus souvent la qualité de la surveillance et des soins ultérieurs. Pour cette raison, il est souhaitable que, dans tous les cas, un membre de l'équipe hospitalière prenne le temps, dans le cadre d'un entretien, de préparer la sortie de l'enfant avec ses parents.

Cet entretien peut notamment permettre d'expliquer les précautions devant être prises à la suite de l'hospitalisation, les contraintes du traitement, l'évolution éventuelle de la pathologie et les signes et symptômes justifiant un examen urgent ou un retour à l'hôpital, etc. Il doit également permettre d'évoquer les réactions psychologiques que l'enfant pourra éventuellement présenter après son retour à la maison (régression, comportement agressif, troubles du sommeil, difficultés scolaires…) et la manière d'y faire face.

– Plus généralement, la sortie doit être considérée comme un moment important dans la mise en œuvre des missions d'« éducation et de prévention pour la santé » (art. L.6112-1, CSP). Dans le prolongement des conseils et apprentissages et conseils donnés au cours des séjours, elle peut permettre de préciser certains aspects du traitement, notamment pour les maladies chroniques où le patient doit manipuler des dispositifs médicaux, adopter un mode de vie alimentaire, prendre des précautions particulières. La bonne observance thérapeutique peut se jouer dans la précision des indications données à ce moment, en tenant compte des relations du mineur avec sa famille[136].

– La préparation de la sortie avec la famille doit également permettre de prévenir des difficultés d'ordre social :

> « Dans certains cas, la famille ou l'enfant doit bénéficier d'une aide particulière après la sortie (aide financière, travailleuse familiale, mode de garde…). Des réunions ou rencontres régulières entre l'équipe soignante, l'assistante sociale, le psychologue et les personnes extérieures intéressées (PMI, santé scolaire, médecin de ville…) sont utiles pour prévoir les mesures souhaitables » (circ. du 1er août 1983).

– Enfin, des précautions particulières s'imposent pour la sortie de certains adolescents en difficulté. Un projet thérapeutique global devra être élaboré au cours de leur hospitalisation. Il est important dans ces circonstances que l'équipe soignante prenne des contacts avec les personnes qui, à l'extérieur de l'hôpital, permettront de trouver un projet répondant à l'ensemble des problèmes posés et d'assurer le relais de la prise en charge (famille, médecin traitant, psychiatre, médecin scolaire, orientation scolaire, enseignant, juge des enfants…) (même texte).

La sortie de la maternité après l'accouchement

Ce point est traité au chapitre 3, « L'enfant à la maternité ».

Informations données lors de la sortie

Le Code de la santé publique prévoit un certain nombre de formalités lors de la sortie pour l'information des parents et du médecin traitant :

– un bulletin de sortie doit être délivré aux titulaires de l'autorité parentale concernant l'enfant sortant. Ce bulletin doit être dépourvu de tout diagnostic ou

---

136. Voir par exemple sur ce point les recommandations de l'ANAES, *Éducation thérapeutique du patient asthmatique : adulte et adolescent*, Service des recommandations et références professionnelles, juin 2001, p. 80 et suiv.

de toute mention d'ordre médical relative à la maladie qui a motivé l'hospitalisation (art. R.1112-59);

– les parents doivent recevoir directement au moment de la sortie « copie des informations concernant les éléments utiles à la continuité des soins », ceci dans un délai de huit jours maximum (art. R.1112-1, CSP);

– si les titulaires de l'autorité parentale en font la demande, cette copie sera adressée dans les mêmes délais au médecin qu'ils auront désigné *(ibid.)*[137].

La demande de sortie formulée par les parents

Les mineurs hospitalisés ne peuvent quitter librement l'hôpital en cours de séjour. Si la sortie est demandée contre l'avis du médecin responsable de l'unité (si ce dernier « estime que cette sortie est prématurée et présente un danger pour leur santé ») par les titulaires de l'autorité parentale, ceux-ci sont tenus de remplir une attestation établissant qu'ils ont eu connaissance des dangers que cette sortie présente pour l'enfant (documents 6.6 et 6.7). Lorsqu'ils refusent de signer cette attestation, un procès-verbal de refus doit être dressé par l'équipe hospitalière et versé au dossier médical (art. R.1112-62, CSP)[138].

Les mêmes dispositions s'appliquent pour les jeunes patients admis en urgence à l'hôpital (art. R.1112-16, CSP).

La sortie doit ainsi être prononcée lorsque les parents n'acceptent pas le traitement (sous réserve des obligations de protection qui s'imposent aux professionnels de santé). La situation est toutefois plus délicate lorsque le refus de soins procède du seul mineur. L'absence de « compliance » aux soins mérite d'être respectée. L'attitude de l'équipe sera déterminée au cas par cas : prise en compte de l'intérêt du mineur, recherche du dialogue et usage de la persuasion, aussi bien avec les parents qu'avec le jeune mineur. Toute attitude brutale, dans un sens comme dans l'autre (menace de sortie, soins sous contrainte) doit en principe être proscrite : est en effet en jeu la recherche du consentement du mineur, principe fondamental de la prise en charge médicale (voir chap. 2, « La participation aux actes médicaux »).

En cas d'hospitalisation pour troubles mentaux dans un service spécialisé, il est expressément prévu que la famille ou, d'une manière générale, le représentant légal du mineur puisse demander la sortie et, s'il y a lieu, la requérir auprès du juge des libertés et de la détention (voir chap. 5, « Les soins de santé mentale »). Dans ce cas également, la sortie ne relève donc pas exclusivement d'une décision médicale.

---

137. Art. R.1112-60, CSP : « Le médecin traitant est informé le plus tôt possible après la sortie de l'hospitalisé des prescriptions médicales auxquelles le malade doit continuer à se soumettre. Il reçoit toutes indications propres à le mettre en état de poursuivre, s'il y a lieu, la surveillance du malade. »

138. Sur l'étendue de l'obligation d'informer le patient, et ici les titulaires de l'autorité parentale, en cas de sortie contre l'avis du médecin responsable, voir TA Nice, 24 févr. 2006, *Del Prete*, req. n° 0406252, *Revue de droit sanitaire et social*, 686, obs. F. Dieu.

Document 6.6. **Sortie contre avis médical**

Attestation

Je soussigné(e) M., Mme* ....

demande la sortie de l'hôpital ....

de mon/ma fils/fille ....

immédiatement (ou le .... à .... heures).

J'ai été clairement informé de l'avis médical contraire du médecin responsable à cette sortie, ce dernier l'estimant prématurée et présentant un danger pour la santé de mon enfant.

Fait à .... , le ....

Signature

* Cette attestation sera établie de préférence, conjointement, par les deux titulaires de l'autorité parentale (le cas échéant).

Document 6.7. **Procès-verbal de sortie**

Procès verbal

(à conserver au dossier médical)

Nous soussigné(e)s, ... *(prénoms et noms des agents)*..........., attestons que M., Mme ....

a demandé la sortie de son enfant ....

sur lequel il exerce l'autorité parentale

le ...., à .... heures.

Il leur a été indiqué en notre présence l'avis médical défavorable à cette sortie immédiate, le médecin chef de service l'estimant prématurée et présentant un danger pour la santé de l'enfant.

Fait le ....

Signature des deux agents :

La sortie à l'insu du service

Au cas où un jeune patient quitte l'hôpital sans prévenir[139] et si les recherches entreprises pour le retrouver demeurent vaines, le responsable du service ou la direction de l'hôpital doit informer sans délai la personne titulaire de l'autorité parentale, par téléphone ou par tout autre moyen. Cette prise de contact avec la famille doit permettre de vérifier si le mineur est rentré chez lui ou chez un autre membre de son entourage et ses intentions possibles.

Ces mêmes précautions doivent être prises lorsque le mineur, venu seul aux urgences ou pour une consultation externe, quitte précipitamment l'hôpital dans des conditions qui laissent présumer une situation de danger.

Lorsque la famille n'a aucune nouvelle du mineur, il est nécessaire, en liaison avec elle, d'alerter la police. Un courrier doit être adressé à ses parents, à son domicile, afin de confirmer la fugue et de les aviser, s'il y a lieu, des risques que le mineur court pour sa santé.

Un procès-verbal de sortie contre l'avis du service doit être établi dans le dossier du mineur et mentionner de façon détaillée les circonstances de la sortie.

Lorsque le mineur est retrouvé, les différents interlocuteurs doivent en être avertis.

Les dommages dont seraient victimes des mineurs ayant spontanément quitté l'hôpital pourraient être de nature à engager la responsabilité de l'hôpital, sur le fondement du défaut de surveillance.

La sortie non accompagnée

Le mineur peut dans certains cas être autorisé à sortir seul de l'hôpital, à l'issue d'une hospitalisation ou d'une consultation externe.

Il convient de distinguer trois situations :

– Comme on l'a vu, lorsque l'enfant doit quitter l'hôpital à l'issue de son hospitalisation, la règle de principe est que « le père, la mère, le tuteur ou le gardien ou le cas échéant, les tierces personnes expressément autorisées par ceux-ci, doivent être informés de la sortie prochaine du mineur » et que « ces personnes doivent faire connaître à l'hôpital si le mineur peut ou non quitter seul l'hôpital » (art. R.1112-54, CSP).

Différentes difficultés sont susceptibles de se présenter. Notamment :

- l'impossibilité pour les parents de se déplacer ;
- l'impossibilité de savoir où ils se trouvent et de les contacter ;
- un refus de leur part de se déplacer.

Si les parents ont averti l'hôpital que l'enfant peut sortir seul, la situation ne présente pas de problème. En revanche, si au jour de la sortie, aucune instruction n'a été laissée et que personne ne s'est présenté pour venir chercher le mineur,

139. Les termes de « fugue » et surtout celui d'« évasion », parfois entendus, seront évités, en raison notamment pour le second de sa connotation carcérale.

l'établissement se trouve dans une situation plus délicate; il doit alors s'efforcer de joindre les parents pour connaître leurs intentions et le cas échéant obtenir l'accord de laisser sortir seul le jeune patient.

Si cet accord s'obtient par téléphone, il doit être mentionné par écrit, pour prévenir un litige ultérieur. Si, malgré un comportement diligent, l'hôpital ne parvient pas à joindre les parents du mineur ou à obtenir leur accord, il faut distinguer deux situations selon l'âge du mineur et aussi selon l'éloignement géographique. Si ce dernier est trop jeune ou trop faible pour envisager un retour sans danger ou si sa situation semble précaire à l'établissement, il convient de saisir le procureur de la République qui choisira la mesure la plus appropriée au cas de l'enfant.

Si, en revanche, le mineur (il ne peut s'agir ici que d'un adolescent hospitalisé à proximité de son domicile) est doué du discernement approprié, fait preuve manifestement d'une autonomie suffisante et que son état de santé le permet, il pourra être autorisé à quitter seul l'établissement, quitte à y revenir en cas de difficulté. Un appel téléphonique aux parents, un peu plus tard, peut permettre alors de faire le point sur les soins dispensés à l'hôpital et de s'assurer que le retour s'est effectué dans de bonnes conditions.

– Lorsque l'enfant est venu seul ou s'est retrouvé seul à l'issue de soins externes (en consultation externe ou pour des soins en urgence ne nécessitant pas hospitalisation). Les mêmes principes doivent s'appliquer en tenant compte :

• de l'état de santé de l'enfant, qui doit lui permettre de retourner à son domicile sans difficulté ou danger;

• de l'autorisation des parents ou de la personne ayant la garde de l'enfant, qui doit au moins avoir été donnée par téléphone (information à mentionner au dossier médical, en précisant la personne contactée et l'heure de la conversation téléphonique) ou avoir été convenue précédemment (et également mentionnée au dossier).

La décision du service doit en tout état de cause être prise par l'équipe avec le discernement nécessaire, en tenant compte de la nature du trajet, de l'autonomie montrée par le mineur et de son âge.

– Lorsque le mineur manifeste de façon déterminée le désir de quitter l'hôpital :

• soit contre avis médical (son âge ou son état de santé ne pouvant justifier qu'il sorte seul);

• soit avant que l'hôpital ait prévenu la famille;

• soit avant que la famille prévenue soit arrivée.

Une lettre ministérielle du 3 mars 1972[140], certes ancienne, a précisé que l'hôpital est tenu de retenir le mineur contre sa volonté et ce, jusqu'à l'arrivée des parents. En cas contraire, l'hôpital pourrait voir sa responsabilité engagée pour défaut de surveillance au cas où le mineur serait hors de l'hôpital victime ou auteur d'un dommage quelconque. En effet,

> « Pour un établissement hospitalier, (le) devoir de garde s'exerce, en cas d'hospitalisation, 24 heures sur 24. Dès lors, il ne peut cesser qu'à partir du moment où l'enfant a été remis à la personne investie de l'autorité parentale

140. *Revue hospitalière de France*, n° 251, mai 1972.

ou du droit de garde et l'hôpital peut alors être considéré comme dégagé de toute responsabilité ».

La même lettre ministérielle a souligné également que le mineur, dépourvu de la capacité juridique, ne peut valablement remplir lui-même une attestation de sortie contre avis médical.

Cas particulier des sorties en groupe

Pendant le séjour hospitalier, des activités peuvent être proposées aux mineurs à l'extérieur de l'hôpital, lorsque leur état de santé le permet.

Ces activités qui relèvent de la prise en charge hospitalière, sont organisées et effectuées sous la seule responsabilité de l'hôpital, et ceci, même dans le cas où des personnes bénévoles ou des parents y apportent leur contribution.

L'hôpital est donc tenu dans ces circonstances à une obligation de sécurité. Sa responsabilité sera engagée en cas de dommage lié à un défaut de surveillance ou de mise en danger des enfants, notamment par une insuffisance de personnels pour assurer la sécurité de l'activité.

Pour ces sorties, l'autorisation préalable d'un titulaire de l'autorité parentale est requise. Cette autorisation peut être demandée au cas par cas, ou, si l'activité est régulière, avoir un caractère général. Elle doit permettre de vérifier que l'enfant est couvert par une assurance individuelle, garantissant sa responsabilité civile personnelle (pour les dommages qu'il peut causer), dans le cadre par exemple de la police multirisque de ses parents.

Ce formulaire (document 6.8), co-signé par les parents ou autres titulaires de l'autorité parentale, le médecin responsable de l'hospitalisation et le directeur de l'hôpital (ou son représentant), ne constitue en aucune façon pour l'hôpital une décharge de responsabilité.

Document 6.8. **Autorisation de participation aux sorties organisées par l'hôpital**

HÔPITAL

Participation aux activités et sorties organisées
à l'extérieur de l'hôpital

Je soussigné(e) ....

autorise mon enfant ....

hospitalisé(e) dans le service de : ....

à participer en étant accompagné aux activités éducatives suivantes durant son séjour hospitalier et qui ont lieu à l'extérieur de l'hôpital :

Promenade	☐
Visite	☐
Sortie en autocar	☐

Préciser :

J'atteste que mon enfant est couvert par une police d'assurance responsabilité civile*.

À ...., le ....

Signature du directeur de l'hôpital — Signature du médecin — Signature des parents

* Par exemple, une police familiale multirisques.

Les frais de soins et d'hospitalisation

Depuis la loi du 4 mars 2002, les enfants peuvent être rattachés à la couverture de sécurité sociale des deux parents, lorsque tous les deux sont séparément assurés. Antérieurement, en cas de séparation des parents, celui auquel l'enfant n'était pas rattaché et qui engageait des dépenses de santé devait se faire rembourser par l'autre parent, ce qui créait des difficultés et litiges. Cette situation n'a donc plus cours et les dispositions actuelles, qu'ils soient ou non séparés, bénéficient désormais à tous les parents.

Les examens et soins médicaux réalisés à l'hôpital le sont en principe à titre payant. Les soins gratuits y sont l'exception, dans des situations particulières prévues par les lois et règlements (prise en charge des enfants de familles défavorisées, examens et soins anonymes, certains examens de prévention, etc.).

Il en résulte une *obligation d'information*, récemment affirmée par la loi, *sur le coût des prestations*. L'article L.1111-3 du Code de la santé publique prévoit désormais que :

> « Toute personne a droit à sa demande à une information, délivrée par les établissements et services de santé publics et privés, sur les frais auxquels elle pourrait être exposée à l'occasion d'activités de prévention, de diagnostic et de soins et les conditions de leur prise en charge. »

Cette information doit obligatoirement être fournie sur la demande des patients. Ceci ne s'oppose pas à ce qu'elle soit spontanément donnée chaque fois qu'est manifeste la méconnaissance par le patient ou sa famille du montant de sa participation aux frais ou que la nature des soins est complexe ou susceptible d'engager des frais importants. La loi prévoit par ailleurs qu'elle est préalable et obligatoire, à l'initiative des praticiens, lorsqu'ils exercent à l'hôpital à titre libéral : « Les professionnels de santé d'exercice libéral doivent, avant l'exécution d'un acte, informer le patient de son coût et des conditions de son remboursement par les régimes obligatoires d'assurance maladie » *(ibid.)*.

Ceci indiqué, les modalités de prise en charge des frais d'hospitalisation du mineur résultent à la fois :

– de la nature des examens et des soins dispensés ;
– de la situation familiale du mineur.

La prise en charge financière du séjour du nouveau-né

L'assurance maladie prend en charge à 100 % l'hospitalisation et les soins dispensés aux nouveau-nés dans un établissement de santé durant les trente jours suivant la naissance.

L'article R. 322-9 du Code de la sécurité sociale prévoit en effet que :

> « I.-La participation de l'assuré aux tarifs servant de base au calcul des prestations en nature de l'assurance maladie est supprimée, par application de l'article L. 322-3 :
>
> 1° Pour l'hospitalisation des nouveau-nés, lorsqu'elle se produit dans les trente jours qui suivent la naissance, ainsi que pour les soins de toute nature qui leur sont dispensés dans un établissement de santé au cours de la période de trente jours qui suit la naissance ».

Cette exonération s'applique aussi bien lorsque l'accouchement et les premiers jours de vie se déroulent sans complications qu'en cas de pathologie donnant lieu à prise en charge spécifique.

À compter de l'accouchement, la prise en charge financière du nouveau-né est distincte de celle de sa mère[141].

L'hospitalisation séparée de l'enfant

Après l'accouchement, lorsque l'état de santé du nouveau-né nécessite une hospitalisation dans un autre service que celui d'obstétrique (néonatologie, réanimation néonatale et pédiatrique...) :

– les frais de séjour de l'enfant sont pris en charge dans les conditions normales, au titre de l'assurance maladie ;

– toutefois, si l'hospitalisation se produit dans les 30 premiers jours suivant le jour de la naissance, les frais d'hospitalisation et le forfait journalier sont pris en charge à 100 % quelle que soit la durée de l'hospitalisation (CSS, art. R.322-9). L'exonération du ticket modérateur s'applique aux soins de toute nature dispensés en établissement de santé (décret n° 95-361 du 31 mars 1995). Ces dispositions s'appliquent sans particularité aux nouveau-nés prématurés.

Le droit de la mère et de l'enfant de demeurer à l'hôpital dans le mois suivant l'accouchement

Le Code de la santé publique, en vertu de dispositions anciennes protectrices de la mère et de l'enfant, prévoit que le directeur de l'hôpital ne peut, s'il existe des lits vacants dans le service de maternité (art. R.1112-27, CSP) :

---

141. Voir l'arrêté du 19 février 2009 relatif à la classification et à la prise en charge des prestations d'hospitalisation pour les activités de médecine, chirurgie, obstétrique et odontologie et pris en application de l'article L. 162-22-6 du code de la sécurité sociale, art. 6–I : « Les forfaits « groupes homogènes de séjours » sont facturés dans les conditions suivantes : 1° Un seul GHS est facturé par séjour, à l'exception des cas suivants : *a)* La prise en charge du nouveau-né dans une unité d'obstétrique donne lieu à facturation d'un GHS en complément du GHS couvrant les prestations de séjour et de soins de la mère ».

– refuser l'admission d'une femme enceinte ou récemment accouchée dans le mois qui précède la date présumée de l'accouchement et dans le mois qui suit l'accouchement ;

– refuser l'admission d'une femme et de son enfant dans le mois qui suit l'accouchement.

L'admission de la patiente et le cas échéant de son enfant s'impose à l'établissement, ceci même à défaut d'avis ou de prescription médicale. Ces dispositions résultent de la mission sociale de l'hôpital. La carence de lits vacants au sein de l'hôpital ne peut l'en exonérer : elle doit conduire à la recherche d'une solution alternative auprès d'un autre établissement de santé.

À défaut de prescription médicale, les frais de séjour sont en principe à la charge directe de l'intéressée à partir du 12e jour suivant l'accouchement. Les conséquences financières de cette décision doivent être clairement précisées à la mère.

La prise en charge financière du séjour des mineurs

■ Le mineur ayant droit d'un assuré social

L'assurance maladie présente pour ses prestations en nature (prise en charge des soins) un caractère familial : le bénéfice de l'assurance est étendu à tous les enfants à la charge de l'assuré (art. L.313-3, CSS), sous réserve toutefois d'une limite d'âge.

L'âge limite est en principe 16 ans, c'est-à-dire l'âge auquel finit l'obligation de scolarité, mais :

– il est prorogé jusqu'à 20 ans si l'enfant poursuit ses études ou s'il est dans l'impossibilité permanente de se livrer à un travail salarié par suite d'infirmité ou de maladie chronique ;

– les mineurs de moins de 18 ans qui sont en apprentissage et qui sont dépourvus de droits personnels sont assimilés aux enfants de moins de 16 ans ;

– les ayants droit qui cessent de relever du régime général bénéficient du maintien de leurs droits pendant quatre ans, ce qui revient, sauf activité professionnelle, à élever d'autant les âges précédents (art. L.161-8, CSS).

La notion d'enfant à charge vise une notion de fait. Elle ne suppose aucun lien de filiation, de parenté ou d'alliance. L'enfant à charge peut être né de parents mariés ou non mariés, adopté ou confié en vue d'adoption, recueilli.

Elle requiert en revanche une « prise en charge effective et permanente ».

Jusqu'à la loi du 4 mars 2002 relative à l'autorité parentale, la prise en charge ne pouvait s'effectuer qu'au regard de la seule personne assumant « la charge effective et permanente de l'enfant » (art. L.513-1, CSS), c'est-à-dire supportant durablement le poids financier de son entretien. Il ne pouvait s'agir que d'une seule personne pour un même enfant.

La loi du 4 mars 2002 a prévu que « par dérogation à toutes dispositions contraires, les enfants de parents tous deux assurés d'un régime d'assurance maladie et maternité peuvent être rattachés en qualité d'ayant droit à chacun des deux parents » (art. L.161-15-3, CSS).

Pour autant, chaque couple a la faculté de choisir lequel des parents sera l'assuré social dont relève l'enfant sur ce plan. L'option est valable un an et renouvelée tacitement tant qu'il n'y a pas remise en cause de ce choix par les intéressés ou changement dans la situation familiale. Si aucun choix n'est fait, l'assuré social attitré est obligatoirement l'épouse ou la concubine.

En cas de divorce, de séparation de droit ou de fait des époux, ou de cessation de vie commune de personnes vivant jusque-là maritalement, et si l'un et l'autre continuent d'avoir la charge effective de l'enfant, l'assuré social attitré est celui du couple au foyer duquel vit l'enfant (même si l'autre contribue à l'entretien et à l'éducation de celui-ci).

L'assuré social doit présenter, pour effectuer l'affiliation, les justificatifs permettant d'établir la réalité de cette charge effective et permanente (selon le cas, livret de famille, jugement de divorce, certificat de scolarité, certificat d'apprentissage, certificat d'infirmité établi par le médecin traitant, etc.).

Le mineur ayant droit autonome

La loi n° 99-641 du 27 juillet 1999 portant création de la couverture maladie universelle (CMU) permet, dès l'âge de 16 ans, aux enfants ayants droit d'un assuré social de percevoir à titre personnel le remboursement des frais engagés pour leurs soins. Les parents sont les « ouvreurs » de ce droit.

Le jeune doit avoir 16 ans révolus pour exercer son droit d'option. Il doit formuler sa demande par écrit auprès de la caisse primaire d'assurance maladie dont dépend le parent au titre duquel il bénéficie d'une ouverture de droits. Il doit préciser le nom, le prénom et l'adresse de l'ouvreur de droit (décret n° 96-377 du 30 avril 1996 ; art. R.161-8-13, CSS). L'option pour la qualité d'ayant droit autonome est valable un an.

Le mineur en rupture familiale

Les jeunes ayant atteint l'âge de 16 ans et dont les liens avec la vie familiale sont rompus peuvent bénéficier à titre personnel, à leur demande, sur décision de l'autorité administrative, de la CMU complémentaire. Toutefois, une action en récupération peut alors être exercée par l'organisme prestataire à l'encontre des parents du mineur bénéficiaire lorsque ceux-ci disposent de ressources supérieures au plafond de ressources pour la CMU complémentaire (art. R.861-11, CSS ; 12 889 €/an pour deux personnes en 2014 pour la métropole).

La prise en charge des interruptions volontaires de grossesse

Conformément aux dispositions de la loi du 4 juillet 2001, les interruptions volontaires de grossesse (IVG) doivent être pratiquées avant la fin de la 12e semaine de grossesse, les interventions devant être précédées de deux consultations médicales et d'une consultation sociale (voir chap. 2, « Minorité et sexualité »).

Les frais d'intervention sont facturables sur la base d'un forfait (tenant compte de la réalisation d'une anesthésie et de la durée d'hospitalisation). Au-delà d'une durée d'hospitalisation de 48 heures, l'intervention est prise en charge par l'assurance maladie sur la base du tarif journalier de prestations du service dans lequel la patiente est hospitalisée, dans les conditions du droit commun.

Le parent accompagnant la mineure (ou le cas échéant la mineure elle-même) doit présenter, en principe dès l'admission, les pièces et documents attestant de la prise en charge du séjour (ceci a notamment pour but d'éviter l'envoi au domicile de la mineure de documents administratifs ou comptables). À défaut, le parent ou la mineure doit obligatoirement régler les frais d'intervention.

Les frais liés aux IVG sont pour les assurées sociales pris en charge à 80 % (sauf cas d'exonération « invalidité ») par les organismes d'assurance maladie, ces derniers en obtenant ensuite le remboursement par l'État.

Les frais d'IVG des assurées sociales de nationalité étrangère (et relevant de leurs régimes nationaux) ne sont pas pris en charge par les organismes d'assurance maladie dans le cadre des conventions internationales. Il en résulte que ces frais d'intervention doivent être réglés en totalité par la mineure ou ses parents le jour de son admission à l'hôpital, à charge pour elle d'en demander le remboursement à l'organisme dont elle relève.

Le ticket modérateur est pris en charge soit

– par l'intéressée le jour de l'intervention ;

– par les caisses primaires d'assurance maladie (CPAM), au titre de la CMU complémentaire ;

– éventuellement, par l'aide médicale d'État (AME), pour les assurées sociales ne bénéficiant pas de la CMU complémentaire, en situation de détresse matérielle et morale. Dans ce cas, une demande d'aide médicale doit être effectuée par le service social du planning familial de l'hôpital réalisant l'intervention.

Les frais d'intervention des femmes de nationalité étrangère non assurées et non affiliables peuvent être pris en charge par l'aide médicale État, sur présentation de la notification d'AME.

Si la personne ne bénéficie pas de l'AME et si certaines conditions de résidence en France et de ressources sont remplies, le service social du planning familial doit établir une demande d'aide médicale[142].

Dans le cas où la mineure demande l'intervention sans consentement parental (voir chap. 2, « Minorité et sexualité »), la loi du 4 juillet 2001 a prévu que les frais afférents à l'intervention sont pris en charge par l'État.

Le décret n° 2002-799 du 3 mai 2002 (art. D.132-1, CSP) a précisé pour ce cas qu'aucune demande de paiement ne peut être faite à la mineure pour :

– les consultations préalables à l'IVG ;

– les examens complémentaires permettant notamment la datation de la grossesse (analyses de sang, échographie…) ;

– la consultation pré-anesthésique si nécessaire ;

142. Sur tous ces points, voir *La gestion des dossiers d'hospitalisation*, AP-HP, Direction des finances, 2002.

– les frais de soins (dans le cas d'une IVG médicamenteuse; les analyses de laboratoire préalables à l'intervention, les trois consultations nécessaires à la mise en œuvre de cette technique, les médicaments administrés; dans le cas d'une IVG instrumentale, les analyses de laboratoire préalables à l'intervention, l'intervention elle-même et, s'il y a lieu, l'anesthésie) ainsi que les frais d'hospitalisation.

Le mineur pris en charge sans le consentement des titulaires de l'autorité parentale

Dans les circonstances visées par la loi du 4 mars 2002 — « lorsque le traitement ou l'intervention s'impose pour sauvegarder la santé de la personne mineure » (art. L.1111-4, CSP) — le mineur peut demander à être soigné confidentiellement. L'hôpital est tenu d'assurer les soins qui sont nécessaires au mineur, sans avoir à demander les pièces justifiant de son éventuel statut d'assuré social, car ceci aurait pour effet de rompre la confidentialité demandée par le mineur.

Aucune disposition ne prévoit à ce jour les conditions de prise en charge financière de ces soins, en l'attente d'un décret d'application prévu par la loi (art. L.1111-7, CSP).

Le mineur enfant de parents étrangers ayant de faibles ressources ou en situation irrégulière

Les enfants de parents étrangers sont en principe, sauf s'ils sont isolés ou en situation de rupture avec leurs parents, des ayants droit de leurs parents et bénéficient de la couverture sociale de ces derniers.

Cette situation, qui est celle d'enfants en situation régulière sur le territoire national, s'applique aux enfants et familles de passage en France (tourisme, séjour professionnel, etc.).

Lorsque les parents ont de faibles ressources ou ne sont pas assurés ou encore ne se trouvent pas en situation administrative régulière pour leur séjour en France, un certain nombre de dispositions sont prévues par la loi n° 99-641 du 27 juillet 1999. Le patient peut à leur titre bénéficier de la couverture maladie universelle (CMU) ou de l'aide médicale de l'État (AME).

– *Le bénéfice de la CMU* est ouvert à toute personne en situation régulière résidant sur le territoire national depuis au moins trois mois :

> « Toute personne qui déclare auprès d'une caisse primaire d'assurance maladie ne pas bénéficier des prestations en nature des assurances maladie et maternité est affiliée sans délai [...] au régime général sur justification de son identité et de sa résidence stable et régulière, et bénéficie immédiatement des prestations en nature de ce régime » (art. L.161-2-1, CSS).

– *Les conditions d'attribution de l'AME* ont été exposées par la circulaire DAS/RV3 n° 2000/14 du 10 janvier 2000 qui précise l'objet de l'AME, les personnes pouvant y prétendre, le contenu de cette prestation et ses conditions d'accès :

L'AME est destinée à permettre, sous condition de ressources, l'accès aux soins de personnes qui ne sont pas juridiquement en position de bénéficier de la CMU de base ou de la protection complémentaire en matière de santé.

Elle concerne :

• des étrangers résidant en France (métropole ou départements d'outremer [DOM]) de façon habituelle, c'est-à-dire « qui se trouvent en France et y demeurent dans des conditions qui ne sont pas purement occasionnelles et qui présentent un minimum de stabilité » (avis du Conseil d'État cité *infra*), mais ne remplissent pas la condition de régularité de séjour prévue à l'article L.380-1 du code de la sécurité sociale ; la résidence habituelle en France se prouve par tous les moyens, et à défaut par déclaration sur l'honneur ;

• des étrangers résidant en France (métropole ou DOM) en situation régulière, mais ne remplissant pas encore la condition de stabilité de résidence définie par l'article R.380-1 du code de la sécurité sociale (au moins trois mois), à l'exception de ceux à qui le délai de résidence n'est pas opposable, notamment les demandeurs d'asile ;

• sous conditions particulières d'admission, des personnes ne résidant habituellement pas en métropole ou dans les DOM, mais admises individuellement par décision ministérielle (art. L.251-1, al. 2, CASF), à titre humanitaire : par exemple des Français expatriés ou résidant dans un territoire d'outremer (TOM) accueillis pour soins, des étrangers non-résidents, etc.

Les personnes à charge du bénéficiaire de l'AME (art. L.251-1, al. 1, CASF), comprennent notamment (par référence aux articles L.161-14 et L.313-3, CSS) :

• les enfants à la charge de la personne étrangère, dès lors qu'ils sont dépourvus d'activité ;

• ses descendants, ou encore un neveu, une nièce, un cohabitant, à condition que cette personne vive sous le toit du demandeur et soit à sa charge totale et permanente.

L'obtention de l'AME pour des soins dans un établissement de santé obéit uniquement à la condition de résidence habituelle en France. Aucune règle de durée préalable de résidence en France n'est, en effet, imposée pour l'accès de l'étranger à l'AME « pour les soins dispensés par un établissement de santé ou pour les prescriptions ordonnées à cette occasion, y compris en cas de consultation externe ».

Le bénéficiaire de l'AME dispose du libre choix de l'établissement de santé où il souhaite être admis à condition qu'il s'agisse d'un établissement public ou privé participant au service public hospitalier. À défaut, il peut s'adresser à un établissement privé dans les conditions de l'assurance maladie, c'est-à-dire dans les limites des tarifs pratiqués par les établissements de santé proches de son lieu de résidence ou du lieu où il a élu domicile.

Pour préciser le champ d'intervention de l'AME par rapport à la règle de la résidence en France, le tableau ci-après distingue les principaux cas qui peuvent se présenter :

Couverture sociale des étrangers selon leur situation

Situation	Couverture maladie	Observations
1) Étranger de passage (visa de court séjour, visite de la famille installée en métropole ou dans les DOM) conservant sa résidence à l'étranger.	Couverture ou assurance du pays d'origine	Possibilité d'AME, totale ou partielle sur décision ministérielle (art. L.251-1, CASF).
2) Étranger en situation régulière au regard de la législation sur le séjour, résidant en métropole ou dans les DOM de manière ininterrompue depuis plus de trois mois.	CMU	Art. L.380-1 et R.380-1 du CSS.
3) Étranger en situation régulière résidant en métropole ou dans les DOM depuis trois mois au moins (à l'exception des personnes mentionnées à l'article R.380-1 du CSS, à qui n'est pas opposable le délai de trois mois de résidence*).	AME à titre transitoire	Pour les soins dispensés par un hôpital y compris les consultations externes et les prescriptions ordonnées par un médecin hospitalier.
4) Étranger en situation irrégulière, résidant en métropole ou dans les DOM depuis moins de trois ans.	AME	Pour les soins dispensés par un hôpital y compris les consultations externes et les prescriptions ordonnées par un médecin hospitalier.
5) Étranger en situation irrégulière résidant en métropole ou dans les DOM depuis au moins trois ans.	AME	Pour les soins à l'hôpital et pour les soins de ville.

* Notamment les personnes inscrites dans un établissement d'enseignement ou venant effectuer un stage dans le cadre d'accords de coopération culturelle, technique et scientifique ainsi que les personnes reconnues réfugiées, admises au titre de l'asile ou ayant demandé le statut de réfugié.

Pour déterminer si l'intéressé remplit la condition de résidence en France ouvrant droit à l'AME, la circulaire du 10 janvier 2000 renvoie aux critères de fait que le Conseil d'État a dégagés dans un avis du 8 janvier 1981 ainsi rédigé :

> « La condition de résidence doit être regardée comme satisfaite, en règle générale, dès lors que l'étranger se trouve en France et y demeure dans des conditions qui ne sont pas purement occasionnelles et qui présentent un minimum de stabilité. Cette situation doit être appréciée, dans chaque cas, en fonction de critères de fait et, notamment, des motifs pour lesquels l'intéressé est venu en France, des conditions de son installation, des liens d'ordre personnel ou professionnel qu'il peut avoir dans notre pays, des intentions qu'il manifeste quant à la durée de son séjour [...]. Si l'article 186 du CFAS [désormais l'article L.111-2 du CASF] réserve le bénéfice de certaines formes d'aide sociale, parmi lesquelles l'aide médicale à domicile, aux étrangers justifiant une certaine durée de résidence ininterrompue en France, aucune règle de durée particulière de résidence ne peut être imposée aux étrangers pour la prise en charge des frais de séjour dans les établissements hospitaliers. »

L'appréciation du critère de résidence doit donc se faire au cas par cas, lors de l'instruction du dossier avec le demandeur. La situation des personnes en situation irrégulière ne rend pas toujours facile cette instruction. L'objectif énoncé par la circulaire du 10 janvier 2000 est de ne pas freiner l'accès aux soins de personnes particulièrement précaires, tout en évitant la prise en charge des personnes de passage. Pour ces dernières, elles doivent dans tous les cas être prises en charge s'il y a urgence médicale. Une demande d'aide sociale au titre du second alinéa de l'article L.251-1 du Code de l'aide sociale et des familles peut le cas échéant être formulée en vue d'une admission individuelle sur décision du ministre.

Les pupilles de l'État

Les pupilles de l'État sont affiliés au régime général sur critère de résidence. Cette affiliation est opérée à la diligence du président du conseil général (art. L.380-4, CSS).

Les intéressés bénéficient également d'un accès de plein droit, à titre personnel, à la CMU dite « complémentaire », gérée par les caisses primaires d'assurance maladie. C'est le président du conseil général, lorsque l'enfant est confié au service de l'Aide sociale à l'enfance (ASE) ou le directeur de l'établissement gardien de l'enfant, lorsque ce dernier est confié à la Protection judiciaire de la jeunesse (PJJ) qui effectue, pour le compte de l'enfant, la demande de protection complémentaire en matière de santé (circ. DSS n° 99-701 du 17 décembre 1999).

Enfants confiés au service de l'Aide sociale à l'enfance (ASE) ou de la Protection judiciaire de la jeunesse (PJJ) ayant conservé un lien juridique avec leur représentant légal

Lorsque le mineur placé à l'Aide sociale à l'enfance (ASE) ou à la Protection judiciaire de la jeunesse (PJJ) dépend pour sa couverture complémentaire de sa famille et qu'il n'est pas possible, par suite de difficultés de relations, de faire jouer la protection sociale de celle-ci (de droit commun ou au titre de la CMU), les solutions suivantes doivent être mises en œuvre (circ. DSS n° 99-701 du 17 décembre 1999) :

– Pour la couverture maladie de base, le président du conseil général ou le directeur de l'établissement gardien de l'enfant confié à la Protection judiciaire de la jeunesse doit effectuer la démarche d'identification autonome en lieu et place du représentant légal des intéressés. Si le régime d'assurance maladie du représentant légal n'est pas connu, il y a lieu d'assimiler ces enfants à des pupilles de l'État et de prévoir en conséquence leur affiliation au régime général au titre du critère de résidence.

– Pour la CMU (complémentaire), les demandes présentées par l'autorité administrative compétente, soit le président du conseil général, soit le directeur de l'établissement gardien de l'enfant confié à la Protection judiciaire de la jeunesse, doivent être acceptées par les caisses primaires d'assurance maladie.

L'hospitalisation de patients non-résidents domiciliés à l'étranger

Il n'est pas rare que des familles étrangères sollicitent des hôpitaux français pour y adresser à partir de leur pays d'origine des patients mineurs, généralement atteints d'affections graves. Un certain nombre de formalités doivent être remplies pour que l'hospitalisation puisse être programmée :

La prise en charge médicale

Le médecin traitant de l'enfant doit notamment adresser au directeur de l'hôpital :

– une lettre de demande d'avis médical en vue d'une hospitalisation ;

– sous pli confidentiel, le résumé du dossier médical (dactylographié, en français ou en anglais), accompagné des comptes rendus opératoires et les résultats d'examens les plus récents.

L'hôpital sollicité retournera par suite au médecin traitant :

– un avis médical argumentant ou non l'opportunité de l'hospitalisation de l'enfant ;

– le protocole de traitement proposé ;

– la durée et le montant des frais de soins prévisibles sous forme d'un devis.

En cas d'accord de l'hôpital, le Bureau des affaires médicales du ministère de la santé (service des visas) doit en être informé par l'hôpital, pour faciliter les démarches d'obtention d'un visa médical, s'il est nécessaire : en effet, pour la plupart des pays ne relevant pas de l'Union européenne, ce visa l'est. Il doit être sollicité avant l'arrivée sur le territoire national auprès du consulat de France du lieu de résidence. Le visa médical est dans tous les cas délivré par le ministère des affaires étrangères, sur décision du ministre chargé de la santé, après instruction du dossier par la Direction des étrangers en France (BP 43605 Nantes).

La prise en charge financière

Les frais de consultation et d'hospitalisation des étrangers non-résidents sont en principe à la charge de la famille, sauf si celle-ci bénéficie d'une prise en charge acceptée par l'hôpital sollicité.

Les ressortissants de l'Union européenne sont pris en charge de plein droit dès lors qu'ils présentent le formulaire conventionnel E 112 (hospitalisation programmée) ou le formulaire E 111 (urgence au cours d'un séjour temporaire).

Les familles ne bénéficiant pas de prise en charge sont tenues, pour que l'hospitalisation puisse être programmée, de verser une provision égale au montant prévisible des frais de soins :

– avant l'arrivée à l'hôpital, à la paierie de l'ambassade de France de leur pays d'origine ;

– à la caisse de l'hôpital, lors d'une urgence ou d'une hospitalisation non programmée.

Le versement anticipé est une condition de l'obtention d'un visa médical, lorsque celui-ci est nécessaire.

Certaines associations organisent l'hospitalisation et la réunion des financements nécessaires pour des jeunes patients non-résidents, atteints d'affections graves[143].

Exonération du forfait journalier pour certains enfants et adolescents handicapés

Les enfants et adolescents handicapés âgés de moins de 20 ans et hospitalisés en raison de leur handicap :

– sont exonérés sans avis préalable du contrôle médical si leur handicap a déjà été reconnu par la commission départementale d'éducation spéciale (CDES) ;

– ne sont exonérés qu'après avis du médecin-conseil de la caisse d'assurance maladie dont ils relèvent si leur handicap n'a pas déjà été reconnu par la CDES.

Exonération des frais de soins consécutifs à des sévices sexuels sur mineur

Le décret n° 2001-833 du 13 septembre 2001[144] a prévu l'exonération des frais de soins consécutifs aux sévices sexuels subis par des mineurs.

Sont concernés tous les soins subis par des mineurs victimes d'actes prévus et réprimés par les articles 222-23 à 222-32 et 227-22 à 227-27 du code pénal (voir chap. 7, « Information préoccupante et signalement »).

L'article 1er de ce décret stipule que :

> « Saisie d'une demande de l'assuré, de la victime, de son médecin ou de son représentant légal, ou lorsqu'une enquête de police judiciaire, une instruction préparatoire ou une mesure d'assistance éducative prévue à l'article 375 du code civil a été engagée, la caisse d'assurance maladie sollicite l'avis du contrôle médical sur le principe et la durée de l'exonération [...]. Le contrôle médical se prononce sur la base des éléments communiqués par le médecin traitant et, le cas échéant, de l'expertise médico-psychologique mentionnée à l'article 706-48 du code pénal.
>
> L'exonération est fixée pour la durée du traitement, si nécessaire au-delà de la majorité de la victime, et peut être prolongée. »

143. Ainsi l'association La Chaîne de l'Espoir, 96, rue Didot, 75014 Paris.

144. Décret n° 2001-833 du 13 septembre 2001 fixant les modalités de la suppression de la participation de l'assuré au titre des frais de soins consécutifs aux sévices sexuels subis par des mineurs et modifiant le code de la sécurité sociale (deuxième partie : « Décrets en Conseil d'État »).

Le décès de l'enfant

Qu'il résulte de la maladie ou d'un accident, le décès d'un enfant ou d'un adolescent constitue une épreuve douloureuse pour toute sa famille[145]. Ces moments sont également vécus avec difficulté par les personnels. Les services qui y sont confrontés doivent réfléchir — en s'aidant de formations spécialisées — aux attitudes et organisations qui peuvent permettre d'affronter ces situations et d'accompagner le mieux possible les familles[146].

Le décès à l'hôpital ou au domicile

Des études et réflexions ont été conduites sur le choix du lieu de décès en cas de mort d'un enfant[147]. Elles ont montré qu'à la fois, le domicile est spontanément désigné par les enfants et leurs parents comme le lieu le plus approprié pour mourir, mais qu'il est souvent très difficile de trancher entre l'hôpital et le domicile, étant donné le sentiment d'insécurité éprouvé par les jeunes patients et leur entourage[148].

Autant que possible, il convient donc de proposer une véritable alternative concernant le lieu de décès, entre le domicile et l'hôpital. Il est nécessaire dans le premier cas de disposer d'une possibilité d'encadrement médicalisé au domicile, permettant d'y faire appel 24 heures sur 24, dans le cadre notamment d'une hospitalisation à domicile. La faculté de procéder sans difficulté à des allers-retours entre le domicile et l'hôpital, avec un accès direct possible en permanence dans le service hospitalier est l'autre volet d'une telle organisation, pour les cas où la situation devient trop difficile à assumer à domicile.

Cette question a été récemment précisée par la Haute Autorité de santé[149].

---

145. Sur ce point, voir notamment S.D. Kipman : « La mort de l'enfant est toujours un scandale. Les enfants n'ont pas le droit de mourir. Leur mort est trop injuste, trop illogique. Porteurs d'avenir, chargés des souhaits et des espérances des adultes, ils doivent impérativement, à toute force, vivre au delà de notre propre existence » (« Le scandale le plus grand », in *La mort à vivre,* éd. Autrement, 1987).

146. Sur l'ensemble du sujet, on se reportera à notre ouvrage *Le décès à l'hôpital, op. cit.*, 2012.

147. On évalue à approximativement 2 500 à 4 000 le nombre d'enfants décédés de maladie par an, du post natal à l'adolescence dont 80 % des enfants décèdent actuellement à l'hôpital, essentiellement dans les centres hospitalo-universitaires. Tous les services de pédiatrie sont concernés mais plus particulièrement les secteurs de néonatologie, réanimation, oncohématologie et neurologie (*source :* circulaire DHOS/O1/DGS/DGAS n° 2004-517 du 28 octobre 2004 relative à l'élaboration des SROS de l'enfant et de l'adolescent).

148. Association François-Xavier Bagnoud, *Accompagner un enfant en fin de vie : hôpital ou domicile ?*, Éditions ENSP, 2001.

149. HAS, *Enjeux…, op. cit.*, p. 25.

Les formalités administratives

Au plan administratif, le décès de l'enfant, ou son imminence, imposent à l'hôpital, comme pour tout autre décès, des démarches précises, énoncées principalement par les articles R.1112-68 à R.1112-76-1 du Code de la santé publique. Ainsi :

– lorsque l'état de santé d'un enfant hospitalisé s'est aggravé et qu'il est en danger de mort, il doit être transporté, avec toute la discrétion souhaitable, dans une chambre individuelle du service ;

– ses parents et proches doivent obtenir toutes facilités pour demeurer auprès de lui et l'assister dans ses derniers instants ;

– sa famille, si elle n'est pas présente, doit être prévenue dès que possible et par tous moyens appropriés de l'aggravation de l'état de l'enfant et de son décès[150] ;

– la notification du décès doit être faite :

• pour les mineurs étrangers dont la famille ne réside pas en France, au consulat le plus proche,

• au directeur du service départemental de l'Aide sociale à l'enfance (ASE), pour les mineurs qui en relèvent,

• au directeur de l'établissement dont ils relèvent ou à la personne chargée de la garde pour les mineurs relevant des dispositions relatives à la protection de l'enfance et de l'adolescence,

• conformément aux dispositions du Code civil (art. 80), le directeur ou le préposé qu'il désigne doit faire la déclaration du décès auprès de l'officier de l'état civil de la commune où est implanté l'établissement, dans un délai de 24 heures.

Deux situations méritent cependant un examen particulier :

– le décès dans la période périnatale[151] ;

– la mort subite et inexpliquée du nourrisson (MSIN).

Les certificats de décès

L'établissement par l'officier de l'état civil, à la mairie, de l'acte de décès d'un enfant est effectué, selon le droit commun, sur le fondement d'un certificat de décès établi par un médecin, immédiatement après que le décès ait été constaté.

Une particularité existe cependant pour les décès d'enfants : un certificat de décès spécifique doit être établi pour les enfants vivants et viables décédés avant le 28e jour suivant la naissance. L'usage de ce document est imposé par un arrêté

150. S'agissant des décès en maternité, le code de déontologie des sages-femmes (décret n° 91-779 du 8 août 1991) prévoit de la sorte que « la sage-femme qui juge que la vie [...] de l'enfant est en danger imminent au cours de l'accouchement ou de ses suites doit prévenir la famille ou les tiers désignés par la patiente afin de lui ou de leur permettre de prendre les dispositions qu'ils jugeront opportunes » (art. 32).

151. *« Infans pars viscerum matris » :* l'enfant non encore né est simplement une partie du corps de la mère.

ministériel du 24 décembre 1994. Des certificats vierges doivent en conséquence être à la disposition des établissements pratiquant des accouchements et à celle des services de néonatologie.

Il s'agit en l'espèce d'un certificat établi en accord avec les recommandations de l'Organisation mondiale de la santé (OMS) visant à l'harmonisation des modèles de certificat au niveau international et des données statistiques relatives aux décès dans la période périnatale.

Ainsi, selon l'âge de survenue du décès, l'un ou l'autre des deux modèles de certificat de décès[152] :
– le premier concernant les décès à partir du 28e jour et qui est le certificat de décès « ordinaire » ;
– le second concernant les décès jusqu'au 27e jour après la naissance (morts-nés exclus), comportant à la fois les causes néonatales et maternelles ainsi que des renseignements détaillés sur les caractéristiques de l'enfant, des parents et de l'accouchement. Du fait de sa plus grande complexité, ce certificat comporte un guide détaillé d'utilisation.

Les deux modèles de certificats de décès utilisés sont disponibles auprès des délégations territoriales des agences régionales de santé. Ils comprennent un volet administratif (partie haute et publique) commun aux deux modèles et un volet médical (partie basse confidentielle) propre à chacun des deux certificats.

Préconisations de la Haute Autorité de santé

La Haute Autorité a énoncé dans ce domaine une série de préconisations dans la perspective des procédures de certification des établissements de santé[153] :
– recueillir de manière anticipée les souhaits de la famille (représentant du culte du choix de la famille), et organiser le soutien à la famille (psychologues, associations) ;
– organiser un lieu d'intimité prévu par l'établissement pour que l'entourage de l'enfant puisse rester auprès de lui aussi longtemps que possible ;
– dédier du temps pour l'expression des sentiments de l'équipe de soins, le bilan de l'accompagnement de l'enfant et de son entourage, et ne pas admettre un enfant dans la même chambre trop rapidement après le décès pour favoriser le deuil des soignants ;
– former l'ensemble des professionnels à la problématique de la mort de l'enfant.

■ Dans l'unité de soins

Sur ce sujet toujours difficile, un certain nombre de conseils utiles, à partir d'expériences en unité de réanimation, sont proposés dans le *Guide de*

152. Ces certificats ont été introduits par la circulaire DGS/VS 1 n° 96-719 du 22 novembre 1996 relative à l'utilisation de nouveaux modèles de certificats de décès.
153. HAS, *Enjeux…*, *op. cit.*, p. 25.

l'hospitalisation des enfants[154]. La Haute Autorité de santé a formulé par ailleurs des points de référence en la matière.

Quatre recommandations principales peuvent en être dégagées.

Veiller à la communication avec les parents

L'expérience montre tout l'intérêt pour les équipes de disposer d'un lieu spécifique, si possible accueillant et chaleureux (« pièce des parents ») pour les entretiens avec les parents : ceci permet d'éviter, pour l'annonce de toutes les nouvelles graves ou délicates, les entretiens dans les salles d'attente ou les couloirs, qui doivent par principe être proscrits. Cette pièce peut éventuellement être aménagée de telle sorte qu'elle permette aux parents de s'isoler et, le cas échéant, d'y dormir.

Il est important d'offrir aux parents, dans toutes les situations difficiles, un interlocuteur privilégié : il doit s'agir dans la mesure du possible du médecin senior avec lequel les parents ont pu préalablement établir un bon contact et se sentir en confiance. La permanence d'un même interlocuteur est très importante pour délivrer une information adaptée et homogène, mais aussi pour s'assurer que les informations données ont été bien comprises.

L'infirmière qui s'occupe plus particulièrement de l'enfant doit être invitée, lorsqu'elle le peut, à participer à cet entretien, ainsi (notamment en réanimation) que le praticien qui suivait l'enfant dans la phase initiale du séjour et avec lequel les parents ont pu établir des liens privilégiés.

L'information sur les formalités administratives et les modalités des obsèques doit être effectuée soigneusement : elle est généralement d'une grande aide aux parents, souvent désemparés dans ces circonstances. Certaines unités ont établi à cet effet des brochures permettant de réunir pour les parents de l'enfant décédé toutes les informations utiles.

Les parents abordent alors souvent la situation de leurs autres enfants, de la famille. Il est important, lorsque les circonstances s'y prêtent et que l'équipe y est elle-même préparée, que soit envisagée avec eux l'annonce de la mort aux frères et sœurs, aux parents proches, ainsi que l'aide que pourra ultérieurement leur apporter une prise en charge psychologique (C. Buisson).

Certains hôpitaux proposent systématiquement une rencontre d'un administrateur de l'hôpital avec la famille, afin de présenter des condoléances au nom de la communauté hospitalière et aussi pour aborder, avec le tact nécessaire, certaines questions qui peuvent demeurer en suspens et provoquer ultérieurement des litiges mal venus (frais de séjour, objets déposés, etc.).

La Haute Autorité de santé recommande que lorsque le décès de l'enfant se passe à son domicile, le service adresse aux parents une lettre de condoléances pour leur témoigner le soutien de l'équipe et la possibilité d'une rencontre à leur

---

154. Voir les contributions suivantes : Pr P. Hubert, « La mort d'un enfant en réanimation et l'accompagnement des parents : la réflexion d'une équipe », p. 257-260 ; A. Ernoult-Delcourt, « Accompagner les parents à "apprivoiser l'absence" », p. 261 ; C. Buisson, « Accueillir dans l'urgence », p. 236.

convenance. « Les parents sont sensibles au fait que leur enfant a laissé un souvenir, une trace dans la mémoire des professionnels qui l'ont soigné[155]. »

En cas d'hospitalisation à domicile, l'intervention d'un soignant qui connaît la famille, après le décès, au domicile familial doit être encouragée.

Permettre la présence des parents dans la chambre au moment du décès

Jusqu'à une période récente, la présence des parents dans la chambre de l'enfant sur le point de mourir était le plus souvent refusée catégoriquement. Elle apparaît aujourd'hui davantage comme une faculté qui doit être laissée aux parents et qui peut permettre de rendre parfois ces circonstances plus humaines et moins traumatisantes ; elle peut permettre aux parents de trouver une place dans les soins, d'accompagner leur enfant jusqu'au terme de sa vie et faciliter leur deuil ultérieur. Il ne saurait être question pour autant de suggérer et encore moins d'imposer aux parents leur présence auprès de leur enfant, mais cette demande doit être entendue et rendue possible. Si les parents ne souhaitent pas ou ne peuvent être présents dans la chambre au moment de décès, il doit leur être proposé de voir le corps de leur enfant mort ultérieurement, avant son transfert en chambre mortuaire.

Chaque fois qu'il est réalisable, l'aménagement d'une pièce spécifique dans l'unité pour permettre à la famille de se recueillir auprès de l'enfant décédé est recommandé.

Prendre en compte les souhaits des parents s'agissant des pratiques mortuaires

La Haute Autorité de santé a souligné la nécessité de laisser aux parents le temps d'accomplir le ou les rituels qui leur sont propres, lorsque la mort de l'enfant se passe à l'hôpital. Ceci en tenant compte de la grande variété possible de ces rituels, tous chargés d'une forte valeur symbolique.

Certains d'entre eux sont plus courants que d'autres, mais « tous ont leur place à l'hôpital. Toutes les civilisations, toutes les cultures ont des rituels qui permettent aux vivants d'accompagner l'inévitable souffrance de la mort d'un enfant ».

Souvent les soignants savent ce que souhaitent les parents, parce que dans la cohabitation entre un service et une famille, des échanges ont eu lieu, des paroles importantes ont été dites. Il importe d'anticiper pour recueillir les souhaits de la famille. Ces informations doivent être partagées avec tous les membres de l'équipe et avec l'équipe de soins palliatifs, de façon que chacun sache quoi faire et comment se comporter.

Il est capital de laisser du temps pour les adieux à l'enfant avant le transfert dans la chambre mortuaire. L'hôpital doit s'organiser pour permettre que ces adieux puissent avoir lieu dans les meilleures conditions possibles.

155. HAS, *Enjeux…*, *op. cit.*, p. 25.

Organiser le soutien des parents après le décès

L'équipe soignante peut apporter un soutien limité, mais souvent appréciable dans l'immédiat : par exemple, proposer une sédation pour le premier soir, prévenir le médecin traitant du décès, indiquer les coordonnées d'un pédopsychiatre qui peut aider à préciser la conduite à tenir vis-à-vis des frères et sœurs[156].

Les situations de décès brutal, notamment lorsque l'enfant décède dès son arrivée à l'hôpital, par exemple en service d'urgence, justifient des précautions particulières. « Il faut accepter d'être présent, de prendre du temps et de laisser aux parents le temps de voir leur enfant avant le transport à la [chambre mortuaire] de l'hôpital » (C. Buisson). D'une manière générale, il faut permettre aux parents, autant que possible, de voir le corps de leur enfant dans l'unité de soins (unité d'urgence, chambre où il était hospitalisé), dans un environnement spontanément moins brutal que les locaux de la chambre mortuaire, quel qu'en soit par ailleurs l'aménagement. De la même façon, « l'enfant accidenté a besoin qu'on lui redonne une apparence visible, qu'on panse les plaies les plus apparentes. La dernière image que les parents vont garder de leur enfant ne doit pas être trop défigurée, trop détruite » *(ibid.)*.

> « Certains parents souhaitent revenir dans le service qui a connu leur enfant. Cette possibilité doit leur être ouverte. Enfin il faut penser à proposer aux parents de l'aide pour l'après et leur donner par écrit les coordonnées de personnes ou d'associations ressources.
>
> Les parents et la fratrie se souviendront toute leur vie des paroles, des gestes des professionnels lors de ces moments d'intense souffrance. La formation s'impose pour tous et pas uniquement pour l'équipe de soins palliatifs[157]. »

Les familles des enfants pour lesquels une autopsie a été effectuée doivent être rencontrées par les médecins, afin que leur soient expliqués les résultats. Il est recommandé d'adresser systématiquement une lettre aux parents endeuillés afin de leur rappeler que les médecins et surveillantes sont à leur disposition pour répondre à leurs questions et reparler des circonstances de la fin de vie de leur enfant. Cette lettre peut leur indiquer également les possibilités existantes de soutien psychologique, ainsi que les coordonnées d'associations de bénévoles ou de groupes de parole de parents d'enfants décédés.

> « Lorsque le décès de l'enfant se passe à l'hôpital, il est souhaitable que quelques membres du service qui ont connu l'enfant et la famille soient présents à la levée du corps[158]. »

---

156. Parmi d'autres initiatives, on citera le livret « Repères pour vous, parents en deuil » élaboré par I. Levêque (service de réanimation pédiatrique du groupe hospitalier Necker-Enfants malades) et A. Ernoult. Ce livret contient des recommandations abordant les différentes étapes du deuil que les parents seront amenés à affronter, ainsi que des informations sur la conduite vis-à-vis des autres enfants ou des proches. Il offre aussi des adresses d'associations d'aide aux parents endeuillés et des références bibliographiques.

157. HAS, *Enjeux…*, *op. cit.*, p. 25.

158. *Ibid.*

Respect du corps de l'enfant

Les parents disposent d'un droit sur le corps de leur enfant décédé. Dans l'arrêt Pannulo et Forte c/France du 30 octobre 2001, la Cour européenne des droits de l'homme a condamné, sur le fondement de l'article 8 de la Convention, la restitution tardive à des parents italiens du corps de leur enfant de deux ans décédé au cours de son hospitalisation en France. Les autorités avaient conservé pendant sept mois le corps pour les besoins de la procédure pénale, engagée compte tenu des circonstances particulières du décès. Les juges européens ont considéré qu'un tel comportement des autorités judiciaires françaises constitue une violation des droits des parents au respect du droit à la vie privée et familiale.

La mort inattendue du nourrisson

La mort inattendue du nourrisson (fréquemment appelée « mort subite du nourrisson ») concerne les cas de décès « survenant brutalement chez un nourrisson alors que rien, dans ses antécédents connus, ne pouvait le laisser prévoir »

Cette définition est issue des récentes recommandations de la Haute Autorité de santé en la matière, intitulées *Prise en charge en cas de mort inattendue du nourrisson (moins de 2 ans)*[159]. Ce texte porte à la fois sur la prise en charge médicale lorsque survient un tel décès et de façon plus large sur la problématique de la protection de l'enfance.

Le texte de référence était jusqu'alors une circulaire ministérielle DGS/225/2B du 14 mars 1986, qui avait, pour la première fois, organisé dans notre pays des procédures spécifiques à suivre dans les circonstances de ces décès et constitué des centres de référence régionaux de la mort subite du nourrisson (MSN).

La Haute Autorité de santé, après avoir souligné que la mort inattendue du nourrisson était la première circonstance de mortalité néonatale (malgré les progrès résultant du changement de couchage, promouvant le couchage decubitus dorsal), a jugé qu'elle restait encore trop souvent inexplorée et donc inexpliquée du fait d'un manque de prise en charge homogénéisée. D'où la nécessité d'y porter tout l'intérêt requis pour :

– mener des investigations diagnostiques afin d'établir la cause du décès ;

– organiser la prise en charge de la famille et des personnes présentes au moment du décès ;

– identifier des décès accidentels qui pourraient être à l'origine de mesures de prévention ;

– faire la part d'éventuels cas de maltraitance.

Cet objectif fixé par la Haute Autorité justifie que pour tous les cas de mort inattendue du nourrisson, des investigations soient menées au sein d'une structure hospitalière.

Compte tenu de l'existence de centres de référence régionaux pour prendre en charge les cas de mort subite du nourrisson définis par la circulaire du

159. Document validé en février 2007, <www.has-sante.fr>.

14 mars 1986, et compte tenu de leur expérience et des compétences dont ils disposent, ces centres sont les structures appropriées pour la prise en charge des cas de mort inattendue du nourrisson. La Haute Autorité a recommandé des modifications d'organisation et leur dénomination en « centres de référence pour la mort inattendue du nourrisson » (« MIN »).

Liste des centres régionaux de référence pour la mort inattendue du nourrisson

Alsace :	CHU de Hautepierre, avenue Molière, Strasbourg
Aquitaine :	Hôpital des enfants, 169, cours de l'Argonne, Bordeaux
Auvergne :	Hôtel-Dieu, avenue Vercingétorix, Clermont-Ferrand
Bourgogne :	CHRU, Hôpital des enfants, 10, boulevard du Maréchal de Lattre-de-Tassigny, Dijon
Bretagne :	CHR de Brest, 5, avenue Foch, Brest CHR de Rennes, rue Henri-Le Guilloux, Rennes
Centre :	Centre de pédiatrie Gatien de Clocheville, 49, boulevard Béranger, Tours
Champagne-Ardenne :	CHR de Reims, 23, rue des Moulins, Reims
Corse :	Hôpital d'enfants, Groupe hospitalier de la Timone, boulevard Jean-Moulin, Marseille
Île-de-France :	Hôpital Cochin, Maternité, 27, rue du Faubourg Saint-Jacques, Paris Groupe hospitalier Necker-Enfants Malades, 149, rue de Sèvres, Paris Hôpital Antoine-Béclère, 157, rue de la Porte de Trivaux, Clamart
Languedoc-Roussillon :	Hôpital Saint-Charles, 300, rue Auguste-Broussonet, Montpellier
Limousin :	Hôpital universitaire Dupuytren, 2, avenue Alexis-Carrel, Limoges
Lorraine :	Maternité Régionale Adolphe-Pinard, 6, rue du docteur-Heydenreich, Nancy
Midi-Pyrénées :	CHU Purpan, place du docteur Baylac, Toulouse
Nord-Pas de Calais :	Hôpital régional, place de Verdun, Lille
Basse-Normandie :	CHRU Clémenceau, avenue Clémenceau, Caen
Haute-Normandie :	Hôpital Charles-Nicolle, Rouen
Pays de la Loire :	CHU de Nantes, place Alexis-Ricordeau, Nantes CHR d'Angers, 1, avenue de l'Hôtel-Dieu, Angers
Picardie :	CHR d'Amiens, place Victor-Pauchet, Amiens
Poitou-Charentes :	Cité hospitalière de la Miletrie, 350, avenue Jacques-Cœur
Provence-Côte d'Azur :	Hôpital d'enfants, Groupe hospitalier de la Timone, boulevard Jean-Moulin, Marseille Hôpital de Cimiez, avenue Victoria, Nice
Rhône-Alpes :	Hôpital de Bellevue, boulevard Pasteur, Saint-Etienne Centre hospitalier Lyon-Sud, Clinique médicale infantile, Pierre-Bénite CHRU de Grenoble, La Tronche
Réunion :	CHD de Félix Guyon, Saint-Denis
Antilles-Guyane :	CHR de Fort-de-France, rue Carlos-Finlay, Fort-de-France

Les recommandations de février 2007 étant complètes, il convient de s'y référer en tant que de besoin.

On retiendra cependant plus particulièrement les aspects suivants, en pratique hospitalière, étant observé que ces décès surviennent très majoritairement hors de l'hôpital : le plus souvent, les parents appellent les services de secours depuis leur domicile ou acheminent le corps de l'enfant spontanément vers un service d'urgences.

Conduite à tenir lors d'un premier contact téléphonique et pour le premier intervenant sur place

En cas de suspicion de décès ou de décès avéré d'un nourrisson et si les personnes qui ont trouvé l'enfant inanimé n'ont pas directement alerté le centre 15, il est recommandé au professionnel de santé (médecin de famille, médecin urgentiste, etc.) ou à la structure de secours (pompiers, etc.) qui reçoit l'appel téléphonique de contacter immédiatement un médecin régulateur du centre 15. La gestion de la situation doit en principe être effectuée directement par le médecin régulateur.

Il est recommandé dans ce contexte :

– d'envoyer immédiatement les secours les plus proches selon les procédures préétablies localement, et simultanément, chaque fois que possible, un véhicule d'urgence médicalisé (SMUR, de préférence pédiatrique) ;

– de rechercher par l'interrogatoire si la mort est avérée. En cas de doute sur un arrêt cardiaque récent et si l'appelant y est prêt, le médecin régulateur peut lui proposer des gestes de secourisme (en le conseillant par téléphone) en attendant l'arrivée des secours ;

– de maintenir un contact téléphonique avec l'appelant ;

– de faire préciser les circonstances de l'événement. Tout appel reçu au centre 15 étant systématiquement enregistré, il est recommandé dans ces situations de transmettre une copie de l'enregistrement au pédiatre du centre de référence où l'enfant sera adressé ;

– de demander s'il y a des enfants présents (fratrie ou autres enfants) et s'assurer que ces enfants soient éloignés du lieu du drame et pris en charge par une tierce personne.

Le transfert du corps de l'enfant

La Haute Autorité de santé recommande que les premiers intervenants ou la régulation du centre 15 prennent contact le plus rapidement possible avec un centre de référence MIN afin d'organiser le transfert immédiat de l'enfant vers cette structure.

Les parents doivent être informés de ce transport et l'intérêt de ce transfert vers un centre hospitalier spécialisé qui pourra leur proposer un accueil plus adapté et où pourront être menées les investigations médicales nécessaires pour rechercher la cause du décès doit leur être expliqué.

Le médecin habituel de l'enfant ou de la famille, mais aussi le médecin de PMI, qui ont un rôle essentiel dans la prise en charge des parents et de la fratrie doivent également être prévenus dès que possible, soit par le premier intervenant, soit par le médecin du centre de référence.

Au moment du transfert, les parents doivent être tenus informés des suites de la prise en charge de leur enfant. Ils doivent disposer par écrit des coordonnées du centre de référence où est transporté leur enfant (adresse de l'hôpital, service, nom du médecin ou du chef de service) ainsi que le nom du médecin qui les a pris en charge initialement.

Si les parents amènent directement leur enfant dans une structure de soins autre qu'un centre de référence, il est indispensable d'organiser un transfert secondaire du corps vers un tel centre.

Le signalement à l'autorité judiciaire

La question du signalement peut se poser à tout moment de la prise en charge et quel que soit le lieu du décès. Toute personne a l'obligation de signaler (art. 434-3, C. pén.) les cas de maltraitance ou les cas de forte suspicion (indices graves, précis et concordants) de maltraitance. Pour les médecins, il s'agit d'une dérogation au secret professionnel (art. 226-14, C. pén.). Le signalement, s'il est fait à l'initiative de l'hôpital, sera confié à un chef de service ou au directeur de l'hôpital ou son représentant.

Certains signes (ecchymoses multiples ou d'âges différents, morsures, brûlures de cigarettes, maigreur extrême) peuvent faire d'emblée fortement évoquer une maltraitance et requérir un signalement judiciaire immédiat.

Dans les autres cas, la situation sera évaluée au cas par cas aussi sur le lieu du décès qu'à l'hôpital, à la lumière des premières investigations. L'appréciation devra être fondée par les professionnels hospitaliers, lorsqu'ils sont amenés à le faire, uniquement sur des éléments objectifs. En cas de doute sur l'interprétation d'un élément clinique ou sur la conduite à tenir, le médecin intervenant sur place peut contacter pour avis un médecin légiste.

Le signalement s'effectue par appel au procureur de la République (art. 74, CPP). Il est important dans ces cas d'informer les parents (ou le tiers) de la démarche qui a été engagée et de leur expliquer les éléments d'observation qui ont conduit au signalement. Le centre MIN doit en être informé.

Parallèlement, il convient de cocher sur le certificat de décès la mention « obstacle médico-légal ».

Le transport du corps

La Haute Autorité de santé préconise que tous les cas de mort inattendue du nourrisson soient explorés pour rechercher la cause du décès : naturelle, accidentelle ou non accidentelle.

Il est indispensable de prendre le temps d'expliquer aux parents l'importance de cette démarche, essentielle pour pouvoir comprendre l'origine du décès et pour leur apporter de l'aide.

Si malgré ces explications, les parents refusent le transport du corps de l'enfant, et compte tenu du caractère primordial des explorations médicales systématiques, il est recommandé de faire la synthèse des informations déjà disponibles sur les circonstances du décès.

Le transport du corps nécessite au préalable d'obtenir *l'autorisation du maire* (à Paris, du préfet de police), selon les modalités prévues pour les prélèvements devant être effectués sur des personnes décédées en dehors de l'hôpital. Ces obligations doivent être respectées, quels que soient les inconvénients qui en résultent pour les examens médicaux (la Haute Autorité de santé a exprimé dans ces recommandations le souhait d'une modification de la réglementation applicable, cette dernière pouvant actuellement retarder le transfert de plusieurs heures, si le décès intervient la nuit, le week-end ou un jour férié). Le transport doit avoir lieu dans un *véhicule habilité.*

Il est recommandé de proposer aux parents d'accompagner leur enfant dans le véhicule de transport et que l'enfant soit transporté directement au centre de référence qui effectuera les explorations médicales. Le centre sera prévenu de l'arrivée de l'enfant et de la famille afin de leur préparer un accueil adapté.

En cas de signalement d'emblée au Parquet, les conditions de transport sont ordonnées par les autorités de justice. Les parents doivent être informés du lieu où est transporté leur enfant. Le médecin urgentiste doit remettre aux parents les coordonnées du centre de référence MIN pour qu'ils puissent s'y adresser secondairement, afin d'y recevoir toute explication ou le soutien nécessaire.

L'accueil des parents

À l'arrivée des parents au centre de référence, il est recommandé notamment :

– de s'adresser à eux en évoquant l'enfant décédé par son prénom ;

– de veiller à ce qu'ils soient rapidement reçus par un membre de l'équipe, qu'ils n'attendent pas et qu'ils soient accueillis dans un bureau ou une chambre calme permettant de préserver la confidentialité de l'échange ;

– de leur confirmer la réalité du décès avec précaution ;

– d'initier un dialogue « prudent, patient, attentif et compréhensible », afin de leur donner des informations sur la démarche entreprise pour comprendre ce qui est arrivé à leur enfant, tout en recueillant les informations nécessaires au diagnostic ;

– de leur proposer et de les aider, s'ils le souhaitent mais sans l'imposer, à revoir leur enfant dans un endroit calme, où ils pourront le toucher, le prendre dans leurs bras pendant le temps qu'ils souhaiteront ;

– de leur donner des informations claires sur les décisions et les choix qu'ils vont être amenés à faire, concernant les démarches administratives, les obsèques, etc., ainsi que sur les prochaines étapes de leur prise en charge ;

– de leur rendre, s'ils le souhaitent, le carnet de santé de leur enfant après l'avoir photocopié, les vêtements qu'il portait ;

– s'il s'agit d'un nouveau-né pour lequel les parents ne possèdent pas de photographie, de leur proposer de faire, à leur intention, une photo de l'enfant qui restera disponible dans son dossier ;

– de proposer les coordonnées d'un psychologue pour mettre en place un soutien psychologique des parents et de la fratrie.

L'autopsie et les résultats des examens

Elle constitue un examen clé dans le bilan pour déterminer les causes du décès : pathologie médicale, cause non naturelle ou mort subite du nourrisson si aucune autre cause n'est retrouvée. Il convient donc de procéder à une autopsie médicale pour chaque cas de décès de nourrisson survenu de façon inattendue.

L'autopsie sera réalisée, de préférence, par un pathologiste compétent en pathologie pédiatrique et, si possible, dans les 48 heures qui suivent le décès, selon un protocole standardisé et reconnu internationalement.

L'accord des parents est requis (les deux titulaires de l'autorité parentale doivent consentir, ou un seul en cas d'impossibilité de consulter l'autre titulaire de l'autorité parentale, art. L.1232-2, CSP). L'autopsie ne nécessite en revanche pas l'accord parental si elle est effectuée dans un cadre médico-judiciaire, à la demande de l'autorité judiciaire.

Face au traumatisme majeur que représente la mort d'un nourrisson, il est indispensable de prendre le temps d'expliquer aux parents l'intérêt de cette autopsie et son caractère systématique, en utilisant des informations claires et des mots simples.

Il est recommandé que les résultats, même partiels, de l'autopsie médicale soient communiqués aux parents par le pédiatre du centre de référence MIN lors d'un entretien, le plus rapidement possible (dans la semaine) et sans attendre les résultats de l'étude histologique.

Les résultats complets des investigations, qui nécessitent une confrontation multidisciplinaire, doivent être expliqués aux parents et un compte rendu de synthèse leur être proposé, si possible dans les trois mois suivant le décès.

Le suivi des parents, de la fratrie, de l'entourage et des personnes en charge de l'enfant, à moyen et long terme

La Haute Autorité de santé énonce toute une série de recommandations pour l'accompagnement des membres de la famille de l'enfant décédé, en confiant au pédiatre du centre de référence MIN la charge de l'organiser et d'être pour la famille comme pour les professionnels l'interlocuteur de référence.

La prise en charge financière

Aucun frais lié à la prise en charge de l'enfant et de la famille ne doit être imputé aux parents. Le centre de référence qui accueille le corps de l'enfant doit prendre en charge la totalité des frais directs, et notamment : le transport de l'enfant (y compris en cas de transport par un opérateur privé), les investigations, l'autopsie et le coût du transport du retour du corps.

De même, en cas de nécessité d'un transport secondaire du corps vers un autre hôpital pour la réalisation d'examens (imagerie, autopsie), les frais doivent être pris en charge par le centre de référence MIN.

Pour la prise en charge des frais annexes (intervention médicale initiale, coût du retour des parents…), la Haute Autorité de santé recommande l'organisation d'une concertation entre les différents acteurs locaux (CPAM, conseils généraux, ARS, etc.).

La protection du mineur en danger

- Les principes généraux
- L'accueil et le diagnostic
- L'élaboration d'un projet thérapeutique
- Information préoccupante et signalement
- Les dispositifs administratif et judiciaire

7

Les principes généraux

Les actions de protection de l'enfance sont plus que jamais nécessaires compte tenu du nombre de mineurs en situation de danger[1]. La mobilisation requise en la matière concerne toutes les institutions en lien avec les problématiques de l'enfance.

La Haute Autorité de santé, dans ses recommandations récentes pour la certification des établissements de santé accueillant des mineurs[2], a pu ainsi légitimement affirmer que « le dépistage et la prise en charge des enfants victimes de mauvais traitements et/ou d'abus sexuels fait partie intégrante des missions des établissements de santé accueillant des enfants » et que « l'hôpital est un lieu approprié pour repérer la maltraitance : c'est un lieu neutre où l'enfant peut être observé calmement et isolément ».

Ce texte de référence souligne également que « la maltraitance des enfants est impensable et dérangeante, ce qui explique souvent son déni fréquent ainsi que les insuffisances du repérage et de la prise en charge ».

> « Elle doit être distinguée de la maltraitance ordinaire, faite d'attentes interminables, d'entraves inexpliquées, de manque d'écoute, d'information, etc. dont la conséquence pour les enfants et les adolescents peuvent être non négligeables[3]. »

---

1. Jusqu'en 2006, l'Observatoire de l'action sociale décentralisée (ODAS) a géré les statistiques de l'enfance en danger. Selon cet organisme, on comptait, en 2006, 98 000 enfants en danger dont 19 000 maltraités. Un rapport de l'Observatoire national de l'enfance en danger (ONED) de mai 2013, indiquait qu'au 31 décembre 2010, 273 000 enfants de moins de 18 ans bénéficiaient d'au moins une mesure administrative ou judiciaire, soit un taux de 19 % de la tranche d'âge. La majeure partie des mesures étaient prises sur le fondement de l'article 375 du Code civil. Selon l'Observatoire national de la délinquance et des réponses pénales (ONDRP), les statistiques de la police et de la gendarmerie nationales dénombraient 6 038 cas de « mauvais traitements et abandons d'enfants de moins de 15 ans » en 1996 et 14 485 cas en 2007.

2. HAS, *Enjeux…*, *op. cit.*, p. 26.

3. C. Compagnon et V. Ghadi, *La maltraitance « ordinaire » dans les établissements de santé : étude sur la base de témoignages*, Collège de la Haute Autorité de santé, 2009.

La notion de mauvais traitements

À l'hôpital, les mauvais traitements sur des mineurs peuvent être évoqués par l'équipe hospitalière dans deux types de situations distinctes[4] :

– celle où l'enfant est amené par un parent ou un autre adulte ; la maltraitance est alors le motif de la consultation ;

– celle où la maltraitance est suspectée, alors que le motif de la consultation est tout autre.

Cette seconde situation est de loin la plus fréquente.

Les définitions établies par l'Observatoire de l'action sociale décentralisée (ODAS) sont les plus couramment utilisées[5]. On distingue ainsi :

– l'enfant en risque de maltraitance : tout enfant connaissant des conditions d'existence qui mettent en danger sa santé, sa sécurité, sa moralité, son éducation ou son entretien, sans pour autant être maltraité ;

– l'enfant maltraité : tout enfant victime de violences physiques, d'abus sexuels, de violences psychologiques, de négligences lourdes ayant des conséquences graves sur son développement physique et psychologique ;

– l'enfant en danger : cette catégorie regroupe les deux précédentes.

Les mauvais traitements peuvent être constatés ou présumés devant :

– des lésions traumatiques. Certaines lésions peuvent être graves, voire fatales comme les hématomes sous-duraux, des brûlures étendues, certaines lésions viscérales. D'autres peuvent ne pas présenter ce degré de gravité clinique immédiate (ecchymoses, hématomes, certaines fractures d'évolution rapidement favorable...) ;

– des troubles de l'état général, hypotrophies, retards psychomoteurs, troubles graves du comportement consécutifs à des négligences ou à des carences graves de soins ;

– des lésions et des troubles relatifs à des agressions sexuelles qu'il s'agisse des abus extra-familiaux, des abus incestueux ou commis par un familier de l'enfant.

En dehors des enfants victimes de sévices et de rejets manifestes, d'autres enfants en danger présentent des symptômes plus difficiles à interpréter qui doivent être reconnus et bien identifiés comme signaux d'alarme (fugue, tentative de suicide, anorexie...). Les sévices psychologiques en font partie : ils incluent « les manifestations de rejet affectif, le sadisme verbal, les humiliations, la dévalorisation, les exigences éducatives aberrantes ou inadaptées à l'âge et aux possibilités de l'enfant[6] » ;

Si l'agitation, l'instabilité alertent généralement le personnel hospitalier, il n'en est pas toujours de même en cas d'inhibition, d'attachement excessif ou de manifestations psychosomatiques.

---

4. HAS, *Enjeux...*, *op. cit.*, p. 26. Ces recommandations de la HAS traitent de la maltraitance « hors établissements de santé », autrement dit dont la cause est extérieure à la prise en charge hospitalière elle-même.

5. *L'observation de l'enfant en danger : guide méthodologique*, ODAS Éditeur, 2001.

6. C. Rey-Salmon, C. Adamsbaum, *Maltraitance chez l'enfant*, Lavoisier, 2013.

Éléments de contexte

Plusieurs indications se dégagent de manière générale de l'examen des situations de maltraitance :

– tous les services hospitaliers sont concernés : les unités de pédiatrie générale bien entendu, mais tout autant les unités des urgences et les unités spécialisées (chirurgie, neurologie, radiologie, orthopédie, ophtalmologie, ORL, pédopsychiatrie), les maternités, etc.

– le passage à l'hôpital, bien qu'étant le plus souvent bref dans le parcours de l'enfant en danger, peut constituer un moment déterminant, à plusieurs titres :

- pour préciser le diagnostic et effectuer un bilan lésionnel complet,
- pour établir des relations d'aide et de confiance avec la famille,
- pour évaluer le danger encouru par l'enfant,
- pour protéger l'enfant en décidant si nécessaire d'informer les autorités administratives ou judiciaires (voir *infra*, « Information préoccupante et signalement »),
- pour organiser un projet thérapeutique.

– aucun milieu socio-économique, aucune ethnie ne sont épargnés par ces situations, même si les mauvais traitements physiques sont constatés ou plus facilement dépistés dans les milieux défavorisés, et que les sévices psychologiques sont davantage le fait des milieux aisés ;

– en tout état de cause, les frontières de définition de la maltraitance paraissent parfois incertaines :

> « Où s'arrête le droit des parents à corriger leurs enfants[7] ? Comment définir les mauvais traitements psychologiques ? Où se situe la frontière entre des relations familiales normales et un "climat incestueux" ? Cette définition est de plus fonction des références personnelles de chacun, de la culture familiale, de la place que la société fait à l'enfant[8]. »

Les textes de référence

Les pouvoirs publics ont rappelé dans de nombreux textes les obligations de signalement auxquelles sont tenus les professionnels.

Ils les ont également invités à faire preuve du plus grand discernement dans leurs décisions : la qualité des réponses qui sont apportées, aussi bien à la famille qu'à l'enfant, ont en effet le plus souvent des conséquences importantes pour la suite des interventions, à l'hôpital comme en dehors.

On se référera utilement, en particulier, aux textes suivants :

– la circulaire du 9 juillet 1985[9] ;

---

7. Les limites tolérables des *violences légères* exercées à ce titre ne sont pas précises et les juges les apprécient souverainement. En tout état de cause, elles ne doivent compromettre en aucune façon la santé physique et psychique de l'enfant.

8. A. Fourcade, A.-S. Poisson-Salomon, N. Daudet (dir.), *Enfants et adolescents victimes de maltraitance, leur prise en charge aux urgences*, AP-HP/Doin, 1995, p. 5.

9. Circulaire DGS/407/2B du 9 juillet 1985 relative à l'accueil et à la prise en charge des enfants en danger, victimes de sévices ou de délaissement.

– la loi du 10 juillet 1989[10], qui a notamment créé un service national d'accueil téléphonique de l'enfance maltraitée (SNATEM devenu service national d'accueil téléphonique de l'enfance en danger [STATED], voir *infra,* « Les dispositifs administratif et judiciaire ») ;

– la circulaire du 27 mai 1997[11], dont les orientations ont été ultérieurement étendues aux mineurs victimes de toutes formes de maltraitance[12]. La circulaire du 13 juillet 2000[13] a en effet par la suite voulu rééquilibrer les dispositifs existants en une approche globale de la prise en charge (médicale, psychologique et sociale) des mineurs victimes de maltraitance dans les lieux où ils peuvent être accueillis et soignés. Elle a pointé les inconvénients d'une focalisation principale de la vigilance sur les seules victimes de violences sexuelles : effets sur la cohérence de la prise en charge globale, spécialisation excessive pouvant conduire à négliger d'autres symptômes et particulièrement les maltraitances sur les tout-petits (entre 0 et 3 ans), etc. ;

– le guide ministériel *Le praticien face aux violences sexuelles,* publié en 2000 par le ministère de l'emploi et de la solidarité, et alors présenté comme un « outil technique de référence »[14] ;

– le rapport du Conseil national de l'Ordre des médecins sur les sévices à enfant[15], rappelant en 2001 les obligations des médecins dans ces circonstances ;

– la circulaire du 3 juillet 2001[16], qui vise des établissements non régis par la législation hospitalière, mais apporte des indications utiles pour gérer des situations comparables à l'hôpital ;

– la loi du 5 mars 2007[17], qui a poursuivi trois objectifs : renforcer la prévention, améliorer les dispositifs d'alerte et de signalement et diversifier les modes d'intervention auprès des enfants et de leur famille, en recherchant une synergie de l'ensemble des professionnels concourant à la protection de l'enfance.

L'article L.112-3 du Code de l'action sociale et des familles qui en est issu dispose que :

> « La protection de l'enfance a pour but de prévenir les difficultés auxquelles les parents peuvent être confrontés dans l'exercice de leurs responsabilités éducatives, d'accompagner les familles et d'assurer, le cas échéant, selon des modalités adaptées à leurs besoins, une prise en charge partielle

---

10. Loi n° 89-487 du 10 juillet 1989 relative à la prévention des mauvais traitements à l'égard des mineurs et à la protection de l'enfance.

11. Circulaire DGS/DH n° 97-380 du 27 mai 1997 relative aux dispositifs régionaux d'accueil et de prise en charge des personnes victimes de violences sexuelles.

12. Circulaire DGS/DH n° 2000-39 du 13 juillet 2000 relative à l'extension aux mineurs victimes de toutes formes de maltraitance des dispositions de la circulaire n° 97-380 du 27 mai 1997 relative aux dispositifs régionaux d'accueil et de prise en charge des personnes victimes de violences sexuelles.

13. *Ibid.*

14. Ce document figure sur le site Internet du ministère chargé de la santé : <www.sante.gouv.fr>.

15. R. Saury, *Les sévices à enfant : conduite à tenir pour le médecin traitant*, rapport au Conseil national de l'Ordre des médecins, *avril* 2001.

16. Circulaire n° 2001-306 du 3 juillet 2001 relative à la prévention des violences et maltraitances notamment sexuelles dans les institutions sociales et médico-sociales accueillant des mineurs ou des personnes vulnérables.

17. Loi n° 2007-293 du 5 mars 2007 réformant la protection de l'enfance.

ou totale des mineurs. Elle comporte à cet effet un ensemble d'interventions en faveur de ceux-ci et de leurs parents. Ces interventions peuvent également être destinées à des majeurs de moins de vingt et un ans connaissant des difficultés susceptibles de compromettre gravement leur équilibre. La protection de l'enfance a également pour but de prévenir les difficultés que peuvent rencontrer les mineurs privés temporairement ou définitivement de la protection de leur famille et d'assurer leur prise en charge. »

– enfin, la Haute Autorité de santé a récemment énoncé plusieurs préconisations sur ce sujet (voir encadré)[18].

L'ensemble de ces textes convergent pour établir la place importante des services hospitaliers : au-delà de leur mission de soins, de recherche et d'enseignement, leur action est essentielle en matière de prévention, de détection et de prise en charge médico-psychosociale ; il leur revient par ailleurs de s'assurer que le suivi de l'enfant est bien effectué et cohérent à sa sortie.

Préconisations de la Haute Autorité de santé pour la prise en charge des mineurs en danger

– Mettre en place un référent « maltraitance », connu des professionnels.
– Former dans le cadre de l'établissement de santé tous les professionnels intervenant auprès des enfants au dépistage, à la prise en charge et à la prévention de la maltraitance.
– Organiser en coordination avec ce référent et le service de pédiatrie un groupe « situation à risque de maltraitance », constitué au minimum d'un pédiatre, d'un soignant, d'un psychologue, d'un enseignant, d'un éducateur, d'un assistant social. Dans les cas où l'établissement ne dispose pas des professionnels in situ, ce groupe doit être créé par une convention avec un service spécialisé, un réseau ou une association référente.
– Organiser les rapports entre le référent maltraitance et le groupe constitué « situation à risque de maltraitance » avec le médecin traitant et les services extérieurs à l'établissement de santé (PMI, services sociaux, notamment service social communal, service de santé scolaire, service de protection de l'enfance, éventuellement gendarmerie, brigade des mineurs).
– Rédiger et mettre à disposition un document, facilement consultable, donnant toutes les indications sur la conduite à tenir (circuits de signalement aux autorités administratives et/ou judiciaires, appel du 119) et de brochures ou articles utiles

18. HAS, *Enjeux…*, *op. cit.*, p. 26.

L'accueil et le diagnostic

La qualité de l'accueil de l'enfant maltraité est une nécessité à la fois pour rassurer l'enfant et pour créer une relation de confiance. Elle est par ailleurs déterminante pour la prise en charge ultérieure. Tels sont les postulats de la circulaire du 9 juillet 1985[19] qui demeure dans ce domaine le texte de référence.

Des précautions y sont formulées à l'attention des équipes hospitalières, pour assurer un accueil qui soit à la fois :

– approprié aux menaces pesant sur l'enfant ;

– attentif à sa souffrance ;

– respectueux autant de sa personnalité que de ses liens familiaux, aussi dégradés soient-ils.

Ce texte souligne par ailleurs que la méconnaissance des sévices dont les enfants sont victimes favorise leur pérennisation et conduit dans la majorité des cas à des récidives qui peuvent avoir de graves conséquences, susceptibles dans certains cas d'être fatales.

Il rappelle la responsabilité essentielle des médecins hospitaliers en la matière, puisqu'ils sont amenés à poser le diagnostic de mauvais traitements.

Comme cela a été indiqué, les pouvoirs publics ont publié en 2000 un guide ministériel traitant plus particulièrement des violences sexuelles[20]. Ce guide insiste également sur la nécessité d'une écoute attentive de l'enfant. Il comprend des indications utiles pour toutes les situations de mauvais traitements dans certaines pages essentielles (p. 14 à 19).

Par ailleurs, dans le prolongement de la loi du 17 juin 1998[21], des protocoles de prise en charge des mineurs victimes d'agressions sexuelles et de maltraitance ont été mis en place au sein de certains hôpitaux et ont bénéficié à ce titre de financements spécifiques. Ces protocoles ont été publiés à titre d'exemple par le ministère et de l'emploi et de la solidarité[22].

---

19. Circulaire DGS/407/2B du 9 juillet 1985 relative à l'accueil et à la prise en charge, par les établissements d'hospitalisation publics et privés, des enfants en danger, victimes de sévices ou de délaissement.

20. *Le praticien face aux violences sexuelles,* Ministère de l'emploi et de la solidarité, 2000.

21. Loi n° 98-468 du 17 juin 1998 relative à la prévention et à la répression des infractions sexuelles ainsi qu'à la prévention des mineurs.

22. Circulaire cabinet n° 2002-97 du 14 février 2002 relative aux suites de la campagne de prévention des maltraitances et des violences sexuelles sur mineurs et à la prise en charge des mineurs victimes.

L'accueil en urgence

Les personnes victimes de violence doivent être en principe accueillies à l'hôpital dans le service d'urgence de l'hôpital[23], en liaison avec l'unité médico-judiciaire (lorsqu'il en existe une). Toutefois :

– les enfants doivent de préférence être reçus dans le service de pédiatrie, par le pédiatre de garde ;

– les adolescentes victimes de violences sexuelles doivent être accueillies si possible dans un service de gynécologie-obstétrique.

Cet accueil doit pouvoir avoir lieu 24 heures sur 24, un psychiatre exerçant au sein de l'établissement devant pouvoir intervenir si nécessaire.

La circulaire du 22 octobre 2001 ajoute que :

> « Le médecin (doit tenir) compte du contexte social, familial et psychologique dans lequel les actes de violences se sont produits et [veiller] à ce que les soins ne constituent pas un traumatisme supplémentaire. Ces soins ne doivent pas compromettre les éléments médico-légaux. »

L'accueil en urgence doit en effet poursuivre une triple finalité[24] :

– les soins nécessités par l'état de la victime ;

– la réalisation des actes médicaux, examens et prélèvements nécessaires à la constitution du dossier médico-légal ;

– la prise en charge médico-psychologique de la victime et de son entourage.

Mauvais traitements et admission à l'hôpital

L'expérience montre que les enfants en danger sont rarement amenés directement, à la suite d'un flagrant délit par exemple, par la brigade des mineurs ou la police.

Généralement, aucune spécificité ne caractérise les circonstances d'admission des enfants en danger, victimes de sévices ou de délaissement. Ils sont adressés à l'hôpital par les équipes de secteur, le médecin traitant et souvent amenés par leurs parents. Les mauvais traitements ou leur suspicion sont parfois d'emblée le motif d'admission, mais nombreux sont les enfants admis pour un motif médical non nécessairement lié à la pathologie des mauvais traitements[25].

Le premier devoir de tout médecin, généraliste ou spécialiste, est de protéger l'enfant.

---

23. Circulaire n° DHOS/E1/2001/503 du 22 octobre 2001 relative à l'accueil en urgence dans les établissements de santé des personnes victimes de violences ainsi que de toutes personnes en situation de détresse psychologique.

24. Circulaire DGS/DH n° 97-380 du 27 mai 1997 relative aux dispositifs régionaux d'accueil et de prise en charge des personnes victimes de violences sexuelles.

25. Ces développements ainsi que ceux qui suivent sont pour l'essentiel issus de la circulaire du 9 juillet 1985.

L'indication d'hospitalisation doit être évaluée de façon individuelle, mais également dans une approche large, devant tout enfant maltraité ou susceptible de l'être.

Lorsqu'il s'agit d'un nourrisson, l'hospitalisation est la règle absolue pour éviter le risque de décès en cas de réitération des violences.

Le plus souvent, les parents, même s'ils sont eux-mêmes les auteurs des violences, adhèrent à un projet de soins à l'hôpital si celui-ci leur est proposé comme une aide. Le médecin doit donc fournir des explications aux parents dans ce sens, en évitant que l'admission soit perçue comme une sanction.

En cas de refus des parents dans une situation de danger avéré immédiat, un signalement doit être adressé en urgence au procureur de la République afin d'obtenir une ordonnance de placement provisoire (OPP), permettant le maintien de l'enfant dans la structure hospitalière contre l'avis des parents. En l'absence d'éléments de gravité immédiate, le médecin doit s'assurer, avant de laisser sortir le mineur, qu'une liaison sera effectuée avec le médecin traitant ou les services extérieurs susceptibles de connaître l'enfant.

Le médecin qui prend en charge le patient doit accorder une attention particulière lors de cette consultation[26] :

– à l'accueil et à l'information de la victime et de sa famille ou de son entourage en expliquant les modalités de la prise en charge qui leur est proposée et en préparant la victime à l'examen médical ;

– à l'examen médical qui poursuit deux objectifs, l'un thérapeutique (réalisation d'un examen médical, de prélèvements à visée préventive et thérapeutique) et l'autre médico-légal (recueil d'éléments probants).

À l'issue de cet examen, le praticien doit établir un certificat médical et le remettre, selon le cas, soit à la victime ou à son représentant légal, soit à l'autorité requérante.

La circulaire du 9 juillet 1985 formule plusieurs recommandations pour ces circonstances :

> – « le prétexte d'une cause organique permet aux familles en situation de crise ou de détresse de faire appel à l'hôpital, lieu neutre qui laisse espérer parfois le retour en famille sans autre formalité, mais parfois aussi une aide et un soutien. Le personnel des services concernés (notamment de pédiatrie générale) doit en conséquence demeurer attentif à ce mode de demande masquée, d'autant mieux repérable que l'hospitalisation n'est pas justifiée par une affection intercurrente » ;

– d'une manière générale, « l'hospitalisation de l'enfant doit être mise à profit comme un temps d'observation approfondie qui permettra d'éviter de nouvelles hospitalisations », voire d'amorcer une prise en charge.

26. Circulaire DGS-DH n° 97-380 du 27 mai 1997 déjà citée.

Indications d'hospitalisation

- lésions somatiques graves
- nourrisson de moins de 9 mois présentant des lésions traumatiques
- lésions traumatiques sans explication claire et cohérente
- risque de réitération liée au contexte
- retentissement émotionnel important sur l'enfant ou son entourage
- suspicion d'agression sexuelle avec agresseur présumé vivant avec la victime
- suspicion d'agression sexuelle avec découverte de grossesse
- suspicion de maladie sexuellement transmissible

Source: C. Rey-Salmon, C. Adamsbaum, *op. cit.*

L'incidence de l'environnement de l'enfant

La connaissance des facteurs de fragilisation et de dysfonctionnements familiaux[27] est un moyen important de faciliter le dépistage de certaines situations de danger pour l'enfant. Il en résulte que :

– tout en évitant la stigmatisation des familles, l'ensemble des équipes hospitalières doit être sensibilisé à l'existence de ces facteurs de risque et être attentif à leur accumulation chez telle ou telle famille ;

– leur action doit s'inscrire dans une optique résolument préventive.

Trois types de données semblent favoriser plus particulièrement les mauvais traitements :

– *Les données propres à l'enfant :* certaines circonstances de la naissance et certains traits propres à l'enfant constituent en effet un terrain favorable aux mauvais traitements :

• toute situation dans laquelle l'enfant est adultérin ou né d'un premier mariage, enfant non désiré (ou d'un sexe non désiré), enfant agité et ayant des troubles du sommeil, enfant anorexique, ayant une malformation ou tout autre handicap et cela, quel que soit le degré de ce handicap ;

• les circonstances dans lesquelles l'enfant peut être maltraité pour ce qu'il incarne l'abandon du conjoint ou encore un deuil concomitant à sa naissance ;

• la prématurité, celle-ci étant retrouvée dans près d'un quart des cas de maltraitance. Un état dépressif de la mère, le séjour prolongé de l'enfant en centre de prématurés font en effet parfois obstacle à l'établissement de relations d'attachement ;

• enfin, les enfants séparés de leur milieu familial, par suite de placements nourriciers ou institutionnels, peuvent présenter des troubles du comportement au retour qui traduisent leur difficulté d'adaptation. Les parents peuvent y répondre dans certains cas par une incompréhension devenant parfois « rejetante », agressive et brutale.

27. Circulaire du 9 juillet 1985 déjà citée.

– *Les données liées à sa famille et à son histoire*, lorsque l'un des parents et parfois les deux présentent des troubles psychopathologiques caractérisés, pouvant prendre des formes diverses :

- éthylisme ;
- psychose, état dépressif grave ;
- toxicomanie ;
- immaturité.

Dans de nombreux cas cependant, les parents concernés sous l'apparence de la « normalité », éprouvent des difficultés psycho-affectives qui se manifestent principalement à l'égard de leurs enfants ; par exemple, en exprimant des exigences éducatives inadéquates.

La circulaire du 9 juillet 1985 souligne que beaucoup de parents maltraitants ont connu dans leur enfance des situations perturbantes à type de carence massive, d'abandon, de placement, de dissociation familiale ; il n'est pas rare qu'ils aient été eux-mêmes victimes de sévices.

– *Des données liées à l'environnement socio-culturel* : certains enfants victimes de mauvais traitements appartiennent à des familles défavorisées où s'accumulent, à des degrés divers, insuffisance de ressources, chômage, mauvaises conditions de logement, pauvreté culturelle, isolement, difficultés d'adaptation et d'intégration sociale.

Ces facteurs à caractère social sont loin d'être exclusifs : il n'est pas rare que des cas de maltraitance, parfois parmi les plus troublants et les plus graves, soient constatés au sein de familles où tout paraît « normal » et où les conditions socio-économiques sont favorables, cumulant bonne insertion dans la vie sociale et dans la vie professionnelle.

Cette situation, qui peut paraître surprenante, renvoie au fait qu'il existe, dans la vie de toute personne, des périodes particulières de vulnérabilité : les modifications du statut matrimonial, la survenue d'une nouvelle grossesse et d'une naissance, les changements de domicile, le retour en famille d'enfants placés en sont les exemples les plus fréquents. L'impact de ces événements est potentiellement important sur l'équilibre général des relations familiales.

Dans tous les cas, une intervention précoce et une aide renforcée des familles particulièrement menacées sont recommandées. La pratique hospitalière semble indiquer par ailleurs que plus l'aide est précocement proposée, mieux elle est acceptée.

Le diagnostic de mauvais traitements

Le diagnostic de mauvais traitements[28] doit être assuré par un médecin, et s'appuyer s'il y a lieu sur les observations du personnel soignant, para-médical et social, ainsi que sur les informations diverses concernant l'enfant et sa famille, qui auront été obtenues auprès des différents services susceptibles de les avoir

28. Circulaire du 9 juillet 1985 déjà citée.

rencontrés : crèche, école, service de PMI, service polyvalent de secteur, centre médico-psycho-pédagogique (CMPP)...

Si le diagnostic de lésions traumatiques est habituellement facile à établir, le diagnostic de mauvais traitements est plus complexe. Il repose sur un faisceau d'indices tels que :

– le caractère des lésions traumatiques : topographie, aspect multifocal, association de plusieurs types de lésions traumatiques, lésions d'âges différents et évolution des lésions au cours de l'hospitalisation ;

– l'absence de pathologie médicale permettant d'expliquer les lésions constatées (élimination des diagnostics différentiels) ;

– les conditions d'admission et notamment le retard dans le recours aux soins ;

– les données de l'entretien avec les parents où sont constatées souvent une discordance entre l'anamnèse et les lésions constatées, des contradictions, voire des invraisemblances ;

– les antécédents de l'enfant (prématurité, placements et hospitalisations répétés, accidents suspects) et des autres enfants de la fratrie (décès inexpliqué...).

Des examens complémentaires sont généralement indispensables pour effectuer précisément le bilan lésionnel et éliminer un certain nombre de diagnostics différentiels : notamment un bilan biologique et radiographique.

Il est également recommandé d'examiner systématiquement tous les enfants de l'entourage du patient : au sein de la fratrie et dans le cadre de la collectivité de garde (assistante maternelle, crèche familiale...).

Les précautions à l'égard de l'entourage du mineur

> « Les familles maltraitantes sont très souvent en situation de grande détresse affective, morale ou matérielle et il peut exister, dans l'action de mener l'enfant à l'hôpital, au-delà même du déni des mauvais traitements, une demande d'aide qu'il faut savoir comprendre » (circulaire du 9 juillet 1985).

La qualité de la prise en charge que peut offrir l'hôpital à la famille et à l'enfant joue alors un rôle déterminant pour la suite des interventions.

Des précautions s'imposent : dès l'admission, le personnel hospitalier doit se garder de juger les parents ou d'adopter à leur égard une attitude accusatrice (et *a fortiori* de rechercher un « aveu »), qui risque de provoquer un refus d'hospitalisation ou de compromettre les possibilités ultérieures d'aide et de soutien. Dans le doute, il revient au médecin de révéler aux parents, le moment venu, les résultats du diagnostic, d'évoquer le manque de vraisemblance des explications fournies et de ne pas cacher sa conviction du caractère non accidentel des lésions constatées.

> « D'emblée, l'équipe hospitalière doit [...] s'efforcer d'établir avec les parents une relation d'aide et de soutien, seule capable de clarifier leur rapport à l'enfant. Cette relation doit s'établir au fil des entretiens avec les médecins du service, les infirmières, l'assistante sociale et le psychologue. La réponse à l'attente des parents implique une compréhension de leurs

problèmes et une tolérance réelle à leur égard en dépit de leur attitude le cas échéant déconcertante ou irritante[29]. »

L'équipe hospitalière doit donc se garder de porter des jugements. Elle doit en revanche préparer les interventions extérieures à l'hôpital, qu'elles se situent pendant ou après l'hospitalisation de l'enfant, et notamment le signalement.

L'assistance psychologique lors de l'accueil

Pour toutes les situations où l'hôpital accueille des personnes victimes de violences, des dispositions ministérielles[30], qui ont en leur temps été accompagnées de créations de postes de psychologues, ont recommandé une attention particulière au soutien psychologique et au suivi médico-psychologique.

Les psychologues ont pour mission d'apporter aide et soutien à toutes les personnes victimes de violences et, d'une façon générale, aux patients et familles qui présentent une situation de détresse psychologique. Ils doivent mettre en place les liens indispensables avec les secteurs de psychiatrie, les autres services de l'établissement, avec les intervenants des services publics de protection de l'enfance et des associations d'aide aux victimes.

Pour respecter le caractère confidentiel des entretiens, on leur réservera utilement une pièce au sein des locaux d'urgence.

L'accueil et l'examen du mineur victime de violences sexuelles : recommandations ministérielles

Diversité des situations d'accueil

Vous êtes (...) médecin d'un service d'urgence, pédiatre, gynécologue, médecin d'un service départemental de PMI, interne de garde...

Vous avez en face de vous un tout-petit, un enfant, un adolescent, fille ou garçon (...).

Vous êtes (...) en consultation de PMI avec votre équipe ou dans une autre structure à la demande d'un partenaire (...), à l'hôpital (dans un centre hospitalier dépourvu de service de pédiatrie, aux urgences avec des collègues pédiatres proches, dans un CHU, dans un pôle de référence régional pour l'accueil de personnes victimes de violences sexuelles...).

La victime est un enfant

L'enfant quel que soit son âge est :

- seul ;
- accompagné de ses deux parents, de l'un des deux, vous les connaissez, vous ne les avez jamais rencontrés... ;
- accompagné par le SAMU, les pompiers, la brigade de protection des mineurs, la police, la gendarmerie — avec ou sans réquisition ;
- accompagné par une infirmière, une assistante sociale (avec ou sans l'accord des parents, avec ou sans mesure judiciaire)... ;
- domicilié chez ses parents, ou chez l'un des deux ou chez un proche, en fugue, en internat, chez une assistante maternelle, en foyer.

●●●

29. *Ibid.*
30. Circulaire n° DHOS/E1/2001/503 du 22 octobre 2001 déjà citée.

Des abus sexuels, qui peuvent être des caresses, attouchements, pénétration génitale, fellation, sodomie :
– sont clairement révélés
  • par l'enfant,
  • par une autre personne (en présence ou non de l'enfant) ;
– sont suggérés, avec plus ou moins de gêne et de sous-entendus ;
– sont non évoqués par l'enfant, mais suspectés par des tiers.

L'auteur présumé est nommé ou non, l'enfant vit avec l'auteur ou non.

Les faits sont récents ou anciens, uniques ou répétés.

Ils sont révélés pour la première fois ou ont déjà été révélés. Dans ce dernier cas, le praticien se fera préciser les conditions de la révélation et les suites déjà données. Le praticien évaluera si l'enfant est soutenu par quelqu'un de la famille, un proche ou un professionnel. Il appréciera également si on croit l'enfant ou s'il est absolument seul avec son problème.

Enjeu des premières minutes

Écouter la victime

L'accueil est une urgence. La victime doit être reçue rapidement et dans le calme pour qu'elle puisse parler et être écoutée. La personne doit se sentir rassurée, en confiance afin de ne pas vivre sa prise en charge comme une nouvelle agression. Elle doit être reçue, de préférence, en tête à tête avec le médecin ou, à sa demande ou avec son consentement, en présence d'une tierce personne.

Le but de cet accueil est d'évaluer le degré d'urgence de l'examen et la nécessité ou non de transférer la personne vers un centre spécialisé.

La qualité de cet accueil est capitale pour la victime dans le sens d'une restauration ultérieure et pour les suites judiciaires.

Informer la victime

Si la victime est adressée sur réquisition, il faut lui expliquer le but de la réquisition, son importance et ses obligations légales, puis résumer la mission qui est confiée au médecin.

Si la victime se présente spontanément, on doit lui donner, dès le stade de l'accueil, les informations nécessaires pour un éventuel dépôt de plainte, voire l'orienter vers une structure spécialisée. Elle peut être aidée dans ses démarches par un proche, l'assistante sociale du secteur ou une association d'aide aux victimes.

Toute victime doit être informée de ses droits. Idéalement, tout centre d'accueil de victimes de violences sexuelles devrait disposer d'une documentation informant les victimes de leurs droits.

[...]

L'enfant ne doit pas être considéré seulement dans sa situation d'enfant abusé : c'est avant tout un enfant.

Même si l'agression sexuelle fait encore peur, et que sa simple évocation risque de paralyser les professionnels, cet enfant souffre.

Il a besoin avant tout de quelque chose que chacun peut lui apporter ; de l'empathie et de la chaleur humaine plutôt que de la technicité. Pour l'aider, il est aussi nécessaire de bien connaître les professionnels vers lesquels l'orienter.

Conditions de l'accueil

L'attente doit être la plus courte possible, dans un cadre respectant l'intimité.

On utilise au mieux, une salle d'examen gynécologique adaptée avec un bon éclairage. Dans ce même lieu, tous les gestes pourront être réalisés : entretien, examen médical, photos éventuellement, prélèvements bactériologiques et médico-légaux, soins, conseils et recommandations sur le suivi ultérieur...

●●●

Les conditions optimales permettent à la personne de se laver à l'issue de l'examen et de s'habiller de linge propre[1].

L'agression sexuelle a été vécue dans l'effroi, avec un fort sentiment d'impuissance, sans capacité de réagir sous peine de mettre sa vie en danger. Elle est ressentie ensuite comme une expérience impensable, intransmissible et irréparable. La plupart des personnes agressées se taisent, incapables d'en parler.

Aussi, il faut beaucoup de courage à la victime pour surmonter ses sentiments de terreur, de culpabilité, d'incompréhension, de honte et d'isolement et oser faire ses démarches de plainte ou de demande de soins.

L'accueil des victimes de violences sexuelles est primordial, car il permet de réconforter, de rassurer des victimes choquées, traumatisées, de les informer et de les préparer à la prise en charge médicale en facilitant l'acceptation et le bon déroulement de l'examen clinique, mais permet également de préparer la victime aux éventuelles suites tant sur un plan judiciaire et médical que psychologique et social.

Qualité de l'entretien

– *L'enfant révèle des faits récents*

Il a besoin d'être écouté, pas interrogé. Le médecin n'est pas un enquêteur : que l'enfant évoque ou non des faits réellement vécus, s'il en parle c'est qu'il a besoin d'aide.

Il a besoin d'être réconforté.

- L'agresseur est extérieur à la famille ; les parents ont aussi besoin d'aide et sont souvent trop choqués pour aider eux-mêmes leur enfant. Il faut chercher avec eux des relais.
- L'agresseur vit avec l'enfant ; celui-ci doit alors être protégé, le jour même s'il existe un risque de récidive au domicile.

– *L'enfant révèle des faits anciens*

Il a besoin d'être écouté au moment où il est prêt à parler. On peut le féliciter d'avoir réussi à le faire et l'encourager à parler.

– *L'enfant est amené par un adulte de son entourage* qui allègue des révélations que l'enfant, souvent petit, lui aurait faites, dans un contexte, le plus souvent de conflit familial. Cette situation est la plus difficile, une évaluation pluridisciplinaire ne permet pas toujours d'y voir plus clair. Là encore le médecin n'a pas pour mission de chercher la vérité.

Il doit veiller à apporter de l'aide à un enfant peut-être réellement agressé, toujours potentiellement en danger dans ce type de situation. Il peut aussi apporter son aide à un adulte toujours en difficulté. Le médecin doit pouvoir proposer à l'adulte de parler avec lui en dehors de la présence de l'enfant. Rapidement le médecin doit introduire d'autres intervenants pour ne pas se retrouver inefficace, voire utilisé, manipulé, ces situations prenant parfois l'aspect d'un syndrome de Münchhausen par procuration. Il doit proposer de parler à l'enfant seul.

Le médecin doit :

- savoir que l'abus sexuel peut être un motif invoqué pour obtenir la garde de l'enfant en cas de séparation du couple parental. Le récit de l'enfant peut alors être « appris » ou « contaminé » par le parent revendicateur.

1. Certains hôpitaux prévoient à l'avance des « kits » pour l'accueil d'enfants victimes de violences sexuelles. Ces kits peuvent comprendre des sous-vêtements permettant de remplacer ceux de l'enfant qui feront l'objet de l'expertise, le matériel nécessaire aux prélèvements, une « check-list » des formalités et précautions (note des auteurs).

●●●

– *Un professionnel évoque une agression sexuelle et requiert un avis médical :* le médecin comme dans le cas précédent peut aider l'enfant. Rarement l'examen, mais on ne le sait pas d'avance, permettra de confirmer l'hypothèse. Le médecin doit inciter ce professionnel, s'il a été témoin ou confident direct de l'enfant, à adresser par écrit ce témoignage au procureur de la République.

Cas particuliers

– *L'enfant qui ne parle pas*

Si l'enfant ne parle pas, le médecin peut lui dire qu'il pourra parler plus tard, à lui-même ou à une autre personne de confiance. Il lui exprime sans chercher à le faire parler qu'il comprend que c'est très difficile de dire certaines choses, surtout si on a subi des pressions, des menaces. Sans donner de détails, il rappelle qu'il y a des choses que les adultes n'ont pas le droit de faire à des enfants. Il propose à l'enfant de le revoir.

Dans tous les cas, il convient de parler à l'enfant des autres personnes qui peuvent intervenir, de l'accompagner vers l'étape suivante soit physiquement, soit au moins par des explications suffisantes.

– *L'adolescente de 15 à 18 ans*

Aux termes de la loi [n° 80-1041 du 23 décembre 1980 relative à la répression du viol et de certains attentats aux mœurs], la révélation de violences sexuelles par une mineure de plus de 15 ans ne déliait pas le médecin du secret professionnel. La loi [n° 2007-293 du 5 mars 2007 réformant la protection de l'enfance] a modifié les dispositions du Code pénal.

Ainsi, l'article 226-13 relatif au secret professionnel n'est pas applicable dans les cas où la loi impose ou autorise la révélation du secret.

« En outre, il n'est pas applicable 1° à celui qui informe les autorités judiciaires, médicales ou administratives de privations ou de sévices, y compris lorsqu'il s'agit d'atteintes ou mutilations sexuelles, dont il a eu connaissance et qui ont été infligées à un mineur ou à une personne qui n'est pas en mesure de se protéger en raison de son âge ou de son incapacité physique ou psychique ; 2° au médecin, qui avec l'accord de la victime, porte à la connaissance du procureur de la République les sévices ou privations qu'il a constatés, sur le plan physique ou psychique, dans l'exercice de sa profession et qui lui permettent de présumer que des violences physiques, sexuelles ou psychiques de toute nature ont été commises. Lorsque la victime est un mineur ou une personne qui n'est pas en mesure de se protéger en raison de son âge ou de son incapacité physique ou psychique, son accord n'est pas nécessaire… Le signalement aux autorités compétentes effectué dans les conditions prévues au présent article ne peut faire l'objet d'aucune sanction disciplinaire. »

Les adolescents concernés sont particulièrement fragiles et vulnérables. Elles se trouvent dans une situation de détresse psychologique très souvent liée à un sentiment de culpabilité. Elles ont souvent du mal à communiquer ce qui leur est arrivé, parce qu'elles n'osent utiliser ou qu'il leur manque les mots pour le dire. Un rôle important du médecin est alors d'accepter, sans les juger, l'imprécision et de traduire en termes cliniques simples des faits innommables pour elles. De plus, on relève fréquemment chez ces victimes la notion d'agression sous influence, qu'elle soit d'origine toxique (alcool, psychotropes, drogues) ou de domination (violences infra-familiales, personnes ayant autorité, enseignant).

- savoir aussi qu'un parent anxieux, inquiet, dans un contexte de séparation conflictuelle, sans possibilité de communication, peut en venir à interpréter des symptômes de l'enfant, témoins de sa propre souffrance (cauchemars, recherche de proximité corporelle, masturbation compulsive, etc.) comme des indices d'un éventuel comportement incestueux.

Ces deux situations dans lesquelles l'enfant est toujours en danger, doivent impérativement faire l'objet d'une évaluation psychosociale approfondie.

●●●

L'examen médical

Aucun examen ne doit être pratiqué sans l'accord préalable de la victime, d'où l'importance de l'accueil et des explications qui lui sont fournies.

Il faut préparer la victime à l'examen médical en lui expliquant son déroulement et son importance.

La qualité de l'accueil et de l'entretien permet de la préparer à l'examen médical.

L'enfant doit être considéré dans sa globalité et ne doit pas être réduit à ses organes génitaux : trop souvent encore un examen des seuls organes génitaux est pratiqué. Outre le fait qu'en l'absence de lésion visible, cas le plus souvent rencontré, certains concluent hâtivement à l'absence d'abus sexuel, d'autres, de façon toute aussi erronée à l'absence de gravité. Polariser l'attention sur la zone génitale risque de fixer l'enfant dans son statut « d'abusé sexuel » alors qu'il faut l'aider à redevenir un enfant.

L'examen ne doit être pratiqué que lorsque l'enfant est en confiance et qu'il est prêt à l'accepter. De préférence, l'enfant sera examiné seul, mais il convient de lui en laisser le choix.

L'examen ne doit pas être traumatisant, ni aggraver la souffrance de l'enfant. Il peut au contraire être réparateur : le médecin, en parlant, peut montrer qu'il s'intéresse à l'enfant et l'amener de nouveau à investir, protéger et soigner son corps.

L'examen est indispensable, mais il n'est que très rarement urgent.

Il ne doit être pratiqué que par un médecin compétent et qui se sent capable de le faire.

Tout ceci doit être expliqué à l'enfant.

L'examen clinique initial des victimes de violences sexuelles (de sexe féminin ou masculin) est fondamental et ce d'autant qu'il survient précocement après les faits. Le rôle du médecin n'est pas de prouver que les révélations sont fondées ou non, que le viol a eu lieu ou non.

Il doit :
- dépister et traiter les traumatismes physiques et psychiques ;
- prévenir et traiter les maladies sexuellement transmissibles ;
- prévenir une grossesse ;
- colliger les données de l'anamnèse et de l'examen au sein d'un dossier et d'un certificat médical initial exhaustif.

Source : Recommandations mises à jour issues du guide *Le praticien face aux violences sexuelles*, Ministère de l'emploi et de la solidarité, 2000, réalisé sous la coordination de l'École des parents et des éducateurs Île-de-France.

Le suivi des victimes

On se référera utilement sur ce point à la circulaire du 27 mai 1997[31] :

> « Le médecin qui a accueilli en urgence la victime veille à ce que le suivi ultérieur de la victime soit assuré. Le relais pourra être pris, selon le cas et le souhait de la victime, par le praticien de l'établissement ou par un praticien exerçant en libéral.
>
> Une nouvelle consultation devra en règle générale être proposée à la victime dans les semaines suivant l'accueil initial. Le praticien qui prendra en charge la victime devra se montrer particulièrement vigilant aux différents signes que peut révéler son comportement (inappétence, fatigabilité, incapacité d'entreprendre, dépréciation de soi, idées de mort, représentation agressive du monde, phobies diverses, culpabilité, honte, dégoût de soi, peur de l'autre, etc.). Le praticien propose en outre une orientation en vue d'un soutien psychologique. »

31. Circulaire DGS-DH n° 97-380 du 27 mai 1997 déjà citée, « Le suivi des victimes ».

L'élaboration d'un projet thérapeutique

> « Outre l'étape diagnostique et le traitement immédiat, l'hospitalisation doit permettre, par la séparation aménagée des parents et de l'enfant, l'évaluation du danger encouru par celui-ci et l'élaboration d'un projet thérapeutique. »

C'est en ces termes que la circulaire du 9 juillet 1985 désigne, parallèlement aux mesures visant à protéger le mineur, les différents aspects de la prise en charge hospitalière : évaluation, accompagnement, travail en équipe.

L'évaluation du danger encouru par l'enfant

L'hospitalisation de l'enfant favorise en général des entretiens rapprochés avec la famille et de ce fait une meilleure connaissance des relations intra-familiales. Elle peut souvent permettre, une fois établi le diagnostic de mauvais traitements, de mieux évaluer le danger encouru par l'enfant dans sa famille. À cet égard, il n'y a pas forcément de parallélisme entre la gravité des lésions de l'enfant et le danger physique et moral qu'il encoure réellement. Pour autant, dès lors qu'existe une présomption de sévices ou de délaissement, des mesures de protection doivent être envisagées.

Cette évaluation doit prendre en compte le danger physique auquel l'enfant est exposé, d'autant plus grand que l'enfant est plus jeune, donc plus fragile et aussi plus isolé ; mais le danger psychologique, par les conséquences graves qu'il entraîne sur le développement de l'enfant, doit être considéré comme un élément tout aussi déterminant de la décision à prendre.

L'évaluation de ce danger est particulièrement délicate, d'autant plus que la famille n'a pas forcément conscience de la nocivité de son comportement. Cette phase essentielle dans l'élaboration d'un projet thérapeutique pour l'enfant et sa famille implique la mobilisation de toute l'équipe hospitalière.

L'accompagnement de la famille

L'enfant en danger, victime de sévices ou de délaissement, et la pathologie familiale qui est souvent à son origine, peuvent éprouver profondément les membres de l'équipe soignante. L'émotion qui en résulte peut conduire le personnel en contact avec ces enfants à se masquer la réalité des mauvais traitements ou au contraire à adopter une attitude de rejet, voire répressive, à l'égard de ces familles.

Deux écueils existent en permanence :
– la banalisation, qui peut faire écran au dépistage ;
– la dramatisation, qui peut conduire à des décisions hâtives dictées davantage par l'anxiété que par une juste évaluation de la situation.

La circulaire du 9 juillet 1985 recommande aux équipes hospitalières, dans ces circonstances :
– d'établir d'emblée avec les parents une relation d'aide et de soutien en vue d'assurer la prise en charge de l'enfant et de sa famille. Afin de faire accepter par les parents l'aide qui leur est proposée, une assistance pour les problèmes relationnels, psychologiques et affectifs en jeu peut être recherchée auprès de l'équipe de psychiatrie infanto-juvénile ou de psychiatrie générale ;
– d'avertir à l'avance la famille de toute mesure envisagée à son intention et de toute démarche effectuée auprès des autorités administratives ou judiciaires : le projet qui lui est proposé doit lui être présenté comme une aide et une protection et non comme une sanction.

Une prise en charge en équipe

De l'admission à la sortie, en passant par les phases d'évaluation du danger encouru par l'enfant et de préparation d'une mesure de protection à long terme, le travail sur un cas de mauvais traitement a une dimension essentiellement collective, à l'intérieur de l'unité de soins et en dehors.

À l'intérieur de l'unité

Dans ces situations, l'imbrication des données médicales, psychologiques et sociales rend nécessaire un travail d'équipe autour de l'enfant et de sa famille. Ce travail doit être effectué sur une base multidisciplinaire associant médecin, psychologue, assistante sociale, mais aussi tout le personnel paramédical et soignant ainsi que l'éducatrice de jeunes enfants :

> « Chacun de ces intervenants (doit occuper) la place qui lui revient de par sa compétence propre et sa personnalité, ce travail d'équipe ne reposant pas sur une confusion des rôles. Il convient, dans cet esprit, de prévoir des réunions de synthèse périodiques pour confronter les résultats des investigations médicales, sociales et psychologiques ainsi que les éléments d'observation fournis par les personnels soignants en relation étroite avec les familles » (circulaire du 9 juillet 1985).

Ce travail d'équipe doit permettre :
– de progresser dans l'évaluation de chaque situation ;
– d'avoir une attitude cohérente à l'égard des familles ;
– d'entretenir une mobilisation de l'équipe face à une pathologie psychosociale difficile.

Il peut notamment être fait appel à l'intersecteur de psychiatrie infanto-juvénile ou au secteur de psychiatrie générale pour soutenir ce travail d'équipe.

Entre les différentes unités hospitalières

La circulaire du 9 juillet 1985 précise les modalités de collaboration entre les différentes équipes :

– elles doivent s'enquérir du suivi donné à chaque situation de maltraitance qu'ils ont eu à connaître ou à suspecter, ou inversement doivent informer en retour les services par lesquels l'enfant a transité ;

– la connaissance exacte des suites données à une situation (réalité effective de mauvais traitements seulement suspectés, projet thérapeutique adopté) doit être un moyen de prendre l'exacte mesure de toutes les conséquences attachées à cette pathologie ;

– lorsqu'une équipe hospitalière acquiert une compétence particulière dans la prise en charge des enfants et des adolescents maltraités ou en danger et qu'elle est sollicitée par les autres services, elle doit pouvoir leur prêter son concours (informations, conseils, accueil de certains enfants posant des problèmes très spécifiques).

Entre l'hôpital et ses partenaires extérieurs

La collaboration des établissements de santé et de leurs équipes avec les autres professionnels et institutions concernés est indispensable,

> « d'autant que l'élaboration d'un projet thérapeutique repose en grande partie sur l'évaluation des potentialités de l'environnement familial et social de l'enfant, [et] sur les possibilités de soutien [offertes par] les secteurs[32] ».

Ainsi doivent être évitées les décisions isolées, tel le placement sanitaire d'un enfant, sans qu'en soient avisés les équipes de secteur et les médecins traitants. De telles décisions peuvent en effet avoir des conséquences préjudiciables : par exemple des récidives de mauvais traitements, parce que le retour de l'enfant dans sa famille n'a pu être préparé.

Certaines équipes hospitalières craignent que l'intervention d'une équipe extérieure ne remette en cause le fragile équilibre obtenu à la suite de longs entretiens avec la famille. Seule pourtant une relation de confiance mutuelle entre les différents services peut limiter les risques liés au changement d'intervenants et permettre une collaboration continue autour d'un projet thérapeutique.

---

32. Circulaire du 9 juillet 1985 déjà citée.

Information préoccupante et signalement

Face à des dangers dont un mineur pourrait être la victime, qu'ils soient constatés ou présumés, *la loi impose de façon générale de ne pas se taire et, face à certaines situations de danger, d'agir.* L'obligation de dénonciation ne porte plus, depuis la loi du 10 juillet 1989[33] sur les seuls sévices infligés à un mineur ou à une personne vulnérable, mais sur tous les mauvais traitements ou privations dont ces personnes peuvent faire l'objet.

Ceci est le fondement de *l'obligation de signalement,* consistant en l'information par toute personne, faisant ou non partie du personnel hospitalier, d'une situation de mineur en danger à une autorité compétente. Cette « dénonciation » concerne des faits et non des personnes.

À cette obligation générale de parler, imposée par les articles 434-1 et 434-3 du Code pénal, succède toutefois une exception générale pour les personnes tenues au secret professionnel, lesquelles sont tenues par une obligation d'agir pour empêcher la commission de faits criminels[34].

La loi du 5 mars 2007 relative à la protection de l'enfance a introduit une notion nouvelle : celle d'*information préoccupante.*

L'obligation de parler et d'agir

Ces obligations relèvent à la fois de la loi et de dispositions réglementaires.

Obligations légales

Le Code pénal énonce ces obligations *a contrario* en réprimant l'abstention de parler ou d'agir. Ainsi, l'article 434-3 (concernant la non-dénonciation de sévices, au chapitre « Des entraves à la saisine de la justice ») fait explicitement obligation à :

> « quiconque ayant eu connaissance de mauvais traitements ou privations infligés à un mineur de quinze ans ou à une personne qui n'est pas en mesure

33. Loi n° 89-487 du 10 juillet 1989 déjà citée.

34. L'ancien article 62 du Code pénal n'imposait un signalement que lorsqu'il y avait lieu de craindre le renouvellement ou la continuation des sévices ou des privations. Aujourd'hui, même s'il semble que les mauvais traitements ont cessé, la personne qui en a eu connaissance doit en aviser les autorités judiciaires ou administratives. Le législateur a en effet considéré que l'appréciation du risque de continuation de la maltraitance ne devait pas venir limiter l'obligation de signalement.

> de se protéger en raison de son âge, d'une maladie, d'une infirmité, d'une déficience physique ou psychique ou d'un état de grossesse, [d']en informer les autorités judiciaires ou administratives ».

L'article 223-6 du même code (« De l'omission de porter secours »), sans mentionner d'exception au titre du secret professionnel, prévoit que :

> « Quiconque pouvant empêcher par son action immédiate, sans risque pour lui ou pour les tiers, soit un crime, soit un délit contre l'intégrité corporelle de la personne s'abstient volontairement de le faire, est puni de cinq ans d'emprisonnement et de 75 000 euros d'amende.
>
> Sera puni des mêmes peines quiconque s'abstient volontairement de porter à une personne en péril l'assistance que, sans risque pour lui ou pour les tiers, il pouvait lui prêter, soit par son action personnelle, soit en provoquant un secours. »

L'article 434-1 fait obligation « à quiconque », c'est-à-dire à toute personne ayant connaissance d'un crime dont il est « encore possible de prévenir ou limiter les effets » ou dont les auteurs sont susceptibles d'en commettre de nouveaux qui pourraient être empêchés, d'en informer les autorités judiciaires[35].

L'article 40 du Code de procédure pénale[36] impose par ailleurs à toute autorité publique ou à tout fonctionnaire qui, dans l'exercice de ses fonctions, acquiert la connaissance d'un crime ou d'un délit, d'en aviser sans délai le procureur de la République auquel doivent être transmis tous les renseignements, procès-verbaux ou actes qui y sont liés.

À cet effet la loi ne fait aucune distinction selon la nature du crime ou du délit.

En outre, il est indifférent que le crime ou le délit porté à la connaissance de l'intéressé :

– ait lieu à l'intérieur ou à l'extérieur de l'établissement de santé ;

– ait été éventuellement commis par un fonctionnaire ou un agent, en service ou hors service.

L'article L.221-6 du Code de l'action sociale et des familles rappelle que les personnes participant aux missions du service de l'Aide sociale à l'enfance sont tenues de transmettre sans délai au président du conseil général ou au responsable désigné par lui toute information nécessaire pour déterminer les mesures dont les mineurs et leur famille peuvent bénéficier et notamment toute information sur la situation des mineurs victimes de mauvais traitements. Dans de telles conditions de transmission, aucune violation du secret professionnel ne peut leur être reprochée.

---

35. Le non-respect de cette obligation légale fait encourir une peine de trois ans d'emprisonnement et de 45 000 euros d'amende.

36. Art. 40, CPP : « Toute autorité constituée, tout officier public ou fonctionnaire qui, dans l'exercice de ses fonctions, acquiert la connaissance d'un crime ou d'un délit est tenu d'en donner avis sans délai au procureur de la République et de transmettre à ce magistrat tous les renseignements, procès-verbaux et actes qui y sont relatifs. »

Obligations déontologiques et professionnelles

Deux articles du Code de déontologie médicale définissent le rôle du médecin en présence de sévices à enfants :

– l'article 43 énonce que :

> « Le médecin doit être le défenseur de l'enfant lorsqu'il estime que l'intérêt de sa santé est mal compris ou mal préservé par son entourage » (art. R.4127-43, CSP).

– l'article 44 précise par ailleurs que :

> « Lorsqu'un médecin discerne qu'une personne auprès de laquelle il est appelé est victime de sévices ou de privations, il doit mettre en œuvre les moyens les plus adéquats pour la protéger en faisant preuve de prudence et de circonspection.
>
> S'il s'agit d'un mineur de quinze ans ou d'une personne qui n'est pas en mesure de se protéger en raison de son âge ou de son état physique ou psychique, il doit, sauf circonstances particulières qu'il apprécie en conscience, alerter les autorités judiciaires, médicales ou administratives » (art. R.4127-44, CSP).

Les infirmiers et infirmières sont tenus par des obligations similaires, l'article 7 du décret fixant leurs règles professionnelles prévoyant que :

> « Lorsqu'un infirmier ou une infirmière discerne dans l'exercice de sa profession qu'un mineur est victime de sévices ou de privations, il doit mettre en œuvre les moyens les plus adéquats pour le protéger, en n'hésitant pas, si cela est nécessaire, à alerter les autorités médicales ou administratives compétentes lorsqu'il s'agit d'un mineur de quinze ans[37]. »

Des dispositions comparables et explicites s'imposent notamment aux sages-femmes en application de leur code de déontologie[38].

Évaluation pluridisciplinaire et fondement de la décision

Comme cela a été indiqué, la première obligation du médecin, face à un enfant maltraité ou suspect de l'être, est de le protéger. L'hospitalisation permet une mise à l'abri immédiate et doit être utilisée autant que nécessaire.

La loi du 10 juillet 1989 a souligné l'importance de l'évaluation diligente de la situation du mineur afin de prendre une décision sur les suites à donner. L'évaluation, médico-psychosociale constitue par ailleurs une précaution indispensable. Elle requiert, chaque fois qu'elle est possible dans de brefs délais, la réunion en commun, multidisciplinaire, d'informations provenant de différentes approches (médecin, psychologue, assistante sociale…), et une concertation avec

---

37. Art. R.4312-7, CSP ; décret n° 93-221 du 16 février 1993 relatif aux règles professionnelles des infirmiers et infirmières.

38. Art. R.4127-316, CSP.

les intervenants que l'enfant et sa famille ont pu rencontrer (crèche, école, service de PMI, médecin traitant, service polyvalent de secteur…).

Tous les éléments d'information ainsi réunis et ceux tirés de l'examen clinique et de la consultation doivent être consignés avec précision dans le dossier médical et social du mineur: ils seront souvent essentiels en cas d'enquête judiciaire.

L'équipe médicale et soignante pourra être confrontée à plusieurs questions sur l'origine des lésions de l'enfant: peut-il s'agir d'un traumatisme accidentel? Les lésions sont-elles la conséquence violences exercées sur l'enfant? Ces violences ont-elles ou non un caractère intentionnel?

L'équipe hospitalière ne dispose généralement pas des outils nécessaires pour apporter des réponses fiables à ces questions. Elle se trouve alors placée dans la situation délicate de suspecter des mauvais traitements sur un enfant, sans aucune certitude. Dans ce contexte, le doute attaché au diagnostic peut « malmener » l'équipe et entamer sa cohésion. Des divergences risquent d'apparaître, tant dans l'analyse de la situation que dans les propositions à faire, notamment en matière de signalement.

Quoi qu'il en soit, l'équipe médicale est placée devant une double obligation déontologique et légale de protéger l'enfant, et notamment de violences futures exercées à son encontre.

Le signalement renvoie à la notion de danger[39]. Bien que non défini par le législateur, il peut être considéré comme l'acte par lequel un tiers dénonce une situation à une autorité qu'il estime compétente. Il n'est pas nécessaire d'avoir la preuve de mauvais traitements pour effectuer cette démarche. Ce signalement s'impose notamment lorsque le projet thérapeutique ne suffit pas à faire procéder aux aménagements nécessaires à la sécurité de l'enfant.

La façon dont doit être effectué le signalement n'est pas davantage définie par la loi. Cette information peut en principe être donnée par tout moyen, y compris par appel téléphonique (dans ce cas, il doit être conservé trace de l'auteur et la date de l'appel). En pratique, il est recommandé d'effectuer le signalement sous forme d'un document écrit. À l'hôpital, le signalement doit en principe être accompagné d'un certificat médical de constatations.

L'équipe hospitalière doit définir qui se charge de la rédaction de l'information préoccupante ou du signalement: chef de service, assistante sociale, tel ou tel praticien du service, le cadre infirmier… En tout état de cause, il est indispensable que la personne qui s'en charge ait une connaissance directe de l'enfant et ait pu constater personnellement les faits constitutifs du danger, manifeste ou présumé. La signature de plusieurs membres de l'équipe hospitalière donnera une valeur particulière au document; elle soulignera la collégialité de la décision.

39. Art. 375, C. civ.: « Si la santé, la sécurité, la moralité d'un mineur non émancipé sont en danger ou si les conditions de son éducation ou de son développement physique, affectif, intellectuel et social sont gravement compromises. »

Les informations préoccupantes

La loi du 5 mars 2007[40] a récemment réorganisé les procédures de signalement des mineurs en danger. Elle privilégie la voie administrative dans la gestion des mauvais traitements sur mineurs. Elle a institué au sein de chaque département une cellule départementale de recueil et de traitement des informations préoccupantes (CRIP)[41] comme un élément central dans le dispositif de protection de l'enfance en danger.

Placée sous l'autorité du président du conseil général, la CRIP a pour mission de collecter, conserver et utiliser toute information préoccupante[42], concernant les enfants en danger ou en risque de danger. La loi du 5 mars 2007 n'avait pas défini la notion d'« information préoccupante[43] », afin d'éviter la restriction de la communication[44].

Faisant suite à différentes tentatives de définition et, *in fine,* aux états généraux de l'enfance fragilisée (EGE, 2010), le décret du 7 novembre 2013[45] a donné la définition suivante de l'information préoccupante :

> « L'information préoccupante est une information transmise à la cellule départementale mentionnée au deuxième alinéa de l'article L.226-3 pour alerter le président du conseil général sur la situation d'un mineur, bénéficiant ou non d'un accompagnement, pouvant laisser craindre que sa santé, sa sécurité ou sa moralité sont en danger ou en risque de l'être ou que les conditions de son éducation ou de son développement physique, affectif, intellectuel et social sont gravement compromises ou en risque de l'être.
>
> La finalité de cette transmission est d'évaluer la situation d'un mineur et de déterminer les actions de protection et d'aide dont ce mineur et sa famille peuvent bénéficier » (art. R.226-2-2, CASF).

La loi du 5 mars 2007 prévoit non seulement que la CRIP collecte et traite les informations préoccupantes, mais aussi que ces informations lui soient communiquées. L'article L.226-2-1 du Code de l'action sociale et de la famille fait obligation aux personnes qui mettent en œuvre la politique de protection de l'enfance de transmettre sans délai toute information préoccupante à la CRIP, afin d'engager

---

40. Loi n° 2007-293 du 5 mars 2007 réformant la protection de l'enfance.

41. Art. L.226-3, CASF.

42. La notion d'informations préoccupantes a remplacé celle, plus restrictive, de mauvais traitements. Cette notion avait été proposée par l'Observatoire national de l'enfance en danger, pour éviter les risques de confusion entre des notions telles qu'information « signalante » ou signalement. « La notion d'informations préoccupantes englobe tous les éléments qui constituent un motif de préoccupation pour le professionnel concerné mais qui demandent à être recoupés ou approfondies par le biais d'une enquête sociale. Les termes employés reflètent l'idée que l'alerte doit être donnée le plus rapidement possible, avant même qu'existe une certitude quant à l'existence d'un véritable danger pour autrui » (P. Bonfils, A. Gouttenoire, *op. cit.*, p. 376).

43. Art. L.226-2-1, CFAS.

44. I. Kahn-Bensaude, J.-M. Faroudja, *La protection de l'enfance : signalement et information préoccupante,* Conseil national de l'Ordre des médecins, octobre 2010.

45. Décret n° 2013-994 du 7 novembre 2013 organisant la transmission d'informations entre départements en application de l'article L.221-3 du code de l'action sociale et des familles.

une évaluation et de déterminer les suites à donner[46]. Plusieurs possibilités s'offrent à cette cellule : évaluer la situation par rapport à leurs propres services (PMI, ASE), décider d'une action en direction du mineur et/ou de sa famille, saisir l'autorité judiciaire.

Le signalement

La loi n'a toutefois pas voulu donner un caractère trop rigide à ce principe de subsidiarité de l'action judiciaire par rapport à l'action administrative ; il est ainsi précisé (art. L.226-4, CASF) que le procureur de la République peut être directement avisé par toute personne travaillant au sein d'un service public, ou d'un établissement public ou privé, susceptibles de connaître des situations de mineurs en danger ou risquant de l'être, « du fait de la gravité de la situation ». Dans ce cas, la loi fait simplement obligation d'adresser une copie de cette transmission au président du conseil général.

Il s'avère que, dans certains cas, les informations transmises à la CRIP peuvent effectivement présenter un caractère de gravité et d'urgence (mauvais traitements avérés, révélation d'un abus sexuel…) requérant une protection judiciaire. Dès lors que la situation implique la sauvegarde de l'enfant, le procureur de la République sera saisi par la voie du signalement.

L'article L.226-4 du Code de l'action sociale et des familles impose ainsi au président du conseil général d'adresser sans délai un signalement au Procureur de la République :

– si l'enfant est en situation de danger, qu'il a fait l'objet d'une ou plusieurs mesures d'aide et que sa situation n'a pas changé, ou qu'il n'a jamais fait l'objet de mesures et que sa famille refuse l'intervention ou la collaboration avec le service de l'Aide sociale à l'enfance (ASE) ;

– si l'enfant est présumé être en situation de danger et qu'il est impossible d'évaluer la situation.

Le signalement permet au procureur de la République d'organiser en urgence la protection immédiate de l'enfant, par exemple par une ordonnance de placement provisoire (OPP).

Le signalement sera adressé au substitut du procureur de la République[47] en charge des mineurs (au tribunal de grande instance du lieu de résidence habituel du mineur). Il lui reviendra d'apprécier la situation, deux procédures parallèles et complémentaires pouvant être diligentées :

---

46. On lira utilement sur ces points I. Marbot-Daures, « Comprendre les dispositifs de protection de l'enfance en danger », *in* C. Rey-Salmon, C. Adamsbaum, *Maltraitance chez l'enfant, op. cit.*, 2013.

47. Le procureur de la République et le substitut des mineurs peuvent être joints aux heures ouvrables au tribunal de grande instance (TGI). Une permanence est assurée 24 heures sur 24, le substitut de garde pouvant être sollicité en dehors des heures ouvrables *via* les commissariats de police ou les brigades de gendarmerie qui disposent de la liste des magistrats de permanence et de leurs coordonnées téléphoniques.

Procédure en cas de suspicion de mauvais traitements

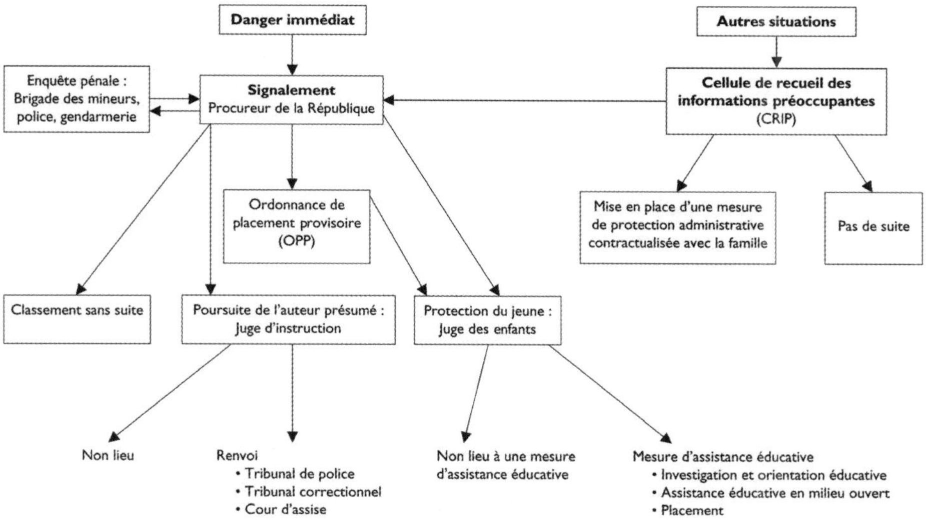

– *une enquête pénale* chargée de déterminer la nature exacte des faits à l'origine du traumatisme subi par l'enfant et d'en identifier les auteurs, confiée à un service de police ou de gendarmerie, le plus souvent spécialisé. Ce service effectue tous les actes de procédure sous le contrôle du Parquet, auquel il rend régulièrement compte de ses opérations. Dans ce cadre, une autopsie ou une expertise médicale peut être ordonnée, et les membres du service hospitalier peuvent être entendus. Au terme de l'enquête, la procédure peut être classée sans suite si aucune infraction n'a pu être caractérisée ou imputée à quiconque, donner lieu à une ouverture d'information pour qu'un juge d'instruction poursuive les investigations, ou conduire au jugement de la ou des personnes mise(s) en cause devant le tribunal correctionnel, dans les rares cas où les faits sont simples, de nature correctionnelle et imputables de manière certaine aux intéressés ;

– *l'ouverture d'un dossier d'assistance éducative* pour assurer la protection de l'enfant. Après avoir pris si nécessaire, à titre conservatoire, une ordonnance de placement provisoire (OPP), le Parquet saisit le juge des enfants. Ce dernier ordonne généralement une ou plusieurs mesures d'investigation pour mieux cerner la personnalité des protagonistes et la situation familiale — enquête sociale, investigation et orientation éducative (IOE), expertise psychologique ou psychiatrique — avant de décider, s'il estime que les conditions de l'article 375 du Code civil[48] sont réunies, soit une mesure d'assistance éducative en milieu ouvert

48. Art. 375, C. civ. : « Si la santé, la sécurité ou la moralité d'un mineur non émancipé sont en danger, ou si les conditions de son éducation ou de son développement physique, affectif, intellectuel et social sont gravement compromises, des mesures d'assistance éducative peuvent être ordonnées par justice à la requête des père et mère conjointement, ou de l'un d'eux, de la personne ou du service à qui l'enfant a été confié ou du tuteur, du mineur lui-même ou du ministère public. »

(AEMO), soit un placement de l'enfant, en structure collective (pouponnière) ou en famille d'accueil. Ces mesures sont indépendantes de la suite qui sera donnée aux investigations centrées sur la recherche d'éventuelles responsabilités pénales dans l'entourage de l'enfant. Si le principe de présomption d'innocence conduit, en cas de doute sur le caractère volontaire des agissements ayant conduit au traumatisme ou sur l'identification de l'auteur des violences, à ne pas donner de suite sur le plan pénal, cela ne doit évidemment pas faire obstacle à la protection de l'enfant, le principe de précaution devant prévaloir dans ce domaine sur celui de présomption d'innocence.

Droits des parents

La protection judiciaire de l'enfance prévoyait dès l'origine que le juge devait, en matière d'assistance éducative, rechercher l'adhésion des familles aux mesures proposées[49]. Pourtant, les droits des parents ont été longtemps le « parent pauvre » de la protection de l'enfance, vestige d'une conception paternaliste, voire infantilisante, du travail auprès des familles en difficulté. Alors que le principe du contradictoire est une pierre angulaire de la procédure civile française, il a fallu attendre le décret du 15 mars 2002[50] pour que les parents se voient reconnaître l'accès direct au dossier de protection judiciaire de leur enfant ; encore la loi a-t-elle prévu une restriction possible de ce droit en permettant au juge de soustraire certaines pièces à cette consultation[51].

Dans le domaine de la protection administrative, les parents sont pleinement associés aux mesures d'aide proposées, puisque celles-ci ne peuvent se mettre en place que s'ils l'acceptent par contrat. Ils peuvent, unilatéralement, y mettre fin à tout moment.

Enfin, la loi du 5 mars 2007 réformant la protection de l'enfance a prévu que les personnes qui mettent en œuvre la politique de protection de l'enfance et celles qui lui apportent leur concours — en clair, les différents services en charge de ce secteur au sein du conseil général —, et qui transmettent une information préoccupante à la CRIP, doivent préalablement informer de cette transmission, selon des modalités adaptées, le père, la mère, le tuteur ou toute autre personne exerçant l'autorité parentale, *sauf intérêt contraire de l'enfant*[52]. Cette disposition ne s'applique pas aux personnes travaillant au sein d'un service public ou d'un

49. Art. 375-1, C. civ. : Le juge des enfants « doit toujours s'efforcer de recueillir l'adhésion de la famille à la mesure envisagée et se prononcer en stricte considération de l'intérêt de l'enfant ».

50. Décret n° 2002-361 du 15 mars 2002 modifiant le nouveau code de procédure civile et relatif à l'assistance éducative.

51. Article 1187, C. proc. civ. : « Le dossier peut également être consulté, sur leur demande et aux jours et heures fixés par le juge, par les parents, le tuteur, la personne ou le représentant du service à qui l'enfant a été confié et par le mineur capable de discernement, jusqu'à la veille de l'audition ou de l'audience. [...] Par décision motivée, le juge peut, en l'absence d'avocat, exclure tout ou partie des pièces de la consultation par l'un ou l'autre des parents, le tuteur, la personne ou le représentant du service à qui l'enfant a été confié ou le mineur lorsque cette consultation ferait courir un danger physique ou moral grave au mineur, à une partie ou à un tiers. »

52. Art. L.226-2-1, CASF.

établissement public ou privé, susceptibles de connaître des situations de mineurs en danger ou risquant de l'être, visées à l'article L.226-4 du Code de l'action sociale et des familles, mais il paraît opportun de s'en inspirer.

L'intervention judiciaire n'est pas neutre et certains considèrent que le remède peut parfois être pire que le mal. En effet, passer par le tamis judiciaire et par ses étapes incontournables, dont le placement en garde à vue, a des conséquences importantes, notamment pour les parents. Même si ceux-ci sont en définitive mis hors de cause, on ne peut écarter le risque de perturbations durables dans les relations entre les parents eux-mêmes, mais aussi entre eux et leurs propres enfants.

Si la décision de signaler est prise, un travail mérite d'être mené par l'équipe auprès des parents. Celui-ci doit concilier l'obligation d'information, la protection du mineur et l'efficacité de l'enquête.

Dans le cas particulier de lésions traumatiques physiques, le dialogue avec la famille est indispensable, notamment pour recueillir leurs explications quant aux lésions présentées par l'enfant. En cas d'incompatibilité entre leur exposé des circonstances et les constatations médicales, il est nécessaire de le leur dire. Il conviendra alors de les informer que, compte tenu de la gravité de la situation de leur enfant et en l'absence d'explications cohérentes, le Parquet sera avisé, en leur précisant que celui-ci appréciera les suites à donner.

Cette démarche, qui demande une disponibilité et des capacités d'écoute, sera de préférence menée par un des médecins responsables accompagné d'un autre membre de l'équipe. Les signalements adressés sans une réelle confrontation aux parents font le lit d'une véritable crise de confiance et il est indispensable d'essayer de leur faire comprendre qu'il ne s'agit pas de les dénoncer, mais de dénoncer une situation de danger. En dépit de toutes ces précautions, il est vrai que, dans certains cas, le signalement peut se solder par une rupture des parents avec l'équipe médicale.

Proposition pour la rédaction d'un signalement[1]
(rédaction sur papier libre)

1. Cadre du signalement

Le document doit mentionner:
- le nom, la qualité et l'adresse du destinataire;
- le nom, la qualité et l'adresse du rédacteur;
- l'identité *(ou à défaut l'identification)* du (des) enfant(s) pour lequel(lesquels) la situation de danger ou de risque est dénoncée, en précisant les nom(s), prénom(s), date(s) de naissance et adresse(s);
- si la famille est informée du signalement.

Le document doit être daté et signé.

Le signalement doit être adressé par lettre recommandée avec accusé de réception.

Un double du signalement doit être conservé dans le dossier.

2. Renseignements concernant la famille

Ils doivent préciser, autant que possible:
- l'état civil: composition de la famille, statut matrimonial des parents et filiation des enfants;

•••

– les renseignements administratifs : immatriculation CPAM, CAF… ;
– un résumé concis de l'histoire de la famille ;
– la situation financière de la famille : revenus, prestations familiales, crédits, endettement… ;
– les conditions de logement.

3. *Description et évaluation du danger encouru par le(s) mineur(s)*

Elles doivent comprendre :
– un résumé de l'évaluation somatique, psychologique et sociale ;
– éventuellement le certificat médical initial descriptif précisant la durée d'incapacité totale de travail (ITT) ;
– un descriptif des actions déjà menées et des limites rencontrées dans la prise en charge en mentionnant les noms, qualités et adresses des autres professionnels éventuellement contactés ou impliqués.

4. *Conclusions*

Ici peuvent être indiquées :
– des suggestions sur les interventions souhaitées (action éducative en milieu ouvert, tutelle aux prestations familiales, placement…), en précisant le suivi éventuellement envisagé par le rédacteur du signalement et le degré d'urgence des mesures préconisées ;
– une demande d'informations sur les suites données par le destinataire.

NB : pour les diverses informations contenues dans le signalement, il importe de toujours préciser leur origine (propos de l'enfant lui-même, de ses parents, du travailleur social…), afin de lever toute ambiguïté pour le destinataire.

1. Voir aussi le modèle-type récemment proposé par le Conseil national de l'Ordre des médecins, in *Sévices à mineur*, Bulletin de l'Ordre des médecins, n° 28, mars-avril 2013, p. 15

Signalement et secret professionnel

La question du signalement confronte invariablement à la règle du secret professionnel[53].

Du fait de sa formation et de sa place particulière au sein du dispositif de protection des mineurs en danger, le professionnel de santé est réputé agir avec discernement dans l'intérêt du mineur. Le législateur a donc souhaité lui reconnaître une compétence différente de celle du « simple citoyen » dans l'approche des suspicions de mauvais traitements.

Entre une attitude visant à préserver à tout prix le secret professionnel, parfois au péril même de la vie du mineur et une attitude visant à délier systématiquement le professionnel du secret, l'assimilant alors à un non-professionnel, le législateur français a opté pour une position intermédiaire. Si le Code pénal sanctionne les atteintes portées à la vie privée dans le cadre d'une activité professionnelle[54], il précise que cette règle de la confidentialité « n'est pas applicable dans les cas où la loi impose ou autorise la révélation du secret[55] ».

---

53. Sur l'ensemble du sujet, on se référera utilement à : ANESM, *Le partage d'informations à caractère secret en protection de l'enfance*, « Recommandations de bonnes pratiques professionnelles », 2010.

54. Art. 226-13, C. pén. : « La révélation dune information à caractère secret par une personne qui en est dépositaire soit par état ou par profession, soit en raison d'une fonction ou d'une mission temporaire est punie d'un an d'emprisonnement et de 15 000 euros d'amende. »

55. Art. 226-14, C. pén.

Il existe ainsi différentes dérogations légales qui obligent le médecin à révéler des informations à caractère médical, soit en délivrant à son patient ou à ses ayants droit des certificats ou attestations (certificats de vaccinations obligatoires, certificat d'accident du travail...), soit en avisant directement une autorité administrative ou judiciaire (déclaration de certaines maladies transmissibles à l'ARS, certificat du médecin légalement requis par l'autorité judiciaire...). À côté de ces dérogations légales où la loi impose la révélation du secret, le législateur a prévu des dérogations facultatives où la loi autorise la révélation du secret. Ainsi, en cas « de privations ou de sévices, y compris lorsqu'il s'agit d'atteintes ou de mutilations sexuelles dont il a eu connaissance et qui ont été infligées à un mineur ou à une personne qui n'est pas en mesure de se protéger en raison de son âge, de son état physique ou psychique[56] », le médecin est autorisé à révéler la situation aux autorités judiciaires, médicales ou administratives. Ce même article précise que l'accord du mineur n'est pas nécessaire et que « le signalement aux autorités compétentes effectué dans les conditions prévues au présent article ne peut faire l'objet d'aucune sanction disciplinaire ».

À la différence du professionnel, le législateur a décidé de contraindre le non-professionnel, représenté dans les textes par le terme « quiconque », à dénoncer les cas de mauvais traitements dont il pourrait avoir connaissance[57].

Cette différence de situation entre professionnel et non-professionnel est soulignée au sein des commentaires du Code pénal figurant dans la circulaire du 14 mai 1993[58] :

> « En excluant expressément les personnes tenues au secret professionnel, ce qui implique que la décision de signalement est laissée à la seule conscience de ces personnes, le législateur a notamment pensé à la situation des médecins. Il a ainsi estimé que ces derniers ne devaient pas être obligés sous peine de sanctions pénales de signaler des mauvais traitements, afin d'éviter que les auteurs de sévices n'hésitent à faire prodiguer à l'enfant les soins nécessaires par crainte d'être dénoncés. »

Le Code de déontologie médicale fixe les devoirs qui sont imposés aux médecins dans le cadre de leur exercice professionnel. Il définit ainsi le secret professionnel :

> « Le secret couvre tout ce qui est venu à la connaissance du médecin dans l'exercice de sa profession, c'est-à-dire non seulement ce qui lui a été confié, mais aussi ce qu'il a vu, entendu ou compris[59]. »

En accord avec les dispositions du Code pénal, il prévoit par ailleurs une dérogation au secret professionnel dictée par l'intérêt de l'enfant :

---

56. *Ibid.*

57. Art. 434-1, C. pén. : « Le fait pour quiconque ayant eu connaissance de mauvais traitements ou privations infligés à un mineur de quinze ans [...] de ne pas en informer les autorités judiciaires ou administratives est puni de trois ans d'emprisonnement et de 45 000 euros d'amende. »

58. Circulaire du 14 mai 1993 présentant les dispositions du nouveau code pénal et de la loi n° 92-1336 du 16 décembre 1992 relative à son entrée en vigueur.

59. Art. R.4127-4, CSP.

« Lorsqu'un médecin discerne qu'une personne auprès de laquelle il est appelé est victime de sévices ou de privations, il doit mettre en œuvre les moyens les plus adéquats pour la protéger en faisant preuve de prudence et de circonspection. S'il s'agit d'un mineur de quinze ans ou d'une personne qui n'est pas en mesure de se protéger en raison de son âge ou de son état physique ou psychique, il doit, sauf circonstances particulières qu'il apprécie en conscience, alerter les autorités judiciaires, médicales ou administratives[60]. »

La révélation des mauvais traitements à enfant reste donc discrétionnaire pour les professionnels, à condition toutefois que des mesures de protection efficaces soient mises en place autour de l'enfant pour éviter la répétition des violences et partant, l'infraction de non-assistance à personne en danger[61]. La non-assistance vise, non pas le fait de ne pas parler, mais le fait de ne pas agir. Il n'y a donc ici aucune exception : professionnels et non-professionnels y sont soumis[62].

Quelques précisions :

– La règle qui doit gouverner la conduite du médecin doit être essentiellement l'intérêt de l'enfant qu'il doit apprécier « en conscience », « en faisant preuve de prudence et de circonspection ».

– Le défaut de signalement peut aboutir, en cas de violences répétées, à des séquelles particulièrement lourdes, compromettant son développement physique, psychique et affectif, voire même à la mort de l'enfant.

Dans le cas d'une suspicion de mauvais traitements non signalée et ayant eu pour conséquence la commission de nouvelles violences, il pourrait être reproché au médecin son inaction[63].

Un autre risque est celui de signalement abusif, non parce que ledit signalement se révélerait, après analyse de la situation, infondé, ce qui ne peut entraîner aucune sanction[64], mais en raison d'une dénonciation calomnieuse du médecin.

---

60. Art. R.4127-44, CSP.

61. F. Dekeuwer-Défossez commente ainsi cette problématique : « La Cour de cassation a fini par décider (dans le conflit entre le secret professionnel et l'obligation de dénoncer) que les deux obligations s'annulant réciproquement, les personnes étaient libres de dénoncer ou non. Le Code pénal a adopté une rédaction qui confirme cette solution (art. 226-14 et 434-3). Mais la Cour de cassation y a apporté une dérogation importante dans le cas des éducateurs et assistantes sociales (Cass. Crim. 8 octobre 1997, JCP 1998, IV, 1103). Ceux-ci doivent en effet immédiatement rendre compte des infractions qu'ils découvrent au juge des enfants ou au président du conseil général selon qu'ils interviennent en assistance éducative judiciaire ou administrative. Par ailleurs, il ne faut oublier que le délit de non-assistance à personne en péril est constitué à l'égard de toute personne, même astreinte au secret professionnel, si le défaut de signalement permet une réitération des faits : tel est par exemple le cas des médecins » (*Les droits de l'enfant*, *op. cit.*, p. 107).

62. Art. 223-6, C. pén. : « Quiconque pouvant empêcher par son action immédiate, sans risque pour lui ou pour les tiers, soit un crime, soit un délit contre l'intégrité corporelle de la personne s'abstient volontairement de le faire est puni de cinq ans d'emprisonnement et de 75 000 euros d'amende. Sera puni des mêmes peines quiconque s'abstient volontairement de porter à un personne en péril l'assistance que, sans risque pour lui ou pour les tiers, il pouvait lui prêter soit par son action personnelle, soit en provoquant un secours. »

63. Cass. Crim., 23 octobre 2013, n° 12-80.783.

64. Art. 226-14, C. pén.

Dans ce cas, heureusement très marginal, le médecin agissant de mauvaise foi, s'exposerait à des poursuites.

– L'article 226-14 du Code pénal autorise le signalement des sévices ou privations, mais en aucun cas la dénonciation de leur auteur. Le médecin n'est tenu de signaler que les faits, c'est-à-dire seulement les constatations médicales qu'il a été amené à faire.

– La faculté de s'abstenir de signaler n'est possible pour les professionnels de santé qu'à condition qu'ils aient eu à connaître des faits dans le cadre de leur activité professionnelle, c'est-à-dire par le fait ou à l'occasion de l'exercice de leur profession : lorsque les faits ont été connus en dehors de leur activité professionnelle, ils se trouvent placés dans la même situation que tout citoyen et doivent les dénoncer (art. 434-3, al. 1er, C. pén.).

> « Cette articulation d'ordre général entre les règles relatives au secret professionnel et celles relatives à la non-dénonciation de mauvais traitements, n'interdit pas au législateur de prévoir que certaines catégories de professionnels bien que soumises au secret médical soient néanmoins tenues de signaler ces sévices aux autorités administratives[65]. »

– La loi peut en disposer autrement (art. 434-3, C. pén.) : c'est ainsi le cas des travailleurs sociaux dont la situation est désormais réglée par l'article L.221-6 du Code de l'action sociale et des familles : les personnes participant aux missions du service de l'Aide sociale à l'enfance sont tenues au secret professionnel, mais elles sont également tenues de transmettre sans délai au président du conseil général ou au responsable désigné par lui, toute information nécessaire pour déterminer les mesures dont les mineurs ou leur famille peuvent bénéficier, et notamment toute information sur les situations de mineurs victimes de mauvais traitements.

– Plus généralement, les personnels hospitaliers sont tenus de signaler les mauvais traitements à mineur qu'ils ont pu constater à leur supérieur hiérarchique. Il en résulte que les personnels non médicaux (mais ceci s'applique également aux médecins non-chefs de service et aux internes) doivent, aussitôt que possible, informer leurs responsables de service directs (chef de service, cadres infirmiers…) de la nécessité du signalement, la décision devant être en principe prise par le chef de service après qu'il ait considéré les différents aspects de la situation, notamment au plan médical. Il revient par suite au médecin chef de service d'en informer l'administration hospitalière.

– Un signalement direct au procureur de la République au titre de l'article 40 du Code de procédure pénale sans que le chef de service ou le directeur en ait été préalablement informé ne peut constituer qu'une exception, motivée par l'urgence ou par la conviction d'une sous-évaluation manifeste du danger par les responsables de l'équipe hospitalière.

65. Circulaire du 14 mai 1993 présentant les dispositions du nouveau Code pénal… déjà cité.

Secret professionnel partagé

L'article 226-13 du Code pénal dispose que :

> « La révélation d'une information à caractère secret par une personne qui en est dépositaire, soit par état ou par profession, soit en raison d'une mission ou d'une fonction temporaire, est punie d'un an d'emprisonnement et de 15 000 euros d'amende. »

Le législateur de 1993 avait renoncé, alors que le projet de nouveau Code pénal le prévoyait, à entériner la pratique du secret partagé, cette notion étant alors apparue trop confuse au cours des débats parlementaires.

Le développement de la pratique du travail partenarial a dans un premier temps conduit à définir un partage d'informations protégées par le secret professionnel dans une circulaire Justice-Santé du 21 juin 1996[66] :

> « Il convient de ne transmettre que les éléments nécessaires, de s'assurer que l'usager concerné est d'accord pour cette transmission, ou tout au moins qu'il en a été informé ; et de s'assurer que les personnes à qui cette transmission est faite sont soumises au secret professionnel et ont vraiment besoin, dans l'intérêt de l'usager, de ces informations ; le professionnel décidant de l'opportunité de partager un secret devra également s'assurer que les conditions de cette transmission (lieu, modalités) présentent toutes les garanties de discrétion. »

Le secret partagé a été ultérieurement consacré par la loi du 4 mars 2002 relatif aux droits des malades et à la qualité du système de santé. Il vise les professionnels de santé :

> « Deux ou plusieurs professionnels de santé peuvent [...], sauf opposition de la personne dûment avertie, échanger des informations relatives à une même personne prise en charge » (art. L.1110-4, CSP).

Cet échange d'informations n'est cependant licite que s'il est nécessaire « afin d'assurer la continuité des soins ou de déterminer la meilleure prise en charge sanitaire possible ». Sous cette réserve, il n'est pas limité aux échanges entre professionnels d'un même hôpital ou d'un même métier, mais peut s'effectuer entre tous les professionnels de santé concernés par l'enfant (entre un service hospitalier et un centre de soins de suite, entre un médecin et une puéricultrice, etc.).

Le secret peut prendre une dimension plus collective et concerner tous les membres de l'équipe :

> « Lorsque la personne est prise en charge par une équipe de soins dans un établissement de santé, les informations la concernant sont réputées confiées par le malade à l'ensemble de l'équipe[67]. »

---

66. Lettre-circulaire DFAS/DPJJ du ministère du travail et des affaires sociales et du ministère de la justice du 21 juin 1996 relatif au secret professionnel et travail social.

67. Art. L.1110-4, CSP.

Il peut être utile de rappeler ce principe, notamment au cours des réunions de synthèse auprès des étudiants hospitaliers et des élèves infirmiers. L'obligation de secret s'applique très largement et concerne au-delà des membres du personnel toutes les personnes en relation, de par leurs activités avec les établissements de santé : les membres d'associations d'aide aux malades, les intervenants bénévoles, etc. y sont donc également astreints.

La loi du 5 mars 2007 réformant la protection de l'enfance a étendu cette faculté de partager le secret aux professionnels concourant à la protection de l'enfance, qui « sont autorisés à partager des informations à caractère secret afin d'évaluer une situation individuelle, de déterminer et de mettre en œuvre des actions de protection et d'aide dont les mineurs et leurs familles peuvent bénéficier[68] ».

On retrouve dans ces deux textes les conditions posées au partage d'information par la circulaire Justice-Santé du 21 juin 1996, que l'on peut regrouper en trois principes :

– la transmission d'informations doit être strictement limitée à l'accomplissement de la mission (protection de la santé ou protection de l'enfance) ;

– le patient, les parents, voire l'enfant lui-même, en fonction de son âge et de sa maturité, doivent être informés de la communication des renseignements confidentiels ;

– les personnes participant à l'échange d'informations doivent toutes être tenues au respect du secret professionnel.

En ce qui concerne les professionnels concourant à la protection de l'enfance mais n'ayant pas accès au dossier médical, celui-ci doit être communiqué aux professionnels médico-sociaux désignés par le président du conseil général ou par le juge des enfants pour exercer une mesure d'évaluation ou de protection de l'enfant sujet du signalement les informations, et elles seules, qui leur seront utiles dans le cadre de leur mission.

Accès aux documents de signalement

Les titulaires de l'autorité parentale peuvent demander, ensemble ou séparément, à obtenir communication d'une copie des documents de signalement.

La Commission d'accès aux documents administratifs (CADA) a été amenée à plusieurs reprises à dégager les principes applicables dans ces situations[69] :

– le dossier médical d'un mineur est communicable aux personnes titulaires de l'autorité parentale, à l'exception des « informations qu'il contiendrait mentionnant qu'elles ont été recueillies auprès de tiers n'intervenant pas dans la prise en charge thérapeutique ou concernant de tels tiers » en application des dispositions de l'article L.1111-7 du Code de santé publique (voir chap. 2, « La participation aux actes médicaux ») ;

– les documents par lesquels est formulé un signalement à l'autorité judiciaire ne sont pas des documents administratifs, mais des documents judiciaires qui

68. Art. 226-2-2, CFAS.

69. On se reportera utilement au site de la CADA, <www.cada.fr>.

n'entrent pas dans le champ d'application des dispositions de la loi du 17 juillet 1978[70]. Il appartient aux parents de s'adresser à l'autorité judiciaire pour y avoir accès ;

– en revanche, un signalement à l'autorité administrative constitue un document administratif au sens de la loi du 17 juillet 1978 et les documents concernant les mineurs sont en principe communicables de plein droit aux représentants légaux, en application des dispositions de l'article 6-II de cette loi, sous réserve du retrait des documents et de l'occultation préalable des mentions :

• dont la communication serait susceptible de porter atteinte à la protection de la vie privée de tiers (par exemple des documents ou mentions concernant la mère des enfants si la demande émane du père et inversement) ;

• de révéler une appréciation ou un jugement de valeur porté sur une personne physique nommément désignée ou facilement identifiable (par exemple l'avis d'un travailleur social sur la façon dont la mère élève ses enfants) ;

• de faire apparaître le comportement d'une personne (signalement, témoignage, dénonciation) dès lors que la divulgation de ce comportement pourrait porter préjudice à cette personne ;

• ou encore de porter atteinte à la sécurité des personnes (du signalant, voir du mineur lui-même).

La CADA a précisé que le secret professionnel auquel sont tenus les travailleurs sociaux ne fait pas obstacle par lui-même à ce que les documents demandés soient communiqués, sous les réserves précédemment évoquées[71].

– lorsqu'il y a lieu d'occulter du document certaines mentions, et si, en dépit de l'anonymisation, le tiers est facilement identifiable, le document n'est pas communicable ; il en est de même lorsque les occultations font perdre tout sens au document (ce point étant laissé à l'appréciation de l'administration hospitalière)[72] ;

– en cas de refus de communiquer le document, l'hôpital doit informer le demandeur de sa possibilité de saisir dans les deux mois la CADA, qui se prononcera sur la décision de refus ;

– en outre, les représentants légaux doivent, en principe, être informés de la transmission du signalement envisagé[73].

Les mesures de protection

Le signalement peut conduire à une mesure judiciaire de placement du mineur.

---

70. Loi n° 78-753 du 17 juillet 1978 portant diverses mesures d'amélioration des relations entre l'administration et le public et diverses dispositions d'ordre administratif, social et fiscal. ; voir par exemple CADA, avis n° 20073860 du 11 octobre 2007, *Président du conseil général de la Seine-Saint-Denis.*

71. CADA, avis n° 20090455 du 2 avril 2009, *Président du conseil général de la Haute-Savoie (Direction de la protection de l'enfance).*

72. <www.cada.fr>.

73. Art. L.226-2-1, CASF : « Sauf intérêt contraire de l'enfant, le père, la mère, toute autre personne exerçant l'autorité parentale ou le tuteur sont préalablement informés de cette transmission, selon des modalités adaptées. »

Cette mesure est prévue par l'article 375-3 du Code civil qui stipule que :

> « S'il est nécessaire de retirer l'enfant de son milieu actuel, le juge peut décider de le confier :
> 1° À celui des père et mère qui n'avait pas l'exercice de l'autorité parentale ou chez lequel l'enfant n'avait pas sa résidence habituelle ;
> 2° À un autre membre de la famille ou à un tiers digne de confiance ;
> 3° À un service ou un établissement sanitaire ou d'éducation, ordinaire ou spécialisé ;
> 4° À un service départemental de l'Aide sociale à l'enfance. »

Le guide ministériel *Le praticien face aux violences sexuelles* (voir *supra*, « L'accueil et le diagnostic ») donne ici également des indications utiles, à caractère général :

– si le praticien qui a recueilli la parole de l'enfant et procédé aux examens médicaux évalue la pertinence d'une de ces solutions, il lui revient de l'indiquer au procureur de la République. En effet, l'intervention en urgence du magistrat ne lui permet pas de diligenter les enquêtes nécessaires, permettant d'orienter valablement son choix ;

– si le placement de l'enfant n'est pas immédiatement nécessaire, le praticien peut cependant estimer qu'un suivi de l'enfant sur le plan social et éducatif est souhaitable ;

Le président du conseil général doit alors être saisi ; la situation doit lui être exposée en précisant les raisons pour lesquelles un suivi particulier de l'enfant et de sa famille est nécessaire. Les raisons peuvent être aussi bien des difficultés financières, des difficultés éducatives, des mauvaises conditions de vie, une fragilité particulière des parents, etc.

Le service de l'Aide sociale à l'enfance (ASE) pourra proposer à la famille des aides à domicile comprenant par exemple :

- des aides financières ;
- l'intervention d'un travailleur familial ;
- une assistance éducative en milieu ouvert (AEMO) ;
- un hébergement mère-enfant pour les mères isolées avec un enfant de moins de trois ans.

La mise en œuvre des mesures de l'Aide sociale à l'enfance n'est possible qu'avec la collaboration et l'accord de la famille, qui seront formalisés par un « contrat » entre les titulaires de l'autorité parentale et le service de l'ASE.

Il revient au service de l'ASE de saisir le procureur de la République, si la négociation avec la famille n'aboutit pas, afin que des mesures d'accompagnement éducatif soient mises en œuvre : le juge des enfants pourra alors prononcer, après avoir éventuellement ordonné des investigations complémentaires, une mesure d'assistance éducative en milieu ouvert (AEMO)[74] ou un placement.

---

74. Le maintien du mineur dans son milieu naturel peut être subordonné par le juge à certaines conditions, notamment l'obligation de subir des examens médicaux, Cass. Civ. 1re, 3 juin 1997, Dr. fam. 1997, comm. n° 118, obs. P. Murat.

On notera qu'en principe, les services d'Aide sociale à l'enfance ne peuvent invoquer leur manque de moyens pour refuser d'appliquer la décision du juge des enfants visant la mise en œuvre d'une action en milieu ouvert[75].

Le dépôt de plainte

Le dépôt de plainte constitue également un moyen de signaler qu'un délit ou un crime a été commis.

La plainte peut être déposée par les parents et leur permettre à la fois de déclencher une procédure pénale et, éventuellement, de demander en sus réparation du préjudice subi par l'enfant (en se constituant dans ce cas « partie civile »). La plainte doit être déposée auprès des services de police ou de gendarmerie ou du procureur de la République.

Le mineur lui-même, s'il ne peut porter plainte personnellement, peut signaler les faits délictueux ou criminels aux mêmes services, au procureur de la République ou au juge des enfants.

L'action en justice doit être effectuée dans des délais (dits « de prescription ») prévus par la loi. Le délai de prescription varie en fonction du type d'infraction :

– s'il s'agit d'un délit, le délai est en principe de trois ans (art. 8, CPP). Ce délai est porté à dix ans pour les délits passibles de dix ans d'emprisonnement, et notamment pour les délits d'agression sexuelle sur mineur, d'atteinte sexuelle sans contrainte, menace ou surprise sur un mineur de 15 ans lorsqu'ils sont commis par un ascendant ou par une personne ayant autorité sur la victime ;

– s'il s'agit d'un crime (tel qu'un viol), le délai est de vingt ans.

Les délais de prescription ne commencent à courir qu'à la date de majorité du mineur victime, s'agissant de crimes sur mineur et des délits prévus aux articles 222-9, 222-11 à 222-15 (violences graves et administration de substances nuisibles), 222-27 à 222-30 (agressions sexuelles autres que le viol), 225-7 (proxénétisme sur mineur), 227-22 (corruption de mineur) et 227-25 à 227-27 (atteintes sexuelles) du Code pénal[76].

Les dénonciations abusives de mauvais traitements

La décision du signalement est parfois difficile à prendre, en raison d'incertitudes existant sur la réalité des mauvais traitements : un signalement précipité, fondé sur des présomptions fragiles et qui s'avérerait erroné, peut créer un drame familial et rompre toute relation de confiance avec l'équipe soignante.

La présence de parents « normaux » ou « séducteurs », paraissant vigilants et attentionnés, ou encore détendus et rassurants, des conditions sociales confortables, l'affection semblant manifestée par le mineur envers ses parents, la désignation évidente d'un coupable dans l'entourage, etc., et, d'une manière générale, le doute, peuvent ainsi faire hésiter les professionnels hospitaliers à faire connaître leurs soupçons.

---

75. Cass. Civ. 1re, 3 octobre 2000, Juris-Data n° 006097, JCP 2001. I. 332, obs. Th. Fossier ; D. 2001.1054.

76. Loi n° 98-468 du 17 juin 1998 déjà citée.

Même en l'absence de certitude, le signalement doit cependant être considéré comme *une précaution indispensable ;* il pourra conduire le cas échéant au prononcé d'un classement sans suite par le procureur de la République, qui ne pourra reprocher au professionnel d'avoir recherché avant tout la protection d'un mineur potentiellement en danger.

Le Conseil national de l'Ordre des médecins a sur ce point souligné la détermination et la prudence qui doivent être celles du praticien, appelé à se décider en conscience[77].

Afin d'éviter toute accusation de dénonciation abusive, le signalement doit être effectué (par document écrit, voir *supra*) en notant les seules constatations médicales observées, en demandant qu'une enquête soit menée et le cas échéant, que des mesures de protection urgentes soient prises. Le signalement ne doit contenir aucune appréciation personnelle sur un agresseur possible, ni reprendre à son compte les éventuels dires de la victime ou alors en faire mention entre guillemets, au conditionnel et avec réserve. La rédaction de certificats médicaux nominatifs, non strictement descriptifs, où le médecin porterait des appréciations personnelles, pourrait faire l'objet d'un recours en diffamation de la part de la personne désignée comme étant l'agresseur.

De même et à titre exemple, pour décrire des lésions, il faut éviter d'écrire respectivement « traces de strangulation », « coup de couteau », traces de coups pour « lésions ecchymotiques circulaires », « plaies » et « ecchymoses », etc. Il est recommandé de rapporter de façon précise les paroles du mineur sans les

---

77. Le Code pénal « autorise la dénonciation des violences mais d'aucune manière celle de leur auteur présumé, que celui-ci en ait fait l'aveu au médecin ou que ce dernier, « reçu dans l'intimité des maisons », l'ait déduit de ses observations. Le médecin n'est tenu que de signaler les faits constatés. Dans un cas flagrant de maltraitance, le médecin ne doit pas hésiter à alerter les autorités administratives [...] et les autorités de justice ». Cependant, l'article 44 est nuancé : il permet au médecin d'agir avec prudence et circonspection et de faire un signalement aux autorités administratives et judiciaires en fonction du risque pour protéger au mieux la personne en fonction de plusieurs facteurs : un signalement aux autorités sur de simples présomptions peut déstabiliser une famille ; l'hospitalisation de l'enfant ou de l'adulte peut être une mesure de sauvegarde et de mise à l'abri du risque ; une surveillance étroite et un accompagnement du milieu familial en équipe pluridisciplinaire (enseignants, éducateurs, travailleurs sociaux) peut être suffisante ; mais le médecin a l'impérieux devoir d'intervenir. Le silence ou l'absence d'intervention sont répréhensibles notamment lorsque le médecin a acquis la certitude des sévices ou mauvais traitements. Dans tous les cas, le médecin aura à peser les différents avantages et inconvénients, dans la situation considérée, des solutions possibles avant de prendre une décision, sans oublier qu'il pourra ultérieurement avoir à la justifier » (CNOM, *Commentaires du Code de déontologie médicale,* 2001, p. 160-161). Rappelant les dispositions de l'article 44 du Code de déontologie médicale (art. L.4127-44, CSP), le Conseil d'État a apporté, par quatre arrêts du 11 juillet 2001, des précisions sur les obligations du médecin lorsqu'il est confronté à des abus sur des mineurs : le médecin se doit d'agir avec prudence dans la rédaction des certificats médicaux ; et ce d'autant plus qu'ils pourraient être produits par le parent demandeur dans une instance en divorce ou auprès du juge aux affaires familiales. Avant toute chose, le médecin est tenu de constater les faits d'abus sexuel commis sur le mineur avant de rédiger le certificat : il ne peut en effet, sauf à agir avec légèreté ou imprudence, établir le certificat médical sans examen médical préalable ; il ne peut établir d'attestation présentant comme fait avéré des agressions sexuelles sur un enfant en tenant compte uniquement des déclarations d'un des deux parents.

modifier en veillant, si le nom d'un agresseur est donné par la victime, de mentionner « l'enfant nous a dit que... »[78].

Certificats médicaux

La situation qui vient d'être décrite doit être distinguée de celle où un certificat médical est remis à un parent ou au représentant légal du mineur, en cas notamment de conflits familiaux lorsqu'est en jeu le droit de garde et d'hébergement.

Le Conseil national de l'Ordre des médecins a évoqué ces circonstances dans lesquelles les parents séparés s'affrontent :

> « Souvent [...], dans ce climat familial éclaté, [l'enfant] cesse d'être considéré comme un sujet de soins et d'affection pour être manipulé comme un objet utilitaire.
>
> Le médecin et surtout le médecin traitant à qui il est presque toujours demandé d'intervenir et de constater, doit alors se montrer particulièrement prudent.
>
> La jurisprudence, aussi bien judiciaire qu'ordinale, démontre en effet largement que sa bonne foi peut être surprise et son témoignage mis en cause.
>
> Les situations de divorce (donnent lieu à) des règlements de comptes dans lesquels l'enfant n'est plus qu'un enjeu qu'on cherche à exploiter comme un alibi ou en tendant même à en faire un complice. Trop fréquents sont ainsi les cas de prétendus sévices corporels et surtout sexuels dans lesquels l'attestation du médecin est sollicitée, alors que les faits évoqués ne sont trop souvent que des prétextes recherchés comme arguments de la séparation et notamment pour l'obtention de la garde de l'enfant.
>
> Le médecin doit ainsi se montrer particulièrement vigilant et dans ces cas plus encore faire preuve de prudence et de circonspection[79]. »

Le rôle des associations d'aide aux victimes

Certaines associations ont pour objet d'aider les victimes d'agressions et de leur apporter protection, assistance et conseil dans ces circonstances difficiles et souvent traumatisantes.

La loi permet sous certaines conditions à des associations (régulièrement constituées et déclarées depuis au moins cinq ans au moment des faits) de se constituer partie civile au nom et pour le compte des parents et de l'enfant victime, lorsque sont en jeu des atteintes à l'intégrité sexuelle, des tortures et actes de barbarie, des violences et des infractions de mise en péril des mineurs.

Ces associations doivent pour intervenir avoir reçu l'accord exprès des parents (art. 2-2 et 2-3, CPP). En outre, leurs statuts doivent avoir pour objet de défendre ou d'assister l'enfance martyrisée ou les enfants victimes d'atteintes sexuelles.

Elles ne peuvent se constituer partie civile que si le Parquet a engagé des poursuites pénales et qu'une information pénale a déjà été ouverte ou lorsque les représentants de la victime se sont constitués partie civile.

---

78. « Modèle-type de signalement », *Bulletin de l'Ordre des médecins*, n° 28, mars-avril 2013, p. 15.
79. R. Saury, *op. cit.*

Les infractions pénales

Le Code pénal accorde une place importante aux atteintes à la personne humaine. De nombreux dangers menaçant les enfants et adolescents, une longue liste de dispositions les concernent. Certaines visent à réprimer avec une sévérité particulière les infractions commises avec des circonstances aggravantes (voir encadré). Leur but est de manière générale de protéger les mineurs, s'il y a lieu, contre leur gré.

Les personnels qui constatent ou soupçonnent avec un certain degré de certitude ces infractions doivent comme cela vient d'être indiqué, prendre les initiatives appropriées auprès des autorités afin de les leur faire connaître.

Les faits concernés ne pouvant bien entendu être qualifiés pénalement que par les seuls magistrats, une grande prudence dans les propos et les formulations retenues doit être constamment la règle.

Dans le présent encadré sont rappelées les infractions dont les mineurs sont victimes auxquelles les équipes hospitalières pourront le plus souvent être confrontées en pratique pédiatrique :

– *les tortures et actes de barbarie* (art. 222-1 à 222-6, C. pén.) ;
– *les violences* (art. 222-7 et suiv., C. pén.)[1].

Le Code pénal distingue quatre catégories de violences, hiérarchisées selon la gravité de leurs conséquences :

– celles ayant entraîné la mort sans intention de la donner ;
– celles ayant entraîné une mutilation ou une infirmité permanente ;
– celles ayant entraîné une incapacité totale de travail de plus de huit jours ;
– celles ayant entraîné une incapacité totale de travail de moins de huit jours ou n'ayant entraîné aucune incapacité de travail.

Il prévoit des circonstances aggravantes[2].

On notera que :

– l'incapacité totale de travail ici visée ne doit pas être entendue au sens du langage courant (en particulier lorsqu'il s'agit de mineurs). Il s'agit d'une notion médico-légale, dont la réalité et la durée doivent être constatées par un certificat médical ;
– le crime de « violences à enfant ayant entraîné une mutilation » est l'incrimination applicable aux mutilations sexuelles infligées aux petites filles en application de certaines coutumes culturelles (excision)[3] ;
– il n'est pas nécessaire que les violences atteignent matériellement la victime : il suffit que celle-ci ait pu être impressionnée vivement ;
– l'administration de substances nuisibles à un mineur ayant porté atteinte à son intégrité physique ou psychique est punie des mêmes peines que les violences, suivant les distinctions prévues ci-dessus (art. 222-15, C. pén.).

1. Elles correspondant aux anciens « coups et blessures volontaires ».

2. Circonstances aggravantes des violences volontaires (art. 222-13, C. pén.). Notamment : la minorité de quinze ans ; la situation de particulière vulnérabilité : liée à l'âge, à une maladie, à une infirmité, à une déficience physique ou psychique, apparente ou connue de l'auteur ; la commission de l'acte par plusieurs personnes agissant en qualité d'auteur ou de complice (ainsi en cas de viol collectif) ; la préméditation ; la situation d'autorité sur la victime dans laquelle se trouve placé l'auteur des crimes ou délits ou encore sa qualité de dépositaire d'une autorité publique ou de chargé d'une mission de service public ; l'usage ou la menace d'une arme.

3. Une grande sévérité est désormais de rigueur : les auteurs des mutilations sont traduits devant la cour d'assises, le droit français refusant d'admettre que ces pratiques soient justifiées par la coutume étrangère, conformément d'ailleurs à la Convention sur les droits de l'enfant (art. 24-3). La loi n° 2006-399 du 4 avril 2006 renforçant la prévention et la répression des violences au sein du couple ou commises contre les mineurs a rendu ces crimes punissables en France, même lorsqu'ils ont commis à l'étranger.

●●●

– *les menaces* (art. 222-17, C. pén.) :
Est punissable la menace de commettre un crime ou un délit contre une personne, si elle est répétée, ou matérialisée par un écrit, une image ou tout autre objet, (art. 222-17 et 222-18, C. pén.).
Ces articles visent notamment l'adulte (étant le cas échéant en position d'autorité) qui menacerait un mineur ou toute autre personne qui par exemple entendrait révéler des agissements susceptibles de recevoir une qualification pénale.
– *la séquestration* (art. 224-1, C. pén.) ;
– *les atteintes involontaires à la vie ou à l'intégrité* de la personne (art. 221-6 et 222-19 et suiv., C. pén.) :
Le Code pénal sanctionne ici le fait de causer par maladresse, imprudence, inattention, négligence ou manquement à une obligation de sécurité ou de prudence imposée par la loi et les règlements (sont concernés des faits qui peuvent aussi bien avoir été causés par des personnes extérieures à l'hôpital que par l'hôpital et des professionnels hospitaliers) ;
– *les risques causés à autrui* (art. 223-1, C. pénal) :
Le Code pénal sanctionne la simple exposition à un risque immédiat de mort ou de blessures de nature à entraîner une mutilation ou une infirmité permanente en cas de violation manifestement délibérée d'une obligation particulière de sécurité ou de prudence imposée par la loi ou le règlement ;
– *le délaissement et le détournement de mineurs* (art. 223-3, 227-1 et 227-2, C. pén.) :

- *le délaissement de mineurs de quinze ans* vient sanctionner la volonté de se soustraire à l'obligation de protection qui pèse sur toute personne ayant la responsabilité de garantir la santé et la sécurité du mineur (que ces personnes soient ou non titulaires de l'autorité parentale), en le laissant en un lieu quelconque[4] ;
- *le détournement de mineur* correspond, à l'hôpital, à une autre situation : celle où un membre du personnel hospitalier constate qu'une personne autre qu'un ascendant a soustrait sans fraude ni violence un enfant mineur des mains de ceux qui exercent l'autorité parentale ou auxquels il a été confié ou chez qui il a sa résidence habituelle.

– *la mise en péril du mineur :*
La mise en péril de mineurs est constituée dans un certain nombre de circonstances :

- lorsqu'un ascendant légitime, naturel ou adoptif ou toute personne exerçant à l'égard du mineur l'autorité parentale, ou ayant autorité sur un mineur de quinze ans, prive ou a privé d'aliments ou de soins un mineur au point de compromettre sa santé (art. 227-15, C. pén.). Cette infraction est notamment constituée en cas de carences ou de négligences graves ;
- lorsque le père ou la mère légitime, naturel(le) ou adoptif(tive) s'est soustrait(e) sans motif légitime à ses obligations légales au point de compromettre gravement la santé, la sécurité, la moralité ou l'éducation de son enfant mineur (art. 227-17, C. pén.). Cette infraction qui vise « l'abandon moral » a été retenue notamment pour les parents ayant confié leur enfant à une secte ;
- lorsque les parents ou toute personne exerçant à l'égard de l'enfant l'autorité parentale ne l'inscrivent pas dans un établissement d'enseignement, sans excuse valable, en dépit d'une mise en demeure de l'inspecteur d'académie (art. 227-17-1, C. pén.) ;
- par le fait de provoquer directement un mineur à faire un usage illicite de stupéfiants (art. 227-18, C. pén.) ;
- par le fait de provoquer directement un mineur à transporter, détenir, offrir ou céder des stupéfiants (art. 227-18-1, C. pén.) ;

4. La répression est cependant écartée « si les circonstances du délaissement ont permis d'assurer la santé et la sécurité du mineur » (art. 227-1, C. pén.).

●●●

- par le fait de provoquer directement un mineur à la consommation habituelle et excessive de boissons alcooliques (art. 227-19, C. pén.);
- par le fait de provoquer directement un mineur à la mendicité (art. 227-20, C. pén.);
- par le fait de provoquer directement un mineur à commettre habituellement des infractions, crimes ou délits (art. 227-21, C. pén.);
- par le fait de favoriser ou de tenter de favoriser la corruption d'un mineur (art. 227-22, C. pén.)[5];

– *les violences sexuelles*:

Le Code pénal a défini *l'agression sexuelle*, dans son article 222-22, comme: « toute atteinte sexuelle commise avec violence, contrainte, menace ou surprise[6] ».

Dans sa section consacrée aux agressions sexuelles, il différencie le viol, l'agression sexuelle autre que le viol et l'atteinte sexuelle:

- *le viol* (art. 222-23, C. pén.) est défini comme « tout acte de pénétration sexuelle, de quelque nature qu'il soit, commis sur la personne d'autrui par violence, contrainte, menace ou surprise est un viol[7] »;
- *l'agression sexuelle autre que le viol* est celle qui n'a pas comporté de pénétration sexuelle et qui a été commise avec violence, contrainte, menace ou surprise (art 222-27 et suiv., C. pén.);
- *l'atteinte sexuelle* qui correspond à une agression sexuelle n'ayant pas comporté de pénétration sexuelle et commise sans violence, contrainte, menace ou surprise.

Ces faits sont constitutifs d'infractions pénales si la victime est âgée de moins de 15 ans. En effet, l'âge de 15 ans est de fait considéré comme celui d'une « majorité sexuelle », par laquelle un mineur est réputé capable, sauf opposition de ses parents, de consentir librement à des relations sexuelles (voir chap. 2, « Minorité et sexualité »).

Mais le législateur a aussi souhaité protéger les adolescents de 15 à 18 ans des pressions dont ils pourraient faire l'objet dans le domaine sexuel. L'article 227-27 du Code pénal sanctionne ainsi « les atteintes sexuelles sans violence, contrainte, menace, ni surprise sur un mineur âgé de plus de quinze ans », dans deux types de circonstances:

- « lorsqu'elles sont commises par un ascendant ou toute autre personne ayant sur la victime autorité de droit ou de fait;
- lorsqu'elles sont commises par une personne qui abuse de l'autorité que lui confèrent ses fonctions »;

– *les conditions de travail et d'hébergement contraires à la dignité de la personne* (art. 225-13 et 225-14, C. pén.):

Sont visées ici des infractions (travail clandestin, travail forcé, etc.) pouvant concerner des mineures ou des mineurs de seize à dix-huit ans, le travail des mineurs de 15 ans étant interdit et tombant alors sous le coup d'autres qualifications pénales.

5. Autrefois appelée « excitation de mineur à la débauche », cette infraction vise essentiellement à réprimer le comportement d'adultes qui recherchent, en associant un mineur à leur comportement dépravé, la perversion de la jeunesse. L'exemple le plus fréquent concerne la participation des mineurs, même en tant que spectateurs, à la projection de cassettes vidéo à caractère pornographique.

6. Les actes incestueux font partie des violences sexuelles, le terme d'inceste n'étant pas expressément utilisé par le Code pénal. La relation incestueuse est définie comme une relation à caractère sexuel entre un enfant (ou un adolescent) et un adulte qui occupe une position d'autorité parentale vis-à-vis de lui, que cet adulte soit son parent biologique ou un substitut parental.

7. Un rapport sexuel imposé à une mineure ou un mineur de moins de quinze ans est toujours considéré comme un viol, quelles que soient les déclarations de la victime et quelle que soit son attitude. La notion de contrainte est largement interprétée par les juges qui considèrent que la contrainte morale à laquelle une victime a été soumise exclut tout consentement de sa part, quel que soit son âge. Compte tenu de l'interprétation extensive de la notion de contrainte morale par les juges, toute personne ayant autorité sur la victime ne pourra que très difficilement prouver l'existence du consentement de la victime si cette dernière dénonce des relations sexuelles subies, la position d'autorité étant en soi caractéristique de la contrainte morale exclusive du consentement, notamment si la victime est très jeune. Ces dispositions du code pénal permettent de protéger les mineurs de 15 à 18 ans ou des personnes vulnérables pouvant être victimes de cette autorité.

●●●

Ces infractions peuvent être le fait de la famille ou de l'entourage, ou encore d'un employeur ou intermédiaire.

Est également sanctionné le fait de soumettre les mineurs à des conditions de travail ou d'hébergement incompatibles avec la dignité humaine (art. 225-14, C. pén.);

– *les infractions liées aux activités des sectes* (art. 223-15-2, C. pén.):

La loi du 12 juin 2001[8] a permis de réprimer les actes et activités des sectes et de leurs membres pouvant porter atteinte aux droits des personnes. La protection des mineurs est expressément visée par ce texte.

Cette loi a introduit dans le Code pénal des dispositions sanctionnant spécifiquement « l'abus frauduleux de l'état d'ignorance ou de la situation de faiblesse » d'un mineur, « pour conduire ce mineur [...] à un acte ou à une abstention qui lui sont gravement préjudiciables » (art. 223-15-2, C. pén.);

– *les infractions liées à la prostitution* (art. 225-5 et R. 625-8, C. pén.):

La prostitution des enfants et des jeunes est un phénomène permanent dans les grandes métropoles, très souvent lié à l'immigration clandestine et récente de familles ou de jeunes isolés et très précarisés, se trouvant à leur arrivée sur le territoire national sous la dépendance de réseaux de proxénétisme[9].

La loi du 4 mars 2002 relative à l'autorité parentale (art. 13) a énoncé que:

– « la prostitution des mineurs est interdite sur tout le territoire de la République »;
– « tout mineur qui se livre à la prostitution, même occasionnellement, est réputé en danger et relève de la protection du juge des enfants au titre de la procédure d'assistance éducative ».

Elle a par ailleurs prévu la répression des actes conduisant à la prostitution des mineurs. Ainsi, « le fait de solliciter, d'accepter ou d'obtenir, en échange d'une rémunération ou d'une promesse de rémunération, des relations de nature sexuelle de la part d'un mineur qui se livre à la prostitution, y compris de façon occasionnelle, est puni de trois ans d'emprisonnement et 45 000 euros d'amende » (art. 225-12-1, C. pén.);

– *l'exploitation de l'image d'un mineur* (art. 227-23, C. pén.):

Cette infraction consiste en le fait de fixer, d'enregistrer ou de transmettre l'image d'un mineur lorsque cette image présente un caractère pornographique;

– *le bizutage:*

La loi du 17 juin 1998[10] est venue réprimer des faits et comportements qui ont été longtemps tolérés, principalement dans les établissements d'enseignement, et portant atteinte à la dignité des mineurs qui en sont victimes. Les pratiques de bizutage, parfois brutales (et qui ont souvent le caractère d'infractions sexuelles), peuvent être à l'origine de soins aux urgences hospitalières et requérir un signalement.

Il faut souligner qu'en dehors même de toute violence, menace ou atteinte sexuelle, amener quiconque, contre son gré ou non, à subir ou commettre des actes humiliants ou dégradants lors de manifestations ou de réunions liées aux milieux scolaire et socio-éducatif est sanctionné.

8. Loi n° 2001-504 du 12 juin 2001 tendant à renforcer la prévention et la répression des mouvements sectaires portant atteinte aux droits de l'homme et aux libertés fondamentales.

9. En France, selon l'Unicef, entre 3 000 et 8 000 mineurs français et étrangers « vendraient » leurs corps. Ces prostitués sont pour un tiers des Français, en fugue ou en rupture familiale, et pour deux tiers de jeunes étrangers, victimes de réseaux de trafics d'être humains. Vulnérables, à la rue, en situation d'errance et de précarité totale, ils sont aussi victimes d'exploitation sexuelle et de prostitution (source: <www.jeunesviolencesecoute.fr>).

10. Loi n° 98-468 du 17 juin 1998 déjà citée.

Les dispositifs administratif et judiciaire

Le dispositif légal de prévention et de signalement des mauvais traitements à l'égard des mineurs est donc principalement organisé par les lois du 10 juillet 1989 et du 5 mars 2007[80].

Ces lois ont fixé le rôle des autorités et confirmé le dualisme qui caractérise le système français de protection de l'enfance, composé d'une protection administrative et d'une protection judiciaire. Elles ont néanmoins affirmé le caractère subsidiaire de l'intervention du juge des enfants par rapport à la compétence du conseil général, ce dernier étant à la fois responsable de l'Aide sociale à l'enfance et du service de la Protection maternelle et infantile (PMI).

Elles ont précisé les obligations propres du service départemental de l'Aide sociale à l'enfance (ASE) et mis en place un dispositif d'urgence sous la forme d'un service national d'accueil téléphonique de l'enfance en danger (SNATED).

Pour favoriser le signalement des mineurs en situation de danger, la loi a prévu l'organisation au profit de toutes les personnes susceptibles de déceler, de par leurs fonctions, ce type de situation, une formation initiale et continue dans le domaine de la protection de l'enfance en danger[81].

Un dispositif administratif coordonné par le président du conseil général

Le président du conseil général est investi d'une compétence centrale en matière de protection de l'enfance. Il dispose à cet effet, sous son autorité, du service départemental de l'Aide sociale à l'enfance (ASE), qui doit lui-même mettre en œuvre ses missions avec d'autres services du conseil général ou de l'État.

Ces différents intervenants sont présentés au chapitre 4:
– le service départemental de PMI;
– le service social polyvalent de secteur;
– le service départemental d'action sociale (qui relève de l'État: délégation territoriale de l'agence régionale de santé, ex-direction départementale des affaires sanitaires et sociales).

80. Loi n° 89-487 du 10 juillet 1989 relative à la prévention des mauvais traitements à l'égard des mineurs et à la protection de l'enfance; loi n° 2007-293 du 5 mars 2007 réformant la protection de l'enfance.

81. Art. L.542-1, C. de l'éducation; art. 226-12-1 CASF.

Le service national d'accueil téléphonique de l'enfance en danger

La loi du 10 juillet 1989 est à l'origine du Service national d'accueil téléphonique de l'enfance en danger (SNATED) ou « 119 » (Allô Enfance maltraitée) qui peut recevoir 24 heures sur 24 des appels concernant des enfants en danger (numéro vert : 0 800 05 41 41).

Les missions de ce service gratuit et géré par le groupement d'intérêt public (GIP) « Enfance en danger » ont été redéfinies dans le cadre de la loi du 5 mars 2007[82]. Il lui revient :

– d'une part, de répondre « à tout moment aux demandes d'information ou de conseil concernant les situations de mineurs en danger ou présumés l'être » ;

– d'autre part, de transmettre « immédiatement au président du conseil général [...] les informations qu'il recueille et les appréciations qu'il formule à propos de ces mineurs » (art. L.226-6, CASF).

En cas d'urgence, il doit saisir le procureur de la République sans délai.

L'affichage des coordonnées du SNATED est obligatoire dans tous les établissements et services recevant de façon habituelle des mineurs.

Le Défenseur des enfants

Le Défenseur des droits, autorité administrative indépendante, a été institué par la loi organique du 29 mars 2011[83].

Il lui revient, parmi ses différentes missions, de « défendre et de promouvoir l'intérêt supérieur et les droits de l'enfant consacrés par la loi ou par un engagement international régulièrement ratifié ou approuvé par la France » Dans le cas particulier des enfants, le Défenseur des droits a l'obligation de saisir systématiquement le Parquet des affaires qui lui paraissent justifier la mise en œuvre de mesures d'assistantes éducatives ; de même, il doit systématiquement saisir le conseil général lorsqu'il a connaissance d'informations justifiant l'intervention de l'Aide sociale à l'enfance.

Le Défenseur des droits traite des réclamations individuelles relatives au non-respect des droits de l'enfant, non résolues de manière satisfaisante par les services compétents (par exemple : conflits d'ordre familial suite à la séparation des parents).

Il peut être saisi :

– par un enfant mineur ;

– par ses parents, ses représentants légaux (son tuteur, par exemple) ou un membre de sa famille ;

– par les services médicaux et sociaux ;

– par les associations reconnues d'utilité publique qui défendent les droits des enfants ;

– par les parlementaires.

Il peut se saisir lui-même de situations mettant en cause l'intérêt d'un enfant.

---

82. La loi du 5 mars 2007 réformant la protection de l'enfance a transformé le Service national d'accueil téléphonique de l'enfance maltraitée (SNATEM) initial en Service national d'accueil téléphonique de l'enfance en danger (SNATED).

83. Loi organique n° 2011-333 du 29 mars 2011 relative au Défenseur des droits.

La protection judiciaire de l'enfance en danger

La protection judiciaire de l'enfance en danger repose principalement sur l'action du substitut du procureur de la République chargé des mineurs et sur celle du juge des enfants, assistés en tant que de besoin par les brigades des mineurs.

La brigade des mineurs

Des brigades des mineurs ont été constituées dans les grandes agglomérations[84]. Il s'agit de brigades de police, spécialisées et particulièrement formées à l'audition des mineurs victimes. Dans les situations de mauvais traitements, elles peuvent intervenir à la demande du procureur de la République ou du juge des enfants pour évaluer une situation. Mais elles peuvent également être saisies suite à la communication d'indications par un autre service de police ou sur l'appel d'un particulier.

Le substitut du procureur de la République chargé des mineurs

Dans chaque tribunal de grande instance (TGI), un substitut du procureur de la République, le « substitut des mineurs », est spécialement en charge des mineurs délinquants et des mineurs victimes.

Le substitut des mineurs est le destinataire des signalements judiciaires. Défendant les intérêts de la société, il tient un rôle essentiel dans le traitement du signalement et l'orientation de la procédure. S'il décide de ne pas « classer sans suite », l'intervention classique du substitut des mineurs est la protection de l'enfant victime (saisine du juge des enfants) et la poursuite de l'auteur des faits (saisine du juge d'instruction). En urgence, le substitut des mineurs a compétence pour placer l'enfant (ordonnance de placement provisoire ou OPP), à charge de saisir dans les huit jours le juge des enfants compétent (art. 375-5, C. civ.).

Le substitut des mineurs est assisté dans ses missions par les services de police judiciaire (services de police et de gendarmerie, brigade de protection des mineurs). Il peut initier une enquête avant d'orienter sa procédure.

Le juge des enfants

Magistrat spécialisé, le juge des enfants a à la fois un rôle pénal en matière d'infractions commises par des mineurs et un rôle civil en matière d'assistance éducative. Il peut intervenir pour tout mineur non émancipé sur le territoire français quelle que soit sa nationalité ou sa filiation.

---

84. La spécialisation des autorités de police en matière d'enfants victimes a été initiée à Paris en 1934, puis étendue en 1970 en région parisienne et à l'ensemble du territoire en 1975. Elle s'est traduite par la création de brigades des mineurs (appelées « brigades de protection des mineurs » à Paris), qui sont de petites unités, composées d'environ une vingtaine d'agents. Elles sont principalement compétentes en matière de mineurs victimes, et quelquefois en matière de mineurs délinquants (P. Bonfils, A. Gouttenoire, *op. cit.*, p. 1035).

Il intervient au titre de l'article 375 du Code civil, « si la santé, la sécurité ou la moralité d'un mineur non émancipé sont en danger, ou si les conditions de son éducation ou de son développement physique, affectif, intellectuel et social sont gravement compromises », sans pour cela qu'une faute des parents soit forcément requise[85]. Il apprécie souverainement l'état de danger.

Le juge des enfants peut être saisi par le substitut des mineurs, par le mineur lui-même, par l'un des parents, tuteur ou gardien. Il dispose de moyens étendus d'évaluation et de protection. Au terme d'un véritable travail d'instruction (enquête sociale, auditions, expertises...), il peut ordonner un complément d'information, prononcer un non-lieu en assistance éducative, ou au contraire une mesure d'assistance éducative, aménageant de la sorte l'autorité parentale. Il lui est expressément demandé de respecter deux principes :

- s'efforcer de recueillir l'adhésion de la famille à la mesure envisagée ;
- maintenir si possible le mineur dans la famille.

Il peut prendre différentes mesures d'assistance éducative (voir chap. 1, « Les attributs de l'autorité parentale »).

■ Le juge d'instruction

Le juge d'instruction procède à tous les actes d'information qu'il juge utiles à la manifestation de la vérité (perquisitions, saisies, expertises, auditions de témoins...)[86]. Sa saisine est obligatoire en matière criminelle (viol par exemple).

Lorsque le juge d'instruction considère que la détention d'une personne mise en examen est nécessaire, il saisit le juge des libertés et de la détention (JLD). Il clôture son information par une ordonnance de non-lieu ou une ordonnance de renvoi vers une juridiction de jugement. Dans le cadre des situations de mauvais traitements à enfants commis par l'un des parents, le juge d'instruction peut désigner un « administrateur *ad hoc*[87] ». En cas de constitution de partie civile, le juge fait désigner un avocat d'office pour le mineur s'il n'en a pas déjà choisi un.

---

85. Paris, 6 juillet 1984, *Dr. enf. fam.* n° 1, 1985, p. 262.
86. Art. 81, CPP.
87. Art. 706-50, CPP.

Le mineur, la police et la justice

- La réquisition : généralités
- La réquisition : les cas particuliers
- L'audition du mineur
- L'accueil du mineur détenu

8

La réquisition : généralités

Dans le cadre de leurs fonctions, les médecins hospitaliers peuvent être sollicités pour examiner un mineur victime. Ils peuvent l'être également pour examiner un mineur auteur présumé. Dans les deux cas, il leur sera notamment demandé, le plus souvent sur réquisition d'un officier de police judiciaire (OPJ), d'établir un certificat médical descriptif de constatations. Cette situation est cependant aujourd'hui exceptionnelle dans les grandes agglomérations où les victimes sont dirigées vers des unités médico-judiciaires (UMJ).

Deux circulaires datées des 27 et 28 décembre 2010[1], ont récemment initié une « réforme de la médecine légale ». L'objectif de cette réforme a été de :

> « rationaliser et de structurer, à droit constant, l'implantation, l'organisation et le financement de la médecine légale sur l'ensemble du territoire national, en vue de renforcer la qualité des actes, pratiqués par des médecins dûment formés au sein de structures et d'organisations adaptées aux besoins judiciaires et économiquement équilibrés ».

Mis en œuvre à compter du 15 janvier 2011, un nouveau schéma directeur a été établi. Il concerne à la fois la médecine légale thanatologique au sein de 30 instituts médico-légaux (IML) et la médecine légale du vivant au sein de 48 unités médico-judiciaires (UMJ). L'ensemble de ces structures est rattaché à des établissements publics de santé. Les frais relatifs aux actes médico-légaux réalisés dans le cadre des IML et des UMJ sont pris en charge par le ministère de la justice.

Toutefois, un mineur ou un majeur peut également se faire examiner par un médecin hospitalier ou exerçant en ville avant de se rendre dans une unité médico-judiciaire. Cet examen ainsi que le certificat de constatations médicales remis par le praticien conserve toute sa valeur, notamment dans le cas où certaines lésions traumatiques ont pu s'atténuer ou disparaître entre les deux examens médicaux. Il est d'ailleurs recommandé aux mineurs et aux parents qui les accompagnent le cas échéant, lorsqu'ils se présentent dans une UMJ, de se munir de tous les documents médicaux et certificats établis préalablement.

1. Circulaire JUSD1033099C du 27 décembre 2010 relative à la mise en œuvre de la réforme de la médecine légale ; circulaire JUSD1033764C du 28 décembre 2010 relative à la mise en œuvre de la réforme de la médecine légale.

La réquisition : caractère impératif

La réquisition est une injonction faite à un médecin par une autorité judiciaire ou administrative (art. R.642-1, C. pén.). Elle peut avoir pour but de faire procéder à un acte médico-légal urgent qui ne peut être différé.

Les autorités habilitées à requérir un médecin sont respectivement :

– les magistrats (notamment le procureur de la République ou son substitut), ainsi que les officiers de police judiciaire (police nationale, gendarmerie), agissant dans l'exercice de leurs fonctions ;

– les autorités administratives « compétentes » (officier d'état civil, préfet, sous-préfet, maire), « en cas d'atteinte à l'ordre public ou de sinistre ou de tout autre danger présentant un danger pour les personnes ».

Tout médecin, quel que soit son mode d'exercice (médecin hospitalier ou d'exercice libéral, de remplacement, de garde, etc.) ou sa spécialité, est tenu de répondre à une réquisition libellée dans le cadre légal : l'article L.4163-7 du Code de la santé publique stipule d'ailleurs qu'« est puni de 3 800 euros d'amende le fait [...] pour un médecin, de ne pas déférer aux réquisitions de l'autorité publique[2] ».

Tout « défaut de réponse à une réquisition des autorités judiciaires ou administratives » est considéré comme un délit passible du tribunal correctionnel, sauf motif légitime (art. R.642-1, C. pén.).

Les cas de « motif légitime » sont les suivants :

– lorsque la réquisition concerne :

• un parent proche ou allié ou vivant en communauté de vie et d'intimité (concubinage, Pacs),

• un collaborateur professionnel,

• un médecin ayant soigné ou soignant le patient concerné ;

– le cas de force majeure, par exemple lorsque le médecin est déjà occupé au chevet d'un autre patient ;

– l'impossibilité pour le médecin requis d'y répondre si les constatations ne sont pas de sa compétence. Il doit alors en avertir l'autorité requérante.

Enfin, le médecin peut se récuser s'il estime que les conditions de lieux et d'examen sont de nature à compromettre la qualité de ses actes et à nuire à la confidentialité et à l'intimité indispensables à cette consultation (art. R.4127-71, CSP).

La réquisition ne doit pas être un moyen pour obtenir le témoignage du médecin traitant sur des faits connus dans son exercice habituel ordinaire. Si l'autorité requérante intime au médecin l'ordre d'effectuer la mission de réquisition, le médecin requis doit s'y soumettre, mais cette réquisition ne peut en aucun cas délier le médecin du secret professionnel.

---

2. Ceci concerne également les internes en médecine (décret n° 61-633 du 20 juin 1961 autorisant la réquisition des internes des hôpitaux publics).

L'objet de la réquisition

Les principaux actes médico-légaux susceptibles de faire l'objet d'une réquisition sont :

– l'examen médical d'une victime de violences volontaires (agression de toute nature, y compris sexuelle) ou de violences involontaires (accident de la voie publique) ;

– l'examen du retentissement psychologique sur une victime de violences volontaires ou involontaires ;

– l'examen médical de compatibilité avec une mesure de garde à vue, l'examen de comportement d'une personne placée en garde à vue ;

– l'estimation de l'âge chronologique d'un sujet couramment et improprement appelé « âge osseux » ;

– l'examen d'une personne susceptible de dissimulation intra-corporelle de produits stupéfiants ;

– l'examen d'une personne présumée en état alcoolique ou être sous l'emprise de produits stupéfiants

– l'examen externe d'un cadavre en vue de rechercher les causes de la mort ;

– l'autopsie ;

– les prélèvements biologiques divers à des fins d'analyse : alcoolémie, recherche de produits stupéfiants, empreintes génétiques, recherche de maladies sexuellement transmissibles.

Les examens doivent être pratiqués de façon prioritaire, si possible dans une unité médico-judiciaire (UMJ), par un personnel médical qualifié et dans des locaux spécialement conçus pour ces examens.

La forme de la réquisition

La réquisition doit être écrite, nominative et signée[3]. Elle doit définir précisément la mission du médecin. Une copie doit en être conservée au dossier de la personne examinée.

La mission visée par la réquisition doit être définie en des termes précis, qui peuvent être introduits de la sorte :

> « [Autorité requérante], agissant en cas de flagrant délit et conformément à l'article 60 du Code de procédure pénale, vu l'article L.4163-7 du Code de la santé publique, requérons M. (Mme) ..., docteur en médecine à l'hôpital..., de nous accompagner à... pour..., serment préalablement prêté entre nos mains, à l'effet de procéder aux actes ci-après.
>
> M. (Mme) ... nous donnera son avis en son honneur et conscience, en tête de son rapport ».

---

3. « En cas d'urgence, elle peut cependant être signifiée verbalement pour être exécutoire immédiatement, mais elle doit dans ce cas être confirmée par une réquisition écrite », J. Pouillard, *Le médecin auxiliaire de la justice*, Rapport adopté en février 2001, Conseil national de l'Ordre des médecins.

Le requérant doit faire connaître expressément son identité et les fonctions qu'il exerce dans le cadre de sa mission. Le médecin requis doit se présenter comme tel à la personne qu'il doit examiner, l'informer explicitement de sa mission, le considérer avec respect en tenant compte de sa situation privative de ses droits (détention, garde à vue, incarcération). La sauvegarde du secret professionnel impose que l'officier de police judiciaire n'assiste pas à l'examen sauf en cas d'insécurité[4].

Le médecin requis devient, dans le cadre de la mission qui lui est confiée, un auxiliaire de justice. Il est généralement choisi sur une liste d'experts près une cour d'appel ou la Cour de cassation. Si le médecin requis n'est pas inscrit sur une liste d'experts, il doit indiquer en tête de son rapport, qu'il prête serment d'apporter son concours à l'autorité requérante « en son honneur et conscience ».

Le rapport de réquisition

Le rapport du médecin doit répondre à toutes les questions posées dans la réquisition, en s'y limitant strictement.

La conclusion ne peut être que réservée et prudente, sans que le médecin requis n'hésite à signaler avec le maximum de rigueur l'absence de réponse à des questions dépassant sa compétence ; le médecin requis doit se limiter aux faits constatés, avec objectivité, en se gardant de toute critique, interprétation hasardeuse ou opinion personnelle.

Le rapport, rédigé, daté et signé par le médecin requis, qui doit en garder un exemplaire, doit être remis à l'autorité judiciaire requérante, et à elle seule.

Si le mineur refuse d'être examiné, le médecin doit constater ce refus et le mentionner dans son rapport.

Le certificat médical de constatations

Le médecin hospitalier peut être amené à établir un certificat médical :
– hors toute réquisition, pour une victime ou son représentant légal ;
– dans le cadre d'une réquisition, à la demande d'une autorité administrative ou judiciaire ;

Il le remettra selon le cas, à la victime majeure, au représentant légal d'une victime mineure ou à l'autorité requérante. Dès lors qu'il est remis aux autorités judiciaires, il devient une pièce de procédure à part entière. Il doit donc être particulièrement minutieux et détaillé, car il permettra au magistrat de qualifier l'infraction.

Le certificat désigne un document écrit attestant un fait. Il peut être rédigé sur papier libre ou sur un formulaire pré établi.

Le Code de déontologie médicale prévoit notamment que :

4. *Ibid.*

> « Tout certificat, ordonnance, attestation ou document délivré par un médecin doit être rédigé lisiblement en langue française et daté, permettre l'identification du praticien dont il émane et être signé de lui. Le médecin peut en remettre une traduction au patient dans la langue de celui-ci » (art. R.4127-76, CSP).

La Haute Autorité de santé a publié en 2011 un guide de bonnes pratiques sur la rédaction du certificat médical initial concernant une personne victime de violences[5]. Des modèles de certificats préétablis y sont proposés.

Conseils pour la rédaction d'un certificat médical concernant un mineur
(rédaction sur papier libre et en langue française)

Les informations suivantes doivent figurer sur le certificat médical, lorsqu'elles sont disponibles :

- l'*identité du rédacteur* : nom, prénom, qualification, adresse professionnelle et numéro d'inscription à l'ordre des médecins ;
- l'*identité du plaignant* (nom, prénom, date de naissance). En cas de doute, la formule peut être utilisée : « Je, soussigné Docteur X, certifie avoir personnellement examiné une personne déclarant se nommer... », en précisant si tel est le cas par quelle(s) personne(s) il est accompagné ;
- les *circonstances* de la rédaction : à la demande du représentant légal ou sur réquisition avec le nom et la fonction du requérant ;
- les *déclarations* du mineur : circonstances, lieu, date et nature des violences subies, citées entre guillemets ;
- les éléments d'*identification de l'agresseur*. En cas de violences alléguées, le médecin évitera de faire figurer l'identité d'un auteur présumé, même si celui-ci est parfois clairement désigné par l'enfant ; il préférera parler dans ce cas d'un « proche de l'enfant » ; ceci afin d'éviter des poursuites pour diffamation ;
- les *doléances du mineur*, citées entre guillemets ;
- les *antécédents de l'enfant* pouvant interférer avec les constatations et médicaments éventuellement prescrits à l'enfant ;
- les éléments descriptifs de l'*examen clinique* (qui doit toujours être complet) : constatations objectives effectuées par le médecin au cours de l'examen clinique ; le schéma des éventuelles lésions traumatiques et/ou les photographies ; les indications sur l'état émotionnel de l'enfant au cours de l'examen ;
- les *examens complémentaires* éventuellement réalisés ;
- les *actes thérapeutiques* éventuellement réalisés ;
- la durée probable de l'*incapacité totale de travail* (ITT) à compter de la date des faits ;
- le *destinataire* du certificat médical : après l'examen du mineur, le certificat sera remis aux détenteurs de l'autorité parentale (parents) ou au tuteur légal. Le médecin doit faire signer la personne à qui il remet le certificat médical, directement en bas du document ;
- la date de rédaction du certificat médical : il doit s'agir de la date à laquelle le médecin le rédige. Si le médecin a antérieurement examiné l'enfant, il doit faire état, dans le corps du rapport, de la date à laquelle il l'a examiné

Signature manuscrite du médecin

(NB : Le médecin doit toujours conserver un double de ce certificat dans le dossier médical)

5. HAS, *Certificat médical initial concernant une personne victime de violences*, « Recommandations de bonne pratique », octobre 2011.

On retiendra notamment que :

– les certificats médicaux de constatations doivent être établis par un docteur en médecine inscrit au tableau départemental de l'ordre des médecins ;

– ils doivent être précédés d'un examen clinique que le rédacteur effectue personnellement ;

– les lésions traumatiques doivent y être détaillées selon la sémiologie médicale physique et psychique ;

– le médecin doit rester totalement neutre dans la conduite de son examen et la retranscription des propos tenus. Il ne lui appartient pas d'apprécier la véracité des faits ni de les imputer à l'auteur désigné par le plaignant ;

– les prélèvements, lorsqu'ils concourent à la constitution du dossier médico-légal, doivent être réalisés si possible en milieu spécialisé ;

– le service doit assurer la bonne conservation des échantillons et du dossier du plaignant ;

– une coordination des différents intervenants est nécessaire afin de maintenir un juste équilibre entre l'acte médical urgent et l'indispensable préservation des éléments de preuve ;

– dans le cas où l'établissement de santé dispose d'une unité médico-judiciaire (UMJ), les mineurs conduits par les services de gendarmerie ou de police doivent y être orientés, afin que les certificats puissent être établis dans les meilleures conditions.

La fixation d'une incapacité totale de travail (ITT)

Les conséquences des violences sur le mineur doivent être mesurées. Cette évaluation s'exprime notamment en durée d'incapacité totale de travail (ITT). Contrairement à ce que ce terme indique, cette notion n'exprime pas une incapacité professionnelle (elle peut même être fixée pour un nourrisson…), mais une incapacité fonctionnelle : elle représente le temps durant lequel une victime de violences volontaires ou involontaires sera dans l'incapacité d'effectuer des actes essentiels de la vie courante (manger, s'habiller, dormir, aller à l'école…).

L'ITT est mesurée en jours à compter de la date des faits. Il n'existe pas à ce jour de consensus sur son évaluation médicale.

L'évaluation de l'ITT s'applique aux troubles physiques et psychiques, sources d'incapacité, c'est-à-dire à toutes les fonctions de la personne. L'évaluation du retentissement psychologique en termes d'ITT est parfois délicate. Le certificat médical doit mentionner que la durée de l'ITT fixée se réfère à des durées précises de perturbation des actes de la vie courante.

La détermination de la durée d'incapacité totale de travail est utilisée par le magistrat à des fins judiciaires. En effet, la durée de l'incapacité totale de travail conditionne, pour une part, la qualification de l'infraction[6].

6. La durée de l'incapacité totale de travail personnel (ITT) détermine le tribunal devant lequel sera déféré l'auteur des faits. Selon que l'ITT excède ou non huit jours en cas de coups et blessures volontaires, ou trois mois en cas de violences involontaires, le tribunal compétent est le tribunal correctionnel ou le tribunal de police.

Le médecin qui reçoit un mineur, même sur réquisition, et qui n'a pas l'habitude de fixer une durée d'ITT doit s'en abstenir. Il pourra clore son certificat en indiquant que l'ITT sera établie au sein d'une UMJ.

Déontologie de la réquisition

Le médecin « requis » est tenu par les règles de la déontologie médicale[7] : il doit veiller au consentement du mineur, au respect de son intimité et à la confidentialité des données médicales.

Le respect de la vie humaine, le respect dû à toute personne et à sa dignité ne cessent pas de s'imposer lorsque la personne est privée de liberté ou en état de dépendance (alcool, stupéfiants). Il en résulte que les examens et soins sur les mineurs auteurs présumés ou les mineurs victimes d'infractions sexuelles doivent être le moins traumatisants possible ; les mineurs doivent en toutes circonstances être protégés et bénéficier d'un soutien moral.

Le Conseil national de l'Ordre des médecins[8] a souligné que la réquisition doit répondre aux mêmes précautions déontologiques que celles qui s'imposent en médecine de contrôle ou d'expertise. Ainsi :

– le médecin amené à examiner une personne privée de liberté ou à lui donner des soins ne peut, directement ou indirectement, serait-ce par sa seule présence, favoriser ou cautionner une atteinte à son intégrité physique ou mentale ou à sa dignité. S'il constate que la personne examinée a subi des sévices ou des mauvais traitements, il doit en informer l'autorité judiciaire (procureur de la République). L'accord du mineur n'est pas requis s'il est âgé de moins de 15 ans ou s'il n'est pas en mesure de se protéger en raison de son âge ou de son état physique ou psychique (art. R.4127-10, CSP) ;

– le médecin doit solliciter au besoin l'assistance d'un interprète s'il s'agit d'un mineur non francophone ; il doit s'abstenir de toute attitude discriminatoire (art. R.4127-7, CSP) ;

– le médecin doit se récuser, lorsqu'il est investi de sa mission, s'il estime que les questions qui lui sont posées sont étrangères à la technique proprement médicale, à ses connaissances, à ses possibilités ou qu'elles l'exposeraient à contrevenir aux dispositions du Code de déontologie médicale (art. R.4127-101, CSP) ;

– le médecin doit informer la personne qu'il va examiner de sa mission et du cadre juridique où elle s'exerce et s'y limiter. Il doit être très circonspect dans ses propos et s'interdire toute révélation ou commentaire. Il doit être parfaitement objectif dans ses conclusions (art. R.4127-102, CSP) ;

– le médecin ne peut être à la fois le médecin requis et le médecin traitant d'un même malade. Il ne doit pas accepter une mission dans laquelle sont en jeu ses propres intérêts, ceux d'un de ses patients, d'un de ses proches, d'un de ses amis ou d'un groupement qui fait habituellement appel à ses services (art. R.4127-105, CSP).

---

7. Art. R.4127-1 et suiv., CSP.
8. J. Pouillard, *op. cit.*

La réquisition : les cas particuliers

Les autorités administratives ou judiciaires peuvent requérir un médecin pour différents motifs. Certaines investigations demandées sur réquisition s'inscrivent dans des recherches spécifiques, qui méritent d'être précisées.

L'évaluation de l'âge d'un jeune étranger isolé

La validité des techniques de détermination de l'âge chronologique d'un jeune mineur isolé a été l'objet de réflexions depuis plusieurs années[9]. La maturation d'un individu varie en fonction de son sexe, de son origine ethnique, de son état nutritionnel et de son statut socio-économique. Il existe également des variations pathologiques en cas de maladie chronique dont on connaît le retentissement sur la croissance et le développement pubertaire.

Le Comité consultatif national d'éthique (CCNE) a ainsi rendu un avis en 2005 selon lequel les méthodes utilisées étaient inadaptées pour déterminer avec précision l'âge osseux d'un individu. Le Comité relevait d'une part le manque de fiabilité des tests et soulevait des réserves éthiques sur cette pratique : notamment l'absence d'indication médicale à cet examen et à l'irradiation, même faible, qui y est associée[10].

L'Académie nationale de médecine a précisé à son tour dans un avis de 2007 que l'utilisation de l'atlas de Greulich et Pyle pour la détermination de l'âge osseux n'est plus fiable au-delà de 15 ans au regard de l'écart-type de 1 à 2 ans observé. L'Académie recommandait en conséquence une évaluation pluridisciplinaire incluant un spécialiste en radiologie et un endocrino-pédiatre, ainsi qu'une appréciation des évolutions concordantes, six mois après la première évaluation[11].

Dans un rapport parlementaire de 2010 sur les mineurs isolés en France, la sénatrice Isabelle Debré faisait plusieurs propositions :

– 1° constituer des pôles de radio-pédiatrie à l'échelle régionale pour uniformiser le contenu et le coût de l'examen visant à évaluer l'âge du jeune ;

9. Circulaire du 31 mai 2013 relative aux modalités de prise en charge des jeunes isolés étrangers : dispositif national de mise à l'abri, d'évaluation et d'orientation (JUSF1314192C).

10. CCNE, avis n° 88, *Sur les méthodes de détermination de l'âge à des fins juridiques*, 23 juin 2005.

11. Bulletin de l'Académie nationale de médecine, 2007, 191, n° 1, 139-142, séance du 16 janvier 2007.

– 2° mettre en place un protocole de traçabilité du suivi médical du jeune et constituer un dossier unique ;

– 3° faire réaliser l'expertise « estimation de l'âge » au moment de l'accueil du jeune ou au début de la période d'évaluation[12].

Enfin, en 2012, le Défenseur des droits a recommandé que les tests d'âge osseux, compte tenu de leur faible fiabilité en raison d'importantes marges d'erreur, ne puissent à eux seuls servir de fondement à la détermination de l'âge du jeune. Les résultats de l'expertise médicale ne devraient constituer qu'un élément d'appréciation. À défaut, le Défenseur des droits a souhaité qu'une disposition légale soit adoptée, prévoyant que le doute profite au jeune et emporte la présomption de sa minorité[13].

La Cour de cassation se montre également réservée sur la valeur des examens radiologiques utilisés pour déterminer l'âge. Elle a pu ainsi juger, dans un arrêt du 23 janvier 2008[14], que :

> « C'est dans l'exercice de son pouvoir d'appréciation que la cour d'appel a constaté d'une part que l'attestation de naissance produite [...] avait été établie en conformité avec les formes requises par la loi étrangère applicable d'autre part, qu'aucun élément extérieur à l'acte ne permettait de douter des énonciations y figurant, l'examen radiologique pratiqué [...] ne pouvant être retenu en raison de son imprécision, de sorte que l'acte civil produit faisait foi de l'âge de l'intéressé. »

Plusieurs recommandations peuvent être faites en la matière alors que ce type de demande concerne surtout les jeunes d'origine étrangère pour lesquels l'examinateur ne dispose bien souvent d'aucun document médical (carnet de santé, certificats de vaccinations...) :

– l'entretien, s'il est possible, est, dans ce cas, le premier temps de l'examen : antécédents, reconstitution des principales étapes du développement pubertaire, mode de vie. Il doit être réalisé avec l'assistance d'un interprète afin de s'assurer que le jeune a bien compris les modalités et la finalité de cet examen et recueillir son consentement ;

– l'examen clinique comporte notamment l'estimation de la corpulence et du rapport staturo-pondéral ainsi que l'examen dentaire du sujet ;

– l'estimation de l'âge pubertaire n'est pas éthiquement acceptable et peut être vécue par le jeune comme une véritable agression. Il peut en revanche être proposé une évaluation indirecte en présentant une plaquette où figurent les différents stades de maturation pubertaire de Tanner, plaquette validée et utilisée dans les enquêtes épidémiologiques, en demandant au mineur de pointer l'image qui lui correspond le mieux ;

– ce n'est qu'après l'entretien et l'examen clinique qu'une radiographie peut être demandée pour compléter les données, tout en sachant qu'elle ne peut à elle seule fixer l'âge d'un individu. Dans l'état actuel des connaissances, seule la

12. I. Debré, *Les mineurs isolés étrangers en France*, Rapport de mission, Sénat, mai 2010.

13. Décision du Défenseur des droits n°MDE/2012-179 du 12 décembre 2012.

14. Cass. Civ. 1re, 23 janvier 2008, 06-13.344

radiographie du poignet et de la main gauches, de face, comparée à l'atlas de Greulich et Pyle, reste la méthode de référence[15] ;

– l'estimation de l'âge peut être complétée par l'étude de l'éruption dentaire à partir d'un panoramique dentaire.

Chacune de ces mesures comporte une marge d'erreur : la détermination de l'âge chronologique d'un adolescent reste un problème à la mesure de la grande variabilité des indicateurs physiologiques étudiés. Pour un individu donné, l'estimation de son âge ne peut être qu'imprécise. C'est la raison pour laquelle le médecin doit faire la synthèse des différents éléments dont il dispose, prendre le soin de discuter les éventuels points de discordance avant de remettre le résultat de son évaluation.

La compatibilité avec une mesure de garde à vue

La garde à vue (art. 63-3, CPP), qui ne peut concerner que des mineurs de plus de 13 ans, et ce « à titre exceptionnel » (art. 4 de l'ordonnance du 2 février 1945), est une mesure permettant à un officier de police judiciaire de retenir une personne dans les locaux de la police ou de la gendarmerie, afin de faciliter les investigations nécessaires à une enquête. Il s'agit donc d'une situation de privation de liberté, à ce titre particulièrement contraignante pour celui qui en fait l'objet. Des dispositions spécifiques s'appliquent aux mineurs[16].

Les mineurs de 10 à 13 ans peuvent faire l'objet d'une « retenue judiciaire » dont la durée ne peut excéder 12 heures. Sans avoir à le demander, ils bénéficient d'un avocat commis d'office, sauf s'ils en ont déjà un, et d'un examen médical.

Tout interrogatoire de mineur doit faire l'objet d'un enregistrement audiovisuel[17]. L'original doit être placé sous scellés et une copie en être versée au dossier. L'enregistrement pourra être visionné par la suite en cas de contestation du contenu du procès-verbal d'interrogatoire.

L'ordonnance n° 45-174 du 2 février 1945 relative à l'enfance délinquante prévoit que « lorsqu'un mineur est placé en garde à vue, l'officier de police judiciaire doit informer de cette mesure les parents, le tuteur, la personne ou le service auquel est confié le mineur ». Sauf opposition du magistrat responsable de la garde à vue, les parents ou le tuteur de l'enfant en sont informés immédiatement. L'information des parents n'entraîne en aucun cas un droit des parents à accompagner leur enfant ou à être entendus.

Le mineur de moins de 16 ans placé en garde à vue est examiné systématiquement par un médecin dès le début de la garde à vue. Par rapport à l'enfant de

---

15. Chaumoître K, Colavolpe N., Marciano-Chagnaud S. *et al.*, « Validité de l'atlas de Greulich et Pyle appliqué à une population actuelle », *Journal de radiologie*, 2007, vol. 88 (10), octobre 2007, p. 1376.

16. Loi n° 2002-1138 du 9 septembre 2002 d'orientation et de programmation pour la justice ; circulaire Justice n° 2002-15 du 7 novembre 2002 relative à la présentation des dispositions portant réforme du droit pénal des mineurs et de certaines dispositions du droit pénal spécial relevant de la loi n° 2002-1138 du 9 septembre 2002.

17. Art. 14 de la loi n° 2000-516 du 15 juin 2000 ; circulaire CRIM n° 2001-05 E6 du 9 mai 2001 relative à l'enregistrement audiovisuel de l'interrogatoire des mineurs en garde à vue.

moins de 13 ans, le mineur de moins de 16 ans ne dispose pas automatiquement d'un avocat, mais est seulement informé qu'il peut en avoir un.

Le mineur de plus de 16 ans gardé à vue peut, à sa demande (ou à celle d'un titulaire de l'autorité parentale), être examiné par un médecin, puis réexaminé une seconde fois au bout de 24 heures, en cas de prolongation de la mesure de garde à vue. Il ne dispose pas automatiquement de l'assistance d'un avocat, mais est informé qu'il peut en avoir un.

Dans les deux cas, si le mineur souhaite disposer d'un avocat, il doit le désigner ou solliciter un avocat commis d'office.

L'examen médical prévu par le Code de procédure pénale a pour objet :
– d'attester des conditions physiques et psychiques du gardé à vue ;
– d'attester que son état de santé est compatible ou non avec son maintien dans les locaux de police ou de gendarmerie ;
– de prévenir toutes violences durant cette période de garde à vue.

Si des investigations corporelles internes sont nécessaires, elles ne peuvent être réalisées que par un médecin requis à cet effet (art. 63-5, CPP).

À tout moment, le procureur de la République ou l'officier de police judiciaire peut d'office désigner un médecin pour examiner la personne gardée à vue, à plus forte raison si un membre de la famille en fait la demande.

La garde à vue est prévue pour une durée de 24 heures qui peut être prolongée de 24 heures sur autorisation du procureur de la République.

La mission médico-légale que représente l'examen médical d'une personne placée en garde à vue s'effectue dans des conditions matérielles, parfois urgentes, et surtout psychologiquement difficiles : le gardé à vue se présente souvent choqué, angoissé, mutique ou au contraire revendicatif, agressif, parfois violent. Ces examens doivent néanmoins être pratiqués dans des conditions assurant la confidentialité indispensable à tout examen médical.

L'examen médical du mineur, précédé d'un entretien, est souvent délicat, devant faire la part médicalement objective des « allégations » invoquées, notamment devant des lésions traumatiques dont l'origine doit être recherchée. Mais surtout la prudence et la méfiance doivent concerner toute pathologie préexistante rapportée par le mineur gardé à vue susceptible d'une décompensation parfois brutale, imprévisible, principalement lorsqu'il s'agit d'asthme, de diabète, d'hypertension artérielle, d'antécédents psychiatriques avec risque possible de « passage à l'acte » ou de manifestations d'auto-agressivité ou de simulation à démasquer. Une surveillance soigneuse s'impose et la continuité des traitements en cours doit être poursuivie dès la mise en garde à vue, en attendant la décision judiciaire. Chez le toxicomane, la prévention d'un syndrome de « manque » est un motif important d'examen médical.

Enfin, l'existence parfois insoupçonnée d'atteinte intracrânienne doit être systématiquement recherchée, particulièrement chez les sujets en état d'ébriété ou susceptibles d'avoir subi un traumatisme crânien.

Un certificat médical doit être rédigé (copie conservée par l'hôpital) pour l'autorité requérante, précisant l'existence ou non de contre-indication médicale à une mesure de garde à vue ou à sa prolongation (avec éventuellement un traitement ambulatoire pour une affection bénigne ne risquant pas de mettre en péril la vie de l'individu), sans précision d'ordre diagnostique consignant la nécessité de soins immédiats. En cas de contre-indication médicale à la mesure de garde à vue dans les locaux de police ou de gendarmerie, l'autorité requérante peut décider la poursuite de la garde à vue en milieu hospitalier, sous surveillance des personnels de l'administration judiciaire.

Pour des considérations liées d'une part à la sécurité de la communauté hospitalière et d'autre part à la sécurité publique en général, il est souhaitable que le mineur « placé en garde à vue » soit pris en charge dans les plus brefs délais. Il doit être examiné dans un local sûr ne comportant qu'une seule issue et sans fenêtre, débarrassé de tout objet ou équipement dangereux.

Il appartient au personnel hospitalier d'apprécier au cas par cas s'il doit prendre en charge seul ou non le mineur ; le rapport du 19 juillet 2001 du Comité européen pour la prévention de la torture et des peines ou traitements inhumains ou dégradants (Conseil de l'Europe)[18] a récemment recommandé que :

> « Toute consultation médicale de même que tous les examens et soins médicaux effectués dans les établissements hospitaliers civils se déroulent hors de l'écoute et — sauf demande contraire du personnel médical soignant relative à un détenu particulier — hors de la vue des membres des forces de l'ordre. »

L'ivresse aiguë

En cas d'ivresse aiguë, rendant médicalement impossible des épreuves de dépistage de l'imprégnation alcoolique par l'air expiré (cette incapacité sera attestée par un médecin[19]), la preuve de l'état alcoolique peut être établie au moyen d'analyses et examens médicaux cliniques et biologiques, effectués par un médecin ou à défaut, par un interne ou un étudiant en médecine autorisé à exercer la médecine à titre de remplaçant (art. L.4131-2, CSP) requis à cet effet[20] (art. R.18 du Code de la route).

Le dépistage de transport de stupéfiants *in corpore*

Le Code des douanes (art. 60) prévoit que :

> « En vue de la recherche de la fraude, les agents des douanes peuvent procéder à la visite des marchandises et des moyens de transport et à celle des personnes. »

---

18. Rapport du 19 juillet 2001 au Gouvernement de la République française relatif à la visite en France effectuée par le Comité européen pour la prévention de la torture et des peines ou traitements inhumains ou dégradants (CPT) du 14 au 26 mai 2000.
19. Voir art. L.3 du Code de la route.
20. Voir art. L.20 du Code de la route.

L'article 60bis de ce code précise que lorsque des indices sérieux laissent présumer qu'une personne franchissant les frontières transporte des produits stupéfiants dissimulés dans son organisme :

– les agents des douanes peuvent la soumettre à des examens médicaux de dépistage, après avoir obtenu son consentement exprès ;

– en cas de refus, les agents des douanes peuvent présenter au président du tribunal de grande instance (TGI) compétent une demande d'autorisation, afin qu'il autorise s'il y a lieu les agents des douanes à faire procéder aux examens médicaux en désignant le médecin chargé de les pratiquer.

Les résultats de l'examen communiqués par le médecin, les observations de la personne concernée et le déroulement de la procédure, doivent être consignés dans un procès-verbal transmis au magistrat.

Dans la fouille au corps, cette réquisition nécessite la présence d'un médecin femme pour les examens des mineures ; la présence d'un témoin est souhaitable.

Les infractions sexuelles sur mineur

Au cours de l'enquête ou de l'information judiciaire, les auditions ou confrontations d'un mineur victime d'infractions sexuelles sont réalisées sur la seule décision du procureur de la République ou du juge d'instruction, le cas échéant à la demande du mineur ou de son représentant légal. Elles sont effectuées en principe en présence d'un psychologue ou d'un médecin spécialiste de l'enfance ou d'un membre de la famille du mineur ou de l'administrateur *ad hoc* ou encore d'une personne chargée d'un mandat du juge des enfants (art. 706-53, CPP).

La présence de ces personnes n'est cependant pas obligatoire ; leur rôle est conçu comme entièrement passif au regard de l'enquête, sans qu'elles puissent répondre à l'enquêteur, ni interroger le mineur. Leur présence vise essentiellement à permettre à l'enfant, dans un souci de protection, de ne pas être seul au cours de la procédure et de bénéficier d'un soutien moral (art. 706-54, CPP). Pour les mêmes raisons et dans un souci de ne pas raviver le traumatisme subi par un mineur victime d'agressions sexuelles :

– au cours de l'enquête et de l'information, le mineur fait l'objet d'un enregistrement audiovisuel ou sonore pour éviter ainsi la répétition de son témoignage au cours de la procédure judiciaire. Lorsque l'enregistrement ne peut être effectué en raison d'une impossibilité technique, il en est fait mention dans le procès-verbal d'audition qui précise la nature de cette impossibilité (art. 706-52, CPP ; voir *infra*, « L'audition du mineur ») ;

– le mineur est assisté par un avocat lorsqu'il est entendu devant le juge d'instruction ;

– l'examen médical doit se dérouler dans le calme (si possible en dehors du service des urgences) et avec le temps nécessaire. L'examen peut être thérapeutique si le médecin met la victime en confiance et lui explique le déroulement de l'examen tout en restant attentif à son état psychologique. La présence rassurante d'une infirmière peut être une aide précieuse pour la victime lors de l'examen. Elle est fortement conseillée si le médecin est un homme.

L'examen d'un mineur présumé victime d'agression sexuelle est un examen très spécialisé dont le médecin doit s'abstenir s'il n'en a pas l'habitude. Il est préférable d'adresser alors sans délai la victime à une équipe spécialisée.

L'autopsie

L'autopsie médico-légale vise en particulier la recherche des causes de la mort et elle ne peut avoir lieu que sur décision de l'autorité judiciaire, soit par réquisition du procureur de la République, soit par ordonnance du juge d'instruction.

À la différence de l'autopsie « hospitalière » (autopsie « médicale » prévue par l'article L.1211-2, CSP ou prélèvements à des fins scientifiques prévus par l'art. L.1232-3, CSP) qui est prescrite par un médecin hospitalier et ne peut être effectuée, s'agissant d'un mineur, qu'avec l'accord des deux titulaires de l'autorité parentale (ou en cas d'impossibilité, par l'un des deux ; art. L.1232-2, CSP) ou du tuteur, l'autopsie en matière pénale n'est pas assujettie à une recherche de l'expression d'un consentement préalable : en vertu du principe d'ordre public de recherche de la vérité, il ne peut exister d'empêchement qui entraverait le cours de la justice.

Il peut y avoir lieu à autopsie, à la demande de l'autorité judiciaire :

– en cas de mort violente : crime, suicide ou accident, qui peut être un accident du travail (art. 81, C. civ.) ;

– en cas de mort de cause inconnue ou suspecte *(ibid.)* : le corps doit dans ce cas demeurer à la disposition de la justice (l'officier d'état civil transmettant le certificat de décès au procureur de la République) et les opérations funéraires sont suspendues jusqu'à autorisation donnée par l'autorité judiciaire.

Si tout médecin peut en principe être requis pour procéder à une autopsie judiciaire, il est évident qu'il doit se récuser s'il s'estime incompétent (art. R.4127-101, CSP). Le plus souvent, il est fait appel à la compétence d'un médecin légiste qualifié.

L'audition du mineur

Les hôpitaux sont parfois sollicités par des fonctionnaires de police qui souhaitent être conduits auprès de mineurs hospitalisés pour les interroger. Cette situation peut concerner des mineurs victimes (notamment d'infractions sexuelles) ou au contraire présumés auteurs d'infractions. Elle concerne des auditions « libres », qui ne sont pas effectuées dans le cadre d'une garde à vue.

D'une manière générale, les officiers de police judiciaire, ainsi que les agents de police judiciaire agissant sur délégation ne peuvent se voir opposer de refus à l'audition d'une personne hospitalisée, sauf contre indication médicale. Le directeur de l'hôpital doit être informé de l'audition envisagée par les forces de police. À cet effet, les officiers de police judiciaire sont tenus de produire une pièce justificative et d'informer le médecin responsable du service, ou à défaut les médecins du service concerné, de leur demande d'audition.

Les textes prévoient l'obligation, dans toute procédure judiciaire le concernant, d'auditionner du mineur qui en fait la demande (sauf si celui-ci n'est pas capable de discernement). Il impose également au juge de s'assurer que le mineur a été informé de son droit à être entendu et à être assisté par un avocat[21].

Cadre judiciaire de l'audition

Différentes situations peuvent se présenter :
- l'enquête préliminaire ;
- l'enquête de flagrance ;
- l'enquête sur commission rogatoire.

L'enquête préliminaire

Cette enquête (art. 75 et suiv., CPP) se caractérise par l'absence de pouvoir coercitif des forces de police. Le témoin est libre de répondre ou non à leurs questions. En conséquence, toute entrée de la police judiciaire dans les locaux de l'hôpital en vue de l'exécution d'une réquisition judiciaire est soumise à l'accord préalable de la personne concernée par la demande d'informations.

---

21. Décret n° 2009-572 relatif à l'audition de l'enfant en justice précisant les modalités d'application de l'article 388-1 du Code civil, tel que modifié par la loi n° 2007-293 du 5 mars 2007 réformant la protection de l'enfance.

Lorsque les officiers de police judiciaire souhaitent procéder à l'audition d'un patient au stade de l'enquête préliminaire, ils doivent s'assurer auprès de l'administration, de l'accord de celui-ci. La direction de l'hôpital n'a pas à donner son autorisation. Seule la volonté du patient ainsi que l'avis du chef de service sur un état de santé incompatible avec l'audition, permettent ou non à la police judiciaire de procéder à l'audition.

Les mineurs peuvent être entendus en qualité de témoins. Ils doivent autant que cela est possible être accompagnés d'un titulaire de l'autorité parentale lors de l'audition.

L'enquête de flagrance

L'infraction flagrante est celle qui se commet actuellement ou qui vient de se commettre. L'enquête de flagrance (art. 53 et suiv., CPP) qui peut y faire suite est caractérisée par de plus grands pouvoirs de coercition des officiers de police judiciaire. Les témoins doivent déposer, nul obstacle ne peut-être mis aux saisies et aux perquisitions. L'audition des patients n'est soumise à aucune autorisation ni accord préalable.

S'il est de règle que le directeur de l'hôpital soit prévenu par la police de l'accomplissement de ces actes au sein de l'établissement, il ne peut cependant s'y opposer ni d'ailleurs le chef de service où est hospitalisé le mineur, sauf au cas où ce dernier présenterait un état de santé incompatible avec son audition.

L'audition au titre d'une commission rogatoire

En vertu de l'article 81 du Code de procédure pénale, le juge d'instruction peut procéder à tous les actes utiles à la manifestation de la vérité. Ne pouvant accomplir seul lesdits actes, il peut délivrer des *commissions rogatoires* aux officiers de police judiciaire afin de leur permettre de procéder à ces actes. Les officiers de police judiciaire agissant sur délégation de ce magistrat instructeur disposent de pouvoirs coercitifs. Ils peuvent ainsi se transporter en tout lieu, procéder à toutes auditions.

Ils peuvent sans aucun obstacle, entendre les personnels hospitaliers et les patients et procéder au sein de l'hôpital à des perquisitions ou saisir des pièces de dossiers médicaux ou autres documents nominatifs.

Il est néanmoins possible pour l'administration ou pour le médecin de demander lecture et de relever les références de la commission rogatoire :

- nom du juge ;
- numéro de la commission rogatoire ;
- nom de la personne contre laquelle l'information est diligentée.

L'administration hospitalière peut, avant l'audition d'une personne hospitalisée, solliciter l'avis du médecin présent dans le service, sans que cette demande constitue une obligation légale.

Enregistrement audiovisuel ou sonore de l'audition (infractions sexuelles)

La loi prévoit que lorsqu'un mineur est auditionné en qualité de victime de l'une des infractions mentionnées à l'article 706-47 du Code de procédure pénale[22], il faut procéder à un enregistrement audiovisuel de l'audition (art. 706-52, CPP)[23].

L'enregistrement est généralement effectué, pour les hôpitaux qui ont organisé ce type de structures, au sein d'unités d'accueil pédiatriques d'enfants en danger (APED), souvent rattachées aux urgences pédiatriques. Quel que soit le lieu où est réalisée l'audition, elle est toujours effectuée par des officiers de police judiciaire[24].

À tous les stades de la procédure, le mineur victime d'un crime ou d'un délit peut, à sa demande, être accompagné par son représentant légal et, s'il le souhaite, par la personne majeure de son choix, sauf décision contraire de l'autorité judiciaire. Mais la pratique générale est que le mineur demeure sans son représentant légal durant l'audition.

Les auditions ou confrontations d'un mineur victime de l'une de ces infractions sont réalisées sur décision du procureur de la République ou du juge d'instruction, le cas échéant à la demande du mineur ou de son représentant légal, en présence d'un psychologue ou d'un médecin spécialistes de l'enfance ou d'un membre de la famille du mineur. Les personnes présentes sont tenues de garder strictement le silence.

Sur l'ensemble du dispositif, modifié cependant depuis par la loi n° 2007-293 du 5 mars 2007 réformant la protection de l'enfance, on lira utilement la circulaire d'application du 20 avril 1999[25].

---

22. À savoir: viol (art. 222-23 et suiv., CPP); agression sexuelle (art. 222-27 et suiv.); exhibition sexuelle (art. 222-32); corruption de mineur (art. 227-22); pornographie enfantine (art. 227-23, 227-24); atteintes sexuelles sur mineur (art. 227-25 et suiv.).

23. Cet enregistrement peut être exclusivement sonore sur décision des autorités judiciaires (même article).

24. La loi prévoit cependant que « Le procureur de la République, le juge d'instruction ou l'officier de police judiciaire chargé de l'enquête ou agissant sur commission rogatoire peut requérir toute personne qualifiée pour procéder à cet enregistrement » (art. 706-52, CPP).

25. Circulaire de la direction des Affaires criminelles et des grâces n° 99-04 du 20 avril 1999 relative à l'enregistrement audiovisuel ou sonore de l'audition des mineurs victimes d'infractions sexuelles (JUSD9930060C). Ce texte précise que « Pour les autres infractions commises à l'encontre des mineurs, et notamment les mauvais traitements, ou à l'encontre d'autres victimes dont la vulnérabilité justifierait une solution identique, la loi ne met évidemment pas obstacle à la mise en œuvre des systèmes expérimentaux actuellement utilisés. À la demande des magistrats, les enquêteurs pourront donc toujours avoir recours à l'enregistrement audiovisuel de certains actes de procédure. »

L'accueil du mineur détenu

Des mineurs détenus sont parfois amenés à l'hôpital afin d'y être soignés. C'est le cas lorsqu'ils ne peuvent recevoir des soins appropriés au sein des établissements pénitentiaires et des *unités de consultation et de soins ambulatoires* qui y sont organisées dans le cadre du service public hospitalier depuis la loi du 18 janvier 1994.

Pour la prise en charge médicale des patients détenus, et notamment des mineurs, la loi « pénitentiaire » du 24 novembre 2009[26] a apporté récemment une série de dispositions nouvelles. Elle a affirmé que « l'administration pénitentiaire (devait garantir) aux mineurs détenus le respect des droits fondamentaux reconnus à l'enfant » (art. 59).

On se référera utilement au guide méthodologique interministériel *Prise en charge sanitaire des personnes placées sous mains de justice*[27].

L'admission

La procédure

L'admission à l'hôpital d'un mineur détenu doit être autorisée (en principe, sauf en cas d'admission dans un hôpital d'une autre région) par le directeur régional des services pénitentiaires de la région d'implantation de l'hôpital. Cette autorisation est donnée sur l'avis d'un médecin de l'établissement pénitentiaire dont relève le détenu. Pour les prévenus, l'autorisation d'hospitalisation suppose l'accord préalable du magistrat saisi de l'information. En cas d'urgence, il peut toutefois être procédé à l'hospitalisation du détenu (ou du prévenu) avant réception de l'accord des autorités judiciaires et administratives compétentes. Il doit cependant leur en être rendu compte immédiatement (art. D.393, CPP)

Lorsque l'hospitalisation d'un mineur détenu est jugée nécessaire, le chef de l'établissement pénitentiaire doit aviser dans les meilleurs délais le directeur de l'hôpital afin qu'il prenne les dispositions utiles pour que :

– le mineur soit accueilli dans des locaux adaptés ;

– les détenues enceintes et celles qui ont gardé leur enfant bénéficient de conditions de détention appropriées, étant précisé que les enfants peuvent être laissés auprès de leur mère en détention jusqu'à l'âge de 18 mois ;

---

26. Loi n° 2009-1436 du 24 novembre 2009 pénitentiaire.

27. *Prise en charge sanitaire des personnes placées sous mains de justice*, Guide méthodologique, Ministère de la justice, Ministère des affaires sociales et de la santé, 2012.

– la garde du mineur soit assurée dans les conditions de sécurité requises et sans que cette garde n'entraîne de gêne aussi bien pour l'exécution du service hospitalier que pour les autres malades (c'est-à-dire en pratique dans une chambre où un certain isolement est possible tout en permettant la surveillance par les services de police ou de gendarmerie).

Statut du détenu malade

Les détenus mineurs admis à l'hôpital se voient appliquer, quel que puisse être leur état de santé, les dispositions du régime pénitentiaire. Malades, ils demeurent avant tout au plan pénal des détenus :

> « [Ils sont] considérés à l'hôpital comme continuant à subir leur peine ou, s'il s'agit de prévenus, comme placés en détention provisoire. Les règlements pénitentiaires demeurent applicables à leur égard dans toute la mesure du possible ; il en est ainsi notamment en ce qui concerne leurs relations avec l'extérieur » (art. D.395, CPP).

La surveillance et la garde des détenus incombent exclusivement aux personnels de l'administration pénitentiaire, de la police ou de la gendarmerie. Elles s'exercent sous la responsabilité de l'autorité militaire (gendarmerie) ou de la police (art. R.1112-30, CSP).

L'admission du mineur peut être prévue soit dans une chambre individuelle, soit dans une chambre équipée de plusieurs lits, mais la chambre doit dans tous les cas être réservée au détenu, les autres lits de la chambre devant demeurer inoccupés. Il ne peut en être autrement, sur décision de l'administration pénitentiaire, que dans le cas où cette dernière accepterait la garde commune de plusieurs détenus dans la même chambre.

Le mineur détenu n'est autorisé à aucun déplacement au sein de l'hôpital en dehors de ceux qui sont requis, à la demande de l'autorité médicale, pour l'administration des soins (conduite au bloc opératoire, au service de radiodiagnostic, dans les salles de soins ou d'examens). Les fonctionnaires de police n'ont pas compétence à les limiter, « les détenus [ayant] accès, pour des consultations ou des examens médico-techniques, aux équipements médicaux situés dans l'établissement de santé » (art. D.396, CPP).

Droits du mineur détenu

Lorsqu'un mineur détenu est hospitalisé, les seules restrictions s'appliquant à ses droits de patient sont celles qui sont imposées par le code de procédure pénale (sécurité, visites, communications téléphoniques, etc.). En particulier, les détenus ne disposent pas, sauf en vertu d'une décision du directeur régional des services pénitentiaires, du libre choix de leur médecin ou du service d'hospitalisation (« les détenus ne peuvent être examinés ou soignés par un médecin de leur choix », art. D.365, CPP).

Sous ces réserves (qui ne sont pas mineures !), la prise en charge médicale et soignante du détenu malade doit être la même que pour un autre patient. Les règles déontologiques s'appliquant dans les relations soignants-soignés sont identiques et les droits du patient doivent être respectés dans les conditions de la Charte de la personne hospitalisée.

Ainsi :

– Le malade doit bénéficier de la même qualité de soins qu'un malade ordinaire (y compris, chaque fois que nécessaire, les soins préventifs et palliatifs, et en situation d'urgence). Il doit être proposé au mineur détenu, lors de son incarcération, un bilan de santé relatif à sa consommation de produits stupéfiants, d'alcool et de tabac. Ce bilan, effectué à titre préventif, dans un but de santé publique et dans l'intérêt du patient, doit demeurer confidentiel (art. 51 de la loi du 24 novembre 2009 pénitentiaire). Par ailleurs, une visite médicale doit être proposée à tout mineur condamné dans le mois précédant sa libération (art. 52 de la loi).

– L'état psychologique des mineurs détenus doit être pris en compte lors de leur incarcération et pendant leur détention. L'administration pénitentiaire doit favoriser la coordination des différents intervenants agissant pour la prévention et l'éducation sanitaires. Elle doit assurer un hébergement, un accès à l'hygiène, une alimentation et une cohabitation propices à la prévention des affections physiologiques ou psychologiques (art. 45 de la loi).

– Une prise en charge sanitaire adaptée à leurs besoins doit être assurée aux mineures détenues, qu'elles soient accueillies dans un quartier pour femmes détenues ou dans un établissement dédié (art. 48 de la loi).

– Les règles du secret professionnel s'appliquent aux soins donnés aux détenus par les professionnels hospitaliers. L'article 45 de la loi du 24 novembre 2009 prévoit ainsi que :

> « L'administration pénitentiaire respecte le droit au secret médical des personnes détenues ainsi que le secret de la consultation, dans le respect des troisième et quatrième alinéas de l'article L.6141-5 du Code de la santé publique[28]. »

L'Ordre national des médecins a par ailleurs affirmé que :

> « le médecin ne saurait être subordonné ni à l'Administration pénitentiaire, ni à l'Autorité judiciaire [et que] les détenus [...] doivent, [en tant que personnes privées de liberté] être l'objet d'une attention spéciale, notamment si le médecin constate des sévices et des mauvais traitements »[29].

– Conformément au droit commun, le détenteur de l'autorité parentale doit en principe exprimer son consentement aux actes médicaux. En cas de refus exprimé par le mineur ou par le détenteur de l'autorité parentale, ce dernier doit de même être informé par le médecin des conséquences de ce refus (art. D.360, CPP) :

28. Ces deux alinéas prévoient que « Dès lors qu'il existe un risque sérieux pour la sécurité des personnes au sein des établissements mentionnés au premier alinéa du présent article, les personnels soignants intervenant au sein de ces établissements et ayant connaissance de ce risque sont tenus de le signaler dans les plus brefs délais au directeur de l'établissement en lui transmettant, dans le respect des dispositions relatives au secret médical, les informations utiles à la mise en œuvre de mesures de protection. Les mêmes obligations sont applicables aux personnels soignants intervenant au sein des établissements pénitentiaires. »

29. B. Hoerni, P. Balonet, M. Benezech *et al.*, *Rapport sur les aspects déontologiques de la médecine en milieu pénitentiaire*, Conseil national de l'Ordre des médecins, 1996.

> « Lorsque la santé ou l'intégrité corporelle du mineur risque d'être compromise par le refus du représentant légal, ou l'impossibilité de recueillir son consentement, le médecin responsable peut saisir le ministère public afin de provoquer les mesures d'assistance éducative lui permettant de donner les soins qui s'imposent » (art. D.362, CPP).

– Conformément aux dispositions du Code de déontologie médicale (art. R.4127-10, CSP),

> « un médecin amené à examiner une personne privée de liberté ou à lui donner des soins ne peut, directement ou indirectement, serait-ce par sa seule présence, favoriser ou cautionner une atteinte à l'intégrité physique ou mentale de cette personne ou à sa dignité ».

Par ailleurs, l'article 48 de la loi du 24 novembre 2009 pénitentiaire a précisé que :

> « ne peuvent être demandés aux médecins et aux personnels soignants intervenant en milieu carcéral ni un acte dénué de lien avec les soins ou avec la préservation de la santé des personnes détenues, ni une expertise médicale ».

– L'article 803 du Code de procédure pénale réserve l'emploi de menottes aux seuls cas où la sécurité l'impose ou le risque d'une évasion :

> « Nul ne peut être soumis au port des menottes ou des entraves que s'il est considéré soit comme dangereux pour autrui ou pour lui-même, soit comme susceptible de tenter de prendre la fuite. »

Le recours aux menottes ne saurait donc être systématique et doit donc être apprécié au cas par cas.

– Par ailleurs,

> « Tout accouchement ou examen gynécologique doit se dérouler sans entraves et hors la présence du personnel pénitentiaire, afin de garantir le droit au respect de la dignité des femmes détenues » (art. 52 de la loi du 24 novembre 2009).

– Les conditions d'intimité dans lesquelles sont prodigués les soins doivent se concilier avec les obligations de sécurité : l'article D.397 du Code de procédure pénale prévoit ainsi que « lors des hospitalisations et des consultations ou examens, les mesures de sécurité adéquates doivent être prises dans le respect de la confidentialité des soins ».

Les fonctionnaires de police et les personnels hospitaliers doivent en conséquence apprécier au cas par cas la conduite à tenir et notamment dans quelles circonstances (état de santé du patient, dangerosité connue) la porte de la chambre pourra être fermée pendant les soins, afin de permettre la mise en œuvre des soins dans un contexte pleinement confidentiel. Si nécessaire, cette obligation de confidentialité, considérée comme une condition indispensable à des soins de qualité[30], doit être précisée et expliquée aux fonctionnaires de police. Lorsque la mise en œuvre de cette précaution est possible, il peut être recommandé de

30. E. Durand, P. Billaud, O. Obrecht, « L'accès aux soins en milieu carcéral », *Médecine et droit*, 1999 (35), p. 22-25.

garantir la sécurité des personnels par la présence de deux soignants au moment des soins.

– Les fouilles doivent être justifiées par la présomption d'une infraction ou par les risques que le comportement des personnes détenues fait courir à la sécurité des personnes et au maintien du bon ordre dans l'établissement. Leur nature et leur fréquence doivent être strictement adaptées à ces nécessités et à la personnalité des personnes détenues.

Les fouilles intégrales ne sont possibles que si les fouilles par palpation ou l'utilisation des moyens de détection électronique sont insuffisantes.

Les investigations corporelles internes sont proscrites, sauf impératif spécialement motivé. Elles ne peuvent alors être réalisées que par un médecin n'exerçant pas au sein de l'établissement pénitentiaire et requis à cet effet par l'autorité judiciaire (art. 57 de la loi du 24 novembre 2009).

Dispositions relatives aux informations et aux visites

En situation de détention, les questions relatives aux communications avec l'extérieur prennent bien entendu une importance particulière. Elles nécessitent pendant le séjour hospitalier des précautions particulières :

– Les informations sur l'état de santé ne peuvent être données à des tiers (proches, avocat) et notamment aux titulaires de l'autorité parentale que par les personnes habilitées de l'administration pénitentiaire (art. D.428, CPP). Les médecins hospitaliers ne doivent donc en informer directement les tiers, avec lesquels ils doivent s'abstenir de toute relation.

Il en est de même des informations portant sur la durée du séjour à l'hôpital et sur la date de sortie.

– Un dossier médical doit être constitué pour le mineur détenu, puis archivé par l'hôpital, dans les conditions du droit commun (en principe, un dossier médical électronique unique devra avoir été constitué pour tout détenu au plus tard le 25 novembre 2011 ; art. 54 de la loi du 24 novembre 2009 pénitentiaire). La situation du mineur n'étant pas prévue explicitement, s'appliquent les règles légales pour la communication du dossier médical (voir chap. 2, « La participation aux actes médicaux ») et, en particulier, le droit d'accès des titulaires de l'autorité parentale.

– Les mineurs ou leur famille peuvent présenter des requêtes ou des plaintes au chef de l'établissement pénitentiaire dont ils relèvent (art. D.259, CPP) : *a contrario*, le directeur de l'hôpital ne peut donc être en principe saisi directement d'une réclamation par un détenu ou sa famille, celle-ci ne pouvant lui être adressée que par l'intermédiaire de l'Administration pénitentiaire.

– *Correspondances et colis :* les mineurs détenus, qu'ils soient prévenus ou condamnés, peuvent écrire à toute personne de leur choix et recevoir des lettres de toutes personnes (art. D.413 et D.414, CPP).

Toutes les correspondances réceptionnées par l'hôpital et adressées à des détenus doivent être remises aux fonctionnaires de police qui en assurent la garde, ceux-ci étant tenus de les diriger dans les meilleurs délais vers les services compétents de l'Administration pénitentiaire.

De même, si les détenus peuvent adresser des correspondances aux personnes de leur choix (« tous les jours »), ces correspondances doivent être transmises aux fonctionnaires de police qui sont également tenus de les diriger dans les meilleurs délais vers les services compétents de l'Administration pénitentiaire.

Les personnels hospitaliers ne doivent en aucun cas accepter de se faire remettre des correspondances par les mineurs.

Les colis adressés aux détenus doivent impérativement être refusés par l'hôpital. Les personnes souhaitant déposer des colis doivent le faire directement auprès de la maison d'arrêt dont dépend le détenu. *A fortiori* et par mesure de sécurité, aucun colis ou paquet fermé ne doit être conservé à l'hôpital, même provisoirement.

– *Visites :* le droit de visite est strictement réservé, sous réserve des cas particuliers visés ci-dessous, aux personnes munies d'un permis de communiquer signé par le juge d'instruction (prévenus) ou par l'administration pénitentiaire (détenus condamnés), pour visiter le prisonnier. Parmi elles, il faut compter les assistantes sociales habilitées par l'administration pénitentiaire et les aumôniers agréés par cette administration.

En tout état de cause, les prévenus doivent pouvoir être visités à l'hôpital au moins trois fois par semaine. Les condamnés doivent pouvoir l'être au moins une fois par semaine.

L'article 49 de la loi du 24 novembre 2009 pénitentiaire a prévu que doivent être titulaires d'un permis de visite les autorisant à s'entretenir avec les personnes détenues, hors de la présence du personnel pénitentiaire :

- les personnes bénévoles intervenant auprès des patients en fin de vie ;
- les personnes majeures accompagnant les mineurs, dans les circonstances où ils ont demandé le secret vis-à-vis de leurs parents de leur prise en charge médicale (art. L.1111-5, CSP) ;
- les personnes (art. L.2212-7, al. 3, CSP) accompagnant les détenues mineures à l'occasion d'une interruption volontaire de grossesse.

Par ailleurs, tout mineur détenu se trouvant en une situation de handicap telle que prévue par l'article L.1111-6-1 du Code de la santé publique a le droit de désigner un aidant de son choix. L'administration pénitentiaire peut s'opposer au choix de l'aidant par une décision spécialement motivée (art. 50 de la loi du 24 novembre 2009 pénitentiaire).

– *Intervenants hospitaliers :* toutes les personnes agissant au nom de l'hôpital et rémunérées par celui-ci sont *a priori* considérées comme des agents hospitaliers concourant à la prise en charge hospitalière et peuvent donc être en contact avec le mineur, chaque fois que nécessaire, mais ils sont tenus de se soumettre aux vérifications d'identité nécessaires (par présentation de leur carte professionnelle) auprès des fonctionnaires de police assurant la garde.

Ces dispositions ne s'appliquent en aucun cas, sauf accord explicite du magistrat instructeur ou de l'administration pénitentiaire, aux associations de bénévoles hospitaliers qui ne peuvent donc visiter les détenus malades.

– *Enseignement :* les mineurs détenus, lorsqu'ils ne sont pas soumis à l'obligation scolaire, sont tenus de suivre une activité à caractère éducatif (art. 60 de la loi du 24 novembre 2009 pénitentiaire).

Bibliographie

D'une bibliographie abondante, notamment au plan médical, sont extraits et rassemblés ici des ouvrages et documents qui ont été directement utilisés pour la rédaction du présent ouvrage ou qui font référence.

Ouvrages généraux

Ariès P., *L'enfant et la vie familiale sous l'Ancien Régime*, Le Seuil, 1973.

Bonfils P., Gouttenoire A., *Droit des mineurs*, Dalloz, « Précis », 2008.

Boulanger F., *Les rapports juridiques entre parents et enfants : perspectives comparatistes et internationales*, Economica, 1998.

Carbonnier J., *Droit civil : introduction, les personnes, la famille, l'enfant, le couple*, PUF, 2004.

Chagnollaud D., *Code junior*, Dalloz, 5e éd., 2008.

Conseil d'état, *Le statut et la protection de l'enfant*, La Documentation française, « Les études du Conseil d'État », 1991.

Delprat L. (dir.), *L'autorité parentale et la loi*, Studyrama, « Éclairages », 2006.

Gareil L., *L'exercice de l'autorité parentale*, LGDJ, 2004.

Hirsch E., *La révolution hospitalière, une démocratie du soin*, Bayard, 2002.

Lemouland J.-J., *La condition juridique du mineur : aspects internes et internationaux*, Litec, 2004.

Malaurie P., Aynes L., *Les personnes, la protection des mineurs et des majeurs*, Defrénois, 5e éd., 2010.

Pelicier Y., Thuillier G., *La drogue*, PUF, « Que sais-je ? », 8e éd., 1997. (titre épuisé mais autre titre disponible aujourd'hui : Maestracci N., *Les drogues*, « Que sais-je ? », 2005).

Pommereau X., *Santé des jeunes : orientations et actions à promouvoir en 2002*, Rapport au ministre de la Santé, La Documentation française, 2002.

Renucci J.-F., Courtin C., *Le droit pénal des mineurs*, PUF, « Que sais-je ? », 4e éd., 2001.

Singly F. de, *Sociologie de la famille contemporaine*, Nathan, 3e éd., Armand Colin, 2007.

Droit de la santé, droit médical

Bergoignan-Esper C., Sargos P., *Les grands arrêts du droit de la santé*, Dalloz, « Grands arrêts », 2010.

Dupont M., Bergoignan-Esper C., Paire C., *Droit hospitalier*, Dalloz, « Cours Dalloz », 8e éd., 2011.

Duval-Arnould D., Duval-Arnould M., *Droit et santé de l'enfant*, Masson, « Droit médical pratique », 2002.

Forges J.-M. Lemoyne de, *Le droit de la santé*, PUF, « Que sais-je ? », 7e éd., 2010.

Forges (de) J.-M., SEUVIC J.-F., *L'hospitalisé*, Berger-Levrault, « Administration nouvelle », 1984.

Hoerni B., Benezech M., *L'information en médecine :* évolution sociale, juridique, éthique, Masson, « Abrégés », 1993.
Laude A., Mathieu B., Tabuteau D., *Droit de la santé*, PUF, « Thémis », 2e éd., 2009.
Mauguë C., Thiellay J.-P., *La responsabilité du service public hospitalier*, LGDJ, « Systèmes », 2010.
Mémeteau G., *Cours de droit médical*, 3e éd., Litec, 2006 (4e éd., Les Études hospitalières, 2011).
Pitcho B., *Le statut juridique du patient*, Les Études hospitalières, « Thèses », 2004.
Truchet D., *Droit de la santé publique*, Dalloz, « Mementos droit public », 7e éd., 2009 (8e éd., 2012).

Les droits de l'enfant

Bongrain B., *L'enfant et le droit : une autonomie sous surveillance*, Érès, 2000.
Communiquer le dossier médical, AP-HP, 2014 (sous presse)
Dekeuwer-Defossez F., *Les droits de l'enfant*, PUF, « Que sais-je ? », 8e éd., 2009.
Dommergues J.-P., Leverger G., Rapoport D. (dir.), *Droit de savoir, savoir dire : l'enfant malade*, Belin, 2003.
Gabriel A., *Le mineur, quel acteur de santé ?*, thèse de doctorat en droit de la santé, université Paris-Descartes, 2011.
Laroche-Gisserot F., *Les droits de l'enfant*, Dalloz, « Connaissance du droit », 2e éd., 2003.
Monier J.-C., Salas D., Mallet A., « Les droits de l'enfant », *Problèmes politiques et sociaux*, n° 669, 13 décembre 1991, p. 1-68.
Neirinck C. (dir.), *Droits de l'enfant et pauvreté*, Dalloz, « Thèmes et commentaires », 2010.
Neirinck C., *Le droit de l'enfance après la Convention des Nations unies*, Delmas, « Encyclopédie Delmas pour la vie des affaires », 1993.
Picard A., *L'autonomie sanitaire du mineur*, mémoire de master II en droit privé général, Les Études hospitalières, 2012.

L'enfant hospitalisé

Bourrillon A., Vitoux C., *Urgences en pédiatrie*, Doin, « Guides de l'AP-HP », 1993.
Daubech L., *Le malade à l'hôpital*, Érès, « Action santé », 2000.
Denormandie P., Hirsch E. (dir.), *L'annonce anténatale et postnatale du handicap, un engagement partagé*, Doin, « Guides de l'AP-HP », 2001.
Formarier M., *L'enfant hospitalisé, au cœur des soins infirmiers*, Le Centurion, « Infirmières d'aujourd'hui », 1984.
Hospices civils De Lyon, *La prise en charge du mineur à l'hôpital : règles juridiques et recommandations*, 2003.
Rosenberg-Reiner S., Roy B. (dir.), *Guide de l'hospitalisation des enfants*, Paris, Association pour l'amélioration des conditions d'hospitalisation des enfants (Apache), 2001.
Rossant L., *L'hospitalisation des enfants*, PUF, « Que sais-je ? », 1984
Schmitt E., *Oscar et la dame rose*, Albin Michel, 2002.
Seilleur-Pazard J., *Charte des droits de l'enfant hospitalisé*, Le Centurion, « Infirmières d'aujourd'hui », 1983.

Prise en charge des adolescents

Alvin P., Jeammet P., Pommereau X., *L'hospitalisation des adolescents, état des lieux et perspectives*, Ministère de l'emploi et de la solidarité/Secrétariat d'État à la santé/Fondation de France, 1997.
Alvin P., Marcelli D. *et al.*, *Médecine de l'adolescent*, Masson, « Pour le praticien », 2e éd., 2005.

Choquet M., Askevix M. et al., *Les adolescents face aux soins* : la consultation, l'hospitalisation, INSERM/Ministère des affaires sociales et de l'intégration, 1992.
Choquet M., Ledoux S., *Adolescents, enquête nationale*, INSERM, « Analyses et perspectives », 1994.
Courtecuisse V., *L'adolescence, les années métamorphoses*, Stock/L. Pernoud, 1992.
Courtecuisse V., *L'adolescent malade, ce qu'il faut savoir : violence des secrets, secret des violences*, Armand Colin, 2005.
HCSP, *La souffrance psychique des adolescents et des jeunes adultes*, Éditions ENSP, 2000.
Marquis F., Deschamps J.-P., Legras B., Senault R., « L'hospitalisation des adolescents dans un CHR », *Archives françaises de pédiatrie*, 1985 (42), p. 459-464.
Michaud P.-A., Alvin P. (dir.), *La santé des adolescents : approches, soins, prévention*, Paris, Doin/Lausanne, Payot/Montréal, Les Presses de l'Université, 1997.
Pommereau X., *L'adolescent suicidaire*, Dunod, « Enfances », 1996 (3e éd., 2004).

Protection de l'enfance

Fourcade A., Poisson-Salomon A.-S., Daudet N. (dir.), *Enfants et adolescents victimes de maltraitance, leur prise en charge aux urgences*, Doin, « Guides AP/HP », 1995.
Hochart F., Roussel A., *L'hôpital face à l'enfance maltraitée : une passerelle entre coups et réparation*, Karthala, 1997.
Mahier L., « Psychiatrie infanto-juvénile », in *Traité de droit médical et hospitalier*, fasc. 154, Litec (mise à jour périodique).
Manciaux M., Gabel M. *et al.*, *Enfance en danger*, Fleurus, « Psychopédagogie », 2002.
Neirinck C., *La protection de la personne de l'enfant contre ses parents*, LGDJ, « Thèses », 1984.
L'observation de l'enfant en danger : guide méthodologique, éd. revue et complétée, ODAS, mai 2001, <http://odas.net/>.
Le praticien face aux violences sexuelles, Ministère de l'emploi et de la solidarité, 2000.
Rey C., Bader-Meunier B., Epelbaum C., *Maltraitance à enfants et adolescents*, Doin, « Conduites », 2001.
Rey-Salmon C., Adamsbaum C., *Maltraitance chez l'enfant*, Lavoisier, « Médecine Sciences publications », 2013.

Le décès de l'enfant

Association François-Xavier Bagnoud, *Accompagner un enfant en fin de vie : hôpital ou domicile ?* Fondation de France, Éditions ENSP, 2001.
Centre d'éthique clinique, *L'arrêt d'alimentation et d'hydratation artificielles en néonatalogie : l'épreuve du réel*, AP-HP Hôpital Cochin, 2014 (à paraître).
Dupont M., Macrez A., *Le décès à l'hôpital : règles et recommandations à l'usage des personnels*, Presses de l'EHESP, 4e éd., 2012.
Hanus M., Sourkes B.M., *Les enfants en deuil, portraits du chagrin*, Frison-Roche, « Face à la mort », 1997.
Raimbault G., *L'enfant et la mort : des enfants malades parlent de la mort, problèmes de la clinique du deuil*, Privat, 1975 (dernière éd., Dunod, « Enfances », 2011).
SFAP, *Sédation pour détresse en phase terminale et dans des situations spécifiques et complexes : recommandations chez l'enfant en cas de détresse en soins palliatifs et en phase terminale*, Recommandations de bonne pratique, 2014.

Protection sociale

Dupeyroux J.-J. *et al.*, *Droit de la Sécurité sociale*, Dalloz, « Précis Dalloz », 17e éd., 2011.
Guide des règles de facturation des soins dispensés dans les établissements de santé, Ministère de la santé et des sports, 2009, <www.sante.gouv.fr/>.

Tutelle sur les mineurs

Arbellot F. *et al.*, *Droit des tutelles : protection judiciaire et juridique des majeurs et des mineurs*, Dalloz, « Dalloz référence », 3e éd., 2012.

Bauer M., Fossier T., *Les tutelles : protection juridique et sociale des enfants et des adultes*, ESF, 3e éd., 1999.

Massip J., *Tutelle des mineurs et protection juridique des majeurs*, Defrénois, « Hors collection », 2009.

Mineur et recherche médicale

Guide pratique : la loi du 20 décembre 1988 modifiée sur la protection des personnes qui se prêtent à la recherche biomédicale, Doin, « Guides de l'AP-HP », 2e éd., 1997.

Huriet C. *et al.*, « Le champ de la loi sur la protection des personnes qui se prêtent aux recherches biomédicales dite loi "Huriet-Sérusclat" », le problème de la recherche pédiatrique en France : les essais thérapeutiques en pédiatrie », *Synthèse du séminaire du 20 novembre 1997*, Laboratoire d'éthique médicale et de santé publique, Université Paris-Descartes, <http://ccsd11.ccsd.cnrs.fr>.

Avis du Comité consultatif national d'éthique (CCNE)[1]

Avis sur la prise en charge des personnes autistes en France, avis n° 47, 10 janvier 1996.

Avis sur un projet de loi renforçant la prévention et la répression des atteintes sexuelles contre les mineurs, avis n° 51, 20 décembre 1996.

Réflexions éthiques autour de la réanimation néonatale, avis n° 65, du 14 septembre 2000.

Avis sur les méthodes de détermination de l'âge à des fins juridiques, avis n° 88, 23 juin 2005.

Recommandations de l'Agence nationale d'accréditation et d'évaluation en santé (ANAES), de l'Agence nationale de l'évaluation et de la qualité des établissements et services sociaux et médico-sociaux (ANESM) et de la Haute Autorité de santé (HAS)[2]

ANAES, *Prise en charge hospitalière des adolescents après une tentative de suicide*, « Recommandations professionnelles », novembre 1998.

ANAES, *Prise en charge de la bronchiolite du nourrisson, texte des recommandations*, conférence de consensus, 21 septembre 2000.

ANAES, *Orientations diagnostiques et prise en charge, au décours d'une intoxication éthylique aiguë, des patients admis aux urgences des établissements de soins*, Service des recommandations professionnelles, septembre 2001.

ANAES/HAS, *Accès aux informations concernant la santé d'une personne : modalités pratiques et accompagnement*, « Recommandations pour la pratique clinique », décembre 2005 (version modifiée des recommandations de l'ANAES de février 2004, suite à une décision du Conseil d'État en date du 26 septembre 2005).

ANESM, *Le partage d'informations à caractère secret en protection de l'enfance*, « Recommandations de bonnes pratiques professionnelles », décembre 2010.

HAS, *Enjeux et spécificités de la prise en charge des enfants et adolescents en établissement de santé : certification V2010*, Service développement de la certification des établissements de santé, décembre 2011.

1. Documents présentés en ordre chronologique et accessibles à l'adresse <www.autisme-france.fr>.
2. Documents présentés en ordre chronologique et accessibles à l'adresse <www.has-sante.fr>.

HAS, *Délivrance de l'information à la personne sur son état de santé*, « Recommandation de bonne pratique », mai 2012.

HAS, *Sortie de maternité après accouchement : conditions et organisation du retour à domicile des mères et de leurs nouveau-nés*, « Recommandation de bonne pratique », mars 2014.

HAS, *Qualité et sécurité des soins dans le secteur de naissance, guide méthodologique*, mars 2014.

Travaux du Conseil national de l'Ordre des médecins[3]

Bouquier J.-J., Brouchet J., *Existe-t-il une limite d'âge des patients dans l'exercice de la pédiatrie ?*, Rapport adopté en session de mars 1998.

Cerruti F.-R., *Vulnérabilité des phases successives de la vie*, Rapport de la Commission nationale permanente adopté lors des Assises du Conseil national de l'Ordre des médecins du 30 juin 2007.

Commentaires du code de déontologie médicale, 2001.

Dusehu E., *Soins aux patients mineurs : consentement des représentants légaux*, rapport adopté lors de la session du Conseil national de l'Ordre des médecins des 31 janvier et 1er février 2002.

Guide d'exercice professionnel, Flammarion, « Médecine-sciences », 1998.

Kahn-Bensaude I., Faroudja J.-M., *La protection de l'enfance : signalement et information préoccupante*, rapport adopté lors de la session du Conseil national de l'Ordre des médecins du 8 octobre 2010.

Pouillard J., *Le médecin auxiliaire de la justice*, rapport adopté lors de la session du Conseil national de l'Ordre des médecins en février 2001.

Saury R., *Les sévices à enfants : conduite à tenir pour le médecin traitant*, rapport adopté lors de la session du Conseil national de l'Ordre des médecins en avril 2001.

Aspects historiques

Baroni M., *L'hôpital des enfants malades de Paris, 1802-1914 : du soin maternel à la pédiatrie*, thèse de doctorat en histoire, université Paris-Est, 2012.

Debré R., *Quelques vérités premières (ou soi-disant telles) sur les maladies des enfants*, Masson, 1938.

Debré R., *L'honneur de vivre : mémoires*, Stock, 1974.

L'heureux événement : une histoire de l'accouchement, catalogue de l'exposition du musée de l'Assistance publique-Hôpitaux de Paris, P-HP, 1995.

L'hôpital et l'enfant, l'hôpital autrement ?… xixe-xxe siècles, Musée de l'AP-HP/Éditions ENSP, 2005.

Salaun F., Mouze-Delaroque M., *L'hôpital Bretonneau*, AP-HP, « Histoire des hôpitaux », 2001 (intéressante monographie sur l'histoire d'un hôpital pédiatrique).

Séjour hospitalier

Lindqvist I., *L'enfant à l'hôpital, la thérapie par le jeu*, ESF, 1976, <www.apache-france.com>.

Dupont M., Fourcade A., *L'information médicale du patient : règles et recommandations*, Doin, « Guides de l'AP-HP », 2000.

Riboulet P., *Naissance d'un hôpital*, L'Imprimeur, 1994.

Simonds C., Warren B., *Le Rire Médecin, le journal du Docteur Girafe*, Albin Michel, 2001.

3. Documents édités par ses soins accessibles à l'adresse <www.conseil-national.medecin.fr/>.

Rapports, études

Alfandari E. *et al.*, *Affirmer et promouvoir les droits de l'enfant, après la Convention internationale sur les droits de l'enfant*, Rapport au secrétariat d'État à la famille, aux personnes âgées et aux rapatriés, La Documentation française, 1993.

Amara F., Naves P. (dir.), *Évaluation de la mise en place du dispositif « maison des adolescents » (MDA)*, Inspection générale des affaires sociales, 2013.

Bloche P., Pecresse V., *Rapport fait au nom de la mission d'information sur la famille et les droits des enfants*, Assemblée nationale, n° 2832, 25 janvier 2006, <www.assembléenationale. fr>.

Buisson J.-R. (dir.), *La pédopsychiatrie : prévention et prise en charge*, Avis du Conseil économique, social et environnemental, 2010.

Canaoui P., Debroca A., Suc A., Zucker J.-M., « Soins palliatifs pédiatriques », *in* Sommelet D. (dir.), *L'enfant et l'adolescent : un enjeu de société, une priorité du système de santé…* Annexe 3.

Caniard E., *Rapport sur la place des usagers dans le système de santé*, rapport et propositions du groupe de travail animé par Étienne Caniard, Ministère de l'emploi et de la solidarité, La Documentation française, 2000.

Conseil national du sida, *L'accès confidentiel des mineurs adolescents aux soins*, Rapport suivi d'un avis et de recommandations, 6 mars 2000.

Dekeuwer-Defossez F., *Rénover le droit de la famille : propositions pour un droit adapté aux réalités et aux aspirations de notre temps*, rapport au Garde des sceaux, ministre de la Justice, La Documentation française, 1999.

Défenseur des enfants, *Rapport annuel au Président et au Parlement*, La Documentation française, 2001.

Défenseure des enfants, *Rapport annuel 2005*, C. Brisset <www.defenseurdesenfants.fr>.

Direction générale de la santé, *Guide des vaccinations*, Institut national de prévention et d'éducation pour la santé (INPES), « Varia », 2012.

Direction générale de la santé, *Suivi du dispositif relatif à l'accès des mineures à la contraception d'urgence, septembre 2002-août 2003*, Bureau santé des populations, précarité et exclusion, 2004, <www.sante.gouv.fr/>.

Enseignement et avenir de la pédiatrie, Assises nationales de médecine de l'enfant, Doin, « Pédiatrie », 1995.

Expertise collective institut national de la santé et de la recherche médicale (Inserm), *Troubles mentaux : dépistage et prévention chez l'enfant et l'adolescent*, Rapport établi à la demande de la Caisse nationale d'assurance maladie des travailleurs indépendants (CANAM), INSERM, 2002.

Jourdain-Menninger D., Strohl-Maffesoli H. (dir.), *Enquête sur la prévention et la prise en charge des adolescents et jeunes adultes souffrant de troubles psychiatriques*, rapport, Inspection générale des affaires sociales, 2004.

Ministère de la justice, *Enquête sur l'exercice de l'autorité parentale*, Direction de l'administration générale et de l'équipement (DAGE)-Sous-direction de la statistique, des études et de la documentation (SDSED), 2003.

Ministère des affaires sociales et de la solidarité nationale, « L'enfant maltraité et l'hôpital : circulaire DGS/407/2B du 9 juillet 1985 », *Bulletin officiel Affaires sociales*, fascicule n° 85-16bis, 1985.

Ministère des affaires sociales et de l'emploi, « Enfants sourds, enfants aveugles : pour une prise en charge qualitative du handicap », *Bulletin officiel Affaires sociales*, Fascicule n° 88-17bis, 1988.

OMS, *Les problèmes de santé des adolescents*, 1977, « Série de rapports techniques », n° 609.

Sommelet D. *(dir.)*, *L'enfant et l'adolescent : un enjeu de société, une priorité du système de santé*, Rapport de la mission sur l'amélioration de la santé de l'enfant et de l'adolescent,

2006, <www.ladocumentationfrancaise.fr> (ce rapport très riche comprend de nombreuses contributions, notamment les annexes 2 et 3).
Strohl H., Clemente M. (dir.), *Rapport du groupe national d'évaluation de la loi du 27 juin 1990*, Inspection générale des affaires sociales, rapport n° 97081, septembre 1997.
Thery I., *Couple, filiation et parenté aujourd'hui : le droit face aux mutations de la famille et de la vie privée*, Odile Jacob, 1998.
Trouvé C., Vienne P., Marrot B. (dir.), *La prévention sanitaire en direction des enfants et des adolescents*, rapport n° 2003-024, Inspection générale des affaires sociales (IGAS), 2003.
Vivas E., « 1,2 million d'enfants vivent dans une famille recomposée », *INSEE Première*, n° 1259, octobre 2009, <www.insee.fr>.
Wood C., Vignes M., Suc A., « Prise en charge de la douleur », *in* Sommelet D. *(dir.)*, *L'enfant et l'adolescent : un enjeu de société, une priorité du système de santé...* Annexe 2.

Revues, articles, contributions

« L'accueil de l'enfant hospitalisé », *Hospitalisation privée*, n° 344, décembre 1998.
Alvin P., « Responsabilités médicales et sociales des pédiatres », *Médecine et enfance*, 1991 (11), p. 27-31.
Alvin P., Courtecuisse V., « Médecine des adolescents : connaissance et perspectives », *Archives françaises de pédiatrie*, 1991 (48), p. 137-141.
« L'autorité parentale », *Actualités sociales hebdomadaires*, hors-série, 16 juillet 1999.
Buisson C., Rosenberg-Reiner S., « Prise en charge des familles des enfants polytraumatisés à la phase initiale », *Réanimation, soins intensifs, médecine d'urgence*, vol. 11 (4), 1995, p. 230-235.
Deiss A., « Le juge des enfants et la santé des mineurs », *Juris classeur périodique*, 1983, I. 3125.
Dekeuwer-Defossez F., « L'autorité parentale à l'épreuve de la loi Kouchner », *Revue générale de droit médical*, n° 12, mars 2004, p. 99-104.
Dupont M., « Les soins aux mineurs : qui décide ? », *Constitutions*, avril-juin 2010, p. 261-264.
Durin L., « L'enfant à l'hôpital », *Cahiers hospitaliers*, n° 157, mai 2000, p. 17.
Genot-Pok I., « Minorité, hospitalisation et soins », *Actualités JuriSanté*, n° 34-36, 2002.
Grateau M.-T., Vigouroux P., « Mémento administratif et social du praticien de l'accouchement à l'hôpital », *Revue hospitalière de France*, n° 3, mai-juin 1994.
« Enfants et adolescents face à la maladie », *La Lettre de l'Espace éthique*, n° 15-16-17-18, hiver-été 2002, p. 66-88.
Hauser J., « Des petits hommes et des petits d'hommes », *in* Rubellin-Devichi J., Franck R. (dir.), *L'enfant et les conventions internationales*, Presses universitaires de Lyon, 1996, p. 471-487.
« L'hôpital et l'enfant », *Gestions hospitalières*, numéro spécial n° 251, décembre 1985.
Kimmel-Alcover A., « L'autorité parentale à l'épreuve de la santé des mineurs : chronique d'un déclin annoncé », *Revue de droit sanitaire et social*, 14 mars 2005, p. 265-277.
Parents d'enfants hospitalisés : visiteurs ou partenaires ?, Actes du colloque du 5 octobre 2004 organisé par l'association Sparadrap, <www.sparadrap.org>.
Pedrot P., « À propos de la santé de l'enfant, les lois du 4 mars 2002 : convergence ou divergence ? », « Le droit et les droits de l'enfant », *Champs libres*, n° 6, 2007, p. 135-146.
Rapoport, D., « L'hospitalisation du bébé avec sa mère : histoire de résistances au changement », *in* Ben Soussan P. (dir.), *Parents et bébés séparés*, Syros, 1996.
Rey C., « Le médecin, l'adolescent, ses parents et le secret professionnel », *Médecine légale hospitalière*, septembre 1999, p. 76-79.

Rey C., Dupont M., « L'adolescent, la majorité sanitaire », *Jurisanté*, 2000.

Rey C., Dupont M., « Les droits de l'enfant en matière de santé », *Revue du Haut Comité de santé publique (ADSP)*, n° 36, septembre 2001, p. 25-27.

Touzalin H. de, « Le refus de consentement à un traitement par les parents d'un enfant mineur en danger de mort », *Juris classeur périodique*, 1974, I. 672.

Index

Table des matières

Maquette couverture : V. Hélye
Conception : Presses de l'EHESP
Réalisation : PCA-CMB Graphic - Rezé
Achevé d'imprimer sur les presses
de l'imprimerie Sepec à Peronnas
Dépôt légal : mai 2014
N° d'impression : 10715140411
IMPRIMÉ EN FRANCE